Emergências em
NEUROLOGIA

Emergências em NEUROLOGIA

RUBENS JOSÉ GAGLIARDI
SANDRA REGINA SCHWARZWÄLDER SPROVIERI
VIVIAN DIAS BAPTISTA GAGLIARDI

editora dos Editores

EMERGÊNCIAS EM NEUROLOGIA

Editores: Rubens José Gagliardi, Sandra Regina Schwarzwälder Sprovieri e Vivian Dias Baptista Gagliardi

Capa, projeto gráfico, diagramação e produção editorial:
Futura *(rogerio@futuraeditoracao.com)*

Revisão: Patrícia Vasconcellos

ISBN: 978-65-6103-081-6

Editora dos Editores
São Paulo: Rua Marquês de Itu, 408 – sala 104 – Centro.
(11) 2538-3117

Rio de Janeiro: Rua Visconde de Pirajá, 547 – sala 1.121 – Ipanema
www.editoradoseditores.com.br

Atendimento Ee Interativo (11) 98308-0227

Impresso no Brasil
Printed in Brazil
1ª impressão – 2025

Este livro foi criteriosamente selecionado e aprovado por um Editor científico da área em que se inclui. A Editora dos Editores assume o compromisso de delegar a decisão da publicação de seus livros a professores e formadores de opinião com notório saber em suas respectivas áreas de atuação profissional e acadêmica, sem a interferência de seus controladores e gestores, cujo objetivo é lhe entregar o melhor conteúdo para sua formação e atualização profissional. Desejamos-lhe uma boa leitura!

Dados Internacionais de Catalogação na Publicação (CIP)
(Câmara Brasileira do Livro, SP, Brasil)

Emergências em neurologia/editores Rubens José Gagliardi, Sandra Regina Schwarzwälder Sprovieri, Vivian Dias Baptista Gagliardi. – 1. ed. -- São Paulo: Editora dos Editores, 2025.

Vários autores.
Vários colaboradores.
Bibliografia.
ISBN 978-65-6103-081-6

1. Emergências neurológicas. 2. Neurologia. I. Gagliardi, Rubens José. II. Sprovieri, Sandra Regina Schwarzwälder. III. Gagliardi, Vivian Dias Baptista.

25-272271 CDD-616.8
NLM-WL-100

Índices para catálogo sistemático:

1. Neurologia : Medicina 616.8
Eliete Marques da Silva - Bibliotecária - CRB-8/9380

À minha esposa Eloisa, às minhas filhas Tamara e Vivian, aos meus netos Vitório e Mássimo e meus pais Elida e Luiz (*in memorian*).

Rubens José Gagliardi

A todos os profissionais da saúde que inspiram, ensinam e cuidam de pacientes em situações de emergências neurológicas. Ao meu esposo Luiz Ernesto, aos meus filhos Ana Julia e João Augusto, ao meu neto João Marcelo e meus pais (*in memorian*), pelo amor constante e apoio em cada passo desta caminhada. A quem nunca deixou de acreditar que a união entre as equipes de emergência — clínicas, cirúrgicas, neurológicas e psiquiátricas — faz toda a diferença no dia a dia do pronto-socorro.

Sandra Regina Schwarzwälder Sprovieri

Ao meu marido, Fábio, aos meus pais Rubens e Eloisa, e à minha irmã, Tamara. Obrigada pelo apoio incondicional.

Vivian Dias Baptista Gagliardi

Agradecimentos

Aos colegas que gentilmente contribuíram com os seus conhecimento e experiência escrevendo capítulos, à Santa Casa de São Paulo e à Faculdade de Ciências Médicas da Santa Casa de São Paulo pelo ambiente proporcionado e a Editora dos Editores que tornou possível a materialização deste projeto.

Rubens José Gagliardi

À Santa Casa de São Paulo e à Faculdade de Ciências Médicas da Santa Casa de São Paulo, onde a ciência encontra o cuidado e sabedoria. Aos colegas que, com tanto entusiasmo, compartilharam seus conhecimentos e experiências na construção dos capítulos. À Editora, pelo profissionalismo e cuidado em cada etapa do processo editorial, que tornaram possível transformar conhecimentos e experiências em páginas impressas.

Sandra Regina Schwarzwälder Sprovieri

A todos os profissionais de saúde com quem trabalhei em serviços de emergência, por todos os ensinamentos compartilhados ao longo dos anos. Aos meus professores da Neurologia e Clínica Médica e demais colegas do serviço de Emergências da Santa Casa de São Paulo, em especial Dr. Rubens e Dra. Sandra, que são inspirações em seus respectivos campos de atuação e que ensinam muito além da Medicina na prática diária. A todos os colegas que auxiliaram na elaboração dos capítulos, e à Editora pelo apoio no projeto.

Vivian Dias Baptista Gagliardi

Prefácio

É com muita honra e alegria que recebo este imensurável convite, para prefaciar o livro *Emergências em Neurologia.* Convite que emerge do prezado Professor Doutor Rubens Gagliardi, em associação com as brilhantes Professora Doutora Sandra Regina S. Sprovieri e Doutora Vivian Dias Batista Gagliardi, o que torna esta missão agradável, especial e extremamente prazerosa.

Suas trajetórias, no exercício da Medicina de Emergência em Neurologia e Clínica Médica, sempre com dedicação extremada no atendimento, no ensino, na pesquisa e atualização, nos entregam o livro *Emergências em Neurologia,* fruto de suas vibrações cerebrais, que será material decisivo para gerações de médicos e residentes atuantes, na tomada de decisões e condutas corretas, rápidas e objetivas, visando a terapêutica adequada, onde preciosos minutos fazem total diferença na recuperação e evolução clínica dos pacientes, figura central que deve ser sempre o beneficiário principal do ato médico.

Esta obra está dividida em 10 Partes e 53 capítulos, com temas de alta relevância, cujos autores e colaboradores titulados, com larga experiência em Medicina de Urgência e Emergência na Unidade de Emergência da Santa Casa e Faculdade de Ciências Médicas da Santa Casa de São Paulo; nos brindam com temas sobre Neurologia Vascular, Epilepsia, Neuromuscular, Neuroinfectologia-Neuroinfecção em Imunocompetentes, Complicações Neurológicas em Imunossuprimidos e Reações Vacinais, Cefaleia, Neuroimunologia, Distúrbios do Movimento, Emergências Sistêmicas e Miscelânea.

Os temas abordados em 53 capítulos, contam com atualizada abordagem, que coadunam em linguagem clara e concisa, a realidade atual da especialidade com os avanços mais recentes na área médica.

Trata-se, portanto, de um excelente livro, onde Editores e Colaboradores excepcionais, esmeraram-se em doação de conhecimento, experiência, evidência, didática, com autoridade moral e intelectual no preparo e ensino dos profissionais e estudantes de Medicina.

Sucesso e congratulações aos Professores, em especial ao Professor Doutor Rubens Gagliardi, Professora Doutora Sandra Sprovieri e Doutora Vivian Gagliardi, pela dedicação durante décadas ao ensino da Neurologia, Clínica Médica e atendimento aos pacientes no Pronto-Socorro Central da Santa Casa de São Paulo.

Valdir Golin
Professor Adjunto Doutor da FCMSCSP
Coordenador Clínico do Serviço de Emergência da
Santa Casa de Misericórdia de São Paulo (1975 a 2005)

Apresentação

As urgências neurológicas representam uma parcela significativa entre as urgências médicas e é um item de grande relevância na Neurologia Clínica. São situações em geral graves e de alto risco, com grande possibilidade de causarem sequelas ou óbito e que requerem atitudes rápidas e precisas. O seu conhecimento e familiaridade são obrigatórios para os neurologistas, emergencistas e clínicos. Uma atitude correta fará toda a diferença nos resultados.

Nas últimas décadas tem havido grande evolução no conhecimento de doenças e a utilização destas novas aquisições são obrigatórias para o bom desempenho da Medicina.

Este livro aborda, de modo claro e objetivo, em 10 partes e 53 capítulos as principais doenças neurológicas, com foco em emergência, contemplando as mais importantes e frequentes situações. Os textos estão elaborados para apresentarem revisão de conceitos e atualização em Fisiopatologia, Epidemiologia, métodos diagnósticos e condutas nas diferentes situações, trazendo o que há de mais atual neste campo. São embasados na literatura nacional e internacional pertinentes e apoiados em consensos (*guidelines*) recentes e grandes estudos clínicos.

Os autores dos capítulos são autoridades nos respectivos assuntos e contribuem com o seu conhecimento e experiência pessoal. Trata-se de um trabalho de um grande grupo que não poupou energia para trazer o que há de mais recente e importante neste campo das emergências neurológicas.

Os editores

Editores

Rubens José Gagliardi
Professor Titular de Neurologia da Faculdade de Ciências Médicas da Santa Casa de São Paulo
Ex-Presidente da Academia Brasileira de Neurologia
Presidente da Associação Paulista de Neurologia

Sandra Regina Schwarzwälder Sprovieri
Médica Especialista em Clínica Médica pela Sociedade Brasileira de Clínica Médica
Médica Especialista em Medicina de Emergência pela ABRAMEDE-AMB
Doutora em Ciências da Saúde e Professora Adjunta pela Faculdade de Ciências Médicas da Santa Casa de São Paulo
Coordenadora Clínica do Serviço de Emergência da Santa Casa de Misericórdia de São Paulo (2005 a 2024)

Vivian Dias Baptista Gagliardi
Coordenadora do ambulatório de Neurologia Vascular da Santa Casa de São Paulo
Fellow em Neurologia Vascular pela Universidade Federal de São Paulo (Unifesp)
Pós-graduação em Pesquisa Clínica (Principles and Practice of Clinical Research) pela T. H. Chan Harvard School of Public Health
Membro Titular da Academia Brasileira de Neurologia

Coordenadores das Partes

Neurologia Vascular

Vivian Dias Baptista Gagliardi

Neurologista pela Santa Casa de São Paulo
Coordenadora do Ambulatório de Neurologia Vascular da Santa Casa de São Paulo
Plantonista da Neurologia do Pronto-Socorro Central da Santa Casa de São Paulo, e pronto-atendimento/telemedicina do Hospital Israelita Albert Einstein
Fellow em Neurologia Vascular pela Universidade Federal de São Paulo (UNIFESP)
Pós-Graduação em Pesquisa Clínica (Principles and Practice of Clinical Research) pela T. H. Chan Harvard School of Public Health
Membro Titular da Academia Brasileira de Neurologia (ABN) e membro da Sociedade Brasileira de AVC (SAVC)

Rubens José Gagliardi

Professor Titular de Neurologia da Faculdade de Ciências Médicas da Santa Casa de São Paulo
Ex-Presidente da Academia Brasileira de Neurologia (ABN)
Presidente da Associação Paulista de Neurologia (APAN)

Epilepsias

Cristine Mella Cukiert

Chefe do Seviço de Neurologia da Santa Casa de São Paulo
Coordenadora do Ambulatório de Epilepsia Adultos da Santa Casa de São Paulo
Coordenadora do Grupo de Epilepsias Raras da Associação Brasileira de Epilepsia

Neuromuscular

Melissa Nunes Polaro

Coordenadora do Ambulatório de Doenças Neuromusculares da Santa Casa de Misericórdia de São Paulo
Neurofisiologista Clínica pela Universidade Federal de São Paulo (Unifesp)
Membro Titular da Academia Brasileira de Neurologia (ABN) e da Sociedade Brasileira de Neurofisiologia Clínica (SBNC)

Fabricio Diniz de Lima

Membro Titular da Academia Brasileira de Neurologia (ABN) e da Sociedade Brasileira de Neurofisiologia Clínica (SBNC)
Doutor em Fisiopatologia Médica pela Universidade Estadual de Campinas (Unicamp)
Médico Colaborador dos Ambulatórios Neuromuscular e de Neurogenética do Hospital de Clínicas da Unicamp

Neroinfectologia – Neuroinfecções em Pacientes Imunocompetentes

Augusto César Penalva de Oliveira
Neurologista
Doutor em Neurociências

Complicações Neurológicas em Pacientes Imunossuprimidos e Reações Vacinais

Augusto César Penalva de Oliveira
Neurologista
Doutor em Neurociências

Cefaleia

Renan Barros Domingues
Neurologista
Doutor pela Faculdade de Medicina da Universidade de São Paulo (FMUSP)
Doutor pela Universidade do Alabama em Birmingham, EUA
Pós-Doutor pela Universidade de Lille, França
Coordenador do Ambulatório de Cefaleias do Serviço de Neurologia da Santa Casa de Misericórdia de São Paulo

Neuroimunologia

Maria Fernanda Mendes
Mestre em Neurociências pela Universidade Federal de São Paulo (Unifesp)
Doutora em Medicina pela Unifesp
Professora Assistente de Neurologia da Faculdade de Ciências Médicas da Santa Casa de São Paulo (FCMSCSP)

Distúrbios dos Movimentos

Emerson Gisoldi
Coordenador do Ambulatório de Distúrbios dos Movimentos da Santa Casa de São Paulo
Médico Segundo Assistente do Pronto-Socorro Central da Santa Casa de São Paulo
Preceptor da Residência de Neurologia da Santa Casa de São Paulo e da Faculdade de Medicina do ABC
Médico Neurologista Assistente do Ambulatório de Distúrbios dos Movimentos da Faculdade de Medicina do ABC

Emergências em Doenças Sistêmicas

Francisco Tomaz Menezes de Oliveira
Médico Neurologista
Coordenador do Ambulatório de Manifestações Neurológicas das Doenças Sistêmicas da Santa Casa de São Paulo
Membro do Corpo Clínico da Neurologia-PS da Santa Casa de São Paulo
Membro Titular da Academia Brasileira de Neurologia (ABN)

Miscelânia

Vivian Dias Baptista Gagliardi
Neurologista pela Santa Casa de São Paulo
Coordenadora do Ambulatório de Neurologia Vascular da Santa Casa de São Paulo
Plantonista da Neurologia do Pronto-Socorro Central da Santa Casa de São Paulo, e pronto-atendimento/telemedicina do Hospital Israelita Albert Einstein
Fellow em Neurologia Vascular pela Universidade Federal de São Paulo (UNIFESP)
Pós-Graduação em Pesquisa Clínica (Principles and Practice of Clinical Research) pela T. H. Chan Harvard School of Public Health
Membro Titular da Academia Brasileira de Neurologia (ABN) e membro da Sociedade Brasileira de AVC (SAVC)

Colaboradores

Alexandre Venturi
Residência Médica em Neurologia pela Santa Casa de São Paulo
Especialização em Distúrbios do Movimento pela Santa Casa de São Paulo
Médico Assistente do Ambulatório de Distúrbios do Movimento da Santa Casa de São Paulo
Professor Instrutor Voluntário da Disciplina de Neurologia da Faculdade de Ciências Médicas da Santa Casa de São Paulo

Aline de Moura Brasil Matos
Neurologista e Neuroimunologista
Doutoranda em Ciências pelo Instituto de Medicina Tropical de São Paulo da Universidade de São Paulo (USP)

Amanda dos Santos Cintra
Médica pela Irmandade da Santa Casa de Misericórdia de Vitória
Neurologista pela Santa Casa de São Paulo
Especialista em Neurologia Vascular pela Universidade Federal de São Paulo (Unifesp)

Ana Carolina Zetehaku
Neurologista pela Irmandade da Santa Casa de Misericórdia de São Paulo
Neurofisiologista pela Universidade Federal de São Paulo (Unifesp) e Hospital Israelita Albert Einstein
Mestre em Ciências pela Unifesp
Membro Titular da Sociedade Brasileira de Neurofisiologia (SBNC)
Membro da Liga Brasileira de Epilepsia

Ana Freitas Ribeiro
Médica Sanitarista - Serviço de Epidemiologia do Instituto de Infectologia Emílio Ribas
Professora Universidade Municipal de São Caetano do Sul

Ana Luísa Vilela Sá Fortes
Neurologista Clínica
Preceptora no Ambulatório de Neuromuscular e Eletroneuromiografia da Santa Casa de São Paulo

Ângela Sauter Dalbem
Neurologista pela Irmandade da Santa Casa de Misericórdia de São Paulo
Especialista em Epilepsia, Eletroencefalograma (EEG) e Vídeoeletroencefalograma pela Universidade Federal de São Paulo (Unifesp)
Neurologista e Neurofisiologista Clínica da do Hospital Israelita Albert Einstein
Neurofisiologista Clínica do Setor de Eletroencefalografia do Hospital Nove de Julho

Bruno Cassis Antunes Rodrigues
Graduação em Medicina pela Universidade de São Paulo (USP)
Residência Médica em Neurologia pela Santa Casa de São Paulo
Especialização em Neuroimunologia pela Santa Casa de São Paulo
Assistente no Pronto-Socorro da Santa Casa de São Paulo

Camila Malta Romano
Bióloga
Doutora em Ciências pelo Departamento de Microbiologia da Universidade de São Paulo (USP)
Pesquisadora Científica do Laboratório de Virologia do Hospital das Clinicas da FMUSP (LIM52) e Instituto de Medicina Tropical

Cássio Batista Lacerda
Residência Médica em Neurologia pela Santa Casa de Misericórdia de São Paulo
Residência Médica em Medicina do Sono pelo Hospital das Clínicas da Faculdade de Medicina da Universidade de São Paulo (HCFMUSP)
Médico Assistente Neurologista do Pronto-Socorro Central da Santa Casa de Misericórdia de São Paulo

Danyelle Sadala Reges
Neurologista pela Santa Casa de São Paulo
Doutora em Neurologia pela Universidade Federal de São Paulo (Unifesp)
Especialista em Doenças Cerebrovasculares e Terapia Intensiva Neurológica pela Unifesp
Médica Colaboradora do Serviço de Doenças Cerebrovasculares da Santa Casa de São Paulo

Davi Bravo Huguinim Légora
Especialista em Neurologia pela Academia Brasileira de Neurologia (ABN)
Fellow em Distúrbios do Movimento e Cognição pela Irmandade da Santa Casa de Misericórdia de São Paulo

Dawton Torigoe
Chefe da Disciplina de Reumatologia da Santa Casa de São Paulo
Doutor em Reumatologia pela Faculdade de Medicina da Universidade de São Paulo (FMUSP)

Diogo Haddad Santos
Neurologista
Mestre em Ciências da Saúde pela Faculdade de Ciências Médicas da Santa Casa de São Paulo (FCMSCSP)
Doutorando em Neurologia pela Faculdade de Medicina da Universidade de São Paulo (FMUSP)
Coordenador do Ambulatório de Neurologia Cognitiva e Comportamental da Santa Casa de São Paulo
Coordenador Serviço de Neurologia do Hospital Alemão Oswaldo Cruz

Éder Gatti
Médico Infectologista. Doutor em Saúde Coletiva e Diretor do Programa Nacional de Imunizações (PNI) – Ministério da Saúde.

Edson Júnior Gonçalves Bechara
Médico
Neurologista pela Irmandade da Santa Casa de Misericórdia de São Paulo (ISCM-SP)
Neuroinfectologista pelo Instituto de Infectologia Emílio Ribas, SP
Fellow em Doenças Neurossistêmicas pela ISCM-SP

Eduardo Sousa
Neurologista pela Santa Casa de São Paulo
Neurovascular e Neurointensivista pela Universidade Federal de São Paulo (Unifesp)
Neurossonologista pela AMB e WFN

Elisa Matias Vieira de Melo
Neurologista Assistente no Ambulatório de Doenças Desmielinizantes do Sistema Nervoso Central da Santa Casa de São Paulo
Mestra pela Faculdade de Ciências Médicas da Santa Casa de São Paulo
Docente da Faculdade de Ciências Médicas da Santa Casa de São Paulo

Fábio Barreto Cabral
Responsável pelo setor de EEG da Santa Casa de Misericórdia de São Paulo
Médico Assistente no Ambulatório de Epilepsias de Difícil Controle do Hospital Central da Santa Casa de São Paulo

Fabio Ejzenbaum
Doutor em Oftalmologia pela Universidade Federal de São Paulo (Unifesp)
Chefe do Setor de Neuro-oftalmologia da Santa Casa de São Paulo

Fernanda Romano
Médica Psiquiatra do Serviço de Emergência da Irmandade da Santa Casa de Misericórdia de São Paulo

Flávia Castro Ribas de Souza
Farmacêutica. Doutora e Mestre em Ciências Médicas pela Faculdade de Medicina da Universidade de São Paulo (FMUSP)
Especialista em Farmácia Hospitalar e Clínica da Faculdade de Medicina da HC-FMUSP

Gabriela Araújo Munhoz
Médica reumatologista, responsável pelo ambulatório de Lúpus Eritematoso Sistêmico da Santa Casa de Misericórdia de São Paulo
Doutora em Ciências do Músculo esquelético (Tema: Lúpus Eritematoso Sistêmico) pela Universidade de São Paulo (USP).
Título de especialista pela Sociedade Brasileira de Reumatologia

Guilherme Brasileiro de Aguiar
Neurocirurgião e Neurorradiologista Intervencionista do Hospital Central da Santa Casa de São Paulo
Professor Instrutor da Faculdade de Ciências Médicas da Santa Casa de São Paulo

Gustavo Guimarães Protti
Médico Neurologista em Doenças Cerebrovasculares da Disciplina de Neurologia da Santa Casa de São Paulo
Médico Assistente Neurologista Clínico do Serviço de Emergências da Santa Casa de São Paulo
Neurologista da Disciplina de Propedêutica da Faculdade de Ciências Médicas da Santa Casa de São Paulo
Mestre pela Faculdade de Ciências Médicas da Santa Casa de São Paulo

Ibsen Thadeu Damiani
Professor Instrutor de Neurologia da Faculdade de Ciências Médicas da Santa Casa de São Paulo
Membro Titular da Academia Brasileira de Neurologia (ABN)
Mestre em Neurologia pela Universidade de São Paulo

Jeferson Santiago
Especialização em Neurologia pela Santa Casa de Misericórdia de São Paulo
Aperfeiçoamento em Distúrbios do Movimento pela Santa Casa de Misericórdia de São Paulo Mestrado em Interações Estruturais e Funcionais na Reabilitação na Universidade de Marília
Médico Assistente Neurologista do Pronto Socorro Central da Santa Casa de São Paulo
Coordenador da Equipe de Neurologia Clínica da Santa Casa de Misericórdia de São Paulo

João Paulo Santiago de Oliveira
Especialista em Neurologia pela Academia Brasileira de Neurologia (ABN)
Especialista em Video-Eletroencefalografia e Eletroencefalografia pela Universidade de São Paulo (USP)
Médico Assistente em Neurologia Clínica do Pronto-Socorro Central da Santa Casa de Misericórdia de São Paulo
Especialista em Neurologia pela Academia Brasileira de Neurologia (ABN)
Especialista em Neurofisiologia (EEG) pela Sociedade Brasileira de Neurofisiologia Clínica
Membro da Liga Brasileira de Epilepsia

João Victor Luisi de Moura
Médico e Neurologista pela Santa Casa de São Paulo
Fellow em Neuroinfectologia pelo Instituto de Infectologia Emílio Ribas
Neurologista do Departamento de Pacientes Graves do Hospital Israelita Albert Einstein

Jorge Casseb
Médico Infectologista
Livre Docente pelo Instituto de Medicina Tropical (IMT/FMUSP) e Universidade Federal de São Paulo (Unifesp)
Professor Associado III da Faculdade de Medicina da Universidade de São Paulo (USP)

José Carlos Esteves Veiga
Professor Titular e Livre-Docente da Disciplina de Neurocirurgia da Faculdade de Ciências Médicas da Santa Casa de São Paulo (FCMSCSP)
Diretor do Departamento de Cirurgia da Irmandade da Santa Casa de Misericórdia de São Paulo (ISCMSP)

José Ernesto Vidal Bermúdez
Médico Infectologista do Instituto de Infectologia Emílio Ribas e do Hospital das Clínicas da Faculdade de Medicina da Universidade de São Paulo.
Doutor em Ciências. Consultor do Ministério da Saúde do Brasil e da Organização Mundial da Saúde

Júlia Vescovi Vieira
Neurologista e Médica Assistente do Ambulatório de Epilepsia da Santa Canta Casa de São Paulo
Especialista em Eletroencefalografia e Epilepsia pelo Hospital das Clínicas da Faculdade de Medicina da Universidade de São Paulo (HCFMUSP)
Membro Titular da Academia Brasileira de Neurologia (ABN) Neurofisiologista pela Sociedade Brasileira de Epilepsia

Juliana D'Agostino Gennari
Médica Reumatologista
Médica Assistente do Serviço de Reumatologia da Irmandade da Santa Casa de Misericórdia de São Paulo

Keila Narimatsu
Médica Assistente em Neurologia pela Santa Casa de São Paulo
Especialista em Neurologia pela Academia Brasileira de Neurologia (ABN)

Leonardo de Sousa Bernardes
Neurologista pela Santa Casa de São Paulo
Mestrando em Ciências da Saúde pela Faculdade de Ciências Médicas da Santa Casa de São Paulo (FCMSCSP)
Fellow em Cefaleias pelo Hospital das Clínicas da Faculdade de Medicina da Universidade de São Paulo (FMUSP)

Letícia Neves Duarte
Neurologista pela Santa Casa de São Paulo
Ex-*Fellow* em Neurologia Vascular e Neurointensivismo pela Escola Paulista de Medicina da Universidade Federal de São Paulo (EPM-Unifesp)
Assistente do Pronto-Socorro Central da Santa Casa de São Paulo

Ligia Maria Sotero Machado
Neurologista pela Irmandade da Santa Casa de Misericórdia de São Paulo
Neurofisiologista pelo Hospital das Clínicas da Faculdade de Medicina da Universidade de São Paulo (FMUSP)
Doutoranda pela USP – Bauru

Luísa Carvalho Higa
Especialista em Clínica Médica pela Santa Casa de São Paulo
Nefrologista pela Escola Paulista de Medicina da Universidade Federal de São Paulo (EPM-Unifesp)

Maria Carolina dos Santos
Professora da Faculdade de Ciências Médicas da Santa Casa de São Paulo
Docente do Centro Universitário São Camilo
Responsável pelo Serviço de Reumatologia Pediátrica da Irmandade da Santa Casa de Misericórdia de São Paulo

Marina Trombin Marques
Médica Neurologista pela Santa Casa de Misericórdia de São Paulo
Especialista em Neurologia Vascular e Doppler Transcraniano pela Universidade Federal de São Paulo
Postdoctoral Fellowship pela Universidade da Califórnia, San Francisco

Mario Luiz Marques Conti
Neurocirurgião e Nerointervencionista
Professor Assistente da Faculdade de Ciências Médicas da Santa Casa de São Paulo

Matheus Gonçalves Maia
Médico Neurologista pela Irmandade da Santa Casa de Misericórdia de São Paulo (ISCMSP)
Fellow em Doenças Neurodegenerativas na ISCMSP

Michel Elyas Jung Haziot
Neurologista da Santa Casa de São Paulo e Instituto de Infectologia Emílio Ribas

Mônica Alcantara de Oliveira Santos
Mestre e Doutora pela Faculdade de Ciências Médicas da Santa Casa de São Paulo
Professora Assistente da Faculdade de Ciências Médicas da Santa Casa de São Paulo
Médica Assistente do Hospital do Servidor Estadual de São Paulo

Patrícia Motta Carvalho
Médica Assistente da Psiquiatria do Serviço de Emergência da Irmandade da Santa Casa de Misericórdia de São Paulo

Rafael Paternò Castello Dias Carneiro
Neurologista pela Santa Casa de São Paulo
Mestre em Neurologia pela Universidade Estadual de Campinas (Unicamp)
Médico Assistente no Ambulatório de Doenças Desmielinizantes e Coordenador do Grupo de Neurologia Hospitalar da Santa Casa de São Paulo

Rafael Yoshio Koto
Graduação Médica e Residência Médica em Neurologia pela Santa Casa de Misericórdia de São Paulo
Fellowship em Distúrbios de Movimento pela Disciplina pelo Departamento de Neurologia da Santa Casa de São Paulo

Ricardo Kazuhiro Aoki
Especialista em Clínica Médica pela Santa Casa de São Paulo
Médico Assistente do Serviço de Emergência da Santa Casa de São Paulo
Especialista em Pneumologia pelo INCor do Hospital das Clínicas da Faculdade de Medicina da Universidade de São Paulo (HCFMUSP)

Rônney Pinto Lopes
Neurologista pela Santa Casa de Misericórdia de São Paulo.
Fellow em Neurologia Vascular, Neurointensivismo e Doppler Transcraniano pela Universidade Federal de São Paulo
Pós-Graduação em Medicina do Estilo de Vida pelo Hospital Israelita Albert Einstein
Membro titular da Academia Brasileira de Neurologia

Rosa Maria Nascimento Marcusso
Doutorado em Ciências, na Área de Infectologia em Saúde Pública
Graduação em Matemática, com Especialização em Estatística
Coordenadora do Grupo de Neurociência do Instituto de Infectologia Emílio Ribas

Yngrid Dieguez Ferreira
Especialista em Geriatria pela SBGG/AMB
Coordenadora das Disciplinas de Geriatra e Cuidados Paliativos e Dor da Faculdade de Ciências Médicas da Santa Casa de São Paulo
Coordenadora do Serviço de Cuidados Paliativos da Santa Casa de São Paulo
Preceptora da Residência de Geriatria da Santa Casa de São Paulo

Sumário

Parte 2
Epilepsia

Parte 3
Neuromuscular

Parte 4
Neuroinfectologia – Neuroinfecções em Pacientes Imunocompetentes

Parte 5
Complicações neurológicas em Pacientes Imunossuprimidos e Reações Vacinais

Parte 6
Cefaleia

Parte 7
Neuroimunologia

Patte 8
Distúrbios do Movimento

Parte 9
Emergências nas Doenças Sistêmicas

Parte 1

Neurologia Vascular

Capítulo 1

Acidente vascular cerebral isquêmico agudo: abordagem inicial e tratamento trombolítico

Vivian Dias Baptista Gagliardi

INTRODUÇÃO

O acidente vascular cerebral (AVC) é uma das principais causas de morte no mundo, e a principal causa de morte no Brasil.[1] Apesar de ter alta taxa de mortalidade e complicações, o AVC tem grande potencial de tratamento, especialmente quando tratado precocemente, nas primeiras horas de ocorrência, diminuindo sequelas e melhorando o prognóstico dos pacientes.

O AVC pode ser dividido em AVC isquêmico (85%) e AVC hemorrágico (15% dos casos). Neste capítulo, iremos abordar a avaliação inicial e tratamento na fase aguda de um paciente com AVC isquêmico.

DEFINIÇÃO

O AVC isquêmico pode ser definido como um episódio súbito de disfunção neurológica causado por infarto encefálico, espinal ou retiniano,[2] com evidência de isquemia subsequente em exames de imagem.

SINTOMAS

O AVC pode-se apresentar com diversos sintomas diferentes, geralmente relacionados à região vascular acometida por aquele evento. A depender do conjunto de sinais e sintomas, podemos classificar o AVC conforme a artéria acometida.

Todo paciente com um déficit neurológico súbito deve ser avaliado com urgência para a possibilidade de se tratar de um AVC. Os principais sintomas do AVC incluem: paresia, parestesias, alteração da mímica facial, dificuldade para falar (disartria), para se expressar ou seguir comandos (afasias), perda visual súbita, tontura, incoordenação motora (ataxia), cefaleia nova, sonolência e rebaixamento do nível de consciência.

AVALIAÇÃO INICIAL

Todo paciente com qualquer déficit neurológico agudo deve ser encaminhado para avaliação em pronto-socorro com urgência, para que seja instituído o tratamento adequado o mais rápido o possível.

- A anamnese inicial deve ser direcionada para pontos importantes, incluindo:
  - o Tempo de início dos sintomas (ictus), ou último horário visto bem.
  - o Quais foram todos os sintomas associados.

- Antecedentes pessoais e medicações de uso prévio.

O paciente com suspeita de AVC deve ser inicialmente estabilizado em sala de emergência, e as medidas de suporte de vida devem ser aplicadas. Caso necessário, indicar medidas de suporte ventilatório nos pacientes que o necessitem, antes de prosseguir com os demais passos. O paciente deve ter a aferição de seus sinais vitais (pressão arterial, frequência cardíaca, saturação de oxigênio, temperatura e glicemia capilar). A pressão arterial deve ser realizada preferencialmente bilateralmente, em ambos os membros superiores, assim como a avaliação de pulsos, para avaliar eventuais sinais de dissecção de aorta concomitante. Caso seja detectada, a hipoglicemia (glicemia capilar <60 mg/dL) deve ser tratada imediatamente, por se tratar de um importante *stroke mimic*, assim como a hiperglicemia (glicose capilar >180 mg/dL), que se relaciona com piores desfechos neurológicos nas primeiras 24 h.[3] A hipertermia (temperatura > 38°C) também deve ser tratada, pois se correlaciona a piores desfechos neurológicos; no entanto, é importante tentar avaliar a causa da hipertermia, lembrando-se que endocardite infecciosa pode entrar no diagnóstico diferencial do quadro.

Ainda na sala de emergência, é costumeiro que já seja realizada a coleta de exames laboratoriais gerais: hemograma completo, ureia, creatinina, sódio, potássio, troponina, coagulograma (TP e TTPA); outros exames podem ser adicionados caso pertinente (por exemplo, avaliação toxicológica em pacientes com suspeita). Também é costumeiro solicitar a punção de dois acessos venosos calibrosos.

A avaliação clínica neurológica deve ser realizada de maneira rápida e estruturada, e para isto, é indicado realizar a aplicação da escala de AVC do *National Institute of Health* (NIH) – Quadro 1-1. Esta escala pode ser aplicada por qualquer profissional de saúde, e avalia 11 pontos principais do exame físico neurológico; por ser padronizada, ela também permite a vantagem de quantificar os déficits apresentados pelo paciente, assim facilitar a comunicação entre equipes. Após a avaliação clínica, o médico pode também classificar os sintomas apresentados pelo paciente pela Classificação de Bamford (Quadro 1-2), que divide os AVCs isquêmicos em subtipos específicos, permitindo entender qual a provável região acometida.

Quadro 1-1. Escala de NIHSS

Item pesquisado	Definição	Pontuação
1 a - Nível de consciência	Escolher uma alternativa mesmo se a avaliação estiver prejudicada por tubo endotraqueal, linguagem ou trauma. Dar 3 somente se não for obtida resposta aos estímulos dolorosos	0 = alerta 1 = desperta coro estímulo verbal 2 = desperta somente com estímulo doloroso 3 = respostas reflexas ou ausência de resposta aos estímulos dolorosos
1 b - Resposta a questões (mês atual e idade do paciente)	Resposta tem de ser correta, não há nota parcial. Paciente com afasia ou com alteração do nível de consciência, que não compreende as perguntas, receberão 2. Pacientes com intubação endotraqueal, trauma, disartria grave ou qualquer problema não secundário a afasia receberão 1.	0 = ambas corretas 1 = uma questão correta 2 = ambas incorretas

Item pesquisado	Definição	Pontuação
1 c - Resposta aos comandos (abrir e fechar os olhos, abrir e fechar a mão não parética) Comandos	Realizar com a mão não parética. Substituir por outro comando se as mãos não puderem ser utilizadas. Crédito se a tentativa for realizada, mas não completada devido ao déficit neurológico. Se não responder ao comando devem ser utilizados gestos.	0 = ambas corretas 1 = uma tarefa correta 2 = ambas incorretas
2 - Motricidade ocular (horizontal)	Somente o olhar horizontal é testado. Se há paresia do III, IV ou VI nervo isolada marque 1. Testar em pacientes afásicos. Pacientes com trauma ocular, ou alteração dos campos visuais devem ser testados com movimentos reflexos.	0 = normal 1 = paresia do olhai conjugado 2 = desvio conjugado do olhar.
3 - Campo visual	Se houver cegueira monocular os campos visuais do outro olho devem ser considerados. Se o paciente for cego por qualquer outra causa marque 3 Extinção: o paciente recebe 1 e os resultados são utilizados para responder a questão 11.	0 = normal 1 = hemianopsia parcial, quadrantanopsia, extinção 2 = hemianopsia completa 3 = cegueira cortical
4 - Paralisia facial	Considere simetria da contração facial em resposta aos estímulos dolorosos nos pacientes com alteração do nível de consciência.	0 = normal 1 = paresia mínima (aspecto normal em repouso, sorriso assimétrico) 2 = paresia/segmento inferior da face 3 = paresia/segmentos superior e inferior da face
5 -Movimento do braço	Braços entendidos a 90° (sentado) ou a 45° (deitado) por 10 segundos. Iniciar com o lado não-parético. Paciente afásico utilizar gestos e não utilizar estímulos dolorosos.	0 = sem queda 1 = queda, mas não atinge o leito; 2 = força contra gravidade, mas não sustenta; 3 = sem força contra gravidade, mas qualquer movimento mínimo conta 4 = sem movimento
6 - Movimento das pernas	O paciente deitado deve elevar a perna a 30° por 5 segundos	0 = sem queda 1 = queda, mas não atinge o leito; 2 = força contra gravidade, mas não sustenta; 3 = sem força contra gravidade, mas qualquer movimento mínimo conta 4 = sem movimento
7 - Ataxia apendicular	Faça os testes index-nariz e calcanhar-joelho com os olhos abertos em ambos os lados. Ataxia é considerada somente se presente. Se o paciente estiver afásico ou plégico não considerar.	0 = sem ataxia (ou afásico, hemiplégico) 1 = ataxia presente em um membro; 2 = ataxia presente em dois membros.
8 - Sensibilidade	Paciente afásico ou com rebaixamento de consciência = 0 ou 1. AVC de tronco com déficit bilateral = 2. Se o paciente não responder e estiver tetraplégico marque 2. Pacientes em coma devem receber 2.	0 = normal 1 = déficit unilateral, mas reconhece o estímulo (ou afásico, confuso) 2 = paciente não reconhece o estímulo ou coma ou déficit bilateral.

Item pesquisado	Definição	Pontuação
9 - Linguagem (descrever figura, nomear objetos, ler frases). 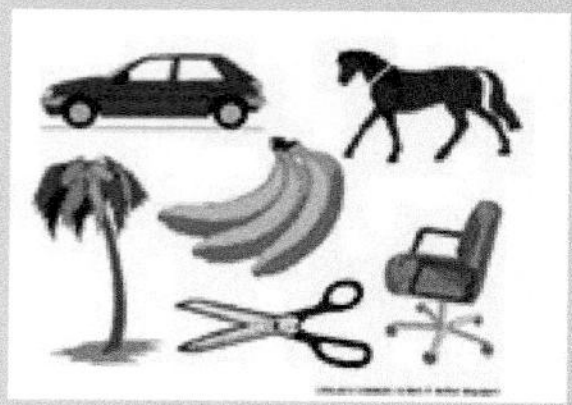 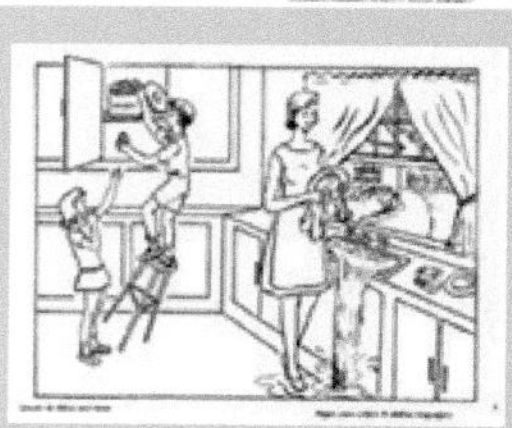	Pedir para descrever o que está acontecendo na figura, nomear os objetos em anexo e ler as frases. Paciente intubado deve ser solicitado para escrever uma frase. O paciente em coma recebe 3. Paciente em mutismo que não consegue realizar nenhum comando = 3	0 = normal 1 = afasia leve-moderada (compreensível) 2 = afasia severa (quase sem troca de informações) 3 = mudo, afasia global, coma
10 - Disartria	Paciente deve ler as palavras apresentadas: Você sabe como fazer/ De volta para casa/ Eu cheguei em casa do trabalho/ Próximo da mesa, na sala de jantar/ Eles ouviram Pelé falar no rádio/ Mamãe/ Tic-Tac/ Paralelo/ Obrigado/ Estrada de ferro / Jogador de futebol.	0 = normal 1 = leve a moderada 2 = severa, ininteligível ou mudo. X = intubado
11 - Extinção/negligência	Se houver grave déficit visual e os estímulos sensitivos normais deve ser considerado normal. Se paciente afásico, mas percebe ambos os lados, é considerado normal. A negligência deve ser considerada somente quando presente	0 = normal 1 = negligência ou extinção em uma modalidade sensorial 2 = negligência em mais de uma modalidade sensorial

Quadro 1-2. Classificação de Bamford

Subtipo	Sintomas
1. Síndrome da circulação anterior total (TACS)	Apresenta todas as três características: - Distúrbio de função cortical (afasia, apraxia, agnosia, anosognosia, negligência ou outros) - Hemianopsia homônima - Déficit sensitivo e/ou motor envolvendo pelo menos duas das áreas: face, membro superior ou membro inferior
2. Síndrome da circulação anterior parcial (PACS)	Apresenta até dois dos sintomas do item 1
3. Síndrome lacunar (LACS)	Apresenta síndrome lacunar típica: - Hemiparesia motora pura, síndrome sensitiva pura, síndrome sensitivo-motora, ataxia-hemiparesia, síndrome *dysarthria-clumsy hand*
4. Síndrome da circulação posterior (POCS)	Apresenta qualquer uma das características abaixo: - Paresia de nervos cranianos com déficit sensitivo ou motor contralateral, déficit sensitivo/motor bilateral, síndrome cerebelar, hemianopsia homônima isolada.

EXAMES COMPLEMENTARES

Após realizar a estabilização e avaliação clínica do paciente, o paciente deve ser encaminhado para a realização de exame de imagem. A escolha do exame de imagem poderá depender do quadro clínico do paciente e da disponibilidade no serviço, como iremos discutir adiante, e deve ser realizada com urgência.

Tomografia de Crânio

É o exame mais comumente realizado na fase aguda do AVC por ser mais rápido e amplamente disponível. A tomografia de crânio (TC) é indicada para descartar hemorragias intracranianas, assim como pode avaliar sinais iniciais de isquemia cerebral. Na tomografia de crânio sem contraste frequentemente é utilizada o escore ASPECTS (*Alberta Stroke Program Early CT Score*),[4] que subdivide a região irrigada pela artéria cerebral média em 10 pontos (Fig. 1-1); cada região acometida pelo infarto tem um ponto subtraído, de modo que uma tomografia normal portuária 10 pontos. A tomografia pode não identificar sinais iniciais de isquemia, e, portanto, uma tomografia de crânio normal não descarta um AVC isquêmico agudo. A tomografia de crânio também possui baixa sensibilidade para infartos de circulação posterior.

A angiotomografia de vasos intracranianos e cervicais também deve ser realizada juntamente com a tomografia de crânio, caso o paciente não apresente nenhuma contraindicação ao uso de contraste iodado. A angiotomografia tem como objetivo avaliar a localização da oclusão arterial, visto que isto impacta na decisão do tratamento de fase aguda.

O exame de tomografia de crânio com perfusão cerebral (TCP) pela tomografia também pode ser realizado em algumas situações, como nos casos de pacientes com AVC isquêmico na janela de 4,5-9 h do ictus, ou em pacientes com ictus de início desconhecido. A perfusão cerebral consegue estimar o volume de áreas de penumbra e de isquemia cerebral, necessário para avaliação de tratamento nestes pacientes.

Ressonância Magnética de Crânio

A ressonância magnética (RM) de crânio com sequência de difusão é mais sensível do que a tomografia de crânio na fase aguda do AVC, porém tem aquisição de imagens mais demorada e é um exame de custo mais elevado, o que dificulta a sua realização na fase aguda. A ressonância é bastante utilizada em pacientes com ictus de início desconhecido, na qual é realizada um exame com aquisição de apenas 4 sequências de imagens (protocolo *wake up stroke*:[5] sequência de difusão, FLAIR,

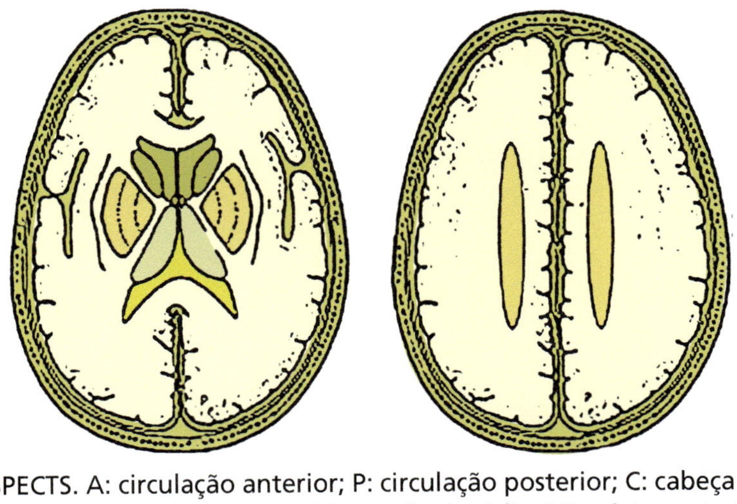

Fig. 1-1. Escore de ASPECTS. A: circulação anterior; P: circulação posterior; C: cabeça do caudado; L: núcleo lentiforme; IC: cápsula interna; I: ínsula; ACM: artéria cerebral média; M1: córtex anterior da ACM; M2: córtex lateral à insula; M3: córtex posterior da ACM; M4, M5 e M6: córtex anterior, lateral e posterior, respectivamente, da ACM, a cerca de 2 cm superior de M1, M2 e M3, rostral aos gânglios da base.[4]

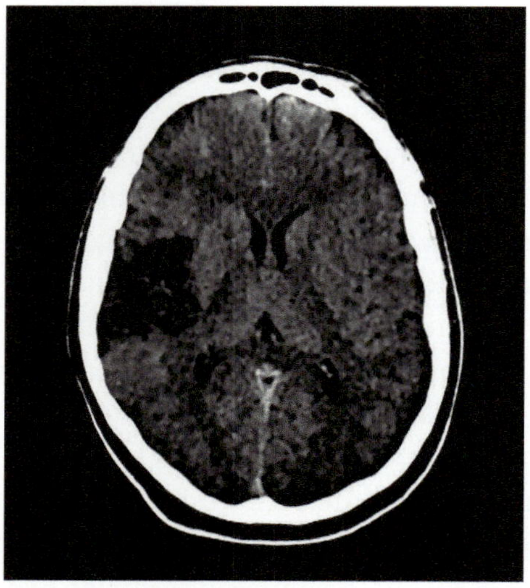

Fig. 1-2. Tomografia de crânio evidenciando área hipodensa em território de artéria cerebral média à direita, sugestiva de AVC isquêmico.

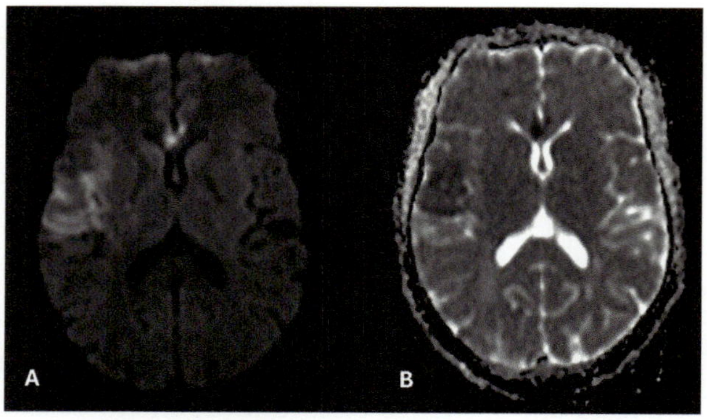

Fig. 1-3. Ressonância de crânio evidenciando área hiperintensa em sequência DWI (A) e hipointensa em sequência ACD (B), sugestivo de AVC isquêmico em território de artéria cerebral média à direita.

sequência sensível à sinais de hemorragia e uma sequência *time-of-flight* de angio-RM do polígono de Willis para avaliação de oclusões arteriais. A RM também pode ser utilizada para dúvida diagnóstica, em pacientes com suspeita de *stroke mimics*.

TRATAMENTO

Após ser realizada a avaliação inicial, estabilização do paciente, e exame de imagem (que descartou hemorragia intracraniana), deve ser iniciado o tratamento para o AVC isquêmico o quanto antes, a fim de obter melhores resultados e prognóstico. Feito o diagnóstico de AVC isquêmico, a escolha para o tratamento depende, de maneira resumida, do tempo do início dos sintomas, da presença ou não de contraindicações ao tratamento, e da presença ou não de oclusão arterial proximal. Neste capítulo, será abordado o tratamento com trombolíticos; para pacientes com oclusões proximais, sugerimos também a leitura do capítulo sobre trombectomia mecânica.

Tratamento com Trombolíticos

O tratamento do AVC agudo com trombolíticos, visa restabelecer o fluxo sanguíneo cerebral de regiões que ainda não evoluíram para infarto, e com isto, reduzir sequelas e mortalidade associada ao quadro.

As indicações de trombólise no AVC isquêmico agudo incluem:

- Déficit neurológico incapacitante (isto é, que causem algum prejuízo nas atividades do paciente).
- Início dos sintomas em até 4,5 h (com TC simples) ou em 4,5-9 h do início dos sintomas (com a realização de TCP); caso início dos sintomas desconhecidos, avaliar com protocolo com RM ou CTP.
- Idade ≥ 18 anos
- Ausência de contraindicações.

O procedimento de trombólise apresenta uma lista de contraindicações[3] que deve ser avaliada rigorosamente antes de prosseguir com o procedimento, que incluem:

- **Contraindicações absolutas:**
  - o Sangramento ativo (exceto menstruação).
  - o Contagem de plaquetas < 100.000/mm^3.
  - o TTPA alargado ou TTP (> 15 s) ou INR > 1,7.
  - o Uso de anticoagulante antagonista da vitamina K com INR > 1,7 ou uso de heparina nas últimas 24 h em dose terapêutica.

- Cirurgia intracraniana/espinal nos últimos 3 meses.
- Cirurgia de grande porte, trauma grave ou procedimento invasivo nas últimas 2 semanas.
- Suspeita clínica de hemorragia subaracnóidea ou de dissecção de aorta.
- Suspeita de endocardite infecciosa.
- História atual ou prévia de hemorragia intracraniana.
- PAS sustentada > 185 mmHg ou PAD > 110 mmHg e não controlada com medicação.
- Sangramento gastrointestinal ou genitourinário nos últimos 21 dias.
- Neoplasia gastrointestinal e intracraniana intra-axial.

- **Contraindicações relativas:**
  - Idade menor que 18 anos.
  - Gravidez.
  - Cirurgia de grande porte ou trauma grave nos últimos 14 dias.
  - Crise epiléptica precedendo à instalação do AVC mantendo sintomas pós-ictais.
  - TCE grave ou AVC isquêmico nos últimos 3 meses.
  - Infarto do miocárdio nos últimos 3 meses.
  - Uso de inibidores da trombina ou do fator Xa nas últimas 48 h.
  - Punção lombar nos últimos 7 dias.

Caso o paciente desconheça o horário do início dos sintomas, sugere-se realizar o protocolo inicial de avaliação radiológica com RM de crânio ou CTP, conforme a disponibilidade do serviço.[6] Quando realizado protocolo de RM de crânio, a indicação de trombólise se dará para os pacientes que apresentarem o *mismatch* FLAIR-difusão, ou seja, evidência de isquemia na sequência de difusão e ausência de alterações na sequência FLAIR, desde que excluídos sangramentos intracranianos e ausência de indicação de trombectomia mecânica. Caso disponível a CTP, a trombólise pode ser indicada se o exame for realizado entre 4,5 h e 9 h do ictus ou do horário em que seria a divisão da metade do período de sono do paciente (caso tenha acordado com o AVC), se preencher todos os seguintes requisitos na avaliação de perfusão[7] (que geralmente são avaliados por softwares automatizados):

- "*Core*" (núcleo) de infarto (CBF < 30%) < 70 mL.
- Razão entre volume criticamente hipoperfundido (T máx > 6 s)/volume do núcleo do infarto (CBF > 30%) > 1,2.
- Volume do *mismatch* > 10 mL.

Trombolíticos: Alteplase

A alteplase foi a primeira medicação trombolítica aprovada para o tratamento do AVC isquêmico agudo, e pode ser administrada baseado nos critérios de indicação listados anteriormente.

A alteplase é administrada na dosagem de 0,9 mg/kg endovenoso, dose máxima de 90 mg; deve ser realizado 10% da dose em *bolus* em 1 minuto, e 90% em bomba de infusão em uma hora. O paciente deve permanecer monitorizado durante todo o procedimento da trombólise, e é recomendado que seja avaliada a escala de NIH e a pressão arterial do paciente a cada 15 minutos. O benefício da trombólise é maior conforme seja menor o tempo entre o ictus e sua administração.

Após a trombólise, a pressão arterial do paciente deve ser mantida < 180 x 105 mmHg nas primeiras 24 h do tratamento, e neste período não deve ser administrado antiagregantes ou anticoagulantes. Sugerido evitar a passagem de sonda nasogástrica ou nasoenteral nas primeiras 24 h do tratamento, assim como, se possível, evitar a passagem de sonda vesical (não passar sonda vesical nos primeiros 30 minutos após o procedimento).

A complicação mais temida do tratamento trombolítico é a de transformação hemorrágica sintomática, que pode ocorrer em 5 a 7% dos casos.[8] Portanto, todos os pacientes trombolíticos devem permanecer em suporte intensivo e com avaliações neurológicas periódicas. Caso o paciente apresente: cefaleia intensa, náuseas, vômitos ou piora do nível neurológico, deve-se suspender a infusão de alteplase (caso ainda esteja recebendo-a) e realizar uma TC de crânio com urgência para descartar possíveis complicações hemorrágicas.

Tromboliticos: Tenecteplase

A tenecteplase é uma forma geneticamente modificada da alteplase, com aumento de especificidade a fibrina e maior meia-vida, o que permite uma administração em *bolus* único. Este fato é relevante, pois poderia indicar menor tempo de tratamento para os pacientes com AVC isquêmico agudo. A tenecteplase foi avaliada em diversos ensaios clínicos randomizados, e desde 2023 a Organização Europeia de AVC[9] considera a administração de tenecteplase na dose de 0,25 mg/kg como uma alternativa segura e eficaz à administração de alteplase, na janela de ictus < 4,5 h. Como dito, no tratamento de AVC agudo a tenecteplase é administrada em *bolus* único na dose de 0,25 mg/kg, com dose máxima de 25 mg, mantendo-se os cuidados pós-trombólise do que aqueles realizados com a alteplase. Embora os dados iniciais sugerissem uma equivalência de eficácia entre alteplase e tenecteplase, dados mais recentes de meta-análise[10] sugerem uma superioridade da tenecteplase em relação à alteplase, com melhores resultados de funcionalidade dos pacientes. A tenecteplase ainda não é aprovada pela ANVISA para o uso em AVC isquêmico no Brasil, muito embora acredita-se que será aprovado em breve.

CONCLUSÃO

O AVC isquêmico agudo é uma doença extremamente prevalente no Brasil, e cujo reconhecimento e tratamento agudos são fundamentais, pois impactam diretamente no seu grau de sequelas e mortalidade.

REFERÊNCIAS BIBLIOGRÁFICAS

1. Painel de Monitoramento da Mortalidade CID-10 - Mortalidade - Painéis de Monitoramento - Centrais de Conteúdos - DAENT - SVSA/MS [Internet]. [citado 27 de janeiro de 2025]. Disponível em: https://svs.aids.gov.br/daent/centrais-de-conteudos/paineis-de-monitoramento/mortalidade/cid10/
2. Sacco RL, Kasner SE, Broderick JP, Caplan LR, Connors JJ (Buddy), Culebras A, et al. An Updated Definition of Stroke for the 21st Century: A Statement for Healthcare Professionals From the American Heart Association/American Stroke Association. Stroke. julho de 2013;44(7):2064–89.
3. Powers WJ, Rabinstein AA, Ackerson T, Adeoye OM, Bambakidis NC, Becker K, et al. Guidelines for the Early Management of Patients With Acute Ischemic Stroke: 2019 Update to the 2018 Guidelines for the Early Management of Acute Ischemic Stroke: A Guideline for Healthcare Professionals From the American Heart Association/American Stroke Association. Stroke [Internet]. dezembro de 2019 [citado 26 de janeiro de 2025];50(12). Disponível em: https://www.ahajournals.org/doi/10.1161/STR.0000000000000211
4. Barber PA, Demchuk AM, Zhang J, Buchan AM. Validity and reliability of a quantitative computed tomography score in predicting outcome of hyperacute stroke before thrombolytic therapy. The Lancet. maio de 2000;355(9216):1670–4.
5. Thomalla G, Simonsen CZ, Boutitie F, Andersen G, Berthezene Y, Cheng B, et al. MRI-Guided Thrombolysis for Stroke with Unknown Time of Onset. N Engl J Med. 16 de agosto de 2018;379(7):611–22.
6. Berge E, Whiteley W, Audebert H, De Marchis G, Fonseca AC, Padiglioni C, et al. European Stroke Organisation (ESO) guidelines on intravenous thrombolysis for acute ischaemic stroke. Eur Stroke J. março de 2021;6(1):I–LXII.
7. Ma H, Campbell BCV, Parsons MW, Churilov L, Levi CR, Hsu C, et al. Thrombolysis Guided by Perfusion Imaging up to 9 Hours after Onset of Stroke. N Engl J Med. 9 de maio de 2019;380(19):1795–803.
8. Emberson J, Lees KR, Lyden P, Blackwell L, Albers G, Bluhmki E, et al. Effect of treatment delay, age, and stroke severity on the effects of intravenous thrombolysis with alteplase for acute ischaemic stroke: a meta-analysis of individual patient data from randomised trials. The Lancet. novembro de 2014;384(9958):1929–35.
9. Alamowitch S, Turc G, Palaiodimou L, Bivard A, Cameron A, De Marchis GM, et al. European Stroke Organisation (ESO) expedited recommendation on tenecteplase for acute ischaemic stroke. Eur Stroke J. março de 2023;8(1):8–54.
10. Palaiodimou L, Katsanos AH, Turc G, Asimakopoulos AG, Mavridis D, Schellinger PD, et al. Tenecteplase vs Alteplase in Acute Ischemic Stroke Within 4.5 Hours: A Systematic Review and Meta-Analysis of Randomized Trials. Neurology. 12 de novembro de 2024;103(9):e209903.

Capítulo 2

Tratamento endovascular do AVC isquêmico agudo

Vivian Dias Baptista Gagliardi | Guilherme Brasileiro de Aguiar | Mario Luiz Marques Conti

INTRODUÇÃO

Apesar de bastante difundido, o tratamento trombolítico com alteplase (rt-PA) no AVC isquêmico agudo possui eficácia reduzida na recanalização de oclusões proximais: apenas cerca de 4,4% dos pacientes tem recanalização de oclusões da artéria carótida distal e 32,3% na artéria cerebral média, no seu segmento proximal (m1).[1] Estes pacientes podem se beneficiar do tratamento endovascular na fase aguda do AVC isquêmico, que quando indicado pode alcançar excelentes taxas de recanalização, levando a melhores desfechos funcionais.[2]

TÉCNICA

As técnicas atuais de tratamento endovascular da oclusão aguda de grandes vasos envolvem a utilização de *stent retriever*, cateter de aspiração ou a combinação de ambos. De forma geral, um cateter mais calibroso é posicionado proximalmente à oclusão, seja na artéria carótida interna cervical ou na artéria vertebral. Esse cateter pode ainda ter um balão que vai possibilitar a interrupção do fluxo anterógrado durante a trombectomia (para evitar embolia distal).

Quando é optado pela utilização de *stent*, um microcateter é então progredido até a oclusão e em seguida e ultrapassando-a. Após essa etapa, o *stent* é então liberado recobrindo todo o trombo. Quando se realiza a retirada do *stent*, o trombo geralmente vem aderido a sua malha.

Na técnica de tromboaspiração, um cateter de aspiração é progredido até o seguimento ocluído, de forma a entrar em contato com o trombo. É iniciada então uma aspiração por bomba manometrada e o conjunto é retirado juntamente com o trombo.

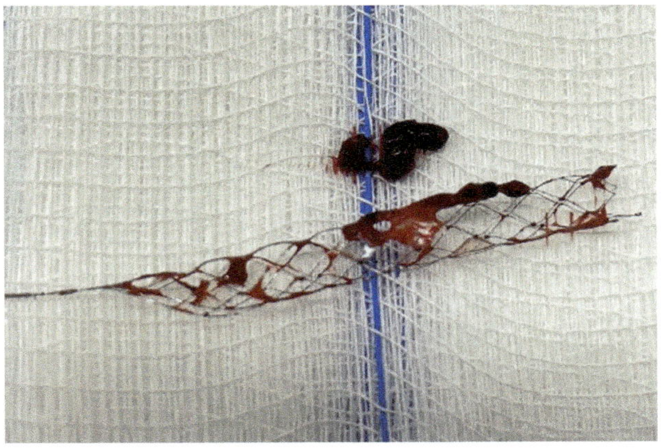

Fig. 2-1. *Stent retriever* com a demonstração de trombo retirado no procedimento.

Outra opção bastante utilizada é a combinação das 2 técnicas mencionadas, onde utiliza-se o *stent retriever* junto com o sistema de tromboaspiração.

INDICAÇÕES

Para avaliação de elegibilidade ao tratamento endovascular, é necessário que o paciente seja submetido a um exame de imagem que inclua a avaliação vascular (como angiotomografia, angiorressonância ou angiografia cerebral). Nesta etapa inicial, será importante documentar a presença de oclusão arterial, assim como a dimensão de tecido afetado (seja pela escala de ASPECTS, seja por exame de perfusão, por exemplo). Além disso, é importante avaliar na anamnese a funcionalidade prévia do paciente (escala de Rankin modificada), e realizar o exame físico com a aplicação da escala de NIHSS.

Recomenda-se realizar o tratamento trombolítico em pacientes com indicações para ele,[3,4] porém o tratamento trombolítico não deve atrasar o tratamento endovascular. Os pacientes que forem submetidos à trombectomia mecânica devem ter sua pressão arterial mantida menor ou igual a 180/105 mmHg durante o procedimento e nas próximas 24 h após o mesmo.[4]

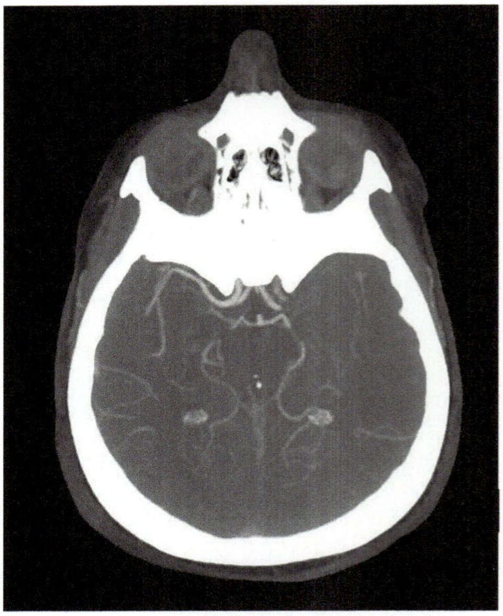

Fig. 2-2. Angiotomografia arterial de cranio evidenciando oclusão de segmento M1 da artéria cerebral média à esquerda.

Para fins didáticos, iremos dividir as indicações de tratamento conforme sítio de oclusão:

Fluxograma 1.

Paciente com AVC isquêmico:
- Início em até 24h
- NIHSS ≥ 6

↓ Realizar: TC de crânio com angioTC ou RM de crânio com angloRM

Presença de oclusão arterial proximal

Circulação anterior

↓ Oclusão de ACI.M1 ou M2 proximal

Indicar trombectomia mecânica se:
- ASPECTS ≥ 3 (e ausência de hipodensidade francamente definida)
- Ausência de hemorragia
- Início do tratamento em até 24h (Se perfusão disponível, avaliar critérios DAWN e DEFFUSE-3)

Circulação anterior

↓ Oclusão de artéria basilar

Indicar trombectomia mecânica se:
- Pc-ASPECTS ≥ 6 (e ausência de hipodensidade francamente definida)
- Ausência de hemorragia
- NIHSS ≥ 10

Pacientes com Oclusão em Circulação Anterior

Os pacientes com oclusão da artéria carótida interna ou da artéria cerebral média no segmento M1 ou M2 proximal, com idade ≥ 18 anos, sintomas incapacitantes e ASPECTS ≥ 3, a trombectomia mecânica deve ser indicada.[4-7] O objetivo da trombectomia é obter a reperfusão tecidual, com mTICI grau 2b/3.

O tratamento com a trombectomia mecânica tem maior benefício se iniciado nas primeiras 6 h do ictus, porém pode ser indicado em até 24 h do início dos sintomas (ou do último horário em que o paciente foi visto bem). Em pacientes com ictus de 6-24 h, pode-se avaliar os critérios dos estudos DEFUSE-3 (*mismatch* radiológico)[8] e DAWN (*mismatch* clínico-radiológico),[9] nos quais há a necessidade de estudo de imagem avançado (caso disponível) para avaliação da área de penumbra (tecido hipoperfundido) e volume de isquemia (chamado de *core* isquêmico). Para isto, podem ser realizados TC-perfusão ou RM (avaliação de *core* isquêmico pela sequência DWI). Os critérios de inclusão destes estudos estão resumidos no Quadro 2-1. Caso os estudos de imagem avançada (com perfusão) estejam indisponíveis, o também paciente poderá ser candidato a trombectomia mecânica mesmo na janela até 24 h se ASPECTS ≥ 3,[7] sem hipodensidade extensa definida.

Pacientes com Oclusão em Circulação Posterior

A trombectomia mecânica pode ser realizada em pacientes com oclusão de artéria basilar; a metanálise VERITAS[10] evidenciou que em pacientes com oclusões vertebrobasilares, o tratamento endovascular esteve associado a melhora de desfecho funcional. Estes estudos demonstraram benefício maior em pacientes com NIHSS ≥ 10, avaliação radiográfica favorável pela escala pc-ASPECTS (pc-ASPECTS ≥6), e oclusões mais proximais da artéria basilar.

Quadro 2-1. Critérios de inclusão dos estudos de trombectomia de circulação anterior em 6-24 h do ictus

Estudo DAWN:[9]

- Início do tratamento endovascular de 6-24 h do início dos sintomas
- NIHSS ≥ 10
- mRankin prévio 0 ou 1
- Área de infarto cerebral < ⅓ do território da artéria cerebral média
- Oclusão da artéria carótida interna intracraniana ou segmento M1 da artéria cerebral média (evidenciada por angioTC ou angioRM)
- *Mismatch* clínico-radiológico segundo a idade do paciente:
  - Idade ≥ 80 anos: NIHSS ≥ 10 e volume de infarto < 21 mL
  - Idade < 80 anos: NIHSS entre 10-19 e volume de infarto < 31 mL
  - Idade < 80 anos: NIHSS ≥ 20 e volume de infarto < 51mL

Estudo DEFUSE3:[8]

- Início do tratamento endovascular entre 6-16 h do início dos sintomas
- NIHSS ≥ 6
- mRankin prévio ≤ 2
- Oclusão da artéria carótida interna (intracraniana ou cervical), ou segmento M1 da artéria cerebral média (evidenciada por angioTC ou angioRM)
- *Mismatch* radiológico preenchendo os três seguintes critérios:
  - Core isquêmico < 70 mL
  - Volume de penumbra ≥ 15 mL
  - Razão do *mismatch* (o volume da área de penumbra dividido pelo volume de core isquêmico) > 1,8

COMPLICAÇÕES

O tratamento endovascular no AVC isquêmico agudo é em geral seguro, e os estudos demonstram uma baixa taxa de complicações.[2] Dentre as possíveis complicações, podemos citar, segundo ordem decrescente de ocorrência: embolia em novo território (5%), transformação hemorrágica, perfuração e dissecção arterial.[11]

CONCLUSÃO

O tratamento endovascular no AVC isquêmico agudo foi revolucionário no tratamento das oclusões arteriais proximais, que respondem menos ao tratamento trombolítico. Em pacientes com indicações para este tratamento, há claro benefício para melhora de funcionalidade pós-AVC.

REFERÊNCIAS BIBLIOGRÁFICAS

1. Bhatia R, Hill MD, Shobha N, Menon B, Bal S, Kochar P, et al. Low rates of acute recanalization with intravenous recombinant tissue plasminogen activator in ischemic stroke: real-world experience and a call for action. Stroke. outubro de 2010;41(10):2254–8.
2. Pontes-Neto OM, Cougo P, Martins SCO, Abud DG, Nogueira RG, Miranda M, et al. Brazilian guidelines for endovascular treatment of patients with acute ischemic stroke. Arq Neuropsiquiatr. janeiro de 2017;75:50–6.
3. Turc G, Tsivgoulis G, Audebert HJ, Boogaarts H, Bhogal P, De Marchis GM, et al. European Stroke Organisation (ESO)–European Society for Minimally Invasive Neurological Therapy (ESMINT) expedited recommendation on indication for intravenous thrombolysis before mechanical thrombectomy in patients with acute ischemic stroke and anterior circulation large vessel occlusion. J NeuroInterventional Surg. março de 2022;14(3):209–27.
4. Powers WJ, Rabinstein AA, Ackerson T, Adeoye OM, Bambakidis NC, Becker K, et al. Guidelines for the Early Management of Patients With Acute Ischemic Stroke: 2019 Update to the 2018 Guidelines for the Early Management of Acute Ischemic Stroke: A Guideline for Healthcare Professionals From the American Heart Association/American Stroke Association. Stroke. dezembro de 2019;50(12):e344–418.
5. Martins SO, Mont'Alverne F, Rebello LC, Abud DG, Silva GS, Lima FO, et al. Thrombectomy for Stroke in the Public Health Care System of Brazil. N Engl J Med. 11 de junho de 2020;382(24):2316–26.
6. Turc G, Bhogal P, Fischer U, Khatri P, Lobotesis K, Mazighi M, et al. European Stroke Organisation (ESO) - European Society for Minimally Invasive Neurological Therapy (ESMINT) Guidelines on Mechanical Thrombectomy in Acute Ischemic Stroke. J Neurointerventional Surg. 26 de fevereiro de 2019;neurintsurg-2018-014569.
7. Gonzalez NR, Khatri P, Albers GW, Dumitrascu OM, Goyal M, Leonard A, Lev MH, Martin R, Tseng CH; American Heart Association Stroke Council; Council on Basic Cardiovascular Sciences; Council on Cardiovascular and Stroke Nursing; Council on Cardiovascular Radiology and Intervention; and Council on Peripheral Vascular Disease. Large-Core Ischemic Stroke Endovascular Treatment: A Science Advisory From the American Heart Association. Stroke. 2025 Feb;56(2):e-87-e97. doi: 10.1161/STR.0000000000000481. Epub 2024 Dec 17. PMID: 39687997.
8. Albers GW, Marks MP, Kemp S, Christensen S, Tsai JP, Ortega-Gutierrez S, et al. Thrombectomy for Stroke at 6 to 16 Hours with Selection by Perfusion Imaging. N Engl J Med. 22 de fevereiro de 2018;378(8):708–18.
9. Nogueira RG, Jadhav AP, Haussen DC, Bonafe A, Budzik RF, Bhuva P, et al. Thrombectomy 6 to 24 Hours after Stroke with a Mismatch between Deficit and Infarct. N Engl J Med. 4 de janeiro de 2018;378(1):11–21.
10. Nogueira RG, Jovin TG, Liu X, Hu W, Langezaal LCM, Li C, Dai Q, Tao C, Mont'Alverne FJA, Ji X, Liu R, Li R, Dippel DWJ, Wu C, Zhu W, Xu P, van Zwam WH, Wu L, Zhang C, Michel P, Chen J, Wang L, Puetz V, Zhao W, Liu T, Audebert HJ, Chen Z, Pontes-Neto OM, Yi T, Moran TP, Doheim MF, Schonewille WJ; ATTENTION, BASICS, BAOCHE, and BEST Investigators. Endovascular therapy for acute vertebrobasilar occlusion (VERITAS): a systematic review and individual patient data meta-analysis. Lancet. 2025 Jan 4;405(10472):61-69. doi: 10.1016/S0140-6736(24)01820-8. Epub 2024 Dec 12. PMID: 39674187.
11. Happi Ngankou E, Gory B, Marnat G, Richard S, Bourcier R, Sibon I, et al. Thrombectomy Complications in Large Vessel Occlusions: Incidence, Predictors, and Clinical Impact in the ETIS Registry. Stroke. dezembro de 2021;52(12):e764–8.

Capítulo 3

Ataque isquêmico transitório

Rubens José Gagliardi

INTRODUÇÃO

O ataque isquêmico transitório (AIT) é uma situação não rara, interessante e perigosa, pois, em geral, quando o paciente procura atendimento médico, os sintomas já desapareceram, mas existe um grande risco de recidiva e instalação de um acidente vascular cerebral (AVC) definitivo com as suas graves consequências. É uma doença muitas vezes negligenciada pelo paciente ou pelo médico (devido os sintomas se normalizarem espontaneamente), porém considerando o seu alto risco potencial, deve ser encarada como uma urgência neurológica. O reconhecimento da importância do AIT permite uma ação imediata, que inclui diagnóstico e manejo corretos com consequente redução do risco. A possibilidade de recorrência ou AVC após AIT é alta e deve ser minimizada com cuidados específicos que visam a sua prevenção secundária.

Aproximadamente um quarto dos pacientes com AVC sofreram um AIT anterior ao AVC.[1,2]

O diagnóstico e a conduta no AIT podem ser desafiadores. A estrutura e os recursos locais para a investigação e manejo do AIT variam. Considerando a urgência e importância desta situação, a telemedicina pode ser um recurso de grande valia para auxiliar na melhor conduta. O ideal é que este paciente esteja em unidade específica, aos cuidados de uma equipe de neurologistas vasculares, devidamente treinados.

CONCEITO

É um quadro neurológico focal, de início agudo, devido a um bloqueio transitório do fluxo sanguíneo cerebral, retiniano ou medular, com recuperação total em até 24 horas.

Os sintomas duram de alguns minutos a poucas horas (em geral menos do que duas horas), mas podem permanecerem por até 24 horas e cedem espontaneamente.

RISCO DE AVC

O risco de AVC após AIT, segundo estudos clássicos, é de 10 a 18% nos 90 primeiros dias após o AVC; é bastante alto no primeiro ano e em torno de 7% ao ano nos anos subsequentes[1,3,4], sendo o risco maior nos primeiros dias.[3,4] O risco de AVC, ataque cardíaco ou morte de origem vascular é maior que 10% ao ano; este número é sete vezes superior que o da população geral.[3]

O risco de AVC em sete dias após um AIT é estimado em 2,06% (95% CI, 1,83-2,33%) com metade dos eventos incidindo nas primeiras 48 horas (1,36% 95% CI, 1,15-1,59} 95% CI 1,15-1,59).[5] O rápido reconhecimento e o tratamento adequado podem reduzir estes índices, melhorando o prognóstico.

O estudo "*TIAregistry.org study*", provavelmente com inclusão de pacientes com condutas adequadas, mostrou resultados animadores, em que se verificou em um ano de seguimento que o risco estimado de evento cardiovascular fatal ou não fatal foi de 6,2%, e o risco de AVC foi estimado em 5,1%. O risco de recorrência de AVC em dois, sete, 30, 90 dias e um ano, foi menos da metade dos citados em estudos clássicos.[2] A redução destas taxas é atribuída aos melhores cuidados clínicos aplicados.

Para análise do risco de AVC após um AIT, existem vários escores, sendo o denominado "$ABCD^2$ o mais empregado"; quantifica alguns parâmetros prognósticos de importância, onde "A" significa idade, "B" pressão arterial, "C" sintomas clínicos-neurológicos, "D" duração e "D^2" diabetes. São aplicados pontos conforme o achado (Tabela 3-1).

O total de pontos por paciente, varia de 0 a 7 e para efeito de quantificação prognóstica e risco, os pacientes são agrupados em três estágios: 0-3, 4-5, 6-7. Os pacientes com pontuação maior ou igual a 4 são considerados de maior risco, entretanto o risco existe para todos os casos, que devem ser exaustivamente acompanhados. Salienta-se que a especificidade deste escore é baixa.[3]

Tabela 3-1. Escore $ABCD^2$. Escala de estratificação do risco de AIT (do inglês *"A": age, "B": blood pressure, "C": clinical features, "D": duration; D^2: diabetes)*

Idade > 60 anos	1 ponto
Pressão arterial > 140 x 90 mmHg	1 ponto
Sinais clínicos: paresia **disfasia**	2 pontos 1 ponto
Duração dos sintomas **> 60 minutos** **10-59 minutos**	2 pontos 1 ponto
Diabete melito	1 ponto

Com base nos achados do escore $ABCD^2$ são estabelecidos os riscos de AVC após um AIT, em diferentes tempos; a Tabela 3-2 mostra estes resultados.

Existem outros escores que incorporam imagem do parênquima cerebral e das carótidas, como os escores $ABCD^{2}$-I e $ABCD^{3}$-I, e o "The Essen score" que considera outros eventos como infarto do miocárdio prévio, outras doenças cardiovasculares, tabagismo, AVC ou AIT prévio, além da idade, hipertensão arterial, diabetes, e oferece uma pontuação de 0 a 9. Parecem ser mais fidedignos, porém por serem mais complexos são menos utilizados.[3]

MANIFESTAÇÕES CLÍNICAS

As manifestações clínicas podem-se apresentar de modo isolado ou associado. São sintomas

Tabela 3-2. $ABCD^2$ (≥ 4 *vs.* < 4) ferramenta para prever o risco de AVC após AIT[3]

Recorrência de AVC (%)						
Resultados	**$ABCD^2 \geq 4$**	**$ABCD^2 < 4$**	***n* (N)**	**OR [95% CI]**	**I^2;*p***	***p* value**
< 3 dias	2,3% (470/20692)	0,7% (57/8313)	13 (29,005)	3.52 [2,62, 4,72]	4%, 0,4	< 0,00001
7 dias	5,3% (1257/23942)	1,8% (212/11925)	34 (35,867)	2.97 [2,23, 3,96]	57% < 0,001	< 0,00001
1 mês	9,8% (198/2083)	4,1% (38/935)	8 (3018)	2.28 [1,54, 3,39]	6%, 0,38	< 0,0001

OR: *odds ratio*; I^2; p: *heterogeneity analysis*.

e sinais clássicos do AVC, com a característica de serem transitórios, com duração de minutos ou poucas horas (em geral menos do que duas horas), podendo, por definição, perdurarem por até 24 horas.

DIAGNÓSTICO

O diagnóstico é fundamentalmente clínico, com base nos dados de anamnese (manifestação aguda de déficit neurológico focal, transitório), quadro clínico (sinais e sintomas clássicos de AVC), antecedentes (fatores de risco aterotrombóticos ou cardioembólicos), uso de medicações específicas para estes fatores de risco ou para doença vascular prévia etc.

Exames complementares, principalmente a neuroimagem, podem colaborar para a comprovação diagnóstica.

EXAMES COMPLEMENTARES

Imagem

Os exames de imagem são importantes para auxiliar no diagnóstico, afastar suspeitas diagnósticas e estadear o quadro. A ausência de um achado clássico isquêmico na neuroimagem não exclui um AIT.[1,3] Os exames de neuroimagem em geral não mostram sinais de isquemia, mas, em alguns casos, podem ser diagnosticados nas sequências específicas da ressonância magnética ou tomografia computadorizada.

Exames de imagem avançada podem identificar alterações de hipoperfusão aguda após os sintomas neurológicos transitórios. O infarto cerebral pode ser identificado na ressonância magnética por imagem ponderada em difusão (MR DWI) e hipoperfusão focal em perfusão por TC ou imagem ponderada por perfusão por ressonância magnética (MR PWI).[3,4,6,7] Uma metanálise com 9078 pacientes com AIT detectou imagem positiva no DWI em 34,3% (95% CI 30,5% a 38,4%).[6]

Não há dados disponíveis na literatura avaliando diretamente se uma estratégia de uso de imagem avançada *versus* TC cerebral sem contraste estaria associada a um menor risco de recorrência de AVC.[3]

Lesão DWI aguda positiva é um preditor independente do risco de AVC isquêmico recorrente, aumentando em 6 vezes o risco de AVC em um ano.[3,4]

A acurácia diagnóstica para identificar alterações isquêmicas, pela tomografia computadorizada padrão sem contraste, em pacientes com AIT é baixa (1,8-6%).[8,9]

Outros Exames Complementares

No setor de emergência, devem ser realizados exames complementares visando a confirmação diagnóstica e a conduta imediata. A pesquisa exaustiva dos fatores de risco, que é imprescindível para estes pacientes, poderá ser feita depois da fase emergência e, por este motivo, não iremos detalhar neste capítulo.

É indicada a realização de exames hematológicos como hemograma, glicemia de jejum, hemoglobina glicada, ureia, creatinina, TGO, TGP, sódio e potássio, que podem dar indicações importantes da causa do AIT, de eventuais outros diagnósticos (como distúrbios metabólicos) e ainda orientar a conduta. Outros exames mais específicos para pesquisa de fatores de risco deverão ser realizados, mas não obrigatoriamente na fase de emergência.

Eletrocardiograma e ecocardiograma transtorácico devem fazer parte da pesquisa na emergência. Se houver suspeita de causa cardioembólica, está indicada a realização de um Holter de 24 h ou outro procedimento para pesquisa detalhada de eventual fibrilação atrial.

Na prática rotineira, deve-se realizar uma ultrassonografia das artérias carótidas e vertebrais para investigação de uma possível causa aterotrombótica e, que eventualmente, poderia requerer uma abordagem específica, clínica, intervensionista ou cirúrgica.[4,10] A angiotomografia computadorizada e/ou angiografia por ressonância magnética podem ser recomendadas para avaliar a extensão e a gravidade das estenoses carotídeas, principalmente intracranianas.[4,10]

DIAGNÓSTICOS DIFERENCIAIS

Como diagnósticos diferenciais devem ser lembrados, entre outros:

- Enxaqueca com aura e enxaqueca vestibular. [11]
- Pós convulsivo.
- Distúrbios metabólicos (hipoglicemia, hipocalcemia).
- Amnesia global transitória.
- Síncope.
- Trauma de crânio.
- Angiopatia amiloide.
- Crise conversiva ou surto psicótico.

A confirmação diagnóstica será estabelecida com uma anamnese detalhada, antecedentes, exame clínico-neurológico e exames complementares. Fonseca *et al.* lembram que 60% dos pacientes que se apresentam com suspeita de AIT, podem ser falsos.[12] A investigação diagnóstica deve ser exaustiva para o devido esclarecimento da causa.

A confirmação diagnóstica é fundamental para a devida conduta e para evitar o risco de um AVC.

CONDUTA

Estes pacientes devem ser tratados como uma emergência neurológica, devido ao risco eminente de AVC.

Em pacientes com suspeita de AIT, exames de imagem cerebral devem ser realizados com urgência e, o tratamento antitrombótico deve ser iniciado sem demora.

Para os pacientes com AIT não cardioembólico e de alto risco (escore $ABCD^2 \geq 4$) é recomendado iniciar tratamento com dupla antiagregação, associação de ácido acetilsalicílico (AAS) e clopidogrel em invés de AAS ou clopidogrel isolados.[3,4,14] Esta dupla antiagregação deve ser iniciada o mais precocemente possível, idealmente nas primeiras 24 horas,[3,4,5] sabendo-se que é eficaz até 72 h, conforme demonstrado pelo estudo INSPIRES.[13] O modo de administração sugerido é dose única de ataque (pelo menos 150 mg de aspirina e 300 mg de clopidogrel) seguido no segundo dia para dose diária de manutenção de AAS 100 mg/d + clopidogrel 75 mg/d por 21 dias e, depois deste período, manter com monoantigregação.[3,4,13,14]

A dupla antiagragação com ticagrelor (180 mg inicial seguido por 90 mg 12/12 horas) e AAS (300 a 325 mg/dia, no primeiro dia e subsequentemente 75 a 100 mg/dia) por 30 dias seguidos por AAS pode ser uma opção, principalmente para os casos refratários ao clopidogrel.[15] O estudo THALES[15] mostrou menor recidiva de AVC com esta associação, após um AIT, comparativamente ao emprego isolado do AAS, porém houve mais sangramentos entre os que receberam este esquema de dupla antiagregação.[15]

Nos casos de maior gravidade ($ABCD^2 \geq 6$) pode-se empregar Ticagrelor 180 mg, seguido de 90 mg duas vezes ao dia mais 75-100 mg de aspirina ao dia por 30 dias e então substituído por um antiagregante.[4]

O emprego de cilostasol (100 mg duas vezes ao dia) associado ao AAS ou clopidogrel, pode ser uma opção, principalmente nos casos com estenose intracraniana de 70 a 99%.[16]

Na situação em que o paciente está com suspeita de AIT, porém a realização do exame de imagem pode demorar algumas horas, é sugerido iniciar prontamente monoterapia com antiagregação (AAS ou clopidogrel) para minimizar os riscos de AVC.[3] Nas situações em que a imagem cerebral é demorada, as evidências disponíveis mostram que o benefício de iniciar o tratamento antiplaquetário antes da realização da imagem, é superior ao eventual risco de hemorragia cerebral.[3]

Sabe-se, que dependendo do local e da ocasião do tratamento, a obtenção de uma ressonância magnética pode não ser viável (por motivos técnicos ou de infraestrutura) e retardar o início do antiplaquetário na fase aguda após AIT enquanto se aguarda este exame, pode não ser justificado conforme as evidências atuais. A presença de micro-hemorragias, não é um fator obrigatoriamente excludente da antiagregação, pois as micro-hemorragias não são apenas marcadores de propensão a sangramento, mas também marcadores de isquemia, em futuros eventos.[3]

A presença de uma placa aterosclerótica instável com grau de estenose > 70% poderá ser candidata a tratamento por endarterectomia ou *stent*.[4,16]

Os pacientes com causa cardioembólica (por exemplo fibrilação atrial, trombo intracavitário, atriopatias etc.) devem iniciar precocemente a anticoagulação oral,[3,4,16] preferencialmente os anticoagulantes diretos (DOACs) ou em situações específicas a varfarina.[16] A conduta nos pacientes com forame oval patente deve ser individualizada [17]

A pressão arterial deve ser mantida < 130/80 mmHg, com adequações (mais agressividade) para os pacientes de maior risco como diabéticos e renais crônicos.[4,16,20] O inibidor da conversão da angiotensina, bloqueador dos receptores da angiotensina II, diurético tiazídico e bloqueador de cálcio, podem ser considerados para esta situação.[4] Evitar hiperglicemia, sendo que a meta da taxa de glicose deve ser individualizada de acordo com o risco do paciente, preferencialmente manter a glicemia entre 70 e 150 mg/dL.[16-20] Iniciar estatina, de preferência de alta potência, independentemente dos níveis dos lípides, pela ação benéfica no endotélio cerebral.[4,19,20]

A detecção e correção dos fatores de risco é de extrema importância no manejo destes pacientes, visando a prevenção secundária. Pode-se citar controle da pressão arterial, da glicemia, dos lípides, investigação profunda de cardiopatias, trombofilias, malformações, interromper o tabagismo, praticar atividade física, regularizar o sono, manter peso adequado, usar de medicações preventivas etc.[4,16] Por não serem aspectos da emergência, não entraremos em detalhes específicos neste livro, mas devem obrigatoriamente fazerem parte da conduta.

REFERÊNCIAS BIBLIOGRÁFICAS

1. Johnston SC, Rothwell PM, Nguyen-Huynh MN, Giles MF, Elkins JS, Bernstein AL, et al. Validation and refinement of scores to predict very early stroke after transient ischemic attack. Lancet. 2007;369:283-292.
2. Amarenco P, Lavallée PC, Labreuche J, Albers GW, Bornstein NM; TIAregistry.org Investigators. One-year risk of stroke after transient ischemic attack or minor stroke. N Engl J Med. 2016;374:1533-1542.
3. Fonseca AC, Merwick Á, Dennis M, Ferrari J, Ferro JM, Kelly P et al. European Stroke Organisation (ESO) guidelines on management of transient ischaemic attack Eur Stroke J. 2021;6(2):CLXIII–CLXXXVI.
4. Amin HP, Madsen TE, Bravata DM, Wira CR, Johnston SC, Ashcraft S, et al. Diagnosis, Workup, Risk Reduction of Transient Ischemic Attack in the Emergency Department Setting: A Scientific Statement From the American Heart Association. Stroke. 2023;54:00-00.
5. Valls J, Peiro-Chamarro M, Cambray S, Molina-Seguin J, Benabdelhak I, Purroy F, et al. A current estimation of the early risk of stroke after transient ischemic attack: a systematic review and meta-analysis of recent intervention studies. Cerebrovasc Dis. 2017;43:90-98.
6. Wardlaw J, Brazzelli M, Miranda H, Chappell F, McNamee P, Scotland G, et al. An assessment of the cost-effectiveness of magnetic resonance, including diffusion-weighted imaging, in patients with transient ischaemic attack and minor stroke: a systematic review, Meta-analysis and economic evaluation. Health Technol Assess. 2014;18:1-368, v-vi.
7. van Rooij FG, Vermeer SE, Góraj BM, Koudstaal PJ, Richard E, de Leeuw FE, et al. Diffusion-weighted imaging in transient neurological attacks. Ann Neurol. 2015;78:1005-1010.
8. Förster A, Gass A, Kern R, Ay H, Chatzikonstantinou A, Hennerici MG, et al. Brain imaging in patients with transient ischemic attack: a comparison of computed tomography and magnetic resonance imaging. Eur Neurol. 2012;67:136-141.
9. Meyer IA, Cereda CW, Correia PN, Zerlauth JB, Puccinelli F, Rotzinger DC, et al. Factors associated with focal computed tomographic perfusion abnormalities in supratentorial transient ischemic attacks. Stroke. 2018;49:68-75.
10. Naylor AR, Ricco JB, de Borst GJ, Debus S, de Haro J, Halliday A, et al. Editor's Choice - Management of Atherosclerotic Carotid and Vertebral Artery Disease: 2017 Clinical Practice Guidelines of the European Society for Vascular Surgery (ESVS). Eur J Vasc Endovasc Surg. 2018;55:3-81.

11. Sharif S, Kotwal S, Edlow JA. Differentiating Vestibular Migraine and Posterior Circulation Transient Ischemic Attack in the Emergency Department: An Expert Practice Review. J Emerg Med. 2025;68:113-121.
12. Fonseca AC, Canhão P. Diagnostic difficulties in the classification of transient neurological attacks. Eur J Neurol. 2011;18:644-648.
13. Gao Y, Chen W, Pan Y, Jing J, Wang C, Johnston SC, et al. Extending Dual Antiplatelet Therapy for TIA or Stroke. N Engl J Med. 2023;389:2413-2424.
14. Dawson J, Merwick Á, Webb A, Dennis M, Ferrari J, Fonseca AC; European Stroke Organisation. European Stroke Organisation expedited recommendation for the use of short-term dual antiplatelet therapy early after minor stroke and high-risk TIA. Eur Stroke J. 2021;6(2):VI.
15. Johnston SC, Amarenco P, Denison H, Evans SR, Himmelmann A, James S, et al. Ticagrelor and Aspirin or Aspirin Alone in Acute Ischemic Stroke or TIA. N Engl J Med. 2020;383(3):207-217.
16. Kleindorfer DO, Towfighi A, Chaturvedi S, Cockroft KM, Gutierrez J, Lombardi-Hill D, et al. 2021 Guideline for the Prevention of Stroke in Patients With Stroke and Transient Ischemic Attack: A Guideline From the American Heart Association/American Stroke Association. Stroke 2021; 52:e364-e467.
17. Sørensen H, Grove EL, Hojbjerg JA, Andersen A, Nielsen--Kudsk JE, Simonsen CZ Recurrent ischemic stroke/transient ischemic attack after patent foramen ovale closure: A cohort study. Int J Stroke. 2025;20(2):196-204
18. Stanger L, Yamaguchi A, Holiinstat M. Antiplatelet strategies: past, present, and future. J Thromb Haemost. 2023;21:3317-3328.
19. Dawson J, Béjot Y, Christensen LM, De Marchis GM, Dichgans M, Hagberg G, et al. European Stroke Organisation (ESO) guideline on pharmacological interventions for long-term secondary prevention after ischaemic stroke or transient ischaemic attack. Eur Stroke J. 2022;7.
20. Rothwell PM. Antiplatelet Treatment to Prevent Early Recurrent Stroke. N Engl J Med. 2020;383(3):276-278.

Capítulo 4

Craniectomia descompressiva em acidente vascular cerebral maligno

Gustavo Guimarães Protti

O edema cerebral é uma potencial causa de complicações neurológicas que se desenvolve nos primeiros 3-5 dias após 4-15%[1] dos infartos extensos que acometem um dos hemisférios cerebrais ou o cerebelo. Enquanto a mortalidade de todos os AVCI em território da artéria cerebral média (ACM) varia entre 5 e 45%, ocorre 80% de óbito[1] no subgrupo dos pacientes com AVCI maligno da ACM, em tratamento clínico conservador exclusivo.

O AVC isquêmico é classificado como maligno quando o efeito de massa exercido pelo edema tiver potencial para causar lesão cerebral secundária por compressão e herniação.[2] Entretanto, a definição exata de AVC maligno adotada nos estudos varia. São amplamente considerados parâmetros clínicos, geralmente um *score* mínimo na escala do NIH (NIHSS) entre 15 e 18, associado a rebaixamento da consciência (pontuação 1 no item 1A da NIHSS) na admissão ou posteriormente com a deterioração neurológica; e parâmetros radiológicos, mais comumente aceito a presença de área isquêmico ocupando o mínimo de dois terços do território da ACM na tomografia de crânio, associada a compressão de ventrículo e/ou desvio de linha média. Como alternativa à tomografia, alguns serviços utilizam como critério a presença de lesão isquêmica maior que 82 mL na sequência Difusão, em ressonância magnética realizada nas primeiras 6 horas do AVC.[3-8]

A craniotomia descompressiva (CD) é uma proposta terapêutica que tem por objetivo prevenir que a evolução do edema cause compressão cerebral, herniação e assim adicione dano à lesão isquêmica já instalada pelo AVC.

Trata-se de um procedimento cirúrgico em que uma porção do crânio é removida para permitir que o tecido cerebral se expanda para fora dele. A exteriorização do tecido cerebral reduz a pressão intracraniana e consequentemente aumenta a perfusão cerebral.[9] A exteriorização do tecido cerebral reduz a pressão intracraniana e, consequentemente, aumenta a perfusão cerebral. Para ser efetiva, a CD deve ser realizada antes que a lesão neurológica secundária à progressão do edema cerebral ocorra. Na prática, se utiliza os mesmos parâmetros clínicos e radiológicos que prenunciam o desenvolvimento do AVC maligno para tentar selecionar antecipadamente os pacientes que podem ter benefício da CD. Ou seja, deterioração do déficit neurológico com rebaixamento da consciência e sinais de isquemia extensa no exame de neuroimagem já nas primeiras horas do AVC, respectivamente, são os critérios de seleção mais amplamente utilizados. Estes são de fato os determinantes mais sensíveis do desenvolvimento do edema cerebral no AVC maligno, porém não são preditores infalíveis.[3-9]

Não existe uma metodologia capaz de predizer precocemente se o edema cerebral realmente manifestará um comportamento maligno nos dias subsequentes. Ainda, assim, estudos retrospectivos ou prospectivos não randomizados mostraram que a realização da CD reduz a mortalidade para 20-30% contra 70-80% dos pacientes que receberam o melhor tratamento clínico conservador após o AVCI maligno da ACM.[9] Ainda assim, permaneciam obscuros tanto o impacto sobre a incapacidade funcional, quanto a definição de um critério de indicação para a realização do procedimento cirúrgico. Assim, para identificar os fatores prognósticos e avaliar o benefício da CD sobre ganho funcional além da redução da mortalidade, foram realizados cinco principais estudos clínicos multicêntricos randomizados: o DESTINY (2007),[10] DECIMAL (2007),[11] HAMLET (2009),[12] HeADDFIRST (2014)[13] e DESTINY II (2014).[14]

Por questões éticas, os estudos clínicos multicêntricos randomizados foram, de maneira geral, interrompidos precocemente assim que confirmaram a superioridade da CD em relação à redução da mortalidade, não atingindo um N suficiente para avaliar o benefício do procedimento sobre ganho funcional, por exemplo. A limitação do poder estatístico individual dos estudos foi posteriormente, em parte, contornada por análises de revisão sistemática e meta-análise,[15-17] também avaliadas pelos comitês da American Stroke Association (ASA) e da European Stroke Organisation (ESO) para a elaboração de seus *guidelines*, publicados respectivamente nos anos de 2019[18] e 2021.[19-20]

As recomendações da ASA e da ESO estão alinhadas quanto à indicação para CD à pacientes com idade inferior a 60 anos, dentro das primeiras 48 horas da instalação do AVC maligno da ACM. Ambas *guidelines* recomendam a realização da CD para este grupo de pacientes, considerando nível de evidência A (alta qualidade) pela ASA e qualidade moderada pela ESO. Neste subgrupo de pacientes, o procedimento reduz em 50% a mortalidade do AVC e atenua a incapacidade funcional. Cerca de 55% dos pacientes voltam a deambular e 18% tornam-se independentes.

Já para o grupo de pacientes com mais de 60 anos, mesmo nas primeiras 48 horas do AVC maligno da ACM, tanto a ASA quanto a ESO mantêm a recomendação para realização da CD, porém essa recomendação é fraca para ambas. A ASA avalia a qualidade da evidência como moderada (nível B-R), enquanto a ESO considera baixa. Em relação ao subgrupo mais jovem, a mortalidade é reduzida na mesma proporção, ou seja, em 50%, porém o benefício sobre a incapacidade funcional parece ser significativamente inferior nos pacientes com mais de 60 anos, dos quais apenas 11% dos sobreviventes evoluem com redução da incapacidade funcional, voltando a deambular. Nos estudos avaliados, nenhum paciente com idade mais avançada readquiriu a independência funcional completa. Ainda assim, os comitês da ASA e da ESO consideram que a realização da CD pode-se justificar quando os familiares (cuidadores) puderem participar do processo de decisão, sendo devidamente esclarecidos que, ao optarem por prosseguir com a realização da CD, estão oferecendo, estatisticamente, a sobrevivência do paciente com alto grau de dependência e questionável qualidade de vida.

Como critério de indicação do momento para realizar a CD, o comitê da ASA recomenda utilizar o rebaixamento da consciência, com força moderada (classe IIa) e qualidade de evidência alta (A). Assim, considerando que a deterioração neurológica no AVC maligno pode ocorrer em qualquer tempo desde o princípio da instalação do AVC, ou posteriormente, nos dias subsequentes, o momento do rebaixamento da consciência pode servir, na prática, como marcador clínico do momento ideal para operar o paciente.

Entretanto, o benefício da realização da CD após as primeiras 48 horas do AVC não está estabelecido e caso o paciente evolua com rebaixamento da consciência com mais de dois dias após a instalação do AVC, a indicação da cirurgia é controversa, independentemente da idade.

Sobre subgrupos mais específicos de pacientes, a recomendação mais frequente é que a presença de afasia, acometimento de um território vascular adicional ao da ACM e presença de transformação hemorrágica não devem interferir na indicação da CD, pois tais situação não alteram a relação risco X benefício do procedimento cirúrgico.

Infartos cerebelares malignos levam à deterioração neurológica, complicações clínicas e morte por compressão do tronco encefálico ou hidrocefalia obstrutiva decorrente da compressão do quarto ventrículo. A compressão do tronco encefálico, tanto superiormente pela herniação transtentorial, quanto inferiormente pelo forame magno, são as principais causas de morte passíveis de prevenção através da descompressão cirúrgica.[21] Embora a descompressão cirúrgica suboccipital esteja bem consagrada na prática clínica, a evidência científica que comprova seu benefício no infarto cerebelar maligno é composta apenas por estudos retrospectivos e observacionais, não randomizados (qualidade moderada pela ASA e fraca pela ESO). Estes estudos indicam que o prognóstico após um infarto cerebelar hemisférico é bom, se não houver isquemia de tronco encefálico concomitante, o que apoiou a recomendação da ASA em favor do procedimento (nível I ou forte). A ESO, por outro lado, considera não haver evidência suficiente para estabelecer critérios de seleção de pacientes, para definir o momento ideal para operar e assim não indica o tratamento cirúrgico como rotina na prática médica. Porém, os membros do ESO, sugerem considerar caso a caso a indicação da CD suboccipital. Por exemplo, quando houver rebaixamento da consciência associado a efeito de massa substancial ou infarto superior a dois terços de um dos hemisférios cerebelares.

Os comitês da AHA e da ESO são enfáticos sobre a importância de se esclarecer o prognóstico pós cirúrgico aos familiares dos pacientes (responsáveis legais) para que participem da decisão plenamente cientes de que a cirurgia possivelmente prolongará a sobrevida, às custas de um alto grau de dependência. Devem ser informados de que se o paciente tiver menos de 60 anos e a craniectomia for realizada nos primeiros dois dias do AVC, aproximadamente três de cada quatro indivíduos nesta situação sobrevivem (mortalidade pós cirúrgica permanece em 20-30%), mas quase metade torna-se gravemente incapacitado (não deambulam sem auxílio). Somada à incapacidade física, quase metade desenvolve depressão grave. Se o paciente tiver mais de 60 anos, faltam informações na literatura médica, mas é sensato ter uma expectativa inferior aos pacientes mais jovens (Quadro 4-1).

O prognóstico pós cirúrgico dos infartos cerebelares malignos, sem isquemia de tronco encefálico, é geralmente bom e a decisão nestes casos é muito menos complicada. Na prática, as condições clínicas pregressas ao AVC, idade e comorbidades graves, são os principais fatores que determinam prosseguir ou não com a cirurgia. Os familiares podem ser informados de que o prognóstico da craniectomia suboccipital no infarto cerebelar é bom.

Quadro 4-1. Recomendações para indicação de craniectomia descompressiva em AVC maligno

	ASA (2019)		ESO (2021)	
	Classe ou força de recomendação	**Qualidade da evidência**	**Classe ou força de recomendação**	**Qualidade da evidência**
Infarto maligno supratentorial				
• Idade ≤ 60 anos • Deterioração neurológica dentro das primeiras 48 h após a instalação do AVC	Moderada (IIa)	Alta (A)	Forte	Moderada
• Idade > 60 anos • Deterioração neurológica dentro das primeiras 48 h após a instalação do AVC	Fraca (IIb)	Baixa (B-R)	Fraca	Baixa
• Idade ≤ 60 anos • Deterioração neurológica após as primeiras 48 h da instalação do AVC			-	Baixa
• O rebaixamento de consciência atribuído ao edema cerebral deve ser incluído como critério de seleção	Moderada (IIa)	Alta (A)		
Infarto maligno cerebelar				
• Deterioração neurológica decorrente da compressão do tronco encefálico			-	Muito baixa

REFERÊNCIAS BIBLIOGRÁFICAS

1. Berrouschot J, Sterker M, Bettin S, Köster J, Schneider D. Mortality of space-occupying ('malignant') middle cerebral artery infarction under conservative intensive care. Intensive Care Med. 1998 Jun;24(6):620-3.
2. Hacke W, Schwab S, Horn M, Spranger M, De Georgia M, von Kummer R. 'Malignant' middle cerebral artery territory infarction: clinical course and prognostic signs. Arch Neurol. 1996 Apr;53(4):309-15.
3. Beez T, Munoz-Bendix C, Steiger HJ, Beseoglu K. Decompressive craniectomy for acute ischemic stroke. Crit Care. 2019 Jun 7;23(1):209.
4. Shah A, Almenawer S, Hawryluk G. Timing of Decompressive Craniectomy for Ischemic Stroke and Traumatic Brain Injury: A Review. Front Neurol. 2019 Jan 25;10:11.
5. Clavijo A, Khan AA, Mendoza J, Montenegro JH, Johnson ED, Adeleye AO, Rubiano AM. The Role of Decompressive Craniectomy in Limited Resource Environments. Front Neurol. 2019 Feb 26;10:112.
6. Pallesen LP, Barlinn K, Puetz V. Role of Decompressive Craniectomy in Ischemic Stroke. Front Neurol. 2019 Jan 9;9:1119.
7. Lin J, Frontera JA. Decompressive Hemicraniectomy for Large Hemispheric Strokes. Stroke. 2021 Apr;52(4):1500-1510.
8. Fotakopoulos G, Gatos C, Georgakopoulou VE, Lempesis IG, Spandidos DA, Trakas N, Sklapani P, Fountas KN. Role of decompressive craniectomy in the management of acute ischemic stroke (Review). Biomed Rep. 2024 Jan 3;20(2):33.
9. Hawkes M et al. Treatment of Malignant Cerebral Edema in Acute Ischemic Stroke. Treatment Options in Neurology. 2024;26(6):1-17
10. Jüttler E, Schwab S, Schmiedek P, Unterberg A, Hennerici M, Woitzik J, Witte S, Jenetzky E, Hacke W; DESTINY Study Group. Decompressive Surgery for the Treatment of Malignant Infarction of the Middle Cerebral Artery (DESTINY): a randomized, controlled trial. Stroke. 2007 Sep;38(9):2518-25.
11. Vahedi K, Vicaut E, Mateo J, Kurtz A, Orabi M, Guichard JP, et al. Sequential-design, multicenter, randomized, controlled trial of early decompressive craniectomy in malignant middle cerebral artery infarction (DECIMAL Trial). Stroke. 2007 Sep;38(9):2506-17.
12. Hofmeijer J, Kappelle LJ, Algra A, Amelink GJ, van Gijn J, van der Worp HB; HAMLET investigators. Surgical decompression for space-occupying cerebral infarction (the

Hemicraniectomy After Middle Cerebral Artery infarction with Life-threatening Edema Trial [HAMLET]): a multicentre, open, randomised trial. Lancet Neurol. 2009 Apr;8(4):326-33.

13. Frank JI, Schumm LP, Wroblewski K, Chyatte D, Rosengart AJ, Kordeck C, Thisted RA; HeADDFIRST Trialists. Hemicraniectomy and durotomy upon deterioration from infarction-related swelling trial: randomized pilot clinical trial. Stroke. 2014 Mar;45(3):781-7.
14. Jüttler E, Unterberg A, Woitzik J, Bösel J, Amiri H, Sakowitz OW, Gondan M, Schiller P, Limprecht R, Luntz S, Schneider H, Pinzer T, Hobohm C, Meixensberger J, Hacke W; DESTINY II Investigators. Hemicraniectomy in older patients with extensive middle-cerebral-artery stroke. N Engl J Med. 2014 Mar 20;370(12):1091-100.
15. Vahedi K, Hofmeijer J, Juettler E, Vicaut E, George B, Algra A, Amelink GJ, Schmiedeck P, Schwab S, Rothwell PM, Bousser MG, van der Worp HB, Hacke W; DECIMAL, DESTINY, and HAMLET investigators. Early decompressive surgery in malignant infarction of the middle cerebral artery: a pooled analysis of three randomised controlled trials. Lancet Neurol. 2007 Mar;6(3):215-22.
16. Reinink H, Jüttler E, Hacke W, Hofmeijer J, Vicaut E, Vahedi K, Slezins J, Su Y, Fan L, Kumral E, Greving JP, Algra A, Kappelle LJ, van der Worp HB, Neugebauer H. Surgical Decompression for Space-Occupying Hemispheric Infarction: A Systematic Review and Individual Patient Meta-analysis of Randomized Clinical Trials. JAMA Neurol. 2021 Feb 1;78(2):208-216.
17. Dower et al. Cochrane Database of Systematic Reviews 2022, Issue 11
18. Powers WJ, Rabinstein AA, Ackerson T, Adeoye OM, Bambakidis NC, Becker K, et al. Guidelines for the Early Management of Patients With Acute Ischemic Stroke: 2019 Update to the 2018 Guidelines for the Early Management of Acute Ischemic Stroke: A Guideline for Healthcare Professionals From the American Heart Association/American Stroke Association. Stroke. 2019 Dec;50(12):e344-e418.
19. van der Worp HB, Hofmeijer J, Jüttler E, Lal A, Michel P, Santalucia P, Schönenberger S, Steiner T, Thomalla G. European Stroke Organisation (ESO) guidelines on the management of space-occupying brain infarction. Eur Stroke J. 2021 Jun;6(2):XC-CX.
20. van der Worp HB, Hofmeijer J, Jüttler E, Lal A, Michel P, Santalucia P, et al. European Stroke Organisation (ESO) guidelines on the management of space-occupying brain infarction. Eur Stroke J. 2021 Jun;6(2):XC-CX.
21. Neugebauer H, Witsch J, Zweckberger K, Jüttler E. Space-occupying cerebellar infarction: complications, treatment, and outcome. Neurosurg Focus. 2013 May;34(5):E8.

Capítulo 5

Acidente vascular cerebral hemorrágico

Rônney Pinto Lopes

INTRODUÇÃO

O acidente vascular cerebral (AVC) hemorrágico consiste em uma lesão cerebral atribuível à ruptura de um vaso sanguíneo, levando ao extravasamento de sangue para o parênquima e, menos frequentemente, para os espaços subaracnóideo e subdural.

Essa condição corresponde a apenas 10-15% de todos os AVCs, mas traz um elevado impacto sobre a morbimortalidade global. A taxa de AVC hemorrágico fatal chega a 40% em 30 dias e o número de anos de vida saudável que são perdidos por morte e incapacidade é superior ao AVC isquêmico.[1,2]

A hemorragia intraparenquimatosa (HIP) espontânea, foco deste capítulo, pode ser classificada em primária e secundária. O subtipo primário (78-88%) aplica-se para os casos em que há ruptura dos pequenos vasos cerebrais, mais comumente por arteriopatia hipertensiva e angiopatia amiloide cerebral (AAC). O subtipo secundário, como a nomenclatura sugere, engloba os casos em que o sangramento resulta de uma causa estrutural documentada, como malformação arteriovenosa, trombose venosa cerebral e tumor.[3]

Os principais fatores de risco modificáveis da HIP são a hipertensão arterial, o tabagismo, o consumo excessivo de álcool e o uso de anticoagulantes, antiagregantes e agentes simpaticomiméticos (cocaína, anfetaminas e efedrina). Os fatores não modificáveis incluem a idade avançada, o gênero masculino e a presença de variantes genéticas, como os alelos ε2 e ε4 da apolipoproteína E.[4,5]

HEMORRAGIA INTRAPARENQUIMATOSA PRIMÁRIA

A hipertensão arterial é o principal fator de risco relacionado à HIP e induz alterações degenerativas nas arteríolas perfurantes. Esse processo crônico, chamado arteriolosclerose (ou hipo-hialinose), ocorre mais comumente nos núcleos da base, tálamo, ponte e núcleos cerebelares profundos (Fig. 5-1). Esses são denominados territórios profundos.

A AAC é uma doença marcada pela deposição de beta-amiloide na parede das arteríolas e capilares da superfície cortical, leptomeninges e hemisférios cerebelares. Conjuntamente, são chamados de territórios lobares, devido sua localização na região cortical e subcortical. Essa condição pode determinar

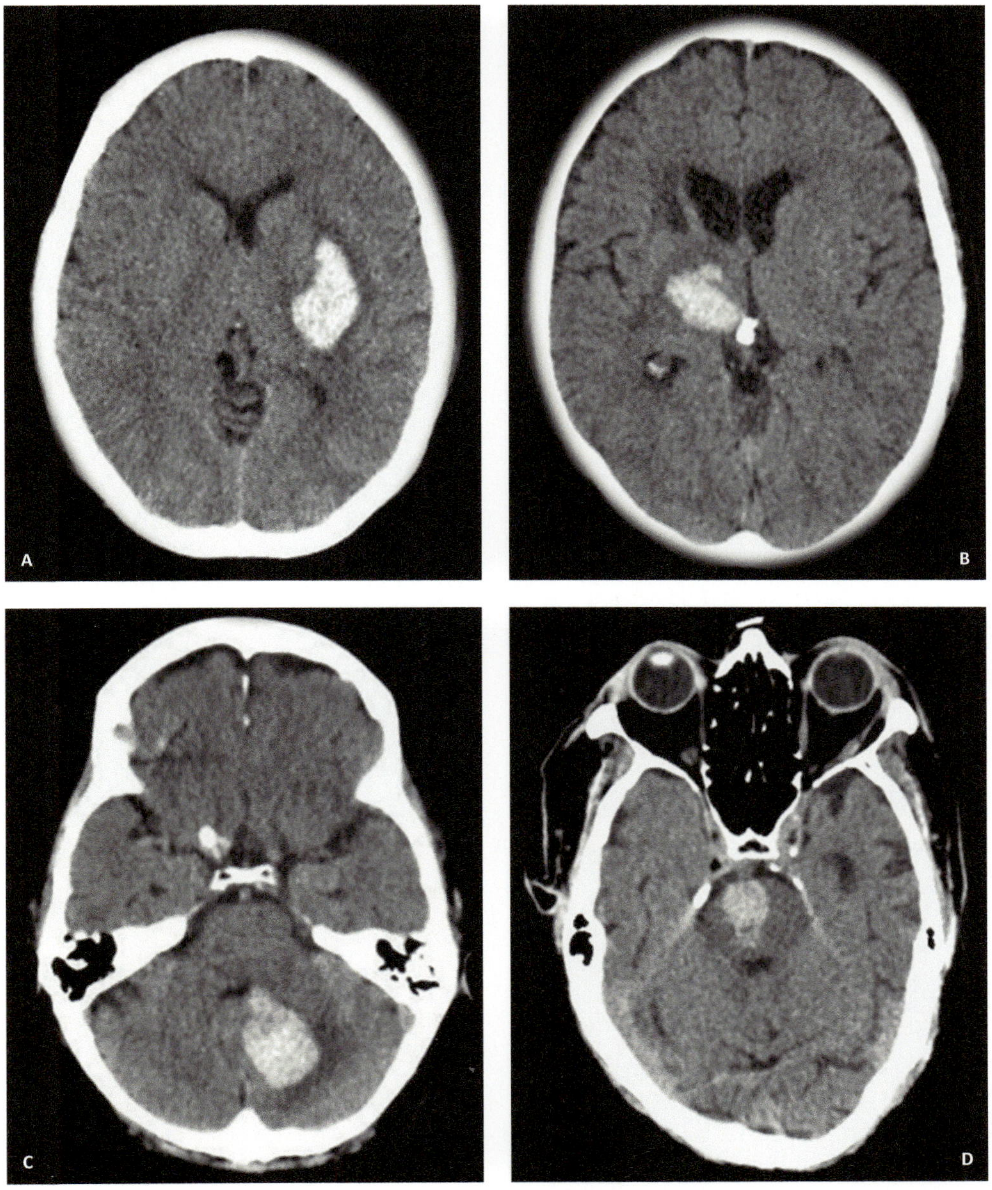

Fig. 5-1. Localizações comuns de hemorragia intraparenquimatosa de etiologia hipertensiva: (**A**) putâmen, (**B**) tálamo, (**C**) cerebelo, (**D**) ponte.

um espectro de lesões hemorrágicas, incluindo a hemorragia intracerebral, os microssangramentos cerebrais, a siderose cortical superficial e a hemorragia subaracnóidea de convexidade (Fig. 5-2). A versão 2.0 dos critérios de Boston, proposta em 2022, classifica a AAC em definitiva, provável, provável com suporte patológico e possível (Quadro 5-1).[6]

É importante destacar que o sangramento decorrente da hipertensão crônica referido como não lobar (por localizar-se em território profundo) tem sido questionado, pois alguns dados mostram que a hipertensão pode estar presente em pacientes com hemorragia lobar e não lobar, embora o último seja mais frequente.[7]

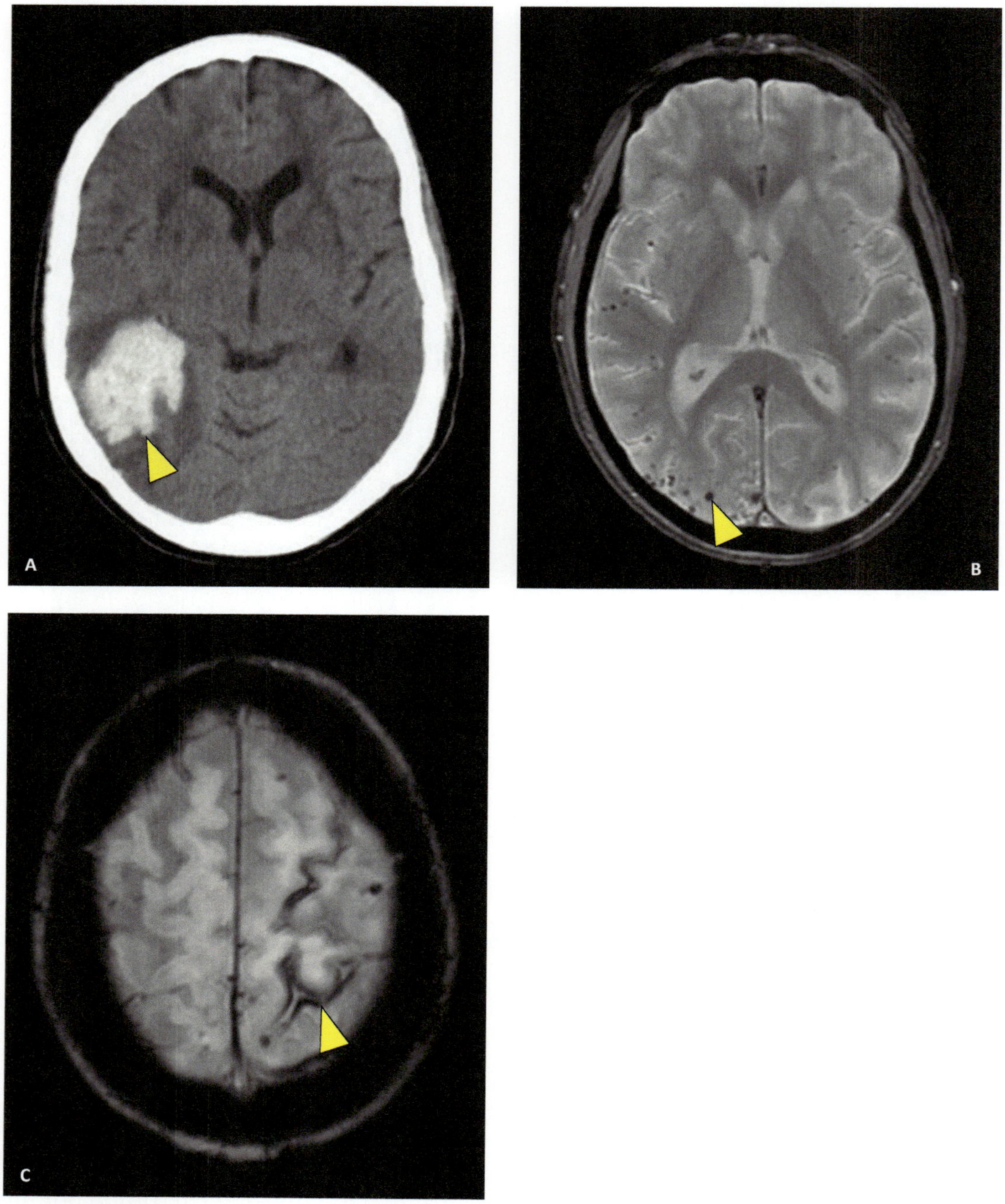

Fig. 5-2. Exemplos de lesões hemorrágicas (setas) encontradas na angiopatia amiloide cerebral: (**A**) hemorragia lobar, (**B**) microssangramento corticossubcortical, (**C**) siderose cortical superficial.

Quadro 5-1. Critérios de Boston versão 2.0 para angiopatia amiloide cerebral

Definitiva	Exame cerebral completo *post-mortem* demonstrando: • Hemorragia intracerebral espontânea, sintomas neurológicos focais transitórios, hemorragia subaracnóidea de convexidade, ou comprometimento cognitivo ou demência • AAC grave com vasculopatia • Ausência de outra lesão diagnóstica
Provável com suporte patológico	Dados clínicos e de tecido patológico (hematoma evacuado ou biópsia cortical) que demonstrem: • Apresentação com hemorragia intracerebral espontânea, sintomas neurológicos focais transitórios, hemorragia subaracnóidea de convexidade, ou comprometimento cognitivo ou demência • Algum grau de AAC na amostra • Ausência de outra lesão diagnóstica
Provável	Para pacientes com 50 anos ou mais, cujos dados clínicos e de RM demonstrem: • Apresentação com hemorragia intracerebral espontânea, sintomas neurológicos focais transitórios, ou comprometimento cognitivo ou demência • Pelo menos duas das seguintes lesões hemorrágicas estritamente lobares na imagem ponderada em T2* (T2 estrela) da RM, em qualquer combinação: hemorragia intracerebral, microssangramentos cerebrais, focos de siderose cortical superficial ou hemorragia subaracnóidea de convexidade *OU* • Uma lesão hemorrágica lobar associada a um achado em substância branca (espaços perivasculares graves no centro semioval† ou hiperintensidades na substância branca em padrão multifocal)‡ • Ausência de quaisquer lesões hemorrágicas profundas (hemorragia intracerebral ou microssangramentos cerebrais) na imagem ponderada em T2* da RM • Ausência de outra causa de lesão hemorrágica • Lesão hemorrágica cerebelar não contada como lesão lobar ou hemorrágica profunda
Possível	Para pacientes com 50 anos ou mais, cujos dados clínicos e de RM demonstrem: • Apresentação com hemorragia intracerebral espontânea, sintomas neurológicos focais transitórios, ou comprometimento cognitivo ou demência • Ausência de outra causa de hemorragia • Uma lesão hemorrágica estritamente lobar em imagem ponderada em T2* da RM: hemorragia intracerebral, microssangramentos cerebrais, focos de siderose cortical superficial ou hemorragia subaracnóidea de convexidade *OU* • Um achado em substância branca (espaços perivasculares graves no centro semioval† ou hiperintensidades na substância branca em padrão multifocal)‡ • Ausência de quaisquer lesões hemorrágicas profundas (hemorragia intracerebral ou microssangramentos cerebrais) na imagem ponderada em T2* da RM • Ausência de outra causa de lesão hemorrágica • Lesão hemorrágica cerebelar não contada como lesão lobar ou hemorrágica profunda

AAC: angiopatia amiloide cerebral; RM: ressonância magnética.
† Mais de 20 espaços perivasculares visíveis no centro semioval de um hemisfério, em imagem ponderada em T2.
‡ Mais de 10 lesões pequenas circulares ou ovoides, hiperintensas em FLAIR (*fluid-attenuated inversion recovery*) e localizadas na substância branca subcortical de ambos os hemisférios cerebrais.
Fonte: Charidimou et al.[6]

HEMORRAGIA INTRAPARENQUIMATOSA SECUNDÁRIA

As malformações vasculares mais comuns que podem causar HIP incluem a malformação arteriovenosa (MAV) com ou sem fístula associada e o cavernoma. HIP é a principal manifestação da MAV, seguida por crise epiléptica.[8] O cavernoma é uma malformação de baixo fluxo e pode-se apresentar como achado incidental ou por meio de cefaleia, crise epiléptica ou déficit neurológico focal.[9] Por meio da sequência ponderada em T2 por ressonância magnética, o cavernoma apresenta uma aparência típica de pipoca, que se pode tornar menos distinta após um sangramento agudo.[10]

A HIP ocorre em aproximadamente um terço dos pacientes com trombose venosa cerebral e está associada a uma apresentação clínica mais grave e pior prognóstico.[11] A manifestação mais comum é a cefaleia (90%) e não apresenta padrão característico.[12] Pode instalar-se de maneira progressiva (mais comum) ou súbita (padrão *thunderclap*), como também pode ser localizada ou difusa. A confirmação do diagnóstico deve ser feita por angiotomografia ou angiorressonância venosa.

A transformação hemorrágica (TH) pode ocorrer em até 40% dos pacientes com AVC isquêmico, independente do uso de terapia de reperfusão na fase aguda, e está associada a alto risco de complicações clínicas e pior desfecho.[13] Do ponto de vista clínico, ela pode ou não acarretar sintomas novos, sendo considerada sintomática quando há elevação de 4 pontos ou mais na escala NIHSS (National Institutes of Health Stroke Scale) em relação à admissão ou comparado ao menor valor obtido nas primeiras 24 horas, ou ainda quando resulta em morte.[14]

Manifestações Clínicas

A HIP deve ser suspeitada em qualquer paciente com cefaleia, vômitos, alteração do nível de consciência, crise epiléptica e/ou déficit neurológico focal. Embora frequente, a cefaleia não está presente em todos os casos e é decorrente do aumento da pressão intracraniana ou de irritação meníngea, quando há hemorragia subaracnoidea sobreposta. Crises epilépticas ocorrem em 5-14% dos casos e são mais comuns do que no AVC isquêmico. Além disso, hemorragias de localização corticossubcortical e intraventricular aumentam o risco de crises.[15] A presença de déficit neurológico focal depende da região cerebral acometida (Quadro 5-2).

Quadro 5-2. Manifestações neurológicas de acordo com a topografia da hemorragia

Putâmen	Déficit motor contralateral, desvio do olhar para o lado do hematoma, afasia (putâmen esquerdo), extinção (putâmen direito) e alteração do nível de consciência
Lobo Frontal	Déficit motor contralateral, abulia, desvio do olhar para o lado do hematoma
Parietal	Déficit sensitivo contralateral, déficit de campo visual contralateral
Temporal	Afasia de Wernicke (hemisfério dominante) e déficit de campo visual contralateral
Occipital	Déficit de campo visual contralateral
Atenção: crise convulsiva é possível para qualquer hematoma lobar	
Tálamo	Déficit sensitivo contralateral mais proeminente do que déficit motor, paralisia do olhar para cima e alteração do nível de consciência
Cerebelo	Tontura, náusea e vômito, incapacidade para ficar em pé/caminhar e alteração do nível de consciência
Ponte	Coma, rigidez de descerebração, quadriparesia, pupilas puntiformes, mas reativas, movimentação do olhar horizontal ausente e disautonomia
Intraventricular	Cefaleia, alteração do nível de consciência e irritação meníngea

AVALIAÇÃO E DIAGNÓSTICO

A deterioração precoce antes e nas primeiras horas da admissão é comum, tornando cruciais a avaliação e o diagnóstico rápido para garantir um melhor desfecho funcional.

A história deve contemplar o tempo de início dos sintomas (ou a última vez que o paciente foi visto bem), a identificação dos principais sintomas (cefaleia, crise epiléptica, alteração do nível de consciência e déficit neurológico focal), a presença de fatores de risco vascular (hipertensão, AVC prévio, diabetes e dislipidemia), o uso de medicamentos (antiplaquetários, anticoagulantes e anti-hipertensivos) e substâncias (tabaco, álcool e drogas simpaticomiméticas), além da presença de outras doenças que possam direcionar para uma causa específica (disfunção hepática ou hematológica e câncer estão associados à coagulopatia, por exemplo).

O exame físico deve ser direcionado e inclui a aferição de sinais vitais, com avaliação de vias aéreas, respiração e circulação, além do exame neurológico estruturado, a exemplo do NIHSS usado para o AVC isquêmico. A escala de coma de Glasgow (ECG) também deve ser realizada e é útil sobretudo quando há redução do nível de consciência.

A neuroimagem é fundamental para confirmar o diagnóstico e diferenciar a HIP de um AVC isquêmico. Por ser rápida e amplamente disponível, a tomografia computadorizada (TC) sem contraste é a modalidade diagnóstica mais utilizada. A ressonância magnética com gradiente-eco ou SWI (*susceptibility-weighted imaging*) também pode detectar sangramento com alta acurácia, mas é reservada para acompanhamento dos casos, ou quando há suspeita de etiologia não hipertensiva (angiopatia amiloide, cavernoma ou câncer).[16,17]

Por meio da TC, o volume do hematoma pode ser estimado com a fórmula ABC/2 (Fig. 5-3).[18] Além disso, pode-se detectar se há extensão do sangramento para os ventrículos, hidrocefalia, efeito de massa e sinais precoces de herniação.

A angiotomografia (ATC) é recomendada para excluir anormalidades vasculares, sobretudo nos casos em que as características clinicorradiológicas não apontam para o diagnóstico de HIP primária. Além disso, permite avaliar a presença de extravasamento de contraste dentro do hematoma, chamado de *spot sign*, preditor de expansão do hematoma (Fig. 5-4).[19]

Prognóstico

A prognóstico do paciente com HIP é essencial e deve fazer parte da avaliação inicial. A escala mais utilizada é o ICH *score*, composta pela ECG na apresentação, volume do hematoma, idade, presença de sangue nos ventrículos e origem infratentorial da hemorragia. Sua pontuação varia de zero a seis e prediz a mortalidade em 30 dias (Quadro 5-3).[20]

O uso de escala prognóstica não deve ser a única informação para limitar o tratamento de suporte à vida. Para esse fim, é razoável que o processo de decisão seja compartilhado entre a equipe médica e a família/substituto legal do paciente.[21]

Tratamento

Assim como é difundido para o AVC isquêmico, o tratamento da HIP deve respeitar o princípio "tempo é cérebro", pois a expansão do hematoma ocorre precocemente (primeiras 6 h) e prediz de forma independente um pior desfecho.[22] A abordagem do paciente com HIP baseia-se na estabilização clínica, controle agudo da pressão arterial, reversão da coagulopatia, manejo de crise epiléptica e pressão intracraniana (PIC) elevada e avaliação quanto à indicação cirúrgica.

O estudo INTERACT3 avaliou de forma pragmática o efeito de um pacote de cuidados para pacientes com AVC hemorrágico dentro de 6 h do início dos sintomas e não relacionados à doença estrutural do cérebro (como aneurisma, malformação arteriovenosa, tumor ou trau-

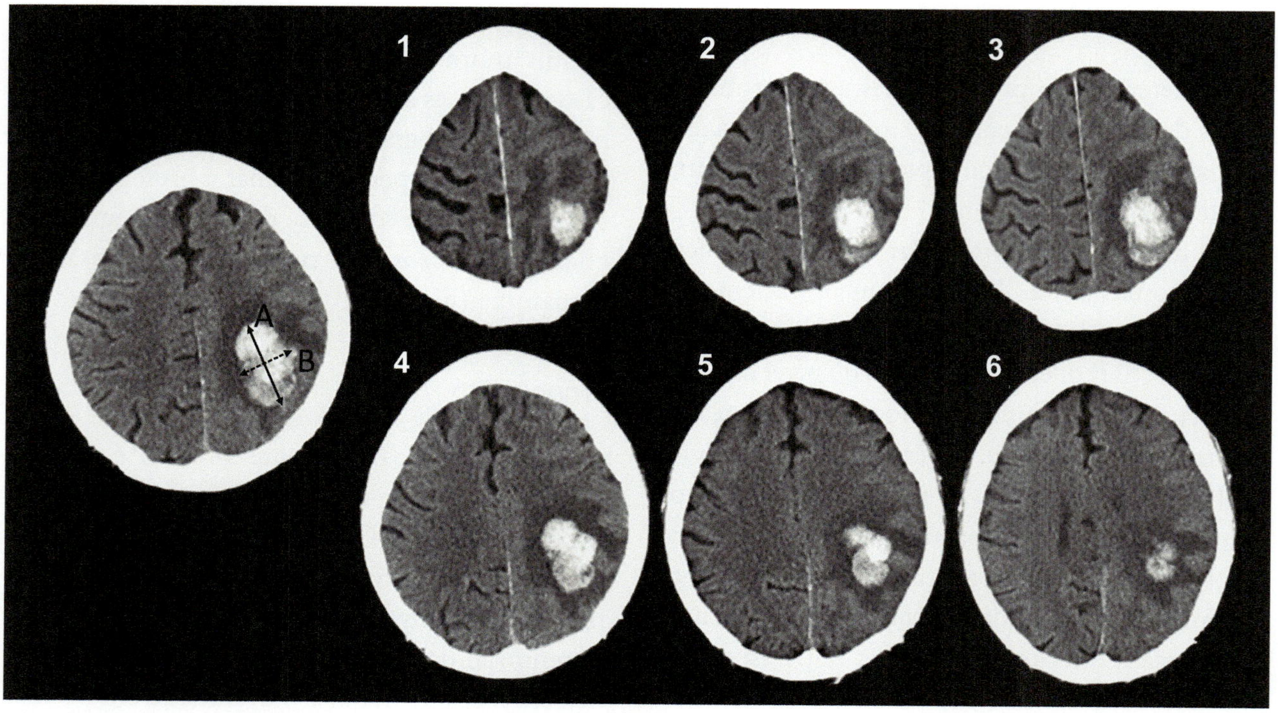

Fig. 5-3. Método ABC/2 para estimativa de volume da hemorragia intraparenquimatosa. A, B, C são expressos em centímetros (cm) e o volume (em cm³) é dado multiplicando A, B, C e dividindo o resultado por 2. Para isso, selecione o corte axial com a maior área do hematoma (imagem à esquerda). Nesse exemplo, o maior diâmetro do hematoma (A) é 6 cm e o maior diâmetro (B) perpendicular a A é 3 cm. Para calcular C, multiplique a espessura do corte na tomografia pelo número de cortes em que o hematoma aparece. Se a área do hematoma em um corte for < 25% do corte de referência usada para determinar A, ele deve ser ignorado; se for entre 25 e 75%, conta como 0,5; se representar > 75%, conta como 1. Nesse exemplo, a espessura do corte é 1 cm (não mostrado) e as imagens 1 a 6 representam os cortes que contêm o hematoma. Note que 1, 2 e 5 ocupam entre 25-75% da área do hematoma do corte de referência à esquerda que calculamos A (0,5 ponto cada), 3 e 4 ocupam > 75% (1 ponto cada) e o corte 6 será ignorado (< 25%). Dessa forma, C é representada por 1 x (0,5 + 0,5 + 1 + 1 + 0,5 + 0) = 3,5. Assim, o volume do hematoma é (6 x 3 x 3,5)/2 = 31,5 cm³.

Quadro 5-3. ICH score

Componente		Pontuação
Escala de coma de Glasgow	3-4 5-12 13-15	2 1 0
Volume do hematoma	≥ 30 mL < 30 mL	1 0
Hemorragia intraventricular	Sim Não	1 0
Origem do hematoma	Infratentorial Supratentorial	1 0
Idade	≥ 80 anos < 80 anos	1 0
Total		0-6

Mortalidade em 30 dias:

0 = 0%	1 = 13%	2 = 26%	3 = 72%	4 = 97%	5 = 100%	6 = 100%

Fonte: Adaptado de Hemphill JC 3rd et al.[20] (2001)

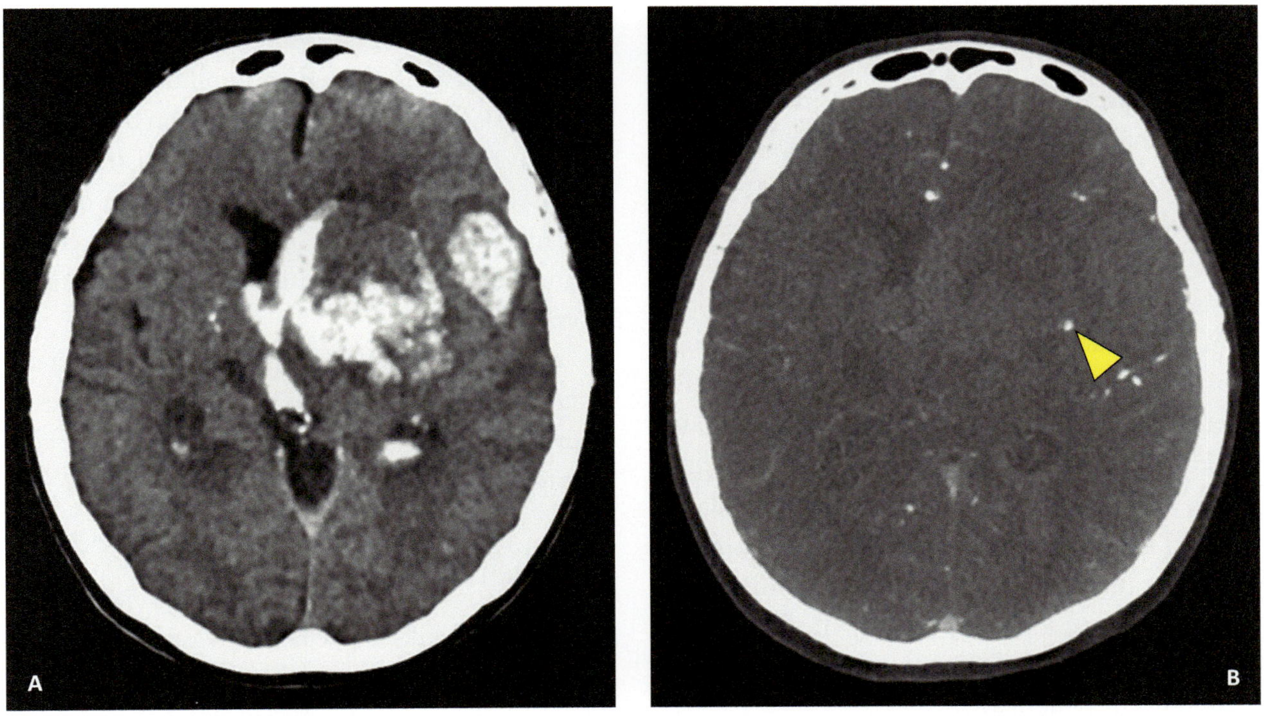

Fig. 5-4. Tomografia computadorizada sem contraste (**A**) demonstrando volumoso hematoma nucleocapsular esquerdo com extensão intraventricular. Presença de *spot sign* (seta) em angiotomografia (**B**), caracterizado por um ou mais focos de extravasamento de contraste dentro da hemorragia (de qualquer tamanho e morfologia), descontinuidade com qualquer vaso visível (normal ou anormal) adjacente ao hematoma e atenuação ≥ 120 UH.

ma).23 Os cuidados, realizados dentro da primeira hora, incluíram: redução da PA sistólica (alvo < 140 mmHg), controle de glicose (alvo de 110-140 mg/dL em não diabéticos e 140-180 mg/dL em diabéticos), tratamento antipirético (alvo ≤ 37,5°C) e reversão rápida do efeito da varfarina (alvo de INR< 1,5). O estudo multicêntrico internacional, que incluiu pacientes do Brasil, mostrou que a implementação dessa estratégia trouxe melhor desfecho funcional aos pacientes [OR 0,86 (95% CI 0,76-0,97); p = 0,015] e menor mortalidade, comparado ao tratamento usual.

Do ponto de vista prático, o INTERACT3 mostrou a necessidade de se implementar um protocolo assistencial eficaz e rápido para tratar esse grupo de pacientes, nos moldes de como ocorre atualmente para as terapias de reperfusão no AVC isquêmico.

Estabilização Clínica

Considerando que muitos pacientes com HIP apresentam deterioração do nível de consciência nas primeiras horas, o manejo das vias aéreas (especificamente a necessidade de intubação) com alvo de normoventilação é crucial para reduzir o risco de lesão secundária à aspiração, hipoxemia e hipercapnia.

Controle da Pressão Arterial

A pressão arterial (PA) elevada na HIP aguda está associada à expansão do hematoma e pior desfecho.[24,25] O estudo INTERACT2 randomizou 2.839 pacientes com HIP dentro de 6 horas do início dos sintomas para um alvo de PA abaixo de 140 mmHg (tratamento intensivo) ou abaixo de

180 mmHg (tratamento-padrão).[26] Embora não tenha atingido significância estatística no desfecho primário (morte ou incapacidade maior em 90 dias), a análise secundária mostrou melhor desfecho funcional e qualidade de vida no grupo tratado de forma intensiva.

O estudo ATACH-2, que comparou o tratamento intensivo da PA (alvo de 110-139 mmHg) com o padrão (alvo de 140-179 mmHg), não mostrou benefício adicional de se reduzir a PA para os níveis do grupo intensivo e trouxe maiores complicações (sobretudo renais).[27] Em primeira análise, esse resultado parece discordante do INTERACT2. Porém, a PA sistólica média do grupo intensivo no INTERACT2 foi de 150 mmHg, comparado a 129 mmHg no ATACH-2, implicando que o alvo < 130 mmHg pode mitigar os potenciais benefícios.

Por isso, as diretrizes recomendam que a redução da PA seja feita para um alvo de 140 mmHg, mantendo em intervalo de 130 e 150 mmHg, para os casos leves e moderados.[21] O estudo INTERACT3, citado anteriormente, também usou o limite de 130 mmHg para cessar o tratamento.[23]

Reversão da Coagulopatia

Os distúrbios de coagulação induzidos por medicamentos ou secundários a uma doença sistêmica estão associados com expansão de hematoma e devem ser prontamente tratados.[28] Pacientes com elevado INR (*international normalized ratio*) devido ao uso de antagonistas da vitamina K (varfarina) devem receber concentrado de complexo protrombínico com quatro fatores (CCP-4F) e vitamina K intravenosa. Na ausência do CCP-4F, plasma fresco congelado (PFC) deve ser utilizado. Quando a anticoagulação é feita com heparina não fracionada ou de baixo peso molecular, o sulfato de protamina está indicado.[29]

Para pacientes usando inibidor direto da trombina (dabigatrana) ou do fator Xa (rivaroxabana, apixabana e edoxabana), recomenda-se o idarucizumabe e o andexanet alfa, seus respectivos reversores. Caso não haja disponibilidade do agente reversor, CCP-4F está indicado. Além disso, o carvão ativado também pode ser administrado para os casos em que o uso do anticoagulante ocorreu nas últimas 2 horas.[29,30] A Figura 5-5 sintetiza o manejo de reversão da anticoagulação no paciente com HIP.

Quando a hemorragia está relacionada à antiagregação, a transfusão de plaquetas deve ser considerada apenas para os casos com indicação neurocirúrgica.[21]

Tratamento da Crise Epiléptica

O uso profilático de fármaco anticrise no contexto da HIP é desaconselhado por diretriz. Recomenda-se o tratamento quando há sinais e/ou sintomas compatíveis com crise.[21]

Além disso, deve-se considerar a realização de eletroencefalograma contínuo (≥ 24 horas) nos casos em que há redução ou flutuação do nível de consciência desproporcionais ao grau de lesão cerebral ou distúrbio metabólico. Nesse contexto, a identificação de crise eletrográfica também requer tratamento.[21]

Manejo da Pressão Intracraniana Elevada

A hipertensão intracraniana aguda é definida como uma PIC sustentada acima de 20 mmHg, por mais do que cinco a dez minutos em um paciente que não está sob estímulo.[31] Essa condição é potencialmente grave e pode causar isquemia, comprometimento do fluxo sanguíneo e herniação cerebral.

Os estudos não evidenciam benefício do uso rotineiro de monitorização de PIC no contexto de HIP aguda,[32,33] reservando-se aos casos com ECG ≤ 8, evidência de herniação ou hidrocefalia. Manter a PIC < 22 mmHg e a pressão de perfusão cerebral (PPC) entre 50 e 70 mmHg parece razoável, dependendo do *status* de autorregula-

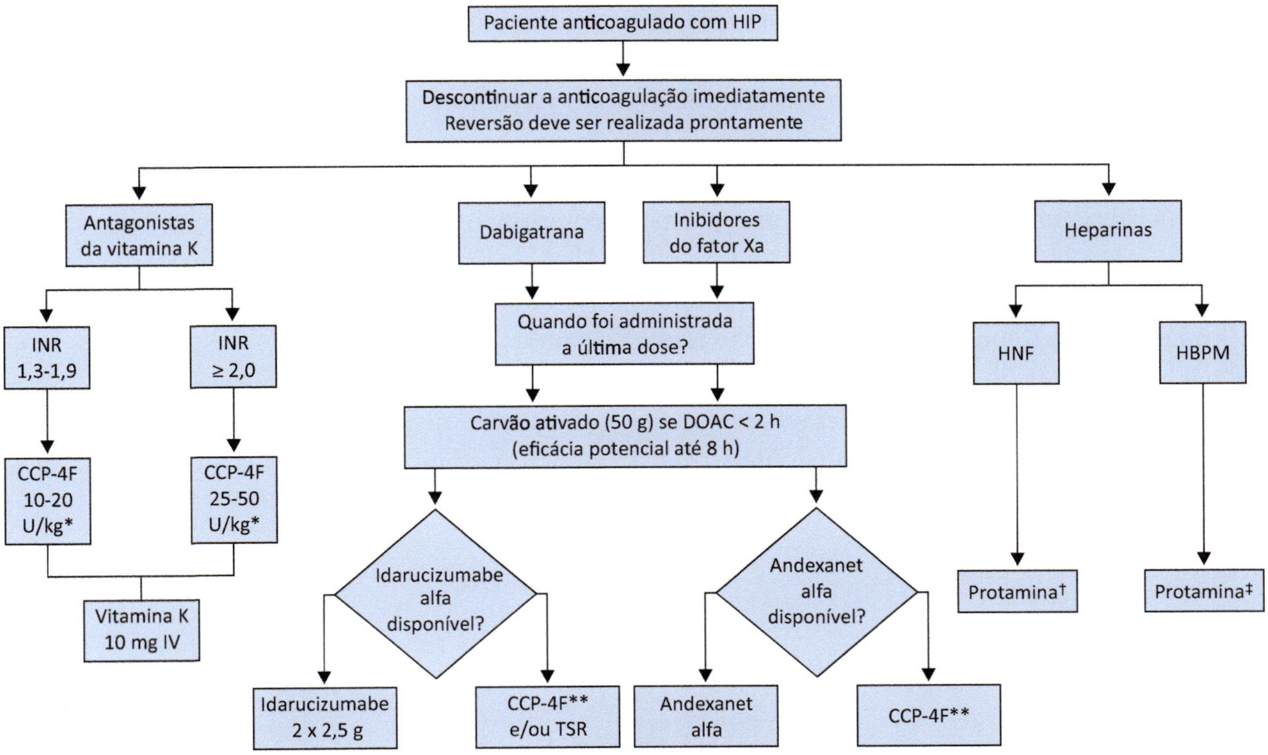

Fig. 5-5. Reversão da anticoagulação na hemorragia intraparenquimatosa. CP-4F: concentrado de complexo protrombínico com quatro fatores; TSR: terapia de substituição renal; HNF: heparina não fracionada; HBPM: heparina de baixo peso molecular. *Se CCP-4F indisponível, realizar plasma fresco congelado (10-15 mL/kg); **Dose: 50 U/kg; †Dose: 1 mg para cada 100 unidades de heparina administradas nas últimas 2-3 h (dose máxima: 50 mg); ‡Para enoxaparina administrada < 8 h: 1 mg de protamina para cada 1 mg de enoxaparina (dose máxima: 50 mg). Se administrada entre 8 e 12 h: 0,5mg de protamina para cada 1 mg de enoxaparina. Após 3-5 meias-vidas decorridas, protamina não é provavelmente necessária.

ção cerebral.[34] Ressalta-se que, para a situação em que está indicada a drenagem ventricular externa (DVE), o sistema permite alternar entre drenar líquido cefalorraquiano e mensurar a PIC.

A terapia hiperosmolar é a principal estratégia clínica no tratamento do edema cerebral. Pode-se optar pela realização de salina hipertônica ou manitol, a depender da condição renal e do *status* de volume intravascular. Em situação de euvolemia e função renal normal, ambos podem ser realizados. Pacientes com insuficiência cardíaca ou débito cardíaco reduzido devem receber manitol, enquanto a salina hipertônica é recomendada em indivíduos hipotensos ou desidratados.[35] Por sua vez, o uso de corticosteroides não deve ser realizado para tratamento da PIC elevada.[36]

Tratamento Cirúrgico

O tratamento neurocirúrgico da HIP pode incluir a monitorização da PIC, descrita anteriormente, além da DVE e evacuação do hematoma. Indica-se DVE para os pacientes com hidrocefalia aguda devido à hemorragia intraventricular ou intraparenquimatosa extensa associada à redução do nível de consciência.[21]

A craniotomia convencional para drenagem de hematoma supratentorial é a estratégia mais estudada, porém seu benefício permanece incerto.[37,38] Por sua vez, a cirurgia minimamente invasiva (associada ou não ao uso de trombolítico) pode ser realizada, segundo diretriz, em pacientes com ECG intermediário (5-12) e HIP supratentorial com volume > 20-30 mL.[2] Por sua vez, o benefício da cirurgia minimamente invasiva foi avaliado no estudo ENRICH (Early MiNimally-invasive Removal of ICH).[1,39] Para isso, foram incluídos pacientes com hematoma supratentorial primário, com volume entre 30-80 mL e cuja abordagem fosse iniciada dentro de 24 horas da última vez em que o paciente foi visto bem. O estudo, que incluiu apenas hematomas lobares ou na região anterior dos núcleos da base, mostrou melhor desfecho funcional em 6 meses (desfecho primário), além de menor mortalidade em 30 dias e tempo de internação hospitalar e em UTI mais curto (desfechos secundários) nos pacientes submetidos à cirurgia, comparado ao tratamento clínico.

Ressalta-se que a cirurgia minimamente invasiva requer o uso de um retrator tubular, um exoscópio de alta definição para visualização e um equipamento para ressecção/aspiração (Fig. 5-6).[40] Além de reduzir/evacuar o hematoma, esse procedimento minimiza a lesão iatrogênica da substância branca.

Pacientes com hematoma cerebelar e deterioração do nível de consciência, compressão de tronco encefálico, hidrocefalia ou com volume de

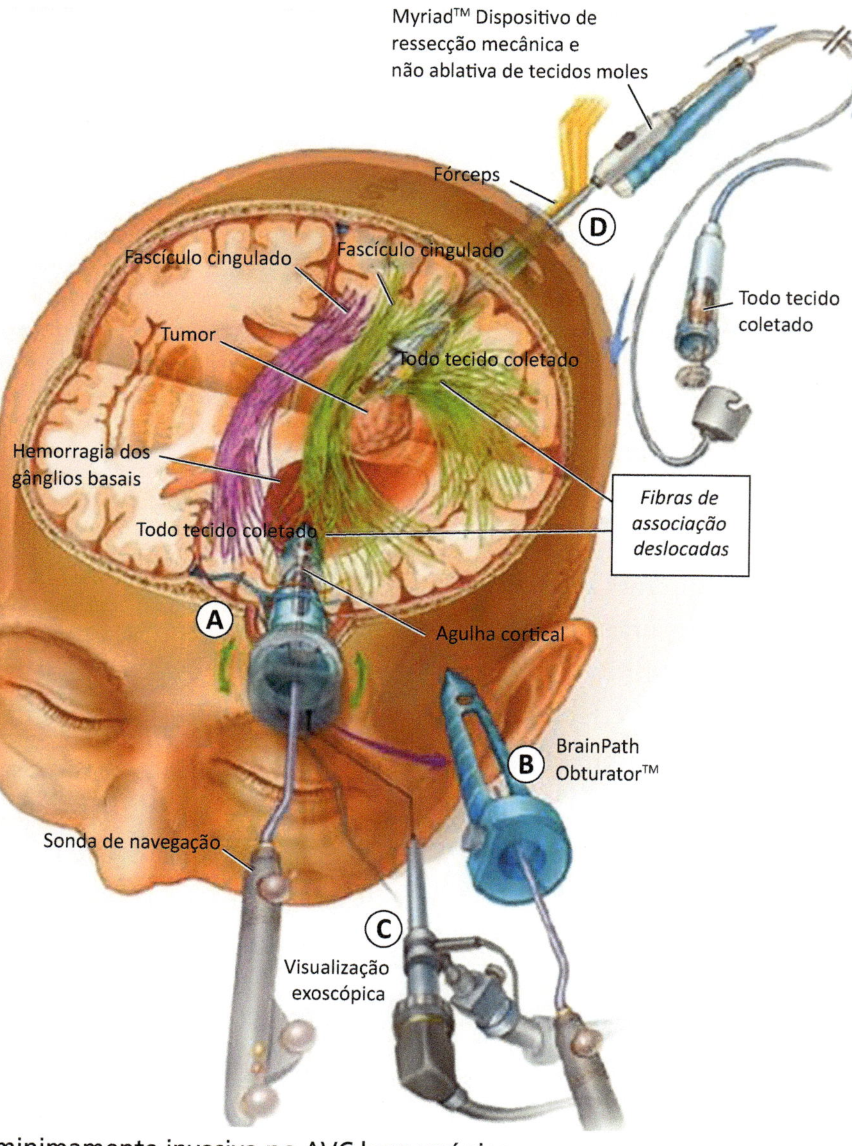

Fig. 5-6. Cirurgia minimamente invasiva no AVC hemorrágico.

sangramento ≥ 15 mL podem-se beneficiar da craniotomia para evacuação do hematoma, associada ou não à DVE.[21]

REFERÊNCIAS BIBLIOGRÁFICAS

1. Feigin VL, Lawes CM, Bennett DA, Barker-Collo SL, Parag V. Worldwide stroke incidence and early case fatality reported in 56 population-based studies: a systematic review. Lancet Neurol. 2009;8:355-69.
2. Feigin VL, Brainin M, Norrving B, Martins S, Sacco RL, Hacke W, Fisher M, Pandian J, Lindsay P. World Stroke Organization (WSO): Global Stroke Fact Sheet 2022. Int J Stroke. 2022;17(1):18-29.
3. Gross BA, Jankowitz BT, Friedlander RM. Cerebral Intraparenchymal Hemorrhage: A Review. JAMA. 2019;321(13):1295-1303.
4. Pontes-Neto OM, Oliveira-Filho J, Valiente R, Friedrich M, Pedreira B, Rodrigues BC, Liberato B, Freitas GR; Comitê Executivo da Sociedade Brasileira de Doenças Cerebrovasculares; Departamento Científico de Doenças Cerebrovasculares, Academia Brasileira de Neurologia. Diretrizes para o manejo de pacientes com hemorragia intraparenquimatosa cerebral espontânea [Brazilian guidelines for the manegement of intracerebral hemorrhage]. Arq Neuropsiquiatr. 2009;67(3B):940-50. Portuguese.
5. Guo H, You M, Wu J, Chen A, Wan Y, Gu X, et al. Genetics of Spontaneous Intracerebral Hemorrhage: Risk and Outcome. Front Neurosci. 2022;16:874962.
6. Charidimou A, Boulouis G, Frosch MP, Baron JC, Pasi M, Albucher JF, et al. The Boston criteria version 2.0 for cerebral amyloid angiopathy: a multicentre, retrospective, MRI-neuropathology diagnostic accuracy study. Lancet Neurol. 2022;21(8):714-725.
7. Jolink WMT, Wiegertjes K, Rinkel GJE, Algra A, de Leeuw FE, Klijn CJM. Location-specific risk factors for intracerebral hemorrhage: Systematic review and meta-analysis. Neurology. 2020;95(13):e1807-e1818.
8. Chen CJ, Ding D, Derdeyn CP, Lanzino G, Friedlander RM, Southerland AM, et al. Brain arteriovenous malformations: A review of natural history, pathobiology, and interventions. Neurology. 2020 Nov 17;95(20):917-927.
9. Stapleton CJ, Barker FG 2nd. Cranial Cavernous Malformations: Natural History and Treatment. Stroke. 2018 Apr;49(4):1029-1035.
10. Flemming KD, Kumar S, Lanzino G, Brinjikji W. Baseline and Evolutionary Radiologic Features inlformations. AJNR Am J Neuroradiol. 2019;40(6):967-972.
11. Girot M, Ferro JM, Canhão P, Stam J, Bousser MG, Barinagarrementeria F, Leys D; ISCVT Investigators. Predictors of outcome in patients with cerebral venous thrombosis and intracerebral hemorrhage. Stroke. 2007;38(2):337-42.
12. Duman T, Uluduz D, Midi I, Bektas H, Kablan Y, Goksel BK, et al; VENOST Study Group. A Multicenter Study of 1144 Patients with Cerebral Venous Thrombosis: The VENOST Study. J Stroke Cerebrovasc Dis. 2017;26(8):1848-1857.
13. Spronk E, Sykes G, Falcione S, Munsterman D, Joy T, Kamtchum-Tatuene J, et al. Hemorrhagic Transformation in Ischemic Stroke and the Role of Inflammation. Front Neurol. 2021;12:661955.
14. Mazya M, Egido JA, Ford GA, Lees KR, Mikulik R, Toni D, et al; SITS Investigators. Predicting the risk of symptomatic intracerebral hemorrhage in ischemic stroke treated with intravenous alteplase: safe Implementation of Treatments in Stroke (SITS) symptomatic intracerebral hemorrhage risk score. Stroke. 2012;43(6):1524-31.
15. Derex L, Rheims S, Peter-Derex L. Seizures and epilepsy after intracerebral hemorrhage: an update. J Neurol. 2021;268(7):2605-2615.
16. Fiebach JB, Schellinger PD, Gass A, Kucinski T, Siebler M, Villringer A, et al. Stroke magnetic resonance imaging is accurate in hyperacute intracerebral hemorrhage: a multicenter study on the validity of stroke imaging. Stroke. 2004;35(2):502-6.
17. Macellari F, Paciaroni M, Agnelli G, Caso V. Neuroimaging in intracerebral hemorrhage. Stroke. 2014;45(3):903-8.
18. Kothari RU, Brott T, Broderick JP, Barsan WG, Sauerbeck LR, Zuccarello M, et al. The ABCs of measuring intracerebral hemorrhage volumes. Stroke. 1996;27(8):1304-5.
19. Demchuk AM, Dowlatshahi D, Rodriguez-Luna D, Molina CA, Blas YS, Dzialowski I, et al. Prediction of haematoma growth and outcome in patients with intracerebral haemorrhage using the CT-angiography spot sign (PREDICT): a prospective observational study. Lancet Neurol. 2012;11(4):307-14.
20. Hemphill JC 3rd, Bonovich DC, Besmertis L, Manley GT, Johnston SC. The ICH score: a simple, reliable grading scale for intracerebral hemorrhage. Stroke. 2001;32(4):891-7.
21. Greenberg SM, Ziai WC, Cordonnier C, Dowlatshahi D, Francis B, Goldstein JN, et al; American Heart Association/American Stroke Association. 2022 Guideline for the Management of Patients With Spontaneous Intracerebral Hemorrhage: A Guideline From the American Heart Association/American Stroke Association. Stroke. 2022;53(7):e282-e361.
22. Li Z, You M, Long C, Bi R, Xu H, He Q, Hu B. Hematoma Expansion in Intracerebral Hemorrhage: An Update on Prediction and Treatment. Front Neurol. 2020;11:702.
23. Ma L, Hu X, Song L, et al. The third Intensive Care Bundle with Blood Pressure Reduction in Acute Cerebral Haemorrhage Trial (INTERACT3): an international, stepped wedge cluster randomised controlled trial. Lancet. 2023;402(10395):27-40.
24. Sakamoto Y, Koga M, Yamagami H, Okuda S, Okada Y, Kimura K, et al; SAMURAI Study Investigators. Systolic blood pressure after intravenous antihypertensive treatment and

clinical outcomes in hyperacute intracerebral hemorrhage: the stroke acute management with urgent risk-factor assessment and improvement-intracerebral hemorrhage study. Stroke. 2013;44(7):1846-51.

25. Divani AA, Liu X, Di Napoli M, Lattanzi S, Ziai W, James ML, et al. Blood Pressure Variability Predicts Poor In-Hospital Outcome in Spontaneous Intracerebral Hemorrhage. Stroke. 2019;50(8):2023-2029.
26. Anderson CS, Heeley E, Huang Y, Wang J, Stapf C, Delcourt C, et al. Rapid blood-pressure lowering in patients with acute intracerebral hemorrhage. N Engl J Med. 2013;368(25):2355-65.
27. Qureshi AI, Palesch YY, Barsan WG, Hanley DF, Hsu CY, Martin RL, et al; ATACH-2 Trial Investigators and the Neurological Emergency Treatment Trials Network. Intensive Blood-Pressure Lowering in Patients with Acute Cerebral Hemorrhage. N Engl J Med. 2016;375(11):1033-43.
28. Al-Shahi Salman R, Frantzias J, Lee RJ, Lyden PD, Battey TWK, Ayres AM, et al; VISTA-ICH Collaboration; ICH Growth Individual Patient Data Meta-Analysis Collaborators. Absolute risk and predictors of the growth of acute spontaneous intracerebral haemorrhage: a systematic review and meta-analysis of individual patient data. Lancet Neurol. 2018;17(10):885-894.
29. Frontera JA, Lewin JJ 3rd, Rabinstein AA, Aisiku IP, Alexandrov AW, Cook AM, et al. Guideline for Reversal of Antithrombotics in Intracranial Hemorrhage: A Statement for Healthcare Professionals from the Neurocritical Care Society and Society of Critical Care Medicine. Neurocrit Care. 2016;24(1):6-46.
30. Tomaselli GF, Mahaffey KW, Cuker A, Dobesh PP, Doherty JU, Eikelboom JW, et al. 2020 ACC Expert Consensus Decision Pathway on Management of Bleeding in Patients on Oral Anticoagulants: A Report of the American College of Cardiology Solution Set Oversight Committee. J Am Coll Cardiol. 2020;76(5):594-622.
31. Ragland J, Lee K. Critical Care Management and Monitoring of Intracranial Pressure. J Neurocrit Care 2016; 9(2): 105-112.
32. Chen CJ, Ding D, Ironside N, Buell TJ, Southerland AM, Testai FD, Woo D, Worrall BB; ERICH Investigators. Intracranial pressure monitoring in patients with spontaneous intracerebral hemorrhage. J Neurosurg. 2019;132(6):1854-1864.
33. Menacho ST, Grandhi R, Delic A, Anadani M, Ziai WC, Awad IA, et al. Impact of Intracranial Pressure Monitor-Guided Therapy on Neurologic Outcome After Spontaneous Nontraumatic Intracranial Hemorrhage. J Stroke Cerebrovasc Dis. 2021;30(3):105540.
34. Venkatasubramanian C, Lopez GA, O'Phelan KH; ENLS Writing Group. Emergency Neurological Life Support: Fourth Edition, Updates in the Approach to Early Management of a Neurological Emergency. Neurocrit Care. 2020;32(2):636-640.
35. Leasure A, Kimberly WT, Sansing LH, Kahle KT, Kronenberg G, Kunte et al. Treatment of edema associated with intracerebral hemorrhage. Curr Treat Options Neurol. 2016;18:9.
36. Feigin VL, Anderson N, Rinkel GJ, Algra A, van Gijn J, Bennett DA. Corticosteroids for aneurysmal subarachnoid haemorrhage and primary intracerebral haemorrhage. Cochrane Database Syst Rev. 2005 Jul 20;(3):CD004583. Cochrane Database Syst Rev 2005;CD004583.
37. Mendelow AD, Gregson BA, Fernandes HM, Murray GD, Teasdale GM, Hope DT, et al; STICH investigators. Early surgery versus initial conservative treatment in patients with spontaneous supratentorial intracerebral haematomas in the International Surgical Trial in Intracerebral Haemorrhage (STICH): a randomised trial. Lancet. 2005 Jan 29-Feb 4;365(9457):387-97.
38. Mendelow AD, Gregson BA, Rowan EN, Murray GD, Gholkar A, Mitchell PM; STICH II Investigators. Early surgery versus initial conservative treatment in patients with spontaneous supratentorial lobar intracerebral haematomas (STICH II): a randomised trial. Lancet. 2013;382(9890):397-408.
39. Hall AJ. Very early minimally invasive removal of intracerebral hemorrhage: the ENRICH trial. Apresentado no European Stroke Organisation Conference - ESOC; 25 Maio 2023; Munich, Germany.
40. Ratcliff JJ, Hall AJ, Porto E, et al. Early Minimally Invasive Removal of Intracerebral Hemorrhage (ENRICH): Study protocol for a multi-centered two-arm randomized adaptive trial. Front Neurol. 2023 Mar 16;14:1126958.

Capítulo 6

Hemorragia subaracnóidea

Danyelle Sadala Reges

INTRODUÇÃO

A hemorragia subaracnóidea (HSA) corresponde à 2 a 8% de todos os acidentes vasculares cerebrais (AVC).[1] Ela caracteriza-se pelo extravasamento de sangue para o compartimento subaracnoide e pode ter múltiplas etiologias, porém a mais comum dentre as causas não traumáticas é a ruptura de um aneurisma cerebral, o que é responsável por 80% dos casos.[2]

Ela possui alta morbidade e mortalidade e, por afetar uma população mais jovem relação às outras causas de AVC, têm um impacto socioeconômico importante.[1] Dos pacientes que sobrevivem, metade poderão desenvolver, ao longo da vida, problemas neuropsicológicos e piora na qualidade de vida,[2] principalmente os que desenvolvem complicações da HSA, como por exemplo, a isquemia cerebral tardia. Além disso, ela é responsável por manifestações sistêmicas que afetam os sistemas respiratório, cardiovascular e renal.

As principais causas associadas à HSA são: traumatismos cranioencefálicos, ruptura de aneurismas cerebrais, malformações arteriovenosas, síndrome de vasoconstricção cerebral reversível, trombose venosa cerebral e hemorragia perimesencefálica benigna. Como a HSA aneurismática é a mais estudada e com terapêutica de maior evidência científica, focaremos nela neste capítulo.

EPIDEMIOLOGIA

A HSA afeta 6 a cada 100.000 habitantes no mundo a cada ano.[1] Porém há uma tendência a redução da incidência durante às últimas décadas.[3] É mais comum entre as mulheres em relação aos homens com proporção de 1,6 mulheres para 1 homem e a incidência aumenta com a idade com pico em torno de 50 anos de idade.[2,3]

O risco de ruptura de um aneurisma e a ocorrência de HSA é maior em pacientes com história familiar de pelo menos um parente de primeiro grau com aneurisma cerebral e/ou HSA, pacientes com doenças monogênicas do colágeno e doença renal policística.[2] Fatores associados à ruptura incluem raça negra, etnia hispânica, hipertensão, tabagismo, etilismo, uso de drogas simpaticomiméticas e aneurismas maiores que 7 mm[3].

MANIFESTAÇÕES CLÍNICAS

O sintoma clássico e mais frequente da HSA é a cefaleia, geralmente descrita como "a pior dor

Quadro 6-1. Regra de Ottawa para hemorragia subaracnóidea

Paciente com > 15 anos de idade que apresentam cefaleia aguda não traumática e pico de intensidade dentro de 1 hora do início, e pelo menos 1 dos seguintes:
1. Sintoma de dor ou rigidez no pescoço
2. Idade > 40 anos
3. Perda de consciência testemunhada
4. Início da cefaleia durante esforço
5. Cefaleia *thunderclap*
6. Flexão limitada do pescoço durante exame

de cabeça da vida". Seu início é súbito e evolui com máxima intensidade em segundos, sendo denominada cefaleia em trovoada ou *thunderclap headache*.[4] Cerca de 10 a 40% dos pacientes apresentam episódio de cefaleia sentinela, que ocorre tipicamente dentro de 2 a 8 semanas antes do sangramento.[2]

Nos pacientes sem outros sinais ou sintomas, a cefaleia isolada é um desafio diagnóstico, considerando que apenas 2% das cefaleias súbitas são decorrentes da HSA. A regra de Ottawa (Quadro 6-1) pode auxiliar a identificar esse perfil clínico. O papel desta regra é estabelecer um instrumento validado para ajudar na padronização de quais pacientes com cefaleia não necessitam de investigação para HSA.[5] Os pacientes que estão neurologicamente intactos com uma nova cefaleia de pico rápido e que não possuem cada um dos seis elementos da regra não precisam de mais investigação para descartar hemorragia subaracnóidea.[6]

Outros sintomas e sinais incluem meningismo que pode ocorrer em até 56% dos pacientes, déficits neurológicos focais como hemiparesia, alteração de nervos cranianos e perda de consciência.[2] A condição neurológica no início do quadro, principalmente a alteração do nível de consciência é o principal determinante do prognóstico desses pacientes.[3]

Tendo em vista o quadro clínico inicial, duas escalas clínicas principais foram desenvolvidas com intuito de correlacionar o quadro clínico inicial e o prognóstico dos pacientes com HSA aneurismática: a escala de Hunt Hess e a escala da World Federation of Neurological Surgeons (WFNS) (Quadro 6-2).[7]

Uma outra escala desenvolvida nos últimos anos, a escala VASOGRADE, associa à chance de desenvolver a isquemia cerebral tardia (ICT), uma das principais complicações da HSA (vide tópico tratamento) com a pontuação nas escalas de Fisher modificada (EFm) (vide tópico diagnóstico) e da WFNS. De acordo com essa escala, os pacientes podem ser classificados como:

- *Verde:* quando pontuação na EFm e na WFNS é de 1 ou 2.
- *Amarelo:* quando a pontuação na EFm é 3 ou 4 e a WFNS é de 1 a 3.
- *Vermelho:* quando a pontuação na WFNS é de 4 ou 5, com qualquer pontuação na EFm.

A classificação VASOGRADE vermelho aumenta em 3 vezes a chance de ocorrência de ICT em relação ao VASOGRADE verde[8] (Quadro 6-3).

Quadro 6-2. Escalas Hunt-Hess e WFNS

Grau	Hunt-Hess	WFNS
1	Assintomático ou cefaleia leve ou rigidez de nuca leve	ECG 15, sem déficit motor
2	Cefaleia moderada a intensa, rigidez de nuca, ausência de déficit neurológico focal, exceto paralisia de nervo craniano	ECG 14-13, sem déficit motor
3	Confusão, letargia ou déficit neurológico focal leve	ECG 14-13, com déficit motor
4	Estupor ou hemiparesia moderada a grave	ECG 12-7, com ou sem déficit motor
5	Coma, postura em descerebração	ECG 6-3, com ou sem déficit motor

Quadro 6-3. Escala VASOGRADE

VASOGRADE	WFNS	Fisher modificada
Verde	1-2	1-2
Amarelo	1-3	3-4
Vermelho	4-5	Qualquer grau

WFNS: World Federation of Neurological Surgeons.
Adaptado de Oliveira Manoel et al.

DIAGNÓSTICO

O diagnóstico da hemorragia subaracnóidea, após suspeita clínica, pode ser confirmado por meio de exame de tomografia de crânio (TC) simples sem contraste e este deve ser o primeiro exame a ser solicitado. Nos primeiros três dias de sintomas, a sensibilidade da TC é perto de 100%, mas diminuiu para 50% a partir do 5-7 dias de início dos sintomas pela reabsorção de sangue.[2]

Por meio da TC de crânio é possível a aplicação da escala de Fisher modificada, a qual classifica o paciente em quatro estágios de acordo com a presença de sangue fino ou denso nas cisternas da base e fissuras e a presença de sangue ou não nos ventrículos laterais bilateralmente (Fig. 6-1). O principal objetivo é predizer o risco de desenvolver isquemia cerebral tardia que é proporcionalmente maior à pontuação na escala podendo ser duas vezes maior na IFm4 em relação à EFm1.[9]

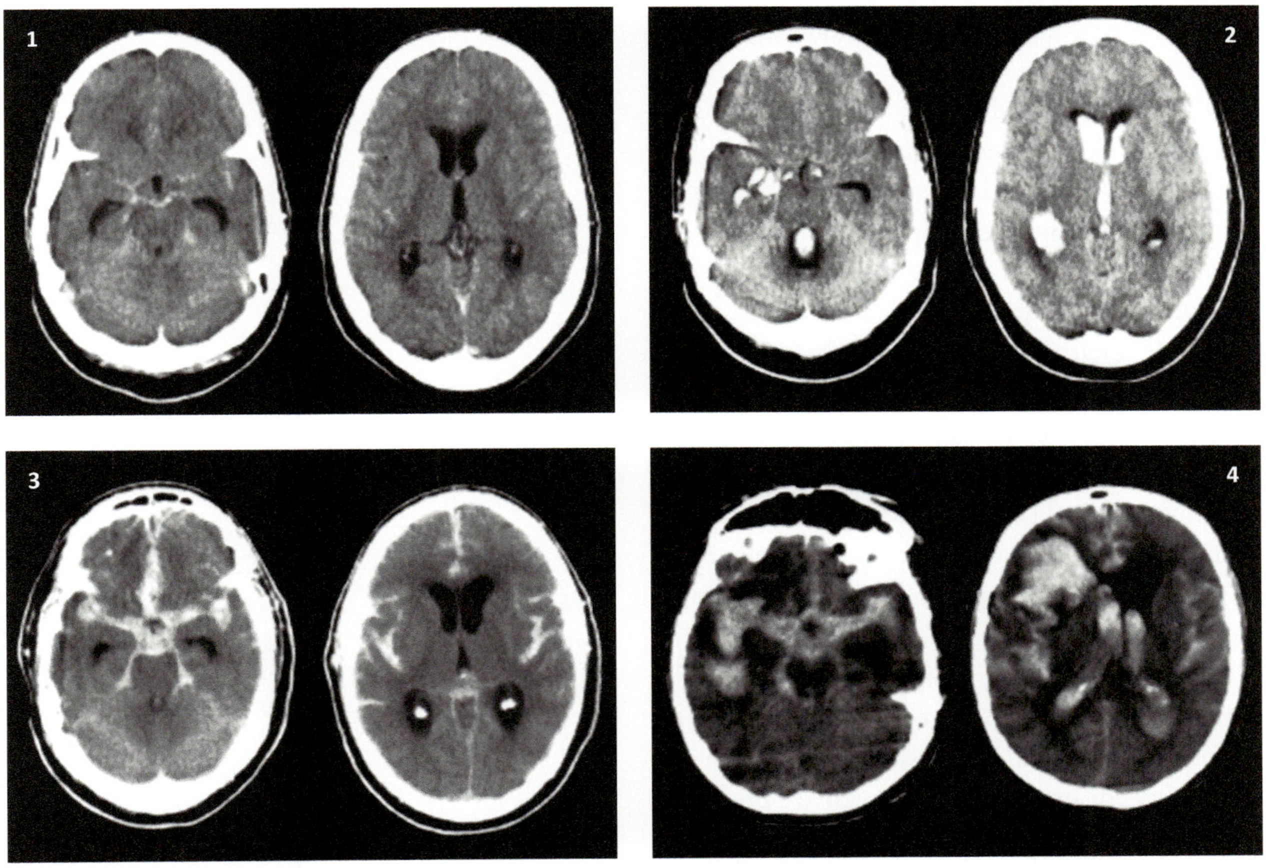

Fig. 6-1. Escala de Fisher modificada. *1.* Escala de Fisher 1 com sangramento com espessura menor que 1 mm sem sangramento intraventricular; *2.* Escala de Fisher modificada 2 com sangramento com espessura menor que 1 mm e presença de sangue em ambos os ventrículos laterais; *3.* Escala de Fisher modificada 3 com sangramento com espessura maior que 1 mm sem sangramento intraventricular; *4.* Escala de Fisher modificado 4 com sangramento com espessura maior que 1 mm e presença de sangue em ambos os ventrículos laterais. (Fonte: Adaptada de Claassen et al.)[9]

A realização da punção lombar pode ser realizada quando há suspeita diagnóstica de HSA e a TC de crânio encontra-se normal. Ela é utilizada para detecção de sangue ou xantocromia no sangue, mas muitas vezes, é difícil distinguir entre HSA e acidente de punção na ausência de espectotrofotometria.

Além disso, é importante salientar que se uma tomografia de terceira geração é realizada dentro de 6 h do *ictus*, e não se encontra alterada, o diagnóstico de HSA pode ser descartado.[1]

A ressonância magnética de encéfalo é uma opção em casos duvidosos de HSA, principalmente nas sequências *susceptibility-weighted imaging* (SWI) e gradiente-eco, é muito sensível a presença do componente heme no líquido cerebroespinal, podendo ser uma opção diagnóstica, principalmente quando já se passaram vários dias do *ictus*.[10]

Para a detecção do aneurisma cerebral associado à HSA, é necessária a realização de um exame para estudo de vasos intracranianos e, o primeiro exame realizado rotineiramente é a angiotomografia do crânio (angioTC). A sensibilidade e especificidade da angioTC para detecção de aneurismas é de 77-97% e 87-100%, respectivamente, sendo, porém, a sensibilidade reduzida em caso de aneurismas menores que 3 mm de tamanho (entre 40-90%).[3] A angiorressonância cerebral também é uma opção utilizada com sensibilidade e especificidade semelhantes, porém com menos disponibilidade e mais tempo de execução.

A angiografia cerebral digital permanece sendo o método padrão-ouro para o diagnóstico do aneurisma com sensibilidade e especificidade de 97 e 91%, respectivamente. Por ser invasivo é preferível realização de angioTC ou angioRM antes de sua realização.[1]

Nos casos de HSA em que não é identificado o aneurisma em um primeiro momento, é sugerido que o exame seja repetido em 1 a 6 semanas após o primeiro exame.[3]

TRATAMENTO

Manejo Inicial

As principais recomendações encontram-se no Quadro 6-4.

Quadro 6-4. Principais recomendações para monitorização e manejo geral de pacientes com HSA aneurismática[3]

Monitorização	- Observação contínua até segurança do aneurisma - Eletrocardiograma contínuo - Exame neurológico, pressão arterial e temperatura pelo menos a cada hora de início
Pressão arterial	- Suspender anti-hipertensivos prévios do paciente - Não tratar hipertensão, exceto quando PSA > 180 mmHg e o aneurisma não está seguro
Fluidos e eletrólitos	- Monitorização de débito urinário e perdas - Manter euvolemia e evitar hiponatremia - Monitorar eletrólitos e leucócitos diariamente
Dor	- Iniciar com paracetamol e evitar dipirona até correção do aneurisma - Para dor mais intensa, uso de opioides como codeína e tramadol são opções
Glicemia	- Hiperglicemia é associada à pior prognóstico e deve ser corrigida
Tromboprofilaxia	- Uso de compressão pneumática antes do tratamento do aneurisma - Após correção do aneurisma, heparina de baixo peso molecular pode ser utilizada 12 horas após correção cirúrgica e imediatamente após tratamento endovascular

PSA: antígeno prostático específico.

O tratamento com medicamentos antiepilépticos deve ser administrado em pacientes com crise

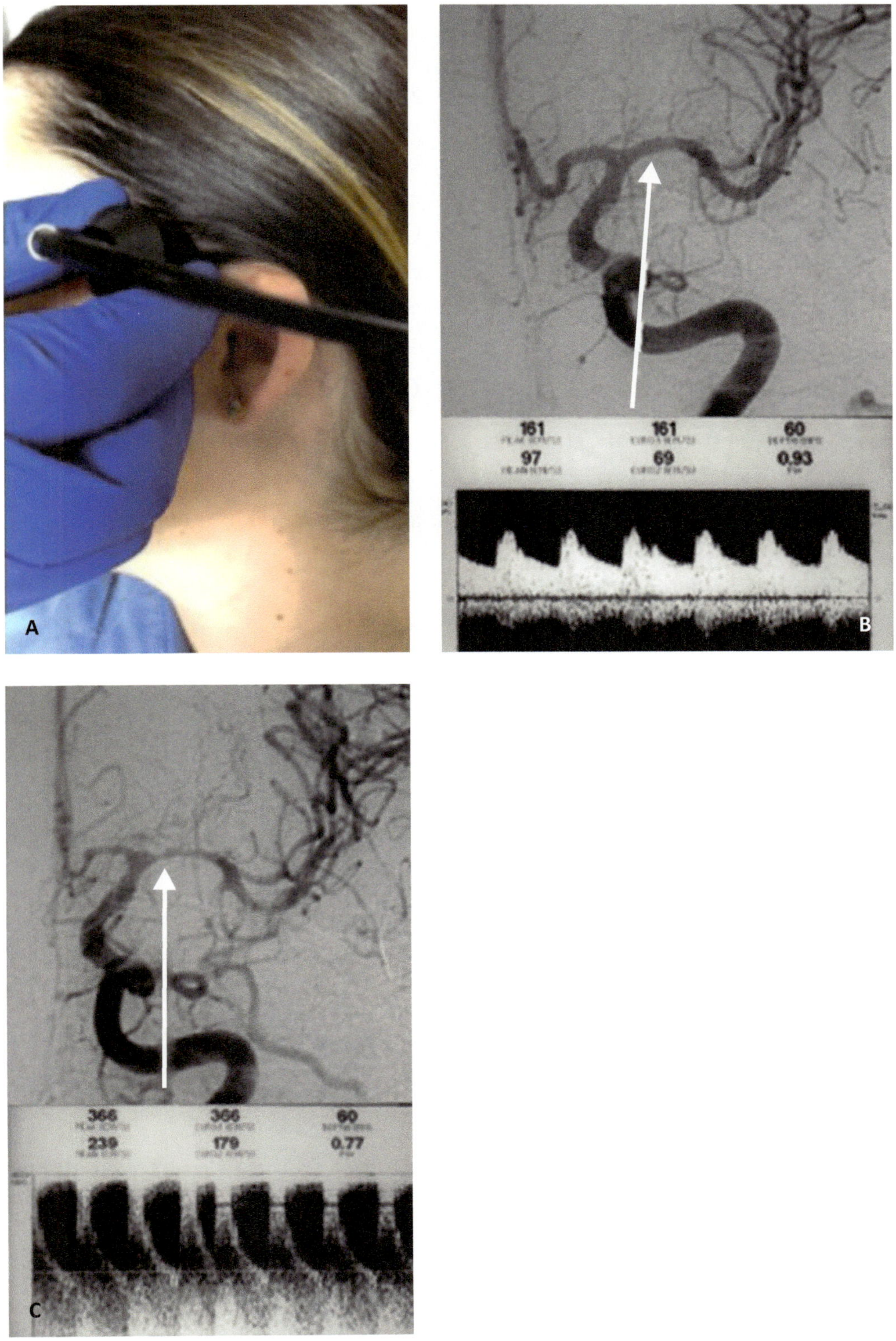

Fig. 6-2. Uso do Doppler Transcraniano para monitorização de vasoespasmo pós-hemorragia subaracnoidea. **(A)** Posição do transdutor do aparelho de Doppler Transcraniano na janela transtemporal para avaliação das velocidades de fluxo em ACM, ACA e ACP. **(B)** Angiografia digital sem vasoespasmo em ACM (superior) e espectro de velocidade de fluxo normal em ACM (inferior). **(C)** Angiografia digital com vasoespasmo angiográfico em ACM (superior) e espectro de velocidade de fluxo aumentada em ACM sugestivo de vasosespasmo cerebral no segmento avaliado (inferior).

epiléptica clínica ou eletrograficamente detectada. Não há evidência para o uso profilático de medicamentos antiepilépticos.[3,11,12] Levetiracetam parece ser mais bem-tolerado do que fenitoína em pacientes com HSA, como sugere uma recente metanálise sobre o tema.[11]

Não há evidência do uso de corticoides no manejo de pacientes com HSA.[4]

Prevenção de Ressangramento

A prevenção do ressangramento pode ser realizada com o tratamento da hipertensão aguda, reparando o aneurisma tão logo seja possível e por meio de drogas antifibrinolíticas. Apesar de controverso, advoga-se o uso de ácido tranexâmico na dose 1 g de 6/6 h no aneurisma roto não seguro, por até 72 horas, e na ausência de contraindicações.[13]

Prevenção de Isquemia Cerebral Tardia

A isquemia cerebral tardia é uma complicação clínica da HSAa presente em cerca de 30% dos pacientes e, geralmente, está associada à presença de vasoespasmo cerebral.[14,15] O vasoespasmo cerebral pode ser diagnosticado pelo Doppler Transcraniano (Fig. 6-2), angioTC e angiografia digital.

A isquemia cerebral tardia, por sua vez, é definida como presença de déficit neurológico focal ou queda em 2 pontos na escala de coma de Glasgow que dure mais de 1 hora e não esteja associado à manipulação cirúrgica nas últimas 24 horas.[2] Quando o paciente está sedado, pode ser difícil avaliar a presença de ICT, neste caso, um exame que pode ser utilizado é a TC perfusão.[13]

A única terapia farmacológica aprovada para prevenção da isquemia cerebral tardia é a nimodipina oral (60 mg a cada 4 h), que deve ser administrada para todos os pacientes até 21 dias da ocorrência da hemorragia.[3]

Para o tratamento da ICT, a terapia do triplo "H" (**h**ipervolemia, **h**ipertensão e **h**emodiluição) não é mais recomendada.[13] A indução de hipertensão pode ser utilizada com escalonamento até PAS 220 mmHg em pacientes com aneurismas seguros.[15] Em casos refratários, pode ser utilizado o protocolo de Montreal com uso de Milrinone em *bolus* de 0,1-0,2 mg/kg, seguidos de infusão contínua de 0,75 mcg/kg/min-1,25 mcg/kg/min.[14] Outras terapias, como administração de vasodilatadores intra-arteriais ou balão intra-arterial podem ser uma opção.

CONCLUSÃO

A HSA apresenta alta morbimortalidade, o conhecimento de suas complicações e o tratamento adequado tanto do aneurisma quanto das complicações é fundamental.

REFERÊNCIAS BIBLIOGRÁFICAS

1. Maher M, Schweizer TA, Macdonald RL. Treatment of Spontaneous Subarachnoid Hemorrhage: Guidelines and Gaps. Stroke. 2020;1326-32.
2. Lawton MT, Vates E. Subarachnoid hemorrhage. N Engl J Med 2017;377:257-66. 1991;5(2):251-68.
3. Steiner T, Juvela S, Unterberg A, Jung C, Forsting M, Rinkel G. European stroke organization guidelines for the management of intracranial aneurysms and subarachnoid hemorrhage. Cerebrovasc Dis. 2013;35(2):93-112.
4. Sociedade Internacional de Cefaleia. Classificação Internacional das Cefaleias (traduzido pela Sociedade Brasileira de Cefaleia). Cephalalgia. 2018;38(1):1-211.
5. Perry JJ, Sivilotti MLA, Sutherland J, Hohl CM, Émond M, Calder LA, et al. Validation of the Ottawa Subarachnoid Hemorrhage Rule in patients with acute headache. Cmaj. 2017;189(45):E1379-85.
6. Perry JJ, Sivilotti MLA, Émond M, Hohl CM, Khan M, Lesiuk H, et al. Prospective Implementation of the Ottawa Subarachnoid Hemorrhage Rule and 6-Hour Computed Tomography Rule. Stroke. 2020;424-30.
7. Rosen DS, Macdonald RL. Subarachnoid hemorrhage grading scales: a systematic review. Neurocrit Care. 2005;2(2):110-8.
8. de Oliveira Manoel AL, Jaja BN, Germans MR, Yan H, Qian W, Kouzmina E, Marotta TR, Turkel-Parrella D, Schweizer TA, Macdonald RL; SAHIT collaborators. The VASOGRADE: A Simple Grading Scale for Prediction of Delayed Cerebral Ischemia After Subarachnoid Hemorrhage. Stroke. 2015 Jul;46(7):1826-31.

9. Claassen J, Bernardini GL, Kreiter K, Bates J, Du YE, Copeland D, et al. Effect of cisternal and ventricular blood on risk of delayed cerebral ischemia after subarachnoid hemorrhage: the Fisher scale revisited.Stroke. 2001; 32:2012-2020.
10. Shimoda M, Hoshikawa K, Shiramizu H, Oda S, Matsumae M. Problems with diagnosis by fluid-attenuated inversion recovery magnetic resonance imaging in patients with acute aneurysmal subarach- noid hemorrhage. Neurol Med Chir (To- kyo) 2010;50:530-7.
11. Mahmoud SH, Buxton J. Seizures and Choice of Antiepileptic Drugs Following Subarachnoid Hemorrhage: A Review. Can J Neurol Sci. 2017 Nov;44(6):643-653.
12. Feng R, Mascitelli J, Chartrain AG, Margetis K, Mocco J. Anti-epileptic Drug (AED) Use in Subarachnoid Hemorrhage (SAH) and Intracranial Hemorrhage (ICH). Curr Pharm Des. 2017;23(42):6446-6453.
13. Rouanet C, Silva GS. Aneurysmal subarachnoid hemorrhage: current concepts and updates. Arq Neuropsiquiatr. 2019 Nov;77(11):806-814.
14. Lannes M, Teitelbaum J, Pilar Cortés M, Cardoso M, Angle M. Milrinone and homeostasis to treat cerebral vasospasm associated with subarachnoid hemorrhage: the Montreal Neurological Hospital protocol. NeurocritCare. 2012 Jun;16(3):354-62.
15. Diringer MN, Bleck TP, Hemphill JC, Menon D, Shutter L, Vespa P, et al. Critical care management of patients following aneurysmal subarachnoid hemorrhage: Recommendations from the neurocritical care society's multidisciplinary consensus conference. Neurocrit Care. 2011;15(2):211-40.

Capítulo 7

Trombose venosa cerebral

Marina Trombin Marques

INTRODUÇÃO

A trombose venosa cerebral (TVC) é uma doença rara, que corresponde a 0,5% a 3% dos eventos cerebrovasculares.[1]

A faixa etária jovem é a mais acometida, entre 20 e 50 anos, com menos de 10% dos pacientes estando acima dos 65 anos.[2] As mulheres são três vezes mais acometidas do que os homens, o que se relaciona ao uso de contraceptivos orais, gestação e puerpério.[3]

Nas últimas décadas, a disponibilidade de exames de imagem como angiotomografia, angiorressonância e angiografia digital vem permitindo o aumento do diagnóstico e a melhora do prognóstico dos pacientes.[4]

FISIOPATOLOGIA

O desbalanço entre processos trombóticos e trombolíticos leva à formação e propagação de um trombo nos seios durais ou nas veias encefálicas. A estase sanguínea gera aumento da pressão no sistema venoso e nos capilares, recrutando colaterais para suprir a drenagem sanguínea. Quando o sistema colateral torna-se insuficiente, a perfusão cerebral reduz e ocorre quebra da barreira hematoencefálica, culminando em edema cerebral, isquemia local e hemorragia intracraniana.[5]

QUADRO CLÍNICO

Cefaleia ocorre em até 90% dos casos e costuma ser o primeiro sintoma. As características são inespecíficas: costuma iniciar de forma subaguda; pode ser difusa ou localizada e geralmente é intensa. Tipicamente, a dor relaciona-se ao aumento da pressão intracraniana e a piora ao decúbito e durante a manobra de valsalva. Ocasionalmente, pode mimetizar padrão enxaquecoso, ou até cefaleia em trovoada, sendo diagnóstico diferencial de hemorragia subaracnóidea.[6]

Dada a inespecificidade do quadro clínico, é pertinente a investigação rotineira dos pacientes com fatores de risco trombóticos e que apresentem cefaleia de características novas. Sintomas ou sinais de hipertensão intracraniana, como turvação visual ou papiledema, reforçam a hipótese clínica.[6]

Sinais focais ou crises epilépticas podem estar presentes nos quadros de TVC que acometem o sistema venoso superficial com lesões parenquimatosas. Crises sintomáticas agudas ocorrem em 30 a 40% dos pacientes e, em 80% dos casos precedem o diagnóstico da TVC. As tromboses que afetam o sistema venoso profundo, com edema dos núcleos da base, podem-se apresentar com alteração do *status* mental, paralisias do olhar e encefalopatia. Nas tromboses do seio cavernoso, é comum dor orbitária, oftalmoparesia e proptose.[7]

CAUSAS

Condições pró-trombóticas podem precipitar a ocorrência de TVC: pós-operatório, malignidade, trauma cranioencefálico, doenças inflamatório-infecciosas, uso de anticoncepcionais, gestação e puerpério. Apesar de rara, sucedendo imunização com as vacinas com vetor de adenovírus para SARS-CoV-2, foram observados casos de trombocitopenia trombótica imune induzida pela vacinação (VITT). Outros casos similares em contexto de infecção por adenovírus já foram reportados.[8] Nestes casos, a trombose costuma ser considerada provocada.[9]

Além dos fatores provocadores, a presença de uma trombofilia pode predispor aos eventos trombóticos. Trombose em paciente jovem, recorrência de eventos e história familiar positiva indicam provável trombofilia.[10]

As trombofilias são classificadas em adquiridas – como a síndrome antifosfolípide (SAF) – e hereditárias. A SAF é uma doença autoimune com alto risco de eventos trombóticos arteriais e venosos, perdas gestacionais e nascimentos prematuros. Entre as trombofilias hereditárias, as deficiências de proteína C, proteína S e antitrombina III são consideradas de alto risco; a mutação da protrombina e do fator V de Leiden, além da hiper-homocisteinemia são as de baixo risco mais comuns.[11] A hiper-homocisteinemia é passível de tratamento com vitamina B12 e ácido fólico.[12]

Na fase aguda da trombose há maior risco de falso-positivos para trombofilias. Sugere-se, portanto, aguardar no mínimo 3 meses e sob suspensão dos anticoagulantes para a obtenção de um resultado fidedigno.[10]

DIAGNÓSTICO

Na suspeita clínica de trombose venosa cerebral, está indicado exame de neuroimagem. Ressonância magnética com angiorressonância venosa é atualmente o exame não invasivo mais indicado na investigação. A tomografia computadorizada cerebral com venografia é alternativa em centros com menor disponibilidade de ressonância.[13,14]

O método diagnóstico mais acurado é a angiografia. Por ser invasivo, é reservado para casos inconclusivos com exames não invasivos, na suspeita de fístula arteriovenosa dural, ou quando indicada intervenção endovascular.[15]

Na tomografia sem contraste, pode haver hiperatenuação do seio venoso acometido. Em tromboses do seio sagital superior, observa-se o sinal do "triângulo denso" e, nas tromboses corticais ou de veias profundas o "sinal da corda".[16] Nos exames contrastados, o sinal mais clássico é o "sinal do delta vazio", que é gerado pela não contrastação do seio sagital superior (Fig. 7-1). Estes sinais têm alta especificidade na fase aguda, porém baixa sensibilidade e são ainda menos comuns nas fases subaguda e crônica.[13]

A hipoplasia dos seios venosos e as granulações aracnóideas proeminentes são variações que podem mimetizar a TVC.[13]

A RM de crânio deve ser completa para permitir o diagnóstico de TVC e identificar alterações parenquimatosas. Na fase aguda, as sequências T2* ou SWI identificam o trombo como área hipointensa e melhoram acurácia diagnóstica.[17] Tais sequências, somadas à angiorressonância venosa com gadolíneo, apresentam maior sensibilidade na detecção de trombose venosa cortical.[14]

As lesões no parênquima cerebral ocorrem em aproximadamente 60% dos casos de TVC (Fig. 7-2). Destas, 2/3 possuem componente hemorrágico e geralmente edema de componentes vasogênico e citotóxico associado.[17] Alguns padrões

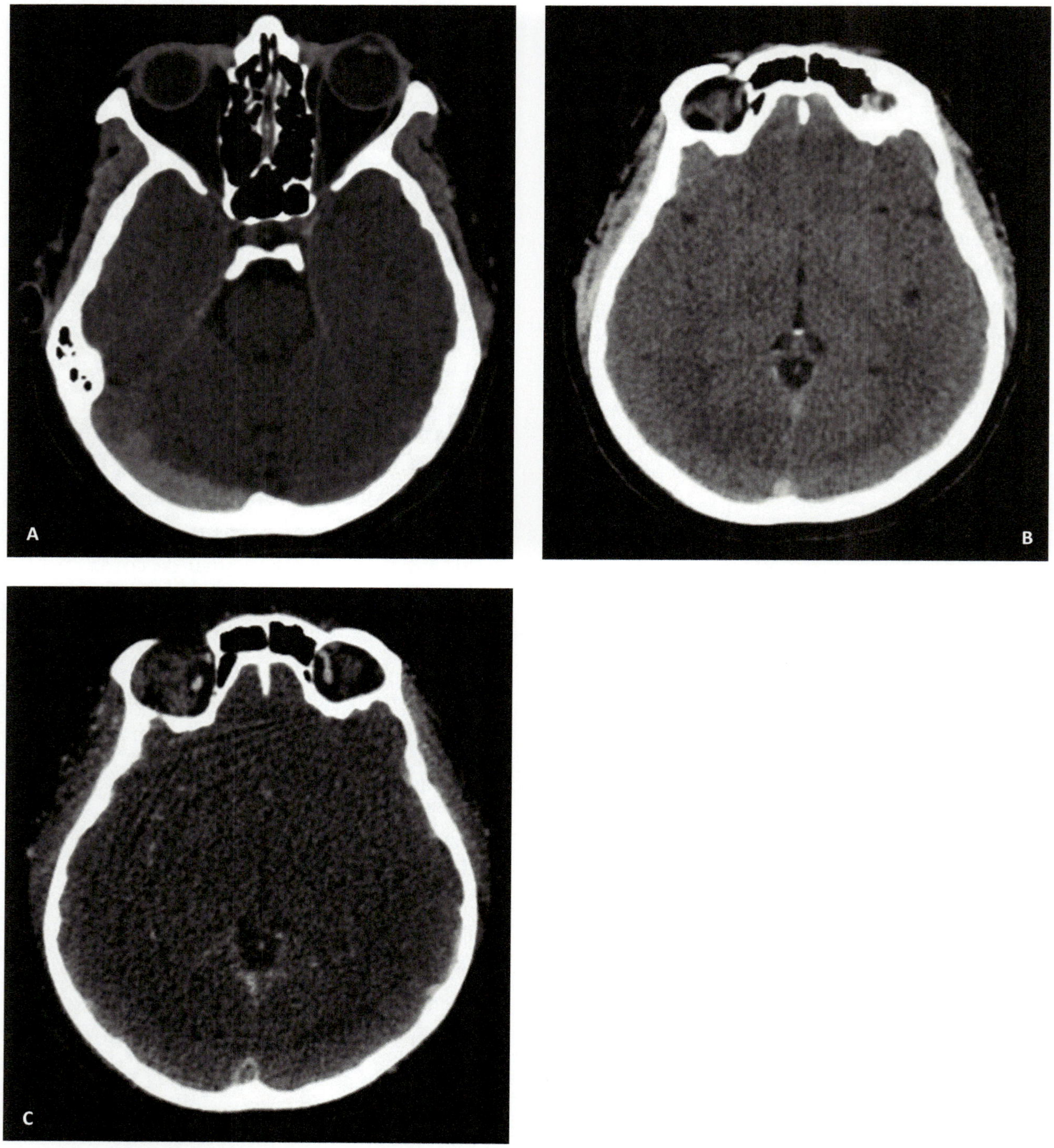

Fig. 7-1. (**A**) TC de crânio sem contraste, com atenuação espontânea em seio transverso direito. (**B**) TC de crânio sem contraste, com atenuação espontânea do seio sagital superior (sinal do triângulo denso). (**C**) TC de crânio com venografia demonstra defeito de enchimento do seio sagital superior margeado por contraste (sinal do delta vazio).

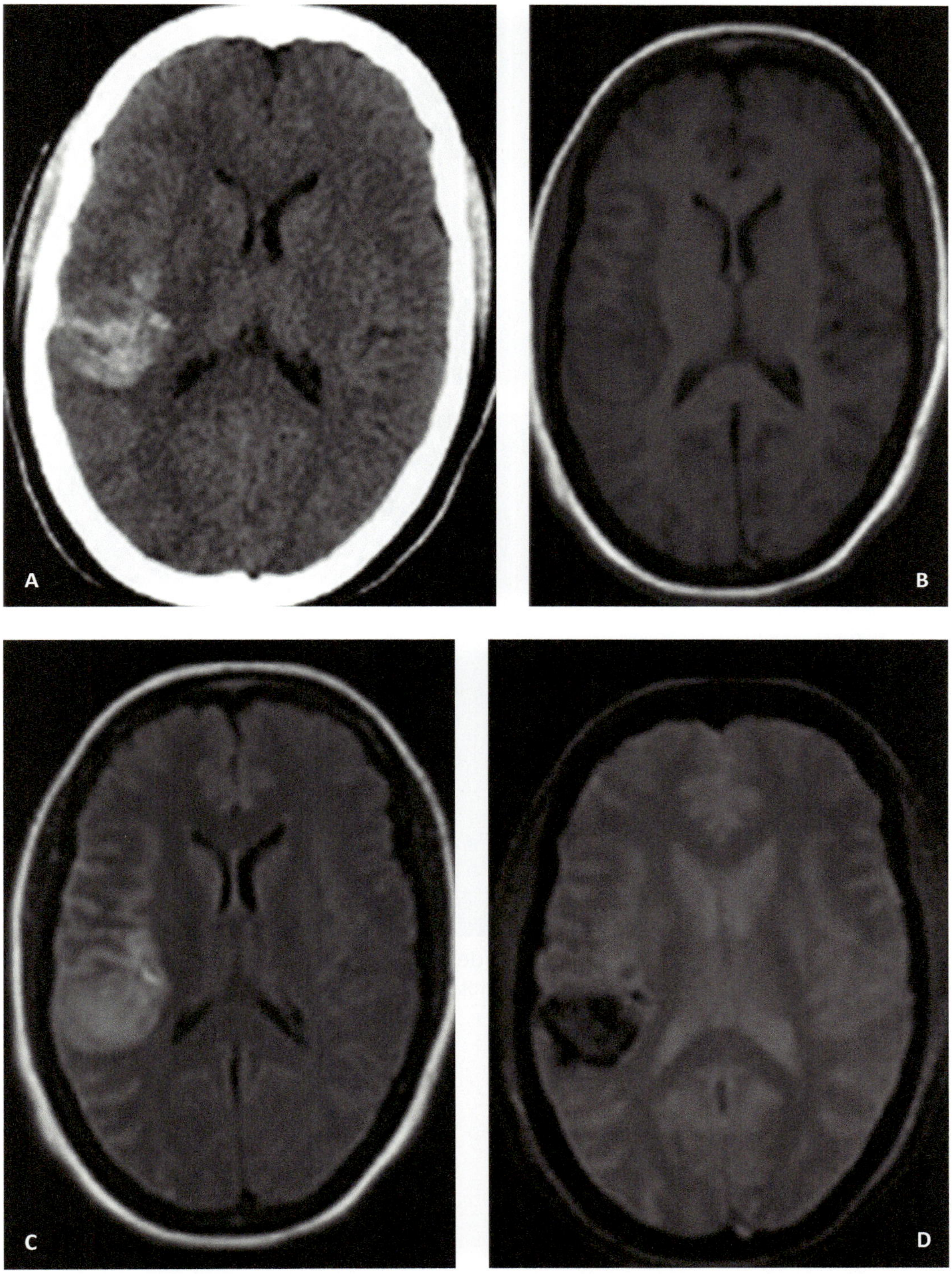

Fig. 7-2. TC de crânio (**A**) e RM nas sequências T1, GRE e T2 FLAIR (**B**-**D**) evidenciam lesão hemorrágica intraparenquimatosa em região parietotemporal direita. *(Continua)*

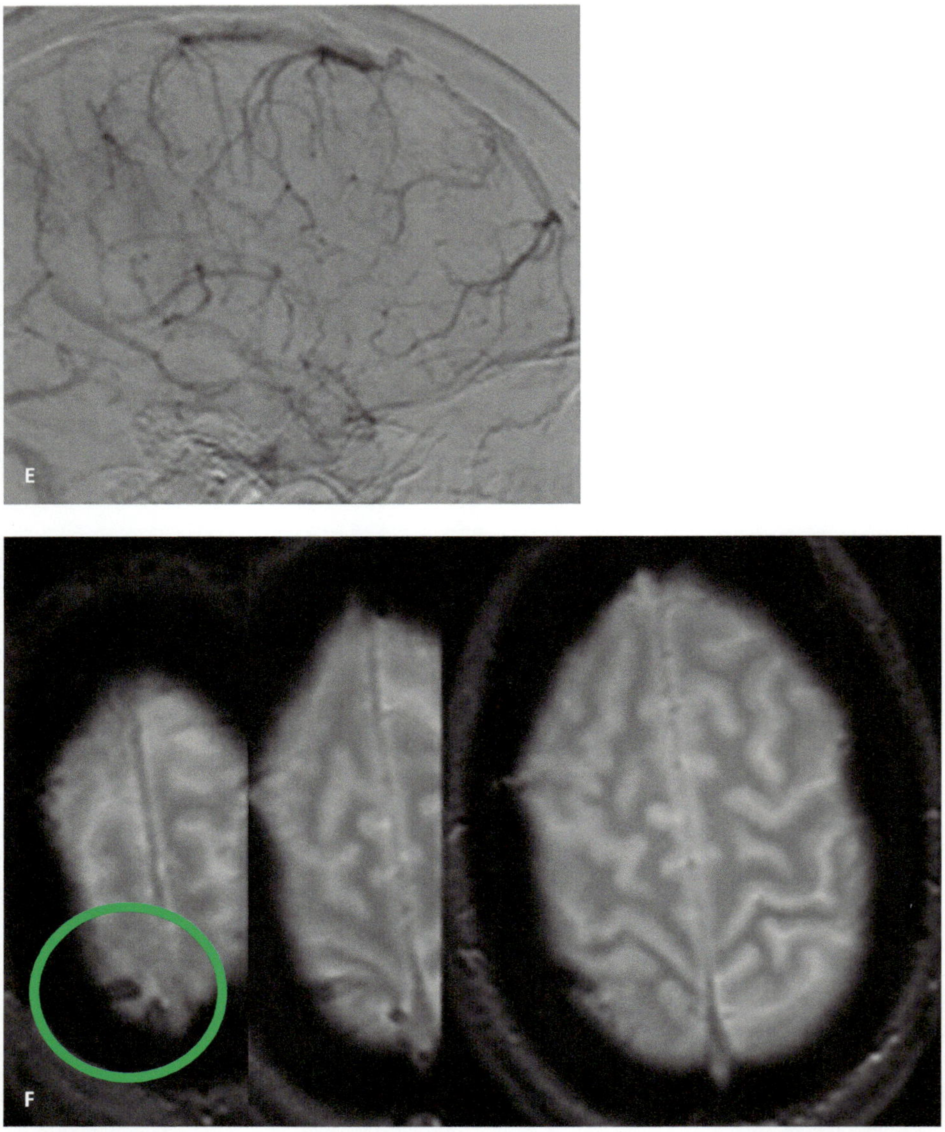

Fig. 7-2. *(Cont.)* TC de crânio (**E**) Angiografia sem evidência de malformação arteriovenosa. (**F**) Sinal hipointenso serpiginoso no GRE, sequelar de trombose venosa cortical.[20]

de lesões são suspeitos para TVC: infartos que ultrapassem fronteiras arteriais, lesões bilaterais, hematomas lobares, em formato côncavo ou pequenas hemorragias justacorticais.[13,18] A RM é mais sensível do que a TC de crânio na detecção de infartos venosos.[19]

TRATAMENTO

Condições clínicas associadas devem ser corrigidas sempre que possível, como infecções e desidratação.[21] Pacientes com crises sintomáticas agudas devem ser tratados com fármacos anticrise para prevenir recorrência na fase aguda e subaguda.[22]

A anticoagulação é o tratamento de primeira linha para os pacientes com TVC, ainda que haja hemorragia intracraniana associada. Recomenda-se iniciar tratamento com anticoagulação parenteral – preferencialmente heparina de baixo peso molecular. Quando estabilidade clínica, é recomendada a transição para anticoagulantes orais, com os antagonistas de vitamina K (AVK), após

5 a 15 dias.[23,14] O uso de anticoagulantes orais de ação direta (DOACs) como alternativa aos AVK vem se ampliando no tratamento da TVC, com estudos demonstrado segurança e efetividade em casos selecionados.[14,24,25]

O estudo clínico randomizado prospectivo RESPECT-CVT comparou a dabigatrana com AVK para pacientes com TVC, excluindo casos de trauma, infecção ou malignidade associada. No período de 6 meses, o risco de recorrência de trombose foi baixo em ambos os grupos, com taxas similares de recanalização e sem diferença quanto ao risco de hemorragias.[25] Em análise retrospectiva multicêntrica de uma coorte de vida real, o ACTION-CVT comparou o uso de AVK com DOACs, em um seguimento médio de 345 dias. O tratamento com DOACs associou-se a taxas similares de recorrência, morte e recanalização, porém com menor risco de sangramento.[24] Apesar de metodologicamente mais frágil, este resultado amplia as perspectivas para novos estudos envolvendo os DOACs e suas futuras incorporações às diretrizes.

É importante salientar que os DOACs e VKA não são indicados para gestantes e puérperas, sendo permitido apenas heparina de baixo peso molecular; DOACs são contraindicados também para lactantes. Em indivíduos com SAF, DOACs se associam a maiores riscos de tromboembolismo recorrente comparado a varfarina.[26] Tais grupos não foram incluídos nos estudos supracitados e não devem ser tratados com DOACs.[14] O tratamento da TVC no contexto de VITT inclui imunoglobulina humana intravenosa e contraindica o uso de heparina e VKA.[27]

A duração adequada do tratamento com anticoagulação na TVC ainda é uma lacuna na literatura.[28] As recomendações espelham-se nos outros tipos de tromboembolismo venoso (TEV): 3 a 6 meses para eventos provocados, 6 a 12 meses para não provocados e por tempo indefinido no caso das trombofilias de alto risco ou TEV recorrente.[23,14]

O tratamento endovascular para TVC com trombólise química local ou trombectomia mecânica não gerou melhora do desfecho funcional dos pacientes, em estudo randomizado.[29] Portanto, a terapia endovascular atualmente é indicada na refratariedade ao tratamento clínico de primeira linha, quando há propagação do trombo ou em caso de contraindicação a anticogulação.[23,14]

COMPLICAÇÕES

A hidrocefalia ocorre em até 15% dos pacientes, geralmente obstrutiva, relacionada ao edema das regiões de tálamo e núcleos da base, e nos casos em que ocorre, relaciona-se a piores desfechos clínicos.[30]

A hipertensão intracraniana é comum na fase aguda da TVC, devido à restrição da absorção do líquido cefalorraquidiano.[31] Não é recomendado uso de corticosteroides nestes pacientes e, a depender da gravidade, pode ser necessário procedimento de derivação ventricular ou craniectomia descompressiva.[32]

A principal causa de morte na fase aguda da TVC é a herniação transtentorial, por efeito de massa de lesões intraparenquimatosas. Nos casos com iminência de herniação, a cirurgia descompressiva precoce reduz mortalidade e melhora desfecho funcional.[33]

PROGNÓSTICO

O risco de morte ou dependência funcional após a TVC é de 4 a 15%. Os fatores de risco para pior prognóstico são idade mais avançada, sexo masculino, hemorragia intracraniana ou rebaixamento do nível de consciência na admissão.[34]

São comuns queixas neuropsiquiátricas, cefaleia, fadiga e alterações cognitivas na maioria dos pacientes funcionais após o evento trombótico. Estima-se que mais de 50% dos pacientes apresenta dificuldades de retornar ao trabalho.[35]

A recanalização ocorre em até 80% dos casos de TVC em pacientes sob anticoagulação, ao longo de meses. Há fracas evidências de relação entre a ausência de recanalização e piores desfechos funcionais e, atualmente, o controle de recanalização não determina o tempo de tratamento.[30,36]

REFERÊNCIAS BIBLIOGRÁFICAS

1. Alet M, Ciardi C, Alemán A, et al. Cerebral venous thrombosis in Argentina: clinical presentation, predisposing factors, outcomes and literature review. Journal of Stroke and Cerebrovascular Diseases. 2020;29(10):105145.
2. Ferro JM, Canhão P, Bousser MG, Stam J, Barinagarrementeria F. Cerebral Vein and Dural Sinus Thrombosis in Elderly Patients. Stroke. 2005;36(9):1927-1932.
3. Cantú C, Barinagarrementeria F. Cerebral venous thrombosis associated with pregnancy and puerperium. Review of 67 cases. Stroke. 1993;24(12):1880-1884.
4. Mattle HP, Wentz KU, Edelman RR, et al. Cerebral venography with MR. Radiology. 1991;178(2):453-458.
5. Schaller B, Graf R. Cerebral Venous Infarction: The Pathophysiological Concept. Cerebrovasc Dis. 2004;18(3):179-188.
6. Aliprandi A, Borelli P, Polonia V, Salmaggi A. Headache in cerebral venous thrombosis. Neurol Sci. 2020;41(S2):401-406.
7. Bousser MG, Ferro JM. Cerebral venous thrombosis: an update. The Lancet Neurology. 2007;6(2):162-170.
8. Warkentin TE, Baskin-Miller J, Raybould AL, et al. Adenovirus-Associated Thrombocytopenia, Thrombosis, and VITT-like Antibodies. New England Journal of Medicine. 2023;389(6):574-577.
9. Lauw M, Barco S, Coutinho J, Middeldorp S. Cerebral Venous Thrombosis and Thrombophilia: A Systematic Review and Meta-Analysis. Semin Thromb Hemost. 2013;39(08):913-927.
10. Connors JM. Thrombophilia Testing and Venous Thrombosis. Longo DL, ed. N Engl J Med. 2017;377(12):1177-1187.
11. Weingarz L, Schwonberg J, Schindewolf M, et al. Prevalence of thrombophilia according to age at the first manifestation of venous thromboembolism: results from the MAISTHRO registry. Br J Haematol. 2013;163(5):655-665.
12. Chan E, Fonseca VA. Management of hyperhomocysteinemia. Metab Syndr Relat Disord. 2003;1(2):159-170.
13. Leach JL, Fortuna RB, Jones BV, Gaskill-Shipley MF. Imaging of Cerebral Venous Thrombosis: Current Techniques, Spectrum of Findings, and Diagnostic Pitfalls. RadioGraphics. 2006;26(suppl_1):S19-S41.
14. Saposnik G, Bushnell C, Coutinho JM, et al. Diagnosis and Management of Cerebral Venous Thrombosis: A Scientific Statement From the American Heart Association. Stroke. 2024;55(3):e77-e90.
15. Liang L, Korogi Y, Sugahara T, et al. Evaluation of the intracranial dural sinuses with a 3D contrast-enhanced MP--RAGE sequence: prospective comparison with 2D-TOF MR venography and digital subtraction angiography. AJNR Am J Neuroradiol. 2001;22(3):481-492.
16. Zeina AR, Kassem E, Klein A, Nachtigal A. Hyperdense cerebral sinus vein thrombosis on computed tomography. West J Emerg Med. 2010;11(2):217.
17. Mullins ME, Grant PE, Wang B, Gonzalez RG, Schaefer PW. Parenchymal abnormalities associated with cerebral venous sinus thrombosis: assessment with diffusion-weighted MR imaging. AJNR Am J Neuroradiol. 2004;25(10):1666-1675.
18. Schlechter M, Lucey K, Peng TJ, Amin H. Cashew Nut Sign: A Concave Parenchymal Hemorrhage Caused by Cerebral Venous Thrombosis. Stroke. 2023;54(2):e38-e39. doi:10.1161/STROKEAHA.122.041816
19. Alajmi E, Zung J, Duquet-Armand M, Coutinho JM, Mandell DM. Prevalence of Venous Infarction in Patients With Cerebral Venous Thrombosis: Baseline Diffusion-Weighted MRI and Follow-Up MRI. Stroke. 2023;54(7):1808-1814.
20. Diacinti D, Cartocci G, Colonnese C. Cerebral venous thrombosis: A case series and a neuroimaging review of the literature. Journal of Clinical Neuroscience. 2018;58:142-147.
21. Bushnell C, Saposnik G. Evaluation and Management of Cerebral Venous Thrombosis: CONTINUUM: Lifelong Learning in Neurology. 2014;20:335-351.
22. Ferro JM, Correia M, Rosas MJ, Pinto AN, Neves G. Seizures in Cerebral Vein and Dural Sinus Thrombosis. Cerebrovasc Dis. 2003;15(1-2):78-83.
23. Ferro JM, Bousser MG, Canhão P, et al. European Stroke Organization guideline for the diagnosis and treatment of cerebral venous thrombosis - endorsed by the European Academy of Neurology. Eur J Neurol. 2017;24(10):1203-1213.
24. Yaghi S, Shu L, Bakradze E, et al. Direct Oral Anticoagulants Versus Warfarin in the Treatment of Cerebral Venous Thrombosis (ACTION-CVT): A Multicenter International Study. Stroke. 2022;53(3):728-738.
25. Ferro JM, Coutinho JM, Dentali F, et al. Safety and Efficacy of Dabigatran Etexilate vs Dose-Adjusted Warfarin in Patients With Cerebral Venous Thrombosis: A Randomized Clinical Trial. JAMA Neurol. 2019;76(12):1457.
26. Cohen H, Efthymiou M, Isenberg DA. Use of direct oral anticoagulants in antiphospholipid syndrome. J Thromb Haemost. 2018;16(6):1028-1039.
27. Schultz NH, Sørvoll IH, Michelsen AE, et al. Thrombosis and Thrombocytopenia after ChAdOx1 nCoV-19 Vaccination. New England Journal of Medicine. 2021;384(22):2124-2130.
28. Miranda B, Aaron S, Arauz A, et al. The benefit of EXtending oral antiCOAgulation treatment (EXCOA) after acute cerebral vein thrombosis (CVT): EXCOA-CVT cluster

randomized trial protocol. International Journal of Stroke. 2018;13(7):771-774.
29. Coutinho JM, Zuurbier SM, Bousser MG, et al. Effect of Endovascular Treatment With Medical Management vs Standard Care on Severe Cerebral Venous Thrombosis: The TO-ACT Randomized Clinical Trial. JAMA Neurol. 2020;77(8):966-973.
30. Alimohammadi A, Kim DJ, Field TS. Updates in Cerebral Venous Thrombosis. Curr Cardiol Rep. 2022;24(1):43-50.
31. Pollay M. The function and structure of the cerebrospinal fluid outflow system. Fluids Barriers CNS. 2010;7(1):9.
32. Coutinho JM, Stam J. How to treat cerebral venous and sinus thrombosis. Journal of Thrombosis and Haemostasis. 2010;8(5):877-883.
33. Misra S, Sudhir P, Nath M, Sharma VK, Vibha D. Decompressive surgery in cerebral venous thrombosis: A systematic review and meta-analysis. Eur J Clin Investigation. Published online January 5, 2023.
34. Canhão P, Ferro JM, Lindgren AG, Bousser MG, Stam J, Barinagarrementeria F. Causes and Predictors of Death in Cerebral Venous Thrombosis. Stroke. 2005;36(8):1720-1725.
35. Koopman K, Uyttenboogaart M, Vroomen PC, Meer J van der, De Keyser J, Luijckx GJ. Long-Term Sequelae after Cerebral Venous Thrombosis in Functionally Independent Patients. Journal of Stroke and Cerebrovascular Diseases. 2009;18(3):198-202.
36. Aguiar de Sousa D, Lucas Neto L, Canhão P, Ferro JM. Recanalization in Cerebral Venous Thrombosis: A Systematic Review and Meta-Analysis. Stroke. 2018;49(8):1828-1835.

Capítulo 8

Fístulas carótido-cavernosas

Ibsen Thadeu Damiani

INTRODUÇÃO

As fístulas carótido-cavernosas (FCCs) são malformações vasculares caracterizadas por comunicações anormais entre a artéria carótida interna (ACI) e o seio cavernoso (Fig. 8-1). Elas podem surgir espontaneamente ou por causas secundárias, havendo uma variedade de sinais e sintomas e, consequentemente, diferentes níveis de morbidade e mortalidade neuro-oftalmológicas.[1]

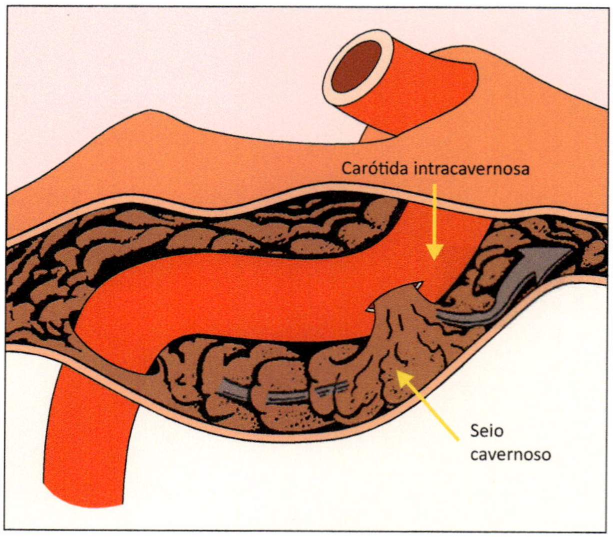

Fig. 8-1. Representação clássica de uma fístula carótido-cavernosa direta. (Modificada de Day AL, Rhoton Jr AL. Aneurysms and arteriovenous fistulae of the intracavernous carotid artery and its branches. In: Youmans JR. Nervous system – Surgery. Ed. Wonsiewicz; 1928. Chapter 59, 1807-30.)[2]

CLASSIFICAÇÃO DAS FÍSTULAS CARÓTIDO-CAVERNOSAS

As FCCs podem ser classificados de acordo com três critérios: (1) patogênico: espontânea ou traumática, (2) hemodinâmico: fluxo alto ou baixo e (3) angiográfico: direta ou indireta (dural). Algumas são híbridas:

Os critérios hemodinâmicos para diferenciar fístula em categorias de alto fluxo ou baixo fluxo são bastante subjetivos. As FCCs de alto fluxo resultam de uma conexão direta entre a artéria carótida intracavernosa e o seio cavernoso circundante, preenchendo o seio cavernoso e veias eferentes em uma fração de segundo, enquanto os ramos intracranianos da ACI preenchem parcialmente ou não são visualizados. As FCCs de baixo fluxo são resultantes da comunicação indireta entre o seio cavernoso e ramos da artéria carótida interna ou externa, dentro da dura-máter adjacente. Estas são frequentemente referidas como fístulas durais cavernosas.

Nas FCCs diretas, o sangue arterial entra no seio cavernoso, de baixa pressão, mais comumente através de um único orifício decorrente de uma ruptura da parede da artéria carótida intracavernosa, resultando em conexão direta com o seio cavernoso circundante. As FCCs indiretas são resultantes da comunicação indireta entre o seio cavernoso e ramos da artéria carótida interna ou externa dentro da dura adjacente (*nidus* de arteríolas durais). Estes são frequentemente referidos como fístulas durais cavernosas (FDCs).[1,3]

Na classificação de Barrow, as FCCs são subdivididas em quatro tipos com base em sua etiologia, taxa de fluxo e fonte de vasos alimentadores: [1]

- *Tipo A:* são lesões diretas de alto fluxo que conectam a artéria carótida ao seio cavernoso e geralmente resultam de uma única ruptura endotelizada na parede carótida.
- As fístulas dos tipos B, C e D são lesões indiretas de baixo fluxo, que variam de acordo com a anatomia.
- *Tipo B:* suprimento arterial surge de pequenos ramos da artéria carótida cavernosa.
- *Tipo C:* ramos durais da carótida externa.
- *Tipo D:* combinação de ramos da artéria carótida externa e interna (ACI).

EPIDEMIOLOGIA

No geral, as FCCs são encontradas igualmente em homens e mulheres e podem ocorrer em qualquer faixa etária, incluindo crianças pequenas. Ocorrem com mais frequência como consequência de lesão traumática. Os homens jovens são os mais afetados.[4] Por outro lado, as FCCs durais são um pouco mais comuns em mulheres com mais de 50 anos.[3] As FCCs pós-traumáticas bilaterais ocorrem em 1 a 2% dos pacientes.4

ETIOPATOGENIA

A maioria das FCCs diretas resultam de traumatismo craniano, geralmente graves, com fratura de crânio ou facial. Outras causas incluem: aneurisma da artéria carótida cavernosa, trombose venosa e condições genéticas associadas a defeitos da parede arterial (displasia fibromuscular e síndrome de Ehlers-Danlos[5]). Fístulas iatrogênicas foram relatadas após cirurgia de endarterectomia carotídea, procedimentos endovasculares, cirurgia hipofisária transesfenoidal, cirurgia sinusal e pseudoxantoma elástico.[5,6] Em muitos casos, nenhuma causa pode ser identificada.[7] A hipertensão arterial pode ser outro fator de risco para formação espontânea de FCC.[8]

A circulação oftálmica e o seio cavernoso são afetados quando o fluxo sanguíneo é revertido por sangue arterial drenando anteriormente em direção ao sistema venoso oftálmico. Essa inversão do fluxo compromete a drenagem venosa da órbita, principalmente a divisão superior da veia oftálmica, causando congestão da órbita.[9] Este fluxo reverso explica a ampla possibilidade de manifestações oculares das FCCs.[10]

QUADRO CLÍNICO

As FDCs podem apresentar drenagem anterior ou posterior (para o seio petroso inferior ou superior). Tanto estas como as FCCs diretas podem apresentar os seguintes sintomas ou sinais: diplopia, oftalmoparesia ou oftalmoplegia (VI, II e IV nervos), dor ocular e, raramente, hemorragia intracraniana. O início é fulminante na FCC direta e mais insidioso na FD. Sintomas e sinais neuro-oftalmológicos são comuns nas FCCs diretas (Fig. 8-2) e somente estas apresentam sopro, além de ser mais frequente a presença de cefaleia, hipoestesia ou anestesia facial por lesão do V nervo, alterações no exame de fundo de olho (retinopatia, estase e hemorragia retiniana). Nas FDCs, observam-se arterialização de vasos conjuntivais com imagem de saca-rolhas. A presença de proptose, quemose e injeção conjuntival é frequente nas FCCs diretas, e pode estar presente na FDC com drenagem anterior (não ocorre na drenagem posterior).[3,9,11]

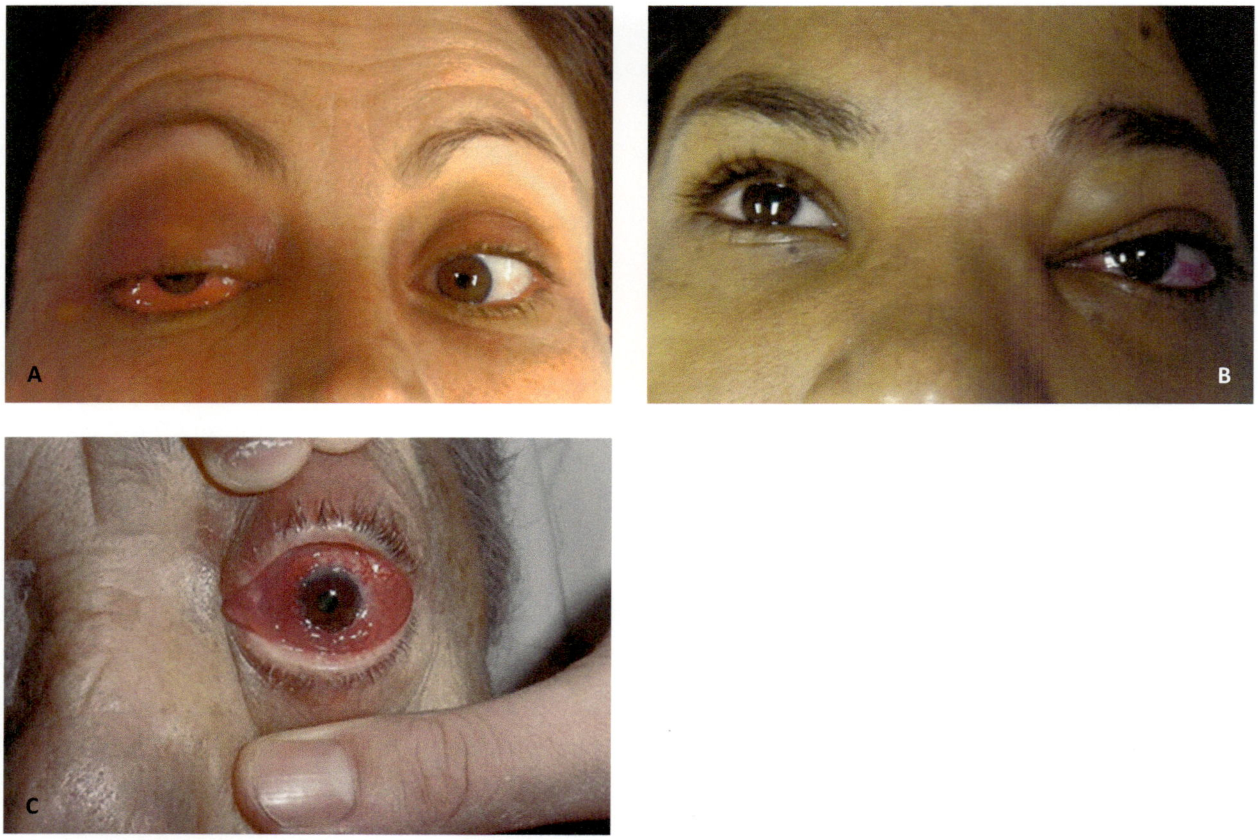

Fig. 8-2. (**A**) FCC direta apresentando ptose palpebral, edema periocular e hiperemia conjuntival, além de paresia na motricidade ocular extrínseca. (**B**) FCC direta apresentando edema periocular, proptose ocular e hiperemia conjuntival. (**C**) FCC direta apresentando intensa hiperemia ocular, associada à quemose.[10] (Cortesia: Dr. Guilherme B Aguiar.)

As principais complicações são: úlcera de córnea, glaucoma e oclusão da artéria central da retina, hemorragia intracraniana ou subaracnóidea (por drenagem para veias corticais e ruptura espontânea) e epistaxes.[11,22]

A perda de visão é mais problemática no cenário de drenagem anterior e sinais orbitais proeminentes e pode afetar um terço dos pacientes nesta categoria. As causas incluem: umento da pressão intraocular secundária a congestão venosa orbital e glaucoma; retinopatia de estase venosa; hemorragia vítrea; retinopatia proliferativa; neuropatia óptica isquêmica; descolamento exsudativo da retina; complicações oftalmológicas raras, como derrames coroidais e glaucoma de ângulo fechado.[11,12]

DIAGNÓSTICO DIFERENCIAL

Outros distúrbios que podem ser considerados em pacientes com FCC incluem qualquer processo que exerça um efeito de massa no seio cavernoso:

- *Causas vasculares:* aneurisma da artéria carótida intracavernosa; aneurisma da artéria cerebral posterior; trombose carotídeo-cavernosa; aneurisma da artéria comunicante posterior; dissecção da artéria carótida interna.
- *Neoplasia:* tumor intracraniano primário; adenoma hipofisário; meningioma; craniofaringioma; cordoma; metástases

locais; tumor nasofaríngeo; carcinoma de células escamosas; metástases distantes; linfoma; mieloma múltiplo; metástases carcinomatosas

- *Inflamação, infecção:* bacteriana; sinusite contígua; mucocele (seio esfenoidal); periostite; abcesso; viral (Herpes-zóster); fúngica (mucormicose, actinomicose); espiroqueta (*Treponema pallidum*); micobacteriana (*Mycobacterium tuberculosis*); outras (sarcoidose; granulomatose com poliangeíte, granuloma eosinofílico; síndrome de Tolosa-Hunt; pseudotumor orbitário; oftalmoplegia diabética; enxaqueca oftalmoplégica; arterite de células gigantes).[11]

EXAMES COMPLEMENTARES

A angiografia por subtração digital convencional (Fig. 8-3) é o exame padrão-ouro para o diagnóstico de FCC, mas deve ser realizada quando o diagnóstico permanece incerto após outros exames radiográficos, particularmente naqueles pacientes com suspeita de FCC passível de fechamento.

É possível visualizar a FCC por meio da tomografia computadorizada (TC), angiotomografia, ressonância magnética (RM), angiografia por ressonância magnética (ARM) e ultrassonografia orbital ou transcraniana:

- A TC e a RM de crânio podem demonstrar proptose, expansão do seio cavernoso e da veia oftálmica superior, aumento dos músculos extraoculares, bem como quaisquer fraturas cranianas associadas. Não são úteis para diferenciar em fístula diretas ou indiretas. Porém, a RM é menos sensível que a TC para avaliar fratura de crânio. A RM encefálica mostra melhor definição, sendo particularmente útil na classificação das FCCs (Figs. 8-4 e 8-5).[10] As FCCs durais de drenagem posterior são menos propensas a ter anormalidades associadas na TC ou RM.[3] A angiotomografia de crânio mostrou melhor sensibilidade do que a angioressonância na detecção de FCCs na porção proximal do seio cavernoso.[13]

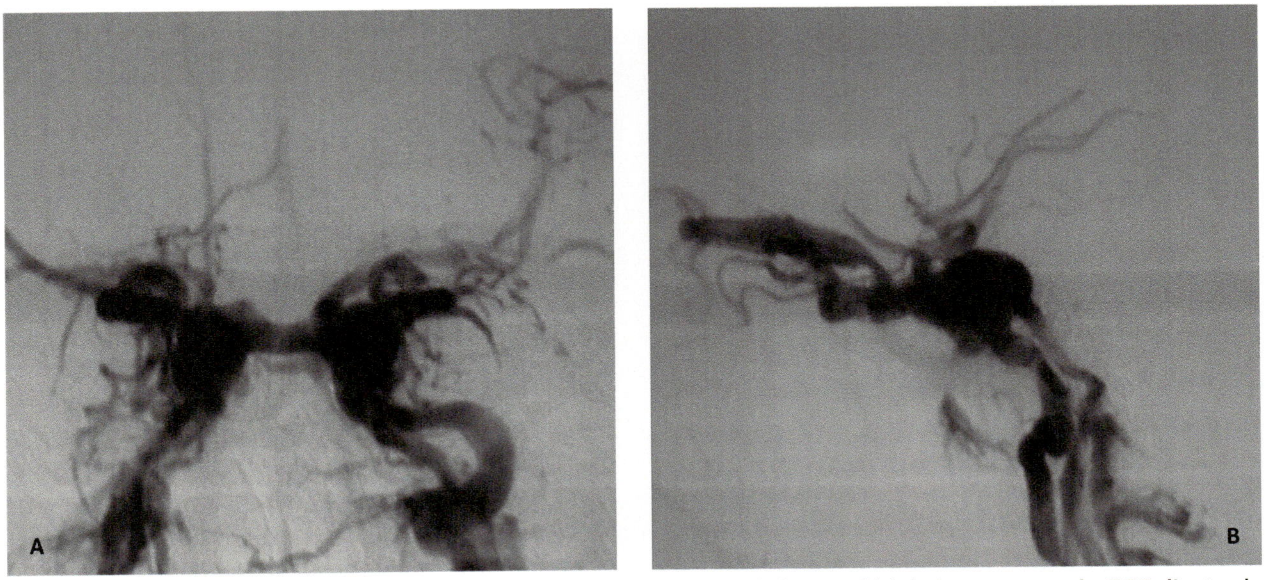

Fig. 8-3. Angiografia carotídea esquerda em incidência frontal (**A**) e perfil (**B**) demonstrando FCC direta de alto fluxo, e mínimo fluxo residual para o território carotídeo esquerdo.[10] (Cortesia: Dr. Guilherme B Aguiar.)

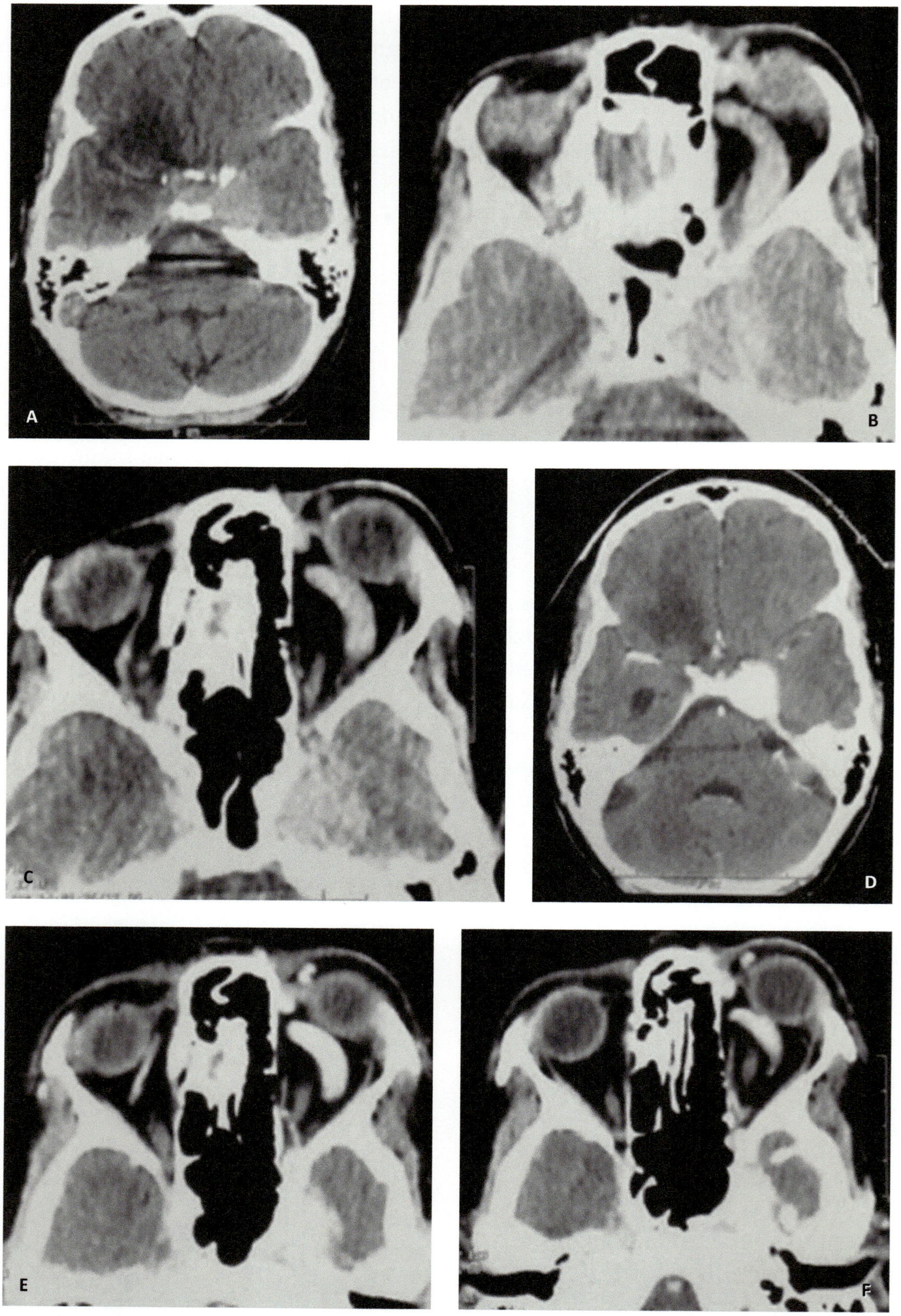

Fig. 8-4. TC de crânio em corte axial **A-C** – sem contraste; **D-F** – após a injeção de contraste venoso) mostrando o alargamento do SC esquerdo, proptose ocular e ingurgitamento da veia oftálmica superior.[10] (Cortesia: Dr. Guilherme B. Aguiar.)

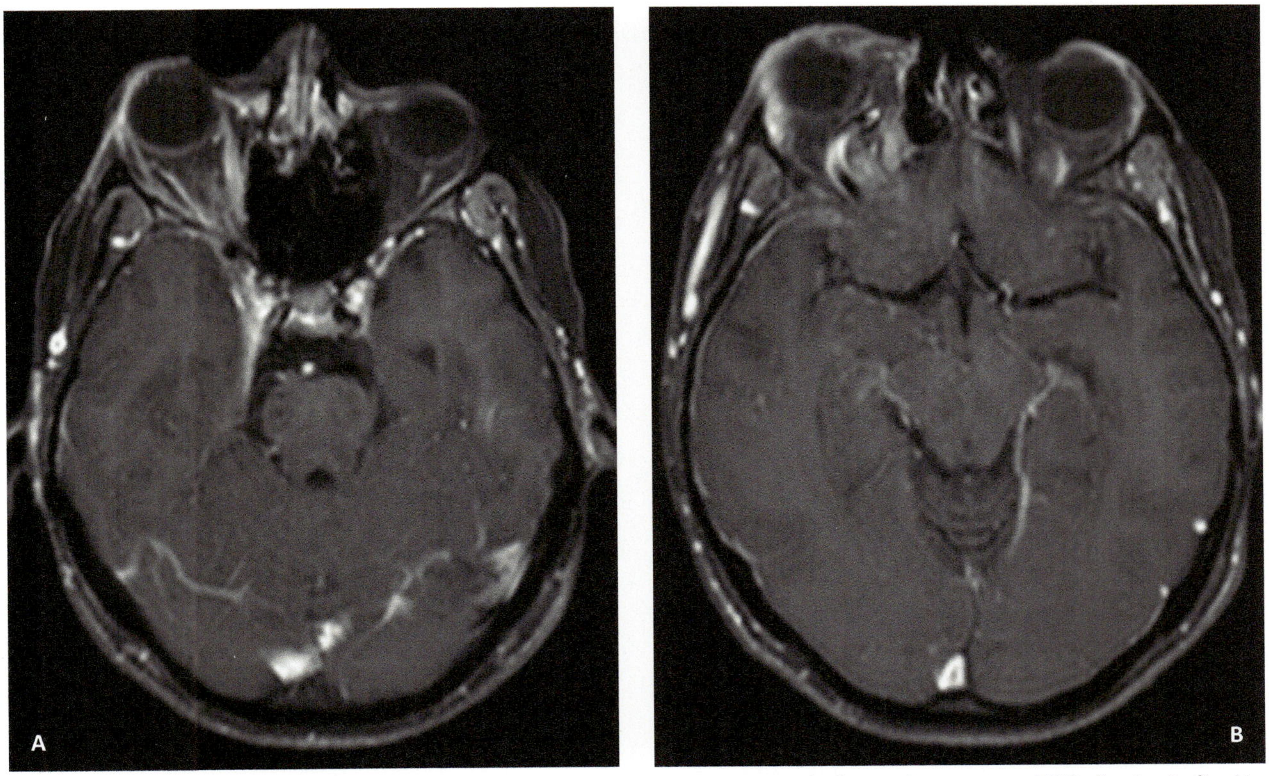

Fig. 8-5. (A, B) RM de encéfalo (cortes axiais em T1 com contraste) de paciente com FCC direta à direita mostrando proptose ocular direita e ingurgitamento da veia oftálmica superior desse lado.[10] (Cortesia: Dr. Guilherme B. Aguiar.)

- A ultrassonografia com Doppler transcraniano (DTC) geralmente revela aumento da velocidade do fluxo sanguíneo e diminuição do índice de pulsatilidade no sifão carotídeo em pacientes com FCC de alto ou baixo fluxo. Este exame é um meio não invasivo útil para acompanhar pacientes após o tratamento.[14]

TRATAMENTO

O manejo de pacientes com FCC inclui monitoramento oftalmológico, tratamento de complicações oftalmológicas e fechamento da fístula. Para isto, devem ser considerados: a classificação da FCC junto com a complexidade da angioarquitetura, a natureza dos sintomas e o risco de futura morbidade visual e neurológica.

Como é improvável que as FCCs diretas de alto fluxo fechem espontaneamente, e os pacientes geralmente são muito sintomáticos, com risco de progressão com morbidade concomitante, a maioria deve ser fechada.[15]

Por outro lado, muitas (20 a 60%) das FDCs fecharão espontaneamente. Indicações para o tratamento incluem: presença de sintomas neurológicos, presença de drenagem venosa para região cortical em estudos de neuroimagem (maior risco de hemorragia parenquimatosa), perda progressiva da visão, proptose ou oftalmoplegia.[16] Pacientes com sintomas mais leves podem ser observados, mas acompanhamento rigoroso com exames seriados que incluem testes de visão, medição da pressão intraocular e exame de fundo de olho são recomendados.

Tratamento Medicamentoso

No cenário agudo de perda de visão e/ou paralisia de nervos cranianos, glicocorticosteroides (por exemplo, dexametasona) podem ser usados enquanto se aguarda a decisão definitiva por estudos diagnósticos e tratamentos. Da mesma forma, em pacientes com pressão intraocular elevada, o manejo clínico com bloqueadores beta-adrenérgios e acetazolamida oral (Diamox) são realizados como terapia adjuvante, até que a terapia definitiva para a fístula seja realizada.

- *Técnicas de fechamento:* em geral, a obliteração endovascular é a abordagem preferida. A cirurgia e outras intervenções podem ser consideradas quando o tratamento endovascular não é possível ou não é bem-sucedido:
  - Abordagens endovasculares: pode ser por via arterial ou venosa. Para FCCs diretas, taxas de fechamento bem-sucedidas de 55 a 99% foram relatadas usando uma ou mais técnicas endovasculares.[4,7] No entanto, isso é acompanhado por complicações (oclusão da artéria carótida interna, infarto cerebral, piora da paralisia ocular) em 10 a 40 por cento. A taxa de cura nas FDCs com tratamento endovascular é de 70 a 90%, com uma taxa de complicação de 2 a 5 por cento.[3] A trombose é obtida usando: bobinas destacáveis Guglielmi; micromolas de fibra; partículas de álcool polivinílico; cola de cianoacrilato; esponja de gelatina absorvível; balões destacáveis. A embolização transvenosa pode ser complicada por:[9,10] isquemia cerebral ou infarto; se o material embólico migrar através da fístula; hemorragia subaracnóidea ou intracerebral; ruptura do seio maxilar; extravasamento extradural de contraste; paralisia de nervos cranianos.[19]

Embolização transarterial: a embolização transarterial, por meio de microcateteres superseletivos, é a estratégia de tratamento preferida para a maioria das FCCs diretas (Fig. 8-6),[7] com o objetivo de preservar o fluxo dentro da ACI, utilizando-se balões destacáveis, bobinas de platina, partículas de álcool polivinílico e adesivos líquidos, *stents* com ou sem molas têm sido usados. [18] Em alguns pacientes, pode ser tomada a decisão de ocluir a própria ACI com balão ou molas.[7] As complicações incluem: migração de material embólico para a circulação intracraniana distal, causando isquemia cerebral ou infarto; dissecção arterial ou formação de pseudoaneurisma. O uso de anticoagulação e tratamento antiplaquetário antes e após o procedimento pode reduzir o risco de trombose, especialmente após implantação de stent.[19]

- A **embolização transvenosa** é geralmente usada como primeira abordagem de tratamento para FDC, e na FCC direta quando a abordagem transarterial falha ou é incompletamente bem-sucedida.[19]
- O **tratamento neurocirúrgico**, raramente utilizado atualmente, pode ser indicado quando o tratamento endovascular não é possível ou não foi bem-sucedido.[4]

A radiocirurgia estereotáxica requer um cíclotron, acelerador linear ou a **Gamma Knife**, aparelhos capazes de concentrar altas doses de irradiação sobre a FCC, levando a uma reação na parede dos vasos e espessamento das camadas vasculares, com estreitamento do seu lúmen, provocando uma trombose. Esta técnica é indicada quando uma abordagem endovascular não é viável e a intervenção cirúrgica é difícil ou apresenta risco de morbidade significativa. As complicações incluem estenose carotídea tardia, paralisia oculomotora, parestesia facial, lesão de nervo óptico.

- Compressão vascular manual é uma técnica, não muito utilizada, que consiste na compressão manual da artéria carótida ipsilateral, contraindicada para casos com sintomas graves.[19]

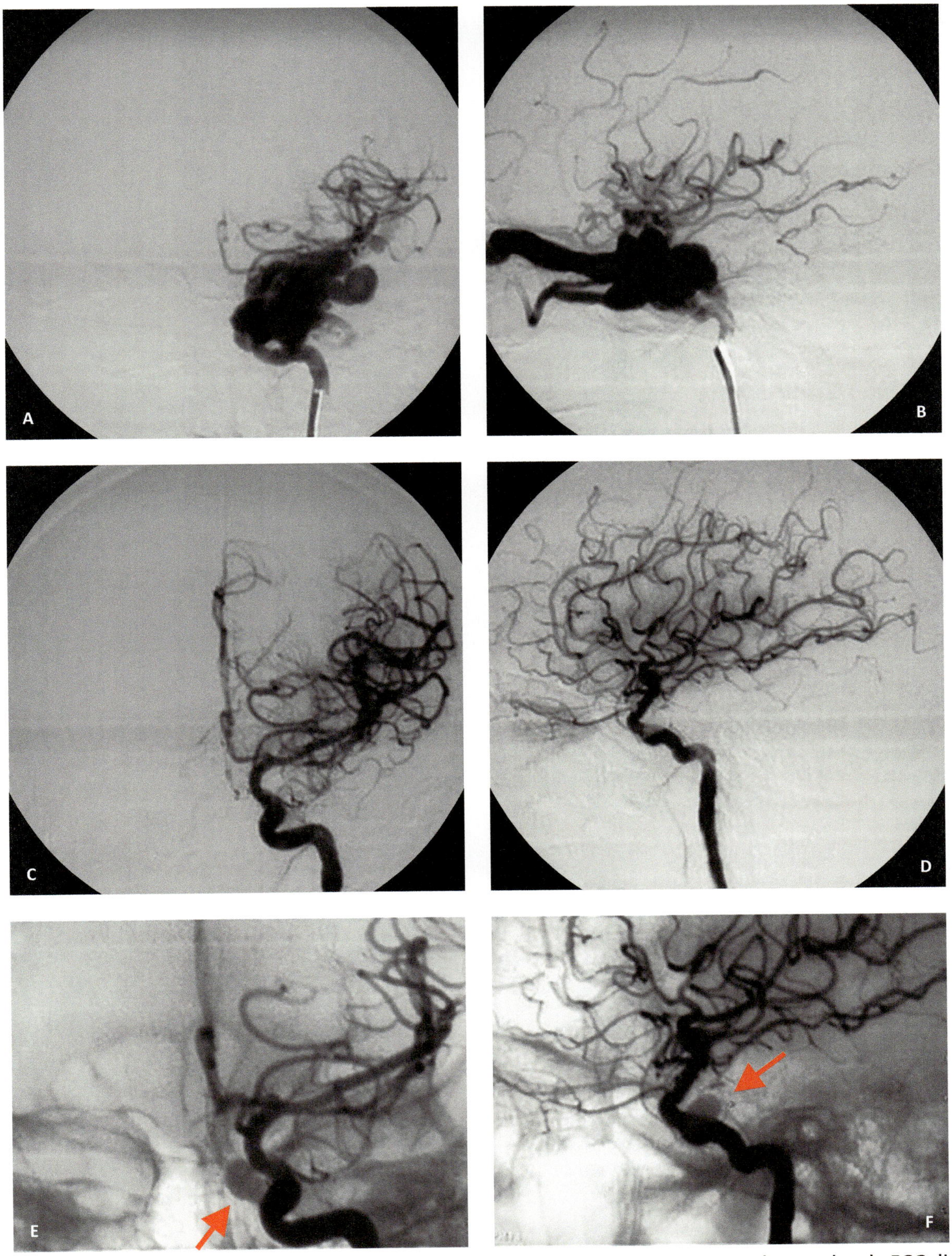

Fig. 8-6. Angiografia carotídea esquerda antes **(A,B)** e após **(C-F)** o tratamento endovascular da FCC direta. **(A,B)** Opacificação precoce do SC esquerdo, com desvio do fluxo sanguíneo cerebral. (C,D) Opacificação normal do hemisfério cerebral esquerdo após o tratamento. **(E,F)** Angiografia carotídea demonstrando o posicionamento do balão (seta) dentro do SC esquerdo (**A,C,E**: incidência frontal; **B,D,F**: incidência lateral).[10] (Cortesia: Dr. Guilherme B Aguiar.)

Tratamento Oftalmológico

Recomenda-se o fechamento da FCC antes de prosseguir com a cirurgia ocular. Pacientes com proptose devem receber lubrificação ocular para tratar ceratopatia de exposição.[10]

PROGNÓSTICO

Após o fechamento bem-sucedido das FCCs diretas e durais, os sintomas relacionados à pressão ocular (mesmo sendo graves) tendem a se resolver rapidamente, dentro de horas a dias, em até 80% dos casos.[3,19] Déficits de nervos cranianos resolvem um pouco mais lentamente, ao longo de semanas, e são persistentes em uma minoria. Em uma série de casos, 9% teve recorrência subsequente.[17]

REFERÊNCIAS BIBLIOGRÁFICAS

1. Barrow DL, Spector RH, Braun IF, et al. Classification and treatment of spontaneous carotid-cavernous sinus fistulas. J Neurosurg. 1985; 62: 248-56. doi: 10.3171/jns.1985.62.2.0248.
2. Day AL, Rhoton Jr AL. Aneurysms and arteriovenous fistulae of the intracavernous carotid artery and its branches. In: Youmans JR. Nervous system – Surgery. Wonsiewicz; 1928. p.1807-30.
3. Kanamalla US, Jungreis CA, Kochan JP. Direct Carotid Cavernous Fistula. In: Hurst RW, Rosenwasser RH. Interventional Neuroradiology. New York, NY. Informa Healthcare USA; 2008. p. 231-38.
4. Lewis AI, Tomsick TA, Tew JM Jr. Management of 100 consecutive direct carotid-cavernous fistulas: results of treatment with detachable balloons. Neurosurgery. 1995;36:239-44.
5. Chuman H, Trobe JD, Petty EM, et al. Spontaneous direct carotid-cavernous fistula in Ehlers-Danlos syndrome type IV: two case reports and a review of the literature. J Neuroophthalmol. 2002;22:75-81.
6. Takahashi M, Killeffer F, Wilson G. Iatrogenic carotid cavernous fistula. Case report. J Neurosurg. 1969; 30:498-500.
7. Gupta AK, Purkayastha S, Krishnamoorthy T, Bodhey NK, Kapilamoorthy TR, Kesavadas C, et al. Endovascular treatment of direct carotid cavernous fistulae: a pictorial review. Neuroradiology. 2006;48:831-9.
8. Oishi A, Miyamoto K, Yoshimura N. Etiology of carotid cavernous fistula in Japanese. Jpn J Ophthalmol. 2009;53:40-43.
9. Kupersmith MJ, Berenstein A, Flamm E, Ransohoff J. Neuroophthalmologic abnormalities and intravascular therapy of traumatic carotid cavernous fistulas. Ophthalmology. 1986; 93:906-12.
10. Aguiar GB. Tratamento endovascular das lesões vasculares carotidocavernosas [Dissertação]. São Paulo: Faculdade de Ciências Médicas da Santa Casa de São Paulo; 2013.
11. de Keizer R. Carotid-cavernous and orbital arteriovenous fistulas: ocular features, diagnostic and hemodynamic considerations in relation to visual impairment and morbidity. Orbit. 2003; 22:121-42.
12. Jiamsripong P, Mookadam M, Mookadam F. An uncommon cause of epistaxis: carotid cavernous fistula. Emerg Med J 2007; 24(5):e28.
13. Chen CC, Chang PC, Shy CG, Chen WS, Hung HC. CT angiography and MR angiography in the evaluation of carotid cavernous sinus fistula prior to embolization: a comparison of techniques. AJNR Am J Neuroradiol. 2005 Oct;26(9):2349-56.
14. Chen YW, Jeng JS, Liu HM, Hwang BS, Lin WH, Yip PK. Carotid and transcranial color-coded duplex sonography in different types of carotid-cavernous fistula. Stroke. 2000 Mar;31(3):701-6.
15. Gemmete JJ, Chaudhary N, Pandey A, Ansari S. Treatment of carotid cavernous fistulas. Curr Treat Options Neurol. 2010;12:43-53.
16. Debrun GM, Viñuela F, Fox AJ, Davis KR, Ahn HS. Indications for treatment and classification of 132 carotid-cavernous fistulas. Neurosurgery. 1988 Feb;22(2):285-9.
17. Yoshida K, Melake M, Oishi H, Yamamoto M, Arai H. Transvenous embolization of dural carotid cavernous fistulas: a series of 44 consecutive patients. AJNR Am J Neuroradiol. 2010 Apr;31(4):651-5.
18. Meyers PM, Halbach VV, Dowd CF, et al. Dural carotid cavernous fistula: definitive endovascular management and long-term follow-up. Am J Ophthalmol. 2002;134:85.

Capítulo 9

Síndrome da encefalopatia posterior reversível (PRES) e síndrome da vasoconstrição cerebral reversível (SVCR)

Leonardo de Sousa Bernardes | Letícia Neves Duarte

Seção 9.1 Síndrome da encefalopatia posterior reversível

INTRODUÇÃO E EPIDEMIOLOGIA

A síndrome da encefalopatia posterior reversível (*Posterior reversible leukoencephalopathy syndrome* – PRES) é uma doença caracterizada por edema vasogênico predominantemente nas regiões parieto-occipitais, mas, apesar do nome, até 20% dos pacientes podem apresentar sequelas neurológicas persistentes, e nem sempre o acometimento se limita às regiões encefálicas posteriores. [1]

Em 1996 ocorreram as primeiras descrições dessa patologia, realizadas por Hinchey *et al.*, que reportaram uma série de 15 pacientes com sinais e sintomas neurológicos incluindo cefaleia, crises epilépticas, distúrbios visuais e outros déficits focais.[2]

Epidemiologicamente, a PRES acomete mais comumente adultos jovens e de meia-idade, sobretudo mulheres, com uma prevalência estimada de 0,4 a 8%, porém, em pacientes com doenças autoimunes, infecciosas ou doença renal crônica em estágio final, essa taxa pode chegar a 25%.[3]

ETIOLOGIA

Diversas condições já foram identificadas como possíveis gatilhos da PRES, como mostra o Quadro 9-1. Ressalta-se, dentre elas, o uso de drogas imunossupressoras, encefalopatia hipertensiva e eclâmpsia.[4]

FISIOPATOLOGIA

Do ponto de vista fisiopatológico, ocorre um dano ao endotélio vascular em quase todas as condições que levam à síndrome da encefalopatia posterior reversível, como eclâmpsia e imunossupressores. Uma lesão endotelial difusa resulta em uma menor produção de substâncias que relaxam os vasos e, sistemicamente, ocorre uma vasoconstrição; como resposta compensatória, pode haver uma elevação patológica nos níveis pressóricos na tentativa de combater essa hipoperfusão, e que, em última análise, resulta em injúria capilar e edema vasogênico.[5]

Acredita-se, também, que haja uma menor atividade simpática na circulação posterior encefálica,

Quadro 9-1. Principais entidades relacionadas à PRES

Principais doenças e condições associadas à síndrome da encefalopatia posterior reversível (PRES)
Relacionadas à gestação • Gestação • Puerpério • Eclâmpsia
Drogas imunossupressoras • Ciclosporina A • Tacrolimus • Cisplatina • Imunoglobulina humana • Terapia antirretroviral utilizada para HIV • Eritropoietina • Interferon-alfa
Doenças reumatológicas • Lúpus eritematoso sistêmico • Poliarterite nodosa • Doença de Behçet • Esclerodermia
Outras causas • Insuficiência renal crônica • Sepse • Hipercalcemia • Pós-transplante • Uso de estimulantes, como efedrina e pseudoefedrina • Feocromocitoma • Porfiria

Fonte: Adaptado de Levitt *et al.*[5]

levando a uma autorregulação ineficiente e, portanto, deixando esta região mais propensa aos insultos fisiopatológicos vasculares encontrados na PRES.[4]

QUADRO CLÍNICO

A maioria dos pacientes (até 80%) apresentam encefalopatia, que pode ser de leve a grave, juntamente com uma taxa alta de crises epilépticas (até 81%), mais comumente do tipo tônico-clônico generalizada e com propensão a crises reentrantes. Aproximadamente metade dos pacientes referem cefaleia, um terço relata distúrbios visuais transitórios, enquanto 10 a 15% evoluem com déficit focal neurológico.[1,6]

A cefaleia é tipicamente descrita como sendo em aperto constante e de difícil tratamento, embora um subgrupo de pacientes descreva um padrão compatível com cefaleia em trovoadas (*thunderclap headache*), cuja definição é aquela que atinge sua intensidade máxima em até 60 segundos, lembrando a dor encontrada na síndrome da vasoconstrição cerebral reversível (SVCR).[6]

Os sintomas visuais incluem turvação visual, escotomas e manchas escuras e brancas no campo visual, sugerindo cegueira cortical; hemianopsia também já foi reportada. A despeito da gravidade, a recuperação dos sintomas parece ser favorável nesses casos.[3,6]

Em suma, clinicamente, a síndrome da encefalopatia posterior reversível deve ser suspeitada em todo paciente com alteração do sensório inexplicada, particularmente naqueles que são hipertensos, possuem insuficiência renal, são imunocomprometidos ou estão recebendo quimioterapia.[3]

EXAMES COMPLEMENTARES

O exame de escolha para avaliação diagnóstica complementar, com maior sensibilidade, é a ressonância magnética de encéfalo. O aspecto radiográfico clássico, nas sequências T2/FLAIR (*Fluid-attenuated inversion recovery*), é a ocorrência de hiperintensidade bilateral e assimétrica na substância branca subcortical, nos lobos parieto-occipitais (Fig. 9-1). Restrição à difusão pode ser visualizada em 15 a 30% dos casos (Fig. 9-2), refletindo edema citotóxico e lesão vascular irreversível, além de recuperação clínica incompleta.[1,2]

Envolvimento da substância branca profunda, núcleos da base, tronco encefálico e cerebelo, assim como hemorragias e realce ao contraste foram relatados em uma minoria dos casos.[5] Outros padrões radiológicos descritos incluem o acometimento de um hemisfério cerebral inteiro, incluindo lobos frontais, parietais e occipitais, e padrão de lesão

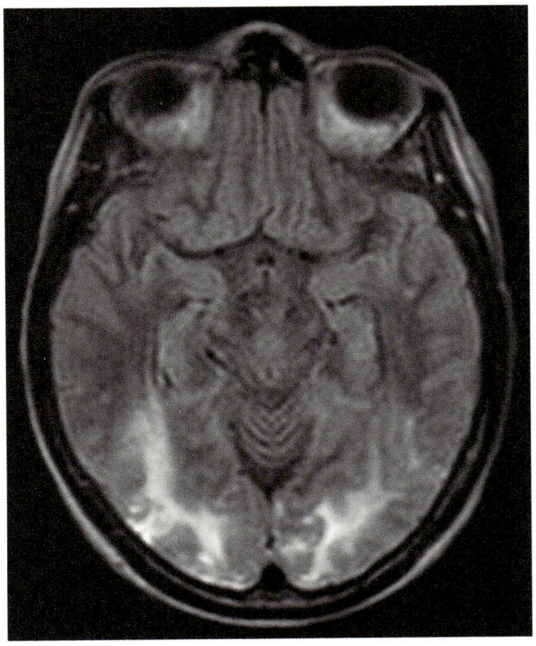

Fig. 9-1. Ressonância magnética de encéfalo, na sequência ponderada em FLAIR, apresentando hipersinal espontâneo em lobos occipitais, representando edema citotóxico. (Fonte: arquivo pessoal dos autores.)

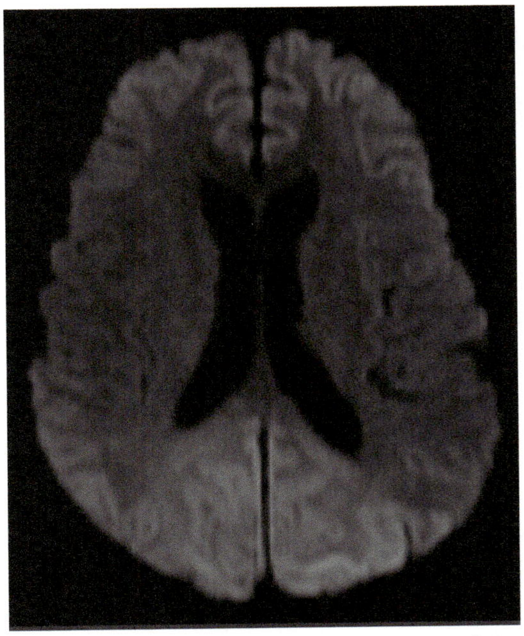

Fig. 9-2. Ressonância magnética de encéfalo, sequência ponderada em difusão (DWI), mostrando sinais de restrição verdadeira à difusão nos lobos occipitais. Tal achado costuma estar associado a maior probabilidade de sequelas e lesões irreversíveis. (Fonte: arquivo pessoal dos autores.)

no sulco frontal superior, sobretudo da porção média e posterior do mesmo, conforme mostra a Figura 9-3.[3,4]

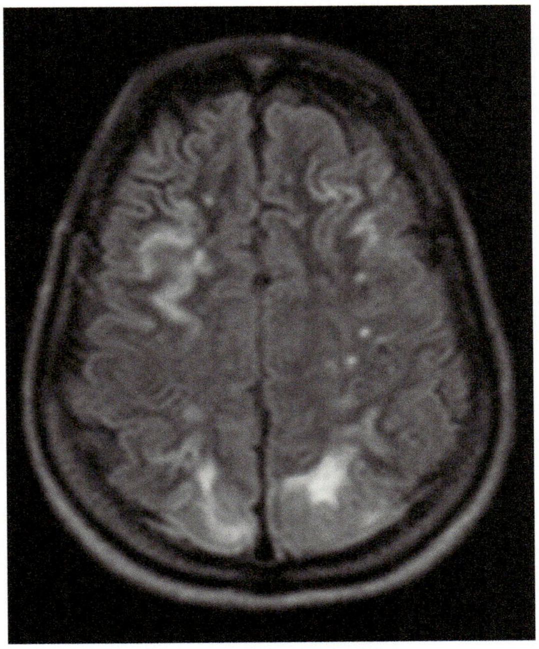

Fig. 9-3. PRES acometendo porções médias e posteriores dos sulcos frontais superiores, padrão radiológico possível da síndrome. (Fonte: arquivo pessoal dos autores.)

TRATAMENTO

O tratamento da PRES é basicamente de suporte, e não existem estudos clínicos randomizados neste sentido, sendo as condutas baseadas em opiniões de especialistas. Primeiramente, devemos tentar identificar a possível causa (p. ex., medicamentosa) e tratar as complicações, como crise hipertensiva e crises epilépticas.[7]

A correção dos níveis pressóricos deve ser paulatina, com objetivo de reduzir em torno de 25% nas primeiras 3 a 4 horas, no intuito de se evitar isquemia cerebral, coronariana e renal. O uso de fármaco anticrise deve ser no contexto de crises epilépticas, porém não há estudos que favoreçam uma droga em detrimento de outra, sendo necessário avaliar caso a caso e a disponibilidade das mesmas no serviço de saúde que o paciente se encontra. O uso profilático de fármacos anticrise não é indicado.[3,6,7]

PROGNÓSTICO

O prognóstico é satisfatório na maioria dos pacientes, ocorrendo recuperação neurológica e clínica dentro de 2 dias até algumas semanas após o evento. Todavia, até 20% dos pacientes evolui com déficits neurológicos persistentes, e 3-6% pode evoluir a óbito. Os casos fatais relatados foram secundários a hemorragias intracranianas, edema na fossa posterior levando à hidrocefalia aguda e/ou compressão do tronco encefálico, e aumento da pressão intracraniana.[1,6]

Seção 9.2 Síndrome da vasoconstrição cerebral reversível (SVCR)

INTRODUÇÃO E EPIDEMIOLOGIA

Descrita pela primeira vez em 1980 e antigamente conhecida como síndrome de Call-Fleming, a síndrome de vasoconstrição cerebral reversível, é uma doença relativamente rara da vasculatura cerebral, caracterizada por vasoconstrição segmentar e, por vezes, multifocal, levando a episódios recorrentes de cefaleia em trovoada acompanhada de déficits neurológicos.[1,8]

A epidemiologia exata da doença é desconhecida, mas acredita-se que seja subdiagnosticada e mais comum do que se pensa. É fato que ela ocorre mais comumente em adultos entre 40 e 50 anos de idade principalmente, sobretudo no sexo feminino, sendo em torno de duas e três vezes mais comum nessa população, embora as razões para tal ainda não sejam totalmente elucidadas.[5,8,9]

Quadro 9-2. Fatores de risco para a síndrome da vasoconstrição cerebral reversível (SVCR)

Fatores de risco/gatilhos	Exemplos
Trauma e ambiente	Exposição à água fria, traumatismo cranioencefálico, altas altitudes
Cefaleias preexistentes	Migrânea, cefaleia primária da tosse, cefaleia orgástica
Mudanças hormonais	Eclâmpsia/Pré-eclâmpsia, contraceptivos hormonais, puerpério, gestação
Doenças neurovasculares	Trombose venosa cerebral, dissecção arterial cervical, aneurisma sacular cerebral
Medicamentos	Efedrina, antidepressivos da classe dos inibidores seletivos da recaptação de serotonina (ISRS), quimioterápicos, triptanos, ergotamínicos, anti-inflamatórios não esteroidais
Drogas ilícitas	Cocaína, *cannabis*, anfetaminas, *ecstasy*

Fonte: Adaptado de Spadaro *et al.*[8]

ETIOLOGIAS E FISIOPATOLOGIA

A maioria dos casos de SVCR está associada ao uso de substâncias que agem, em maior ou menor grau, nas estruturas dos vasos sanguíneos (até 50% dos casos), ou relacionados ao período pós-parto (10%). Em muitas situações não é possível identificar claramente um fator causal para o evento.[5] O Quadro 9-2 sintetiza as principais situações elencadas como fatores de risco ou gatilhos para o surgimento da doença.

Postula-se que o fenômeno da vasoconstrição inicie em artérias de pequeno calibre, distais, e progride centralmente até as artérias de médio e grande calibre. Esta teoria ajudaria a explicar, por exemplo, como ocorre cefaleia em trovoadas sem a ocorrência de vasoconstrição detectada em exames de imagem, assim como a persistência de vasoconstrição mesmo após a melhora da dor de cabeça.[5] Acredita-se, também, que ocorra um desbalanço autonômico resultando em uma descarga simpática aberrante, fisiopatologicamente similar ao que ocorre nas doenças coronarianas microvasculares que apresentam vasoespasmo.[9]

QUADRO CLÍNICO

O sintoma relatado por quase 100% dos pacientes é a ocorrência de uma cefaleia abrupta, de muito forte intensidade, descrita como "explosiva", e que atinge o seu ápice da dor em até 60 segundos, e que que alivia ao longo das próximas horas. É comum haver outras manifestações como fotofobia, fonofobia, náuseas, vômitos e agitação psicomotora.[10] Os critérios diagnósticos da cefaleia atribuída à síndrome da vasoconstrição cerebral reversível, segundo a Classificação Internacional de Cefaleias, 3ª edição, de 2018, encontram-se no Quadro 9-3.

Em uma recente metanálise, os déficits neurológicos mais frequentemente encontrados, além da cefaleia, foram déficit motor (36,6%), com destaque para hemiparesia ou monoparesia, anormalidades visuais em 30,4% dos casos (hemianopsia, turvação visual, cegueira cortical) e alteração do estado mental, em 20,4%.[11] Hiper-reflexia global, inclusive com sinais de liberação piramidal como sinal de Babinski, pode ser encontrado em uma parcela dos pacientes, provavelmente sendo justificado pela disfunção autonômica e aumento da atividade serotoninérgica.[3]

Quadro 9-3. Cefaleia aguda atribuída à SVCR, de acordo com a Classificação Internacional de Cefaleias, 3ª edição[12]

A. Qualquer cefaleia nova preenchendo o critério C.
B. Síndrome da vasoconstrição cerebral reversível (SVCR) foi diagnosticada.
C. Evidência de causalidade demonstrada por um dos ou ambos os seguintes:
1. Cefaleia, com ou sem déficits focais e/ou crises epilépticas, levou a angiografia (com aparência em "rosário de contas") e ao diagnóstico de SVCR
2. Cefaleia tem uma das ou ambas as seguintes características:
a) início em trovoada.
b) é desencadeada por atividade sexual, esforço físico, manobras de Valsalva, emoção, banho e/ou ducha.
c) presente ou recorrente durante ≤ 1 mês após o seu início, sem nova cefaleia significativa após > 1 mês.
D. Um dos seguintes:
1. Cefaleia desapareceu dentro de três meses após o seu início.
2. Cefaleia ainda não desapareceu, porém ainda não se passaram três meses desde o seu início.
E. Não mais bem explicada por outro diagnóstico.

EXAMES COMPLEMENTARES DE IMAGEM

Mais de 70% dos pacientes não possue lesão parenquimatosa inicialmente, a despeito da presença de vasoconstrição difusa ou focal (ver Fig. 9-4), de uma angiotomografia arterial intracraniana.[9] Todavia, a maioria evoluirá com uma ou mais das seguintes complicações: hemorragia subaracnoide em convexidades cerebrais, hemorragia intraparenquimatosa, acidente vascular cerebral isquêmico ou edema vasogênico, similar ao padrão da PRES, com predomínio de acometimento nas regiões parieto-occipitais.[3]

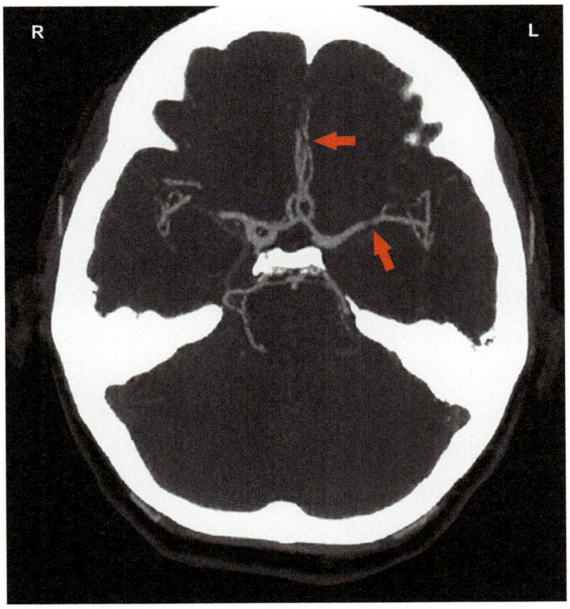

Fig. 9-4. Angiotomografia arterial intracraniana evidenciando estreitamento focal das artérias cerebral anterior e média à esquerda, em um paciente com síndrome da vasoconstrição cerebral reversível. (Fonte: Howart *et al.*)[9]

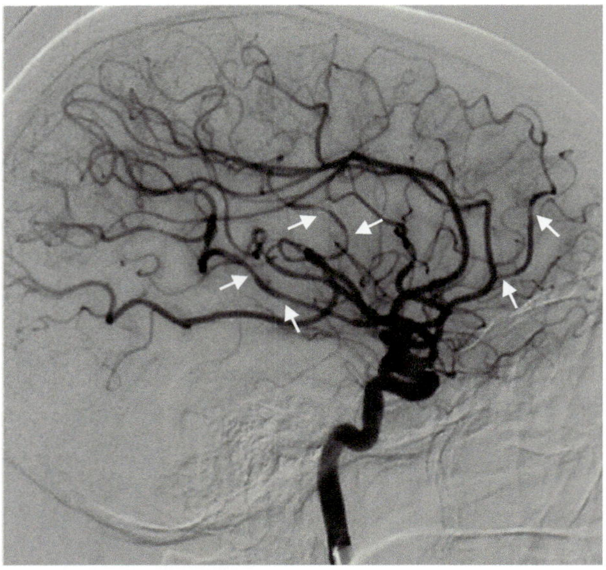

Fig. 9-5. Angiografia cerebral documentando múltiplas falhas de enchimento, apontadas por flechas brancas, compatível com SVCR. (Fonte: Cappelen-Smith; Calic; Cordato.)[10]

A angiografia cerebral pode demonstrar vasoconstrições multifocais seguidas de vasodilatações, próximas ao calibre habitual, recebendo o nome radiológico, em inglês, de sinal "*sausage on a string*", como pode ser observado na Figura 9-5.

TRATAMENTO

Até o presente momento não existem protocolos estabelecidos e direcionados para o tratamento da síndrome da vasoconstrição cerebral reversível. Todavia, o primeiro passo é tentar reconhecer um gatilho e afastá-lo, sobretudo se for medicamentoso. No que tange ao tratamento medicamentoso, algumas evidências apontam que o uso de nimodipino, na dose de 30 a 60 mg de 4 em 4 horas, reduz a probabilidade de vasoespasmo, similar ao que ocorre na hemorragia subaracnóidea.[9]

Corticosteroides estão associados a piores desfechos clínicos no contexto de SVCR e, portanto, devem ser evitados, assim como triptanos e anti-inflamatórios, pois estes últimos podem servir de gatilho para a própria doença.[8,11] Há relatos de casos apontando benefício discreto com o uso de magnésio endovenoso.[1]

PROGNÓSTICO

A maioria dos casos de SVCR se resolve em até 12 semanas, com um bom prognóstico, embora a taxa de incapacidade e desfechos fatais possa chegar até 13% dos casos em algumas casuísticas.[3,8,9]

REFERÊNCIAS BIBLIOGRÁFICAS

1. Jeanneret V, Jillella DV, Rangaraju S, Groover O, Peterson R, Koneru S, PRES and RCVS: Two Distinct Entities or a Spectrum of the Same Disease? JSCVD. 2022;31(6):106472.
2. Fischer M, Schmutzhard E. Posterior reversible encephalopathy syndrome. J Neurology. 2017;264(8):1608-1616
3. Singhal AB. Posterior Reversible Encephalopathy Syndrome and Reversible Cerebral Vasoconstriction Syndrome as Syndromes of Cerebrovascular Dysregulation. Continuum (Minneap Minn). 2021;27(5):1301-1320.
4. Shankar J, Banfield J. Posterior Reversible Encephalopathy Syndrome: A Review. Can Assoc Radiol J. 2017;68(2):147-153.
5. Levitt A, Zampolin R, Burns J, Bello JA, Slasky SE. Posterior Reversible Encephalopathy Syndrome and Reversible Cerebral Vasoconstriction Syndrome Distinct Clinical Entities with Overlapping Pathophysiology. Radiol Clin North Amer. 2019;57(6):1133-1146.
6. Gewirtz AN, Gao V, Parauda SC, Robbins MS. Posterior Reversible Encephalopathy Syndrome. Curr Pain Headache Rep. 2021 Feb 25;25(3):19.
7. Triplett JD, Kutlubaev MA, Kermode AG, Hardy T. Posterior reversible encephalopathy syndrome (PRES): diagnosis and management. Practical Neurology. 2022;22(3):183-189.
8. Spadaro A, Scott KR, Koyfman A, Long B. Reversible cerebral vasoconstriction syndrome: A narrative review for emergency clinicians. Amer J Emerg Med. 2021;50:765-772.
9. Howarth H, Mandal AKJ, Boyd E, Missouris CG. Reversible Cerebral Vasoconstriction Syndrome: Perhaps Not So Reversible? Amer J Emerg Med. 2020;133(8):928-929.
10. Cappelen-Smith C, Calic Z, Cordato D. Reversible Cerebral Vasoconstriction Syndrome: Recognition and Treatment. Current Treat Opt Neurol. 2017;19(6):21.
11. Song TJ, Lee KH, Li H, Kim JY, Chang K, Kim SH, et al. Reversible cerebral vasoconstriction syndrome: a comprehensive systematic review. Europ Rev Med Pharmacol Sci. 2021;25(9):3519-3529.
12. Kowacs F, Macedo DDP, Silva-Néto. Classificação Internacional de Cefaleias 3ª edição. Omnifarma. 2018.1(3):82-85.

Capítulo 10

Hematoma subdural

Guilherme Brasileiro de Aguiar | Mario Luiz Marques Conti

INTRODUÇÃO

Os hematomas subdurais (HSD) são lesões comuns nas emergências neurológicas. Na sua grande maioria, são decorrentes de traumatismos cranioencefálicos (TCE), e em menor parte são espontâneos, podendo ser causados pela rotura de algum tipo de lesão cerebrovascular.

Nos hematomas subdurais, o sangue está acumulado no espaço entre a aracnoide e a dura-máter, causando – em maior ou menor grau – compressão do tecido encefálico adjacente. Os HSD podem ser classificados em agudos ou crônicos (Quadro 10-1). Ainda podem ser subdivididos em traumáticos ou não traumáticos, de acordo com sua causa. O tratamento dessas lesões é variado e depende do tipo de hematoma subdural.

A seguir, apresentaremos as características dos principais tipos de hematomas subdurais.

HEMATOMA SUBDURAL AGUDO TRAUMÁTICO

Sem dúvida, a forma de apresentação mais comum dos HSD. São lesões decorrentes de traumas cranianos de forte intensidade. Esses são mais comuns que os hematomas epidurais, e podem ocorrer em até 30% dos pacientes vítimas de TCE grave.

Quadro 10-1. Relação entre o tempo de formação do hematoma subdural e seu aspecto no exame de tomografia computadorizada (TC)

Tipo de hematoma subdural	Período	Densidade na TC
Agudo	1 a 3 dias	hiperdenso
Subagudo	4 dias a 2-3 semanas	isodenso
Crônico	Mais que 2-3 semanas	hipodenso

Os hematomas subdurais agudos traumáticos ocorrem geralmente após a laceração de pequenas veias ponte da convexidade cerebral, em decorrência de um trauma craniano de alta intensidade, estando associados a movimento de aceleração-desaceleração bruscos. Também podem se originar por laceração do tecido cerebral superficial. Há acúmulo de sangue na convexidade cerebral e na tomografia de crânio tem aspecto côncavo-convexo (Fig. 10-1A) do contorno do encéfalo.

Os HSD traumáticos agudos geralmente estão associados a maior lesão encefálica adjacente, com laceração do parênquima e possível formação de edema e efeito hipertensivo. Dessa forma, são consideradas lesões de maior gravidade que os hematomas epidurais.

Nem todos os casos devem ser submetidos a tratamento neurocirúrgico. As principais indicações para abordagem cirúrgica de pacientes com HSD agudo traumático são:

- Hematoma com espessura maior que 10 mm ou desvio das estruturas da linha média maior que 5 mm.
- Hematomas com espessura menor que 10 mm ou desvio das estruturas da linha média menor que 5 mm quando houver aumento da pressão intracraniana em decorrência dessa lesão; quando a pontuação na escala de coma de Glasgow diminuir dois pontos ou mais desde o momento da lesão; e quando houver alteração pupilar, com anisocoria ou midríase.

O seu tratamento cirúrgico envolve a realização de craniotomia ampla, com abertura dural e retirada do coágulo. Algumas vezes, pode ser necessária a craniotomia descompressiva, quando o HSD está associado a edema cerebral importante.

HEMATOMA SUBDURAL AGUDO NÃO TRAUMÁTICO

Os HSD agudos não relacionados a trauma são lesões incomuns. Podem ocorrer em decorrência de lesões vasculares, como fístulas arteriovenosas ou aneurismas cerebrais, ou mesmo em decorrência de trombose das veias da corticalidade cerebral e pela presença de neoplasias intracranianas.

Sua formação pode estar associada a rotura de veias arterializadas, nos casos das malformações vasculares arteriovenosas ou pelo aumento da pressão no interior de veias no processo de trombose. Os principais sintomas relacionados a essa condição são cefaleia, crises convulsivas e déficits neurológicos súbitos.

Como no HSD agudo não traumático geralmente não há outras lesões encefálicas associadas, os pacientes possuem comprometimento neurológico mais limitado. Assim, as recomendações para o tratamento cirúrgico desse tipo de hematoma são mais dependentes do estado neurológico do paciente, e da doença subjacente. Na maioria dos casos exige uma abordagem ampla, com realização de craniotomia.

HEMATOMA SUBDURAL CRÔNICO

O HSD crônico acomete quase exclusivamente pessoas idosas. Alguma história de trauma craniano costuma estar associada na maioria dos casos. No entanto, essa condição também está frequentemente associada a uso abusivo de álcool e coagulopatias.

Acredita-se que os HSD crônicos surjam a partir de pequenas coleções subdurais agudas. Com o passar dos dias, há reação inflamatória com formação de neomembrana e fibrinólise. Esse aspecto está associado a pequenos ressangramentos, que ocasionam a expansão do hematoma. Como nos idosos há atrofia no encéfalo, a lenta expansão dos HSD crônicos muitas vezes propicia a formação de hematomas com grandes dimensões e grande desvio das estruturas da linha mediana. (Fig. 10-1B,C).

Seus principais sintomas são cefaleia, confusão mental, dificuldade de fala ou linguagem, déficit motor dimidiado e, em alguns casos, rebaixamento do nível de consciência. Esses sintomas geralmente se instalam 2-3 semanas após o trauma craniano

O seu tratamento cirúrgico está indicado para os casos sintomáticos. Esse hematoma costuma estar liquefeito e pode ser drenado através de orifícios de trepanação no crânio. As craniotomias são reservadas para casos de HSD recidivados com grandes dimensões, ou para lesões com loculações, ou quando há componente agudizados associado. Hematomas pequenos ou recidivados, em pacientes assintomáticos, podem ser tratados com embolização percutânea da artéria meníngea média.

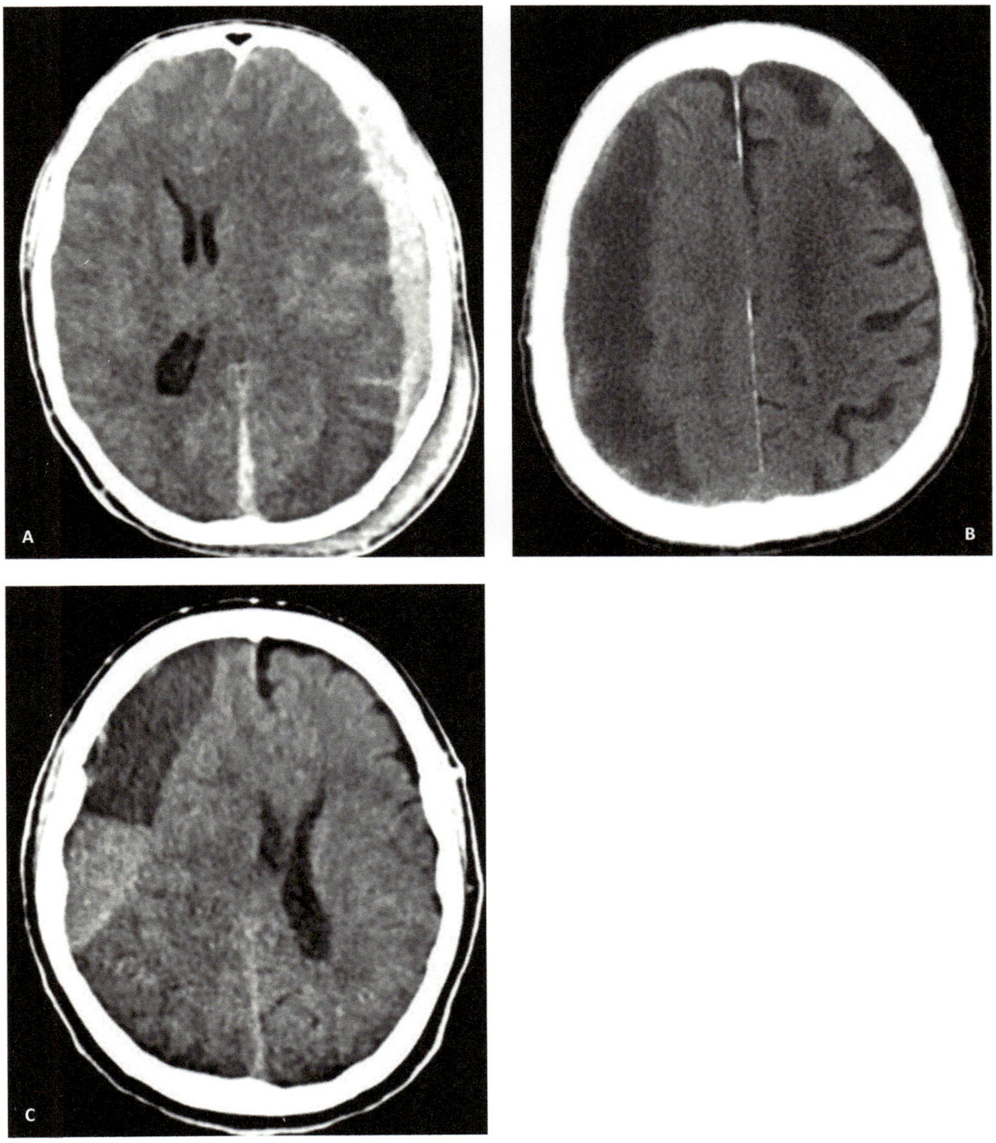

Fig. 10-1. Tomografia de crânio (axial) de pacientes com hematomas subdurais. (**A**) Hematoma subdural agudo, hiperdenso, em convexidade fronto-temporo-parietal a esquerda. (**B**) Hematoma subdural crônico, hipodenso, em convexidade fronto-temporo-parietal a direita. (**C**) Hematoma subdural crônico, com componente agudizado, à direita.

BIBLIOGRAFIA

Aguiar GB, Veiga JC, Silva JM, Conti ML. Spontaneous acute subdural hematoma: A rare presentation of a dural intracranial fistula. J Clin Neurosci. 2016 Mar; 25:159-60.

American College Of Surgions Committee On Trauma. Advanced Trauma Life Suport - ATLS. 10 ed. 2018.

Araujo JLV, Aguiar GB, Souza RB, Saade N, Veiga JCE. Intracranial meningioma causing acute spontaneous subdural hematoma. Rev Chil Neurocirugía. 2012;38:56-58.

Catapano JS, Nguyen CL, Wakim AA, Albuquerque FC, Ducruet AF. Middle Meningeal Artery Embolization for Chronic Subdural Hematoma. Front Neurol. 2020 Oct 20;11:557233.

Greenberg, Mark S. Manual de Neurocirurgia. 8. ed. Rio de Janeiro: Revinter; 2018

Karnath B. Subdural hematoma. Presentation and management in older adults. Geriatrics. 2004 Jul;59(7):18-23.

Phan K, Moore JM, Griessenauer C, Dmytriw AA, Scherman DB, Sheik-Ali S, Adeeb N, Ogilvy CS, Thomas A, Rosenfeld JV. Craniotomy Versus Decompressive Craniectomy for Acute Subdural Hematoma: Systematic Review and Meta-Analysis. World Neurosurg. 2017 May;101:677-685.e2.

Santos RG, Aguiar GB, Veiga JCE. Há Indicação de Craniotomia para o Tratamento do Hematoma Subdural Crônico?. J Bras Neurocirurg. 2015;6(4):289-294.

Vega RA, Valadka AB. Natural History of Acute Subdural Hematoma. Neurosurg Clin N Am. 2017 Apr;28(2):247-255.

Winn R. Youmans and Winn Neurological Surgery. 8. ed. Elsevie; 2022

Zavadzki TM, Costa GHF, Rodrigues LHS, Xander PAW, Veiga JCE, Aguiar GB. Coleções subdurais crônicas não infecciosas: Aspectos epidemiológicos e resultados em 581 casos consecutivos submetidos a tratamento cirúrgico. Arq Med Hosp Fac Cienc Med Santa Casa São Paulo. 2018; 63(2):85-89

Parte 2

Epilepsia

Capítulo 11

Avaliação da primeira crise epiléptica

João Paulo Santiago de Oliveira | Cristine Mella Cukiert

INTRODUÇÃO

Crise epiléptica é conceitualmente definida como: "uma ocorrência transitória de sinais e/ou sintomas neurológicos devido à atividade neuronal excessiva ou síncrona anormal no cérebro". Este conceito foi atualizado pela ILAE (*International League Against Epilepsy*) em 2005[1] e não foi alterado em 2014, quando a definição de epilepsia foi atualizada.[2]

Diante da primeira crise epiléptica, é fundamental avaliar as circunstâncias em que ocorreu, o histórico do paciente, a presença de possíveis fatores causais e a existência de alguma lesão estrutural subjacente. Sendo assim, alguns cenários podem ocorrer: crise sintomática aguda (causada por doença aguda, como acidente vascular cerebral, lesão cerebral traumática, encefalite/meningite), crise provocada (causada por toxina, medicamento ou fatores metabólicos), crise sintomática remota (causada por lesão cerebral preexistente) e crise associada a síndrome epiléptica (como no caso da epilepsia mioclônica juvenil).[3]

No contexto de uma crise não provocada — aquela que ocorre na ausência de fatores desencadeantes ou após sete dias de um insulto cerebral (crise sintomática remota) — é essencial avaliar o risco de recorrência. Caso haja uma alta probabilidade de um segundo episódio, pode ser necessário iniciar fármacos anticrise (FAC) para prevenir novas crises.[3]

Quando o paciente apresenta uma crise decorrente de alteração metabólica, infecciosa ou medicamentosa, como demonstrado no Quadro 11-1, tem-se uma crise provocada. Neste cenário, não há justificativa para a terapia com FAC. Em alguns casos a terapia pode ser justificada por um período curto. É importante destacar que as crises provocadas podem recorrer se o paciente for exposto novamente ao agente causal.[3]

Quadro 11-1. Fatores relacionados a crises provocadas

- Abstinência alcoólica
- Retirada de barbitúricos ou benzodiazepínicos
- Metabólico (hiponatremia, hipocalcemia, hipoglicemia, hiperglicemia)
- Drogas de abuso (cocaína, anfetaminas, fenciclidina)
- Medicamentos (tramadol, imipenem, teofilina, bupropiona)
- Febre

Modificado de Bergey GK; 2016.[3]

O importante é avaliar o risco de recorrência das crises, estando este risco relacionado ao diagnóstico de epilepsia, que implica diretamente no início do tratamento medicamentoso, sendo assim a ILAE define como epilepsia o momento em que o indivíduo tem uma crise epiléptica e seu cérebro "demonstra uma tendência patológica e duradoura para ter crises recorrentes".[2] Mais especificamente, a epilepsia é diagnosticada quando um indivíduo tem: 1) pelo menos duas crises não provocadas ou reflexas com mais de 24 horas de intervalo; 2) uma crise não provocada ou reflexa e uma probabilidade de ter outra crise semelhante ao risco de recorrência geral após duas crises não provocadas (> 60%) nos próximos 10 anos, ou 3) uma síndrome epiléptica.

O limite "Maior que 60%" foi escolhido porque este é o limite inferior do intervalo de confiança para alguém com duas crises não provocadas tenha outra crise.[4]

Diante deste cenário serão abordados neste capítulo os fatores de risco e o manejo do paciente que se apresenta com uma primeira crise epiléptica na emergência do hospital.

DEFINIÇÕES

Para melhor compreensão do capítulo, definiremos alguns conceitos:

- *Crise provocada:* são aquelas que acontecem na presença de estímulo definido, recorrendo, apenas, se a causa aguda permanece, não caracterizando epilepsia.
  - Exemplo: crise epiléptica em contexto de hipoglicemia, alterações metabólicas e abstinência ou intoxicação alcoólica.
- *Crise não provocada:* o termo "não provocada" indica que a crise epiléptica não foi causada por febre, alteração hidroeletrolítica ou alteração clínica concomitante. [5]
- *Crise sintomática aguda:* causada por doença neurológica aguda (ocorrendo nos primeiros 7 dias do *ictus*).
  - Exemplo: acidente vascular isquêmico cerebral, lesão cerebral traumática, trombose venosa cerebral, hemorragia subaracnoide e meningite/encefalite.
- *Crise sintomática remota:* é uma crise que ocorre mais de 1 semana após uma lesão cerebral conhecida, relacionada ao aumento do risco de desenvolver epilepsia. A crise pode ocorrer muito tempo após o insulto.
  - Exemplo: acidente vascular isquêmico cerebral, lesão cerebral traumática, trombose venosa cerebral, hemorragia subaracnoide, meningite/encefalite e lesão tumoral.

É importante ressaltar que alguns autores consideram o termo crise provocada e crise sintomática aguda como sinônimos.

Na diretriz da Academia Americana de Neurologia (AAN) de 2015, as crises sintomáticas agudas foram agrupadas com crises provocadas,[6] embora isso seja apropriado do ponto de vista das implicações para o tratamento, existe alguma lógica para separar as crises sintomáticas agudas de outras crises provocadas (p. ex., metabólicas, medicamentos, drogas), uma vez que os primeiros podem produzir lesão cerebral e alterações crônicas (p. ex., gliose, encefalomalacia) que podem estar associadas a crises sintomáticas remotas posteriores, enquanto outras crises provocadas não.

EPIDEMIOLOGIA

A incidência de epilepsia ajustada à idade na América do Norte varia entre 16 em 100.000 e 51 em 100.000 pessoas-ano. A prevalência ajustada por idade varia de 2,2 de 1.000 a 41 de 1.000, dependendo do país.[7]

Nos Estados Unidos estima-se que 150.000 adultos apresentem anualmente uma primeira convulsão não provocada.[8]

Beregr e Shinnar[9] em sua metanálise do risco de recorrência após uma primeira convulsão, concluíram que, no geral, cerca de 40% das pessoas terão recorrência.

Recentemente, Alva-Díaz *et al.*[10] publicaram uma metanálise na América Latina e Caribe, e constataram que a prevalência de epilepsia ativa foi de 9,06 por 1.000 indivíduos.

Dados nacionais relacionados à epilepsia são escassos, atualmente a região sudeste é a que apresenta a maior parte dos dados que temos disponíveis. Dentre os estudos realizados nesta região, a prevalência de epilepsia foi de 9,2/1.000 a 18,6/1.000 indivíduos.[11-15]

MANEJO TERAPÊUTICO E FATORES RELACIONADOS AO RISCO DE RECORRÊNCIA DE CRISES

Idade

A incidência de epilepsia de início recente é maior nos idosos e nas crianças.[16] E nestas duas populações, não há ainda consenso na literatura em relação à abordagem dos indivíduos que tiveram uma única crise não provocada.

As crises epilépticas não provocadas em indivíduos idosos raramente serão classificadas como idiopáticas. Mesmo que os exames de imagem não sejam reveladores ou inespecíficos, essas crises, embora classificadas como de etiologia desconhecida, podem ser geradas por uma causa indefinida e não idiopática, sendo a doença cerebrovascular a causa mais comum de crises nessa população.[17]

As crises não provocadas em pacientes idosos devem ser consideradas focais, com ou sem bilateralização secundária, mesmo que a apresentação seja apenas uma crise "generalizada". Um estudo de todos os pacientes em Marshfield, Wisconsin, com mais de 50 anos de idade que tiveram uma primeira crise epiléptica entre 1996 e 1998 identificou 48 pacientes.[18] Destes, 12 tiveram crises recorrentes não provocadas (ou seja, diagnóstico de epilepsia), 14 tiveram uma única crise e EEG ou imagem anormal, e 22 tiveram uma única crise com estudos normais. Durante o acompanhamento de 12 meses, 6 dos 22 pacientes (27%) com uma única crise e avaliação normal tiveram uma segunda crise. Curiosamente, nenhum dos 14 pacientes com testes anormais teve uma segunda crise no período de acompanhamento de 12 meses, mas a maioria desses pacientes (87,5%) foi tratada; a influência do tratamento neste pequeno grupo foi indeterminada, mas certamente pode ter retardado o tempo até a segunda crise. As decisões de tratamento nessa faixa etária devem também incluir o estilo de vida do paciente (p. ex., ativo e dirigindo versus residente de casa de cuidado de longa permanência). Dessa forma, em idosos com crise não provocada, considera-se sempre um evento focal, mesmo que nenhuma causa definida seja identificada. Nessas situações, recomenda-se o início de um fármaco anticrise, devido ao alto risco de uma alteração estrutural subjacente.

Crise Provocada e Não Provocada

As crises provocadas são aquelas em que existe um fator externo gerando alterações neurológicas a ponto de desencadear um evento epiléptico único, como hipoglicemia, alterações metabólicas e abstinência ou intoxicação alcoólica. Em geral, as crises provocadas são eventos generalizados, e não crises focais. A ocorrência de crises provocadas geralmente não justifica a terapia com FAC, e é importante ressaltar que as crises provocadas podem recorrer se o paciente for exposto novamente ao agente desencadeante.[3]

Porém, sabe-se que alguns fatores relacionados às crises provocadas (p. ex., álcool) podem diminuir o limiar convulsivo no paciente com lesão cerebral focal. Portanto, um paciente que apresenta sintomas sugerindo crises focais (p. ex., atividade motora focal, confusão transitória) ou crises focais com evolução bilateral, deve ser tratado como uma crise não provocada, tendo um alto risco de recorrência do evento se não iniciar o fármaco anticrise.[3]

Crise Focal e Generalizada

As crises focais com apenas sintomas sensoriais ou motores focais sem alteração da consciência são menos incapacitantes do que as com alteração da consciência. A decisão de tratar essas crises sem alteração da consciência deve ser individualizada.[3]

Por exemplo, uma criança de 8 anos, com desenvolvimento adequado, que apresenta uma crise motora focal e um EEG mostrando espículas centrotemporais compatíveis com epilepsia rolândica, pode ser, em geral, dispensada da medicação. No entanto, o tratamento deve ser considerado caso haja a crises tônico-clônicas bilaterais, involução do desenvolvimento neuropsicomotor ou crises focais recorrentes que causem impacto psicossocial significativo.

Em contraponto, um jovem de 23 anos com um cavernoma cortical frontal, com halo de hemossiderina, apresentando crise focal motora clinicamente semelhante àquela da criança de 8 anos, pode justificar terapia devido ao risco de evolução bilateral e recorrência, além do impacto social, como a suspensão da carteira de habilitação para direção, as crises também podem afetar a vida profissional, limitando oportunidades de trabalho e desempenho no ambiente laboral.

As crises febris são outro tipo de crises que normalmente não requerem terapia.[19]

Crise Sintomática Aguda e Crise Sintomática Remota

É importante considerar as crises sintomáticas agudas separadamente das crises sintomáticas remotas. Um estudo de Hesdorffer *et al.*[20] comparou a primeira crise em 262 pacientes com crise sintomática aguda a 148 pacientes com crise não provocada devido a uma lesão cerebral estrutural (isto é, sintomática remota). Eles definiram sintomático agudo como dentro de 7 dias de acidente vascular cerebral ou traumatismo cranioencefálico (TCE) e durante o período ativo para infecções do sistema nervoso central (SNC). Os pacientes com uma primeira crise sintomática aguda tiveram 8,9 vezes mais chances de morrer em 30 dias, em comparação com aqueles com uma primeira crise não provocada. Após 30 dias, o risco de mortalidade em 10 anos não diferiu entre os dois grupos. Durante um período de 10 anos, os indivíduos com primeira crise sintomática aguda tiveram 80% menos probabilidade de sofrer uma segunda crise não provocada em comparação com os indivíduos com crise sintomática remota. As etiologias das crises sintomáticas agudas neste estudo foram acidente vascular cerebral (34,7%), TCE (34,7%) e infecção do SNC (30,6%). As etiologias da crise sintomática remota foram acidente vascular cerebral (68,2%), TCE (25%) e infecção do SNC (6,8%). Pacientes com 65 anos de idade ou mais representaram 31,7% dos pacientes com a primeira crise sintomática aguda, mas quase metade (48,7%) daqueles com uma crise sintomática remota, com boa parte apresentando etiologia cerebrovascular.

Neste estudo,[20] o risco de uma crise subsequente após um acidente vascular cerebral foi de apenas 33% se a crise fosse sintomática aguda, mas de 71,5% se sintomática remota. Em pacientes com TCE, o risco de recorrência foi de 13,4% em crises sintomáticas agudas e 46,6% em crises sintomáticas remotas. No caso com infecções do SNC, o risco foi de 16,6% para crises sintomáticas agudas e 63,5% para crises sintomáticas remotas.

Os autores concluíram que as crises sintomáticas agudas apresentam maior mortalidade no primeiro mês, porém menor risco de recorrência em comparação às crises sintomáticas remotas. Além disso, as evidências sugerem que as crises sintomáticas agudas não caracterizam epilepsia, enquanto as crises sintomáticas remotas definem o diagnóstico de epilepsia, uma vez que o risco de recorrência ultrapassa 60%, tornando necessário o início da terapia com fármacos anticrise (Fluxograma 11-1).

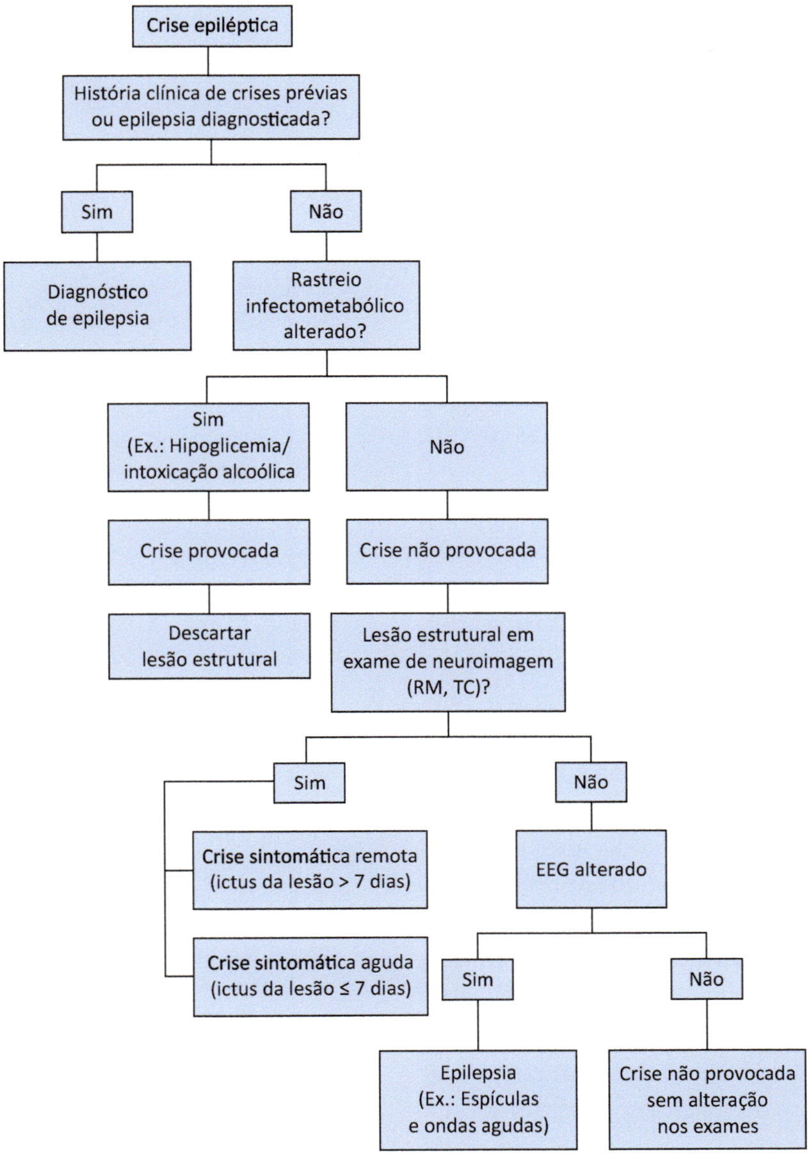

Fluxograma 11-1. Abordagem da primeira crise epiléptica.

RECOMENDAÇÕES DA ACADEMIA AMERIACANA DE NEUROLOGIA (AAN)[6]

Em 2015, a AAN publicou uma diretriz com base em evidências sobre o manejo de uma primeira crise não provocada em adultos. Eles identificaram 2613 artigos e selecionaram 281 para revisão completa.

Com base nas melhores evidências disponíveis (estudos de classe I e classe II) lançaram as recomendações a seguir:

- Os adultos que apresentem uma primeira crise não provocada devem ser informados de que a chance de uma crise recorrente é maior nos primeiros 2 anos após a primeira crise (21 a 45%).
- Os fatores clínicos associados a um risco aumentado de recorrência de crises incluem insulto cerebral anterior, como acidente vascular cerebral ou trauma, EEG com anormalidades epileptiformes, anormalidades significativas de imagem cerebral ou ocorrência de crise noturna.
- A terapia imediata com FAC, em comparação com o início do tratamento apenas

após uma segunda crise, provavelmente reduz o risco de recorrência nos dois anos seguintes ao primeiro evento; no entanto, pode não impactar positivamente a qualidade de vida.

- A longo prazo (3 anos), é improvável que o tratamento imediato com FAC melhore o prognóstico para remissão sustentada de crises.
- Os pacientes devem ser informados de que seu risco de eventos adversos com FAC varia de 7 a 31% e que esses eventos são predominantemente leves e reversíveis.

CONCLUSÃO

A abordagem do paciente com primeira crise epiléptica é complexa e envolve múltiplos fatores.

Nas crises provocadas sem lesão estrutural, não há indicação de iniciar terapia com fármacos anticrise (FAC); o foco deve ser a correção do fator desencadeante.

Nas crises não provocadas, pode-se estar diante de uma crise sintomática aguda, que apresenta alta mortalidade no primeiro mês, mas baixo risco de recorrência. Nesses casos, quando há apenas um episódio isolado, não há recomendação formal para iniciar o uso de FAC.

Já no contexto de uma crise sintomática remota ou de uma crise com alterações epileptiformes no EEG, o risco de recorrência supera 60%, tornando o início do tratamento com FAC fundamental.

É essencial que essa decisão seja compartilhada com o paciente, considerando suas particularidades, e que o manejo seja individualizado conforme cada caso.

REFERÊNCIAS BIBLIOGRÁFICAS

1. Fisher RS, van Emde Boas W, Blume W, Elger C, Genton P, Lee P, et al. Epileptic seizures and epilepsy: definitions proposed by the International League Against Epilepsy (ILAE) and the International Bureau for Epilepsy (IBE). Epilepsia. 2005;46(4):470-2.
2. Fisher RS, Acevedo C, Arzimanoglou A, Bogacz A, Cross JH, Elger CE, et al. ILAE official report: a practical clinical definition of epilepsy. Epilepsia. 2014;55(4):475-82.
3. Bergey GK. Management of a First Seizure. Continuum (Minneap Minn). 2016;22(1 Epilepsy):38-50.
4. Hauser WA, Anderson VE, Loewenson RB, McRoberts SM. Seizure recurrence after a first unprovoked seizure. N Engl J Med. 1982;307(9):522-8.
5. Jagtap SA, Mauskar A, Naik N. The risk of seizure recurrence after a first unprovoked seizure in childhood: A prospective study. J Pediatr Neurosci. 2013;8(1):73-4.
6. Krumholz A, Wiebe S, Gronseth GS, Gloss DS, Sanchez AM, Kabir AA, et al. Evidence-based guideline: management of an unprovoked first seizure in adults: report of the Guideline Development Subcommittee of the American Academy of Neurology and the American Epilepsy Society. Neurology. 2015;84(16):1705Y1713.
7. Banerjee PN, Filippi D, Allen Hauser W. The descriptive epidemiology of epilepsy-a review. Epilepsy Res. 2009;85(1):31-45.
8. Hauser WA, Beghi E. First seizure definitions and worldwide incidence and mortality. Epilepsia. 2008;49 Suppl 1:8-12.
9. Berg AT, Shinnar S. The risk of seizure recurrence following a first unprovoked seizure: a quantitative review. Neurology. 1991;41(7):965-72.
10. Alva-Díaz C, Navarro-Flores A, Rivera-Torrejon O, Huerta-Rosario A, Molina RA, Velásquez-Rimachi V, et al. Prevalence and incidence of epilepsy in Latin America and the Caribbean: A systematic review and meta-analysis of population-based studies. Epilepsia. 2021;62:984-96.
11. Marino R, Cukiert A, Pinho E. Epidemiological aspects of epilepsy in São Paulo, Brazil: a prevalence rate study. Arq Neuro-Psiquiatr.1986;44:243- 54.
12. Gomes MM, Zeitoune RG, Kropf LAL, Van Beeck ES. A houseto- house survey of epileptic seizures in an urban community of Rio de Janeiro, Brazil. Arq Neuropsiquiatr. 2002;60:708-11.
13. Borges MA, Min LL, Guerreiro CAM, Yacubian EMT, Cordeiro JA, Tognola WA, et al. Urban prevalence of epilepsy populational study in São José do Rio Preto, a medium-sized city in Brazil. Arq Neuropsiquiatr. 2004;62:199-205.
14. Noronha ALA, Borges MA, Marques LHN, Zanetta DMT, Fernandes PT, Boerd E, et al. Prevalence and pattern of epilepsy treatment in different socioeconomic classes in Brazil. Epilepsia. 2007;48:880-5.
15. Sampaio LP, Caboclo LO, Kuramoto K, Reche A, Yacubian EM, Manreza ML. Prevalence of epilepsy in children from a Brazilian area of high deprivation. Pediatr Neurol. 2010;42:111-7
16. Faught E, Richman J, Martin R, Funkhouser E, Foushee R, Kratt P, et al. Incidence and prevalence of epilepsy among older U.S. Medicare beneficiaries. Neurology 2012;78(7):448Y453.
17. Rowan AJ, Ramsay RE, Collins JF, Pryor F, Boardman KD, Uthman BM, et al. New onset geriatric epilepsy: a randomized study of gabapentin, lamotrigine, and carbamazepine. Neurology 2005;64(11):1868Y1873.
18. Ruggles KH, Haessly SM, Berg RL. Prospective study of seizures in the elderly in the Marshfield Epidemiologic Study Area (MESA). Epilepsia 2001;42(12): 1594Y1599.
19. Gupta A. Febrile Seizures. Continuum (Minneap Minn). 2016;22(1 Epilepsy):51-9.
20. Hesdorffer DC, Benn EK, Cascino GD, Hauser WA. Is a first acute symptomatic seizure epilepsy? mortality and risk for recurrent seizure. Epilepsia 2009;50(5):1102Y1108.

Capítulo 12

Estado de mal epiléptico (*Status*)

Julia Vescovi Vieira | Cristine Mella Cukiert

INTRODUÇÃO

O estado de mal epiléptico convulsivo (EMC) é uma emergência médica comum e que depende de um atendimento rápido e preciso. Estima-se que a incidência seja de 10/100000 a 41/100000 habitantes/ano, enquanto a mortalidade varie de 20 a 40%, crescendo proporcionalmente com a faixa etária e com o tempo até estabelecimento do tratamento correto. A maioria das crises epilépticas cessa após 2 a 5 minutos, porém no EMC há uma desregulação dos mecanismos de controle da atividade epiléptica, perpetuando-a e, assim, aumentando o tempo de duração e, consequentemente, a morbimortalidade desses pacientes.[1]

A definição para EMC, são crises tônico-clônicas generalizadas, com duração acima de 5 minutos, ou 10 minutos para crises focais, ou crises reentrantes sem retorno aos níveis normais de consciência entre elas, mesmo que com duração inferior a 5 minutos. A crise é classificada de acordo com o tempo de evolução desde o início dos sintomas, sendo o EMC precoce ou iminente definido como duração de 5 a 30 min. O EMC estabelecido é definido como atividade convulsiva por mais de 30 min, quando então sua manutenção passa a implicar em danos neuronais permanentes. Considera-se como EMC refratário o paciente que mantenha atividade convulsiva por mais de 40 minutos, mesmo após receber o tratamento adequado com, pelo menos, um fármaco benzodiazepínico e um fármaco anticrise (FAC) de segunda linha.[1,2,3]

As principais causas do EMC estão descritas no Quadro 12-1.

Quadro 12-1. Principais etiologias do estado de mal convulsivo

Má aderência medicamentosa
Redução ou suspensão da medicação
Abstinência ou abuso de drogas ou álcool
TCE
Meningite, encefalite, outras infecções do sistema nervoso central
Infecções sistêmicas
Tumores em sistema nervoso central
Metabólica: hiponatremia, hipernatremia, hipoglicemia, hipocalcemia, encefalopatia hepática

TCE: traumatismo cranioencefálico.

TRATAMENTO

Assim que identificada a crise convulsiva, o paciente deve ser imediatamente transportado à sala de emergência para que sejam implementadas as medidas de suporte a vida, com monitorização adequada, por meio de oxímetro de pulso e a monitorização cardíaca, seguindo a sequência de *ABCD* (Fluxograma 12-1). Com o paciente estabilizado clinicamente, é importante a realização de um exame físico geral e neurológico completo, em busca principalmente de déficits focais, rigidez meníngea, avaliação pupilar, lesões ou escoriações pelo corpo, bem como uma anamnese completa com familiares, e a coleta de uma rotina laboratorial infectometabólica básica, em busca de possíveis fatores que possam ter atuado como gatilho para as crises. A causa mais comum em pacientes com histórico prévio de epilepsia é a má aderência medicamentosa.

Estado de Mal Precoce ou Iminente

Os benzodiazepínicos são as medicações de primeira escolha e devem ser utilizados de acordo com a via de administração disponível. Pacientes sem acesso venoso periférico devem ser tratados com até duas aplicações de midazolam intramuscular (IM), na dose de 0,2 mg/kg/dose (máximo de 10 mg),[4,5] enquanto aqueles com acesso venoso devem ser tratados com até 2 aplicações de diazepam endovenoso (EV), na dose de 0,2 mg/kg/dose (máximo de 10 mg/dose).[6,7] Não há benefício em adiar o tratamento para a obtenção de um acesso venoso para infusão de diazepam EV, uma vez que o uso precoce do midazolam IM tem eficácia e segurança equivalentes.[8-10]

Estado de Mal Estabelecido

Nesta fase, o EMC resulta em danos neuronais duradouros.[1] Os FACs disponíveis em apresentação endovenosa são medicações de escolha nesta fase. No Brasil estão disponíveis a fenitoína, fenobarbital, lacosamida e levetiracetam. Diversos estudos demonstram a ausência de superioridade entre elas,[6,11] de modo que a seleção deve considerar as comorbidades do paciente, a disponibilidade da medicação no serviço e a experiência do médico assistente na condução do caso. É fundamental que o paciente esteja sob monitorização cardíaca durante a infusão dessas medicações. [11-13] As doses de ataque e manutenção desses fármacos estão descritas no Quadro 12-2, enquanto seus efeitos colaterais constam no Quadro 12-3.

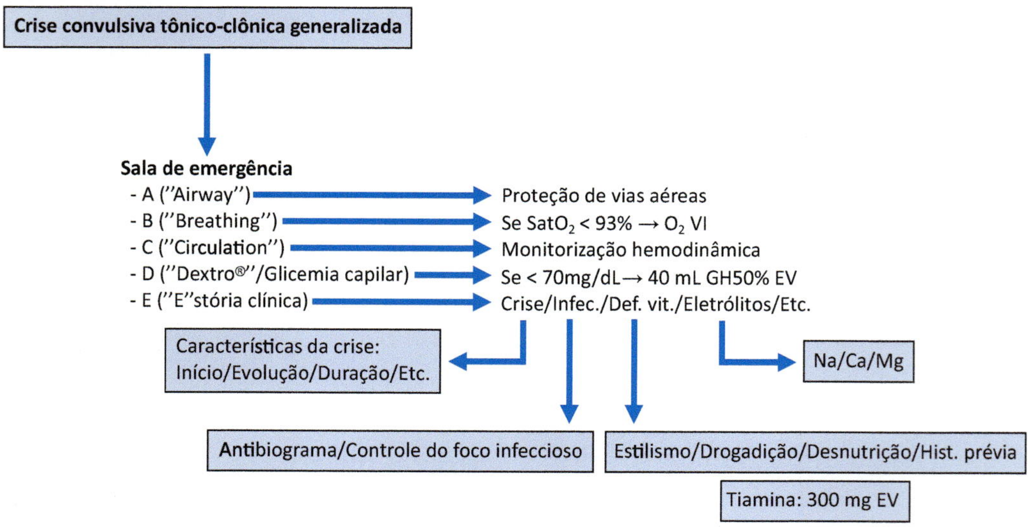

Fluxograma 12-1. Medidas de estabilização em sala de emergência. (Protocolo institucional para tratamento de estado de mal convulsivo, Santa Casa de Misericórdia de São Paulo.)

Quadro 12-2. Medicações e doses para tratamento do estado de mal estabelecido

Medicação	Dose de ataque (EV)	Repetição	Velocidade máxima de infusão (BIC)	Dose de manutenção (VO/EV)
Fenitoína	20 mg/kg (Máx. 1500 mg/dose) Obs.: Se alto risco de intoxicação (p. ex., idosos) reduzir dose de ataque em 50%	SIM Obs.: Uma única vez (50% dose inicial)	50 mg/min Obs.: Se alto risco de arritmia (p. ex., idosos) reduzir vel. máx. para 20 mg/min	100 mg 8/8 h
Fenobarbital	20 mg/kg	NÃO	60 mg/min	50-100 mg 12/12 h
Lacosamida	200-400 mg	NÃO	30 min	100-200 mg 12/12 h
Levetiracetam	60 mg/kg (Máximo 4500 mg)	NÃO	5 a 15 min	250-500 mg 12/12 h

Quadro 12-3. Efeitos adversos dos fármacos anticrise

Medicação	Eventos adversos graves	Principais interações medicamentosas
Fenitoína	Arritmia Hipotensão *Purple Glove Syndrome*	Maior risco arritmogênico em associação com a lacosamida Aumenta o nível sérico de fenobarbital
Fenobarbital	Depressão cardiorrespiratória	Reduz nível sérico de fenitoína
Lacosamida	Prolongamento do intervalo PR (bloqueio atrioventricular) Hipotensão	Mínima interação farmacológica
Levetiracetam	Irritabilidade, depressão, insônia	Mínima interação medicamentosa

Estado de Mal Refratário

Dentre as medicações anestésicas que apresentam evidência na literatura cientifica para o tratamento do EMC refratário, as mais utilizadas são o midazolam e o propofol. É importante lembrar que todas as medicações têm como efeito adverso o rebaixamento do nível de consciência e a depressão cardiorrespiratória, sendo mandatório que os pacientes sejam submetidos a intubação orotraqueal e tenham uma via aérea segura garantida.

O controle inicial da crise deve ser feito por meio da infusão em *bolus* EV da medicação escolhida (midazolam, propofol, ketamina ou tiopental), sendo a dose idealmente titulada pela monitorização eletroencefalográfica contínua, objetivando a supressão da atividade elétrica cerebral, com a menor dose possível de medicação. Todavia, este recurso está disponível na minoria dos serviços hospitalares, sendo recomendado, portanto, na sua indisponibilidade, manutenção por pelo menos 24-48 horas de infusão contínua com posterior desmame lento e gradual das mesmas e a realização do eletroencefalograma de rotina seriado, a fim de observação de possíveis alterações eletroencefalográficas sem manifestações clínicas aparentes. As doses e possíveis efeitos colaterais estão descritos no Quadro 12-4.[4,5,14]

ESCALAS DE AVALIAÇÃO PROGNÓSTICA

Alguns fatores independentes influenciam negativamente o prognóstico neurológico, incluindo

Quadro 12-4. Doses das medicações anestésicas para tratamento do EMC refratário

Medicação	Dose de ataque/*bolus*	Dose de manutenção Doses ideais	Dose de manutenção Doses máximas habituais	Eventos adversos graves
Midazolam	0,2 mg/kg	0,1-0,4 mg/kg/h	2 mg/kg/h	Hipotensão Bradicardia Taquifilaxia
Propofol	2 mg/kg	2-5 mg/kg/h	12 mg/kg/h	Hipotensão Bradicardia Pancreatite Síndrome de infusão de Propofol
Tiopental	2-5 mg/kg/IV	2-5 mg/kg/hora	2-5 mg/kg/hora	Hipotensão Arritmia cardíaca Depressão miocárdica
Ketamina	1-5 mg/kg	0,6 a 15 mg/kg/h	0,6 a 15 mg/kg/h	Taquicardia Hipertensão Aumento da pressão intracraniana

idade avançada, etiologia do estado de mal epiléptico, nível de consciência do paciente e tipo de crise convulsiva. Em relação à etiologia, a má aderência ao tratamento medicamentoso e o abuso de álcool estão associados a um prognóstico mais favorável. Por outro lado, condições neurológicas como acidente vascular cerebral isquêmico ou hemorrágico, meningite e encefalopatia pós-anóxica estão relacionadas a um prognóstico mais reservado.

A escala STESS (*Status Epilepticus Severity Score*)[7] foi desenvolvida para fornecer uma avaliação objetiva do prognóstico neurológico, considerando quatro variáveis: idade, histórico prévio de crises, tipo de crise e nível de consciência comprometido (Quadro 12-5). As pontuações variam de **0 a 2**, indicando um prognóstico favorável, e de **3 a 6**, sugerindo um desfecho desfavorável.

A utilização de uma escala prognóstica baseada exclusivamente em parâmetros clínicos auxilia na tomada de decisões terapêuticas, permitindo a individualização do tratamento. Dessa forma, evita-se a adoção de condutas excessivamente agressivas em pacientes com bom prognóstico, reduzindo o risco de iatrogenia.

Quadro 12-5. Cálculo do STESS

	Variável	STESS
Consciência	Alerta ou sonolento/ confuso	0
	Estupor ou comatoso	1
Pior tipo de crise	Crise focal com manutenção de percepção, crise disperceptiva, ausência, mioclônica	0
	Tônico-clônica-generalizada	1
	Estado de mal epiléptico não convulsivo em coma	2
Idade	< 65 anos	0
	≥ 65 anos	2
História de crise prévia	Sim	0
	Não ou desconhecido	1
Total		0-6

Adaptado de Rossetti AO et al., 2008.

PROTOCOLO INSTITUCIONAL

A implementação de um protocolo institucional é de extrema importância, pois facilita a tomada de decisão terapêutica, com doses estabelecidas das medicações disponíveis no serviço, facilita o reconhecimento da patologia, reduzindo assim o tempo de início do tratamento.

No Fluxograma 12-2 apresenta-se o protocolo institucional da Santa Casa de Misericórdia de São Paulo.

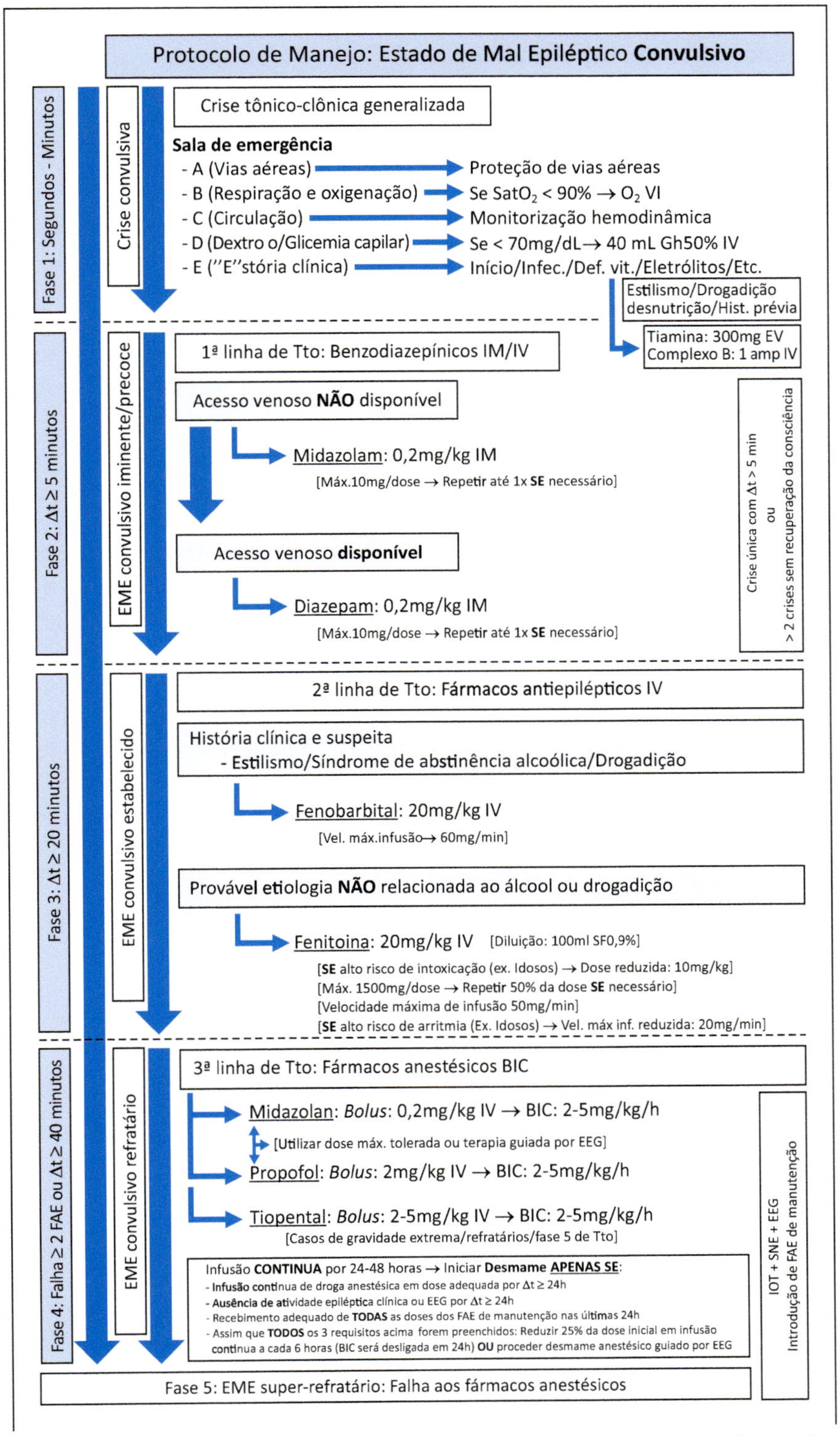

Fluxograma 12-2. Protocolo de manejo estado de mal epiléptico convulsivo da Santa Casa de Misericórdia de São Paulo.

CONCLUSÃO

O estado de mal convulsivo é uma emergência neurológica, que deve ser prontamente reconhecida e tratada, haja vista a possibilidade de melhores respostas terapêuticas a partir de um tratamento precoce. O uso das medicações corretas, no tempo e nas doses adequadas, bem como a identificação da sua etiologia é de suma importância para um melhor prognóstico clínico e neurológico.

REFERÊNCIAS BIBLIOGRÁFICAS

1. Trinka E, Cock H, Hesdorffer D, Rossetti AO, Scheffer IE, Shinnar S, et al. A definition and classification of status epilepticus - Report of the ILAE Task Force on Classification of Status Epilepticus. Epilepsia. 2015;56(10):1515-23.
2. Betjemann JP, Lowenstein DH. Status epilepticus in adults. Lancet Neurol. 2015 Jun;14(6):615-24.
3. Lv RJ, Wang Q, Cui T, Zhu F, Shao XQ. Status epilepticus--related etiology, incidence and mortality: A meta-analysis. Epilepsy Res [Internet]. 2017;136:12-7. Disponível em: http://dx.doi.org/10.1016/j.eplepsyres.2017.07.006
4. Hocker S. Anesthetic drugs for the treatment of status epilepticus. Epilepsia [Internet]. 2018;59:188-92. Disponível em: http://doi.wiley.com/10.1111/epi.14498
5. Rossetti AO. Management of rerfactory status epilepticus in adults. Lancet Neurol. 2011;10(10):922-30.
6. Agarwal P, Kumar N, Chandra R, Gupta G, Antony AR, Garg N. Randomized study of intravenous valproate and phenytoin in status epilepticus. Seizure. 2007 Sep;16(6):527-32.
7. 14. Rossetti AO, Logroscino G, Milligan TA, Michaelides C, Ruffieux C, Bromfield EB. Status Epilepticus Severity Score (STESS): a tool to orient early treatment strategy. J Neurol. 2008 (10):1561-1566.
8. Glauser T, Shinnar S, Gloss D, Alldredge B, Arya R, Bainbridge J, et al. Evidence-Based Guideline: Treatment of Convulsive Status Epilepticus in Children and Adults: Report of the Guideline Committee of the American Epilepsy Society. Epilepsy Curr. 2016;16(1):48-61.
9. Lowenstein DH, Alldredge BK. Status Epilepticus. N Engl J Med. 1998;338(14):970-6.
10. Silbergleit R, Lowenstein D, Durkalski V, Conwit R. RAMPART (Rapid Anticonvulsant Medication Prior to Arrival Trial): A double-blind randomized clinical trial of the efficacy of intramuscular midazolam versus intravenous lorazepam in the prehospital treatment of status epilepticus by paramedics. Epilepsia [Internet]. 2011;52:45-7. Disponível em: http://doi.wiley.com/10.1111/j.1528-1167.2011.03235.x
11. Rathlev NK, D'Onofrio G, Fish SS, Harrison PM, Bernstein E, Hossack RW, et al. The lack of efficacy of phenytoin in the prevention of recurrent alcohol-related seizures. Ann Emerg Med [Internet]. 1994;23(3):513-8. Disponível em: http://linkinghub.elsevier.com/retrieve/pii/S0196064494700702
12. Hantus S. Epilepsy Emergencies. Continuum (Minneap Minn) [Internet]. 2016;22(1 Epilepsy):173-90. Disponível em: http://www.ncbi.nlm.nih.gov/pubmed/26844736
13. Hocker SE. Status Epilepticus. Contin Lifelong Learn Neurol [Internet]. 2015 Oct;21:1362-83. Disponível em: https://linkinghub.elsevier.com/retrieve/pii/B978012385157400302X
14. Hocker S, Tatum WO, LaRoche S, Freeman WD. Refractory and Super-Refractory Status Epilepticus—an Update. Curr Neurol Neurosci Rep. 2014;14(6):452.

Capítulo 13

Crise sintomática aguda

Ana Carolina Zetehaku | Fábio Barreto Cabral

INTRODUÇÃO

As crises epilépticas são definidas por sinais e sintomas transitórios que ocorrem devido a atividade neuronal síncrona ou excessiva. Conceitualmente, a epilepsia é um distúrbio cerebral caracterizado pela predisposição persistente do cérebro a gerar as crises epilépticas e por suas consequências neurobiológicas, cognitivas, psicológicas e sociais. Estima-se que 50 milhões de pessoas têm o diagnóstico de epilepsia no mundo, sendo que aproximadamente 10% das pessoas terão uma crise epiléptica durante a vida, mas apenas 2-3% delas vão desenvolver epilepsia.

De forma prática, considera-se epilepsia uma doença do cérebro caracterizada por uma das seguintes condições:

- Pelo menos duas crises **não** provocadas (ou duas crises reflexas) ocorrendo em um intervalo superior a 24 horas.
- Uma crise não provocada (ou uma crise reflexa) e chance de uma segunda crise estimada em pelo menos 60%.
- Diagnóstico de uma síndrome epiléptica.

As crises epilépticas ocorrem em todos os pacientes com epilepsia, porém nem todo paciente que tem uma crise epiléptica terá esse diagnóstico, sendo que até 40% de todas as crises epilépticas ocorrem em pacientes com lesão cerebral aguda, sem epilepsia. Essas crises são reconhecidas como crises sintomáticas agudas, que ocorrem por diversas causas (p. ex., tóxico-metabólicas, infecciosas, vasculares, traumáticas) que alteram a excitabilidade neuronal reduzindo o limiar convulsivo. Estima-se uma incidência de crise sintomática aguda de 42/100.000/ano em homens e 27/100.000/ano em mulheres.

Num serviço de emergência é comum nos depararmos com as crises epilépticas, no entanto, muitas vezes é desafiador reconhecer seus possíveis diagnósticos diferenciais, bem como determinar se estamos diante de uma crise epiléptica ou de uma crise sintomática aguda. Além disso, essa diferenciação é importante para o prognóstico e tratamento do paciente.

É CRISE EPILÉPTICA?

Dentre os eventos neurológicos transitórios que são observados nos serviços de emergência, as crises epilépticas estão entre as mais frequentes. Diante desses eventos, inicialmente, a história e o exame físico adequados ajudam na identificação de crises e de seus diagnósticos diferenciais, embora muitas vezes essa tarefa seja difícil, já que na maioria das vezes o médico não testemunhou o evento, o paciente teve alteração/perda de consciência e/ou o acompanhante não sabe descrever o que ocorreu.

Além disso, alguns marcadores que podem dar pistas sobre uma possível crise epiléptica (secreção de prolactina, aumento de CPK, aumento de amônia, mudança nos níveis de hormônios corticotrópicos e de cortisol, aumento de troponina e ânion *gap* > 10 mEq/L nas primeiras duas horas) são pouco específicos e sensíveis. Ainda, no ambiente de emergência, poucos serviços disponibilizam o exame de eletroencefalograma (EEG) que pode ser específico, mas por vezes, pouco sensível. Os estudos de imagem podem vir normais ou mostrar anormalidades não relacionadas às crises. Assim, neste cenário, o eletrocardiograma é um exame simples e indispensável, devendo ser realizado no intuito de identificar arritmias que evoluem com síncopes, mimetizando as crises epilépticas.

Ao exame clínico achados como mordedura de língua e deslocamento de ombro na ausência de história de traumas podem sugerir crises epilépticas (Quadro 13-1).

É CRISE SINTOMÁTICA AGUDA OU CRISE NÃO PROVOCADA?

Uma vez diagnosticada a crise epiléptica, é necessário distinguir se estamos diante de uma crise sintomática aguda, uma crise não epiléptica psicogênica ou de fato, uma crise não provocada.

Dizemos que a crise sintomática aguda, também conhecida como crise provocada, ocorre durante um insulto sistêmico ou em associação temporal próxima a uma lesão cerebral documentada, e usualmente não ocorre recorrência da mesma após o tratamento ou melhora do fator causal. Tais crises ocorrem dentro de uma semana após um acidente vascular cerebral (AVC), lesão traumática cerebral, encefalopatia anóxica ou neurocirurgia. Considera-se crise sintomática aguda os eventos que ocorrem na identificação de um hematoma

Quadro 13-1. Achados de exame físico que podem sugerir diagnósticos diferenciais de crise sintomática aguda

Sistema	Achados clínicos	Potencial significado
Aspectos gerais	- Pouca colaboração, exagero/dramatização	- Comorbidades psiquiátricas com crise não epiléptica psicogênica
Sinais vitais	- Bradicardia/taquicardia	- Síncope cardiogênica
Cabeça e pescoço	- Laceração do escalpo ou face	- Queda com perda de consciência
S. cardiovascular	- Queda de PAS maior ou igual a 20 mmHg ou PAD maior ou igual a 10 mmHg em posição ortostática - Ritmo cardíaco irregular - Sopro cardíaco - Queda da PA maior ou igual a 50 mmHg ou assistolia maior que 3 s com massagem carotídea	- Síncope por hipotensão ortostática - Síncope cardiogênica (p. ex., disfunção do nó sinusal) - Síncope cardiogênica (p. ex., estenose aórtica) - Síncope por hipersensibilidade carotídea
S. respiratório	- Tosse	- Síncope por aumento da pressão intratorácica
Pele	- Cicatrizes por cortes provocados	- Comorbidades psiquiátricas com crise não epiléptica psicogênica

PAS: pressão arterial sistólica; PAD: pressão arterial diastólica.
Adaptado de Franco et al., 2021.

subdural, infecção de sistema nervoso central ou durante fase ativa de doenças autoimunes como a esclerose múltipla. Além disso, o diagnóstico de crise sintomática aguda pode ser realizado na presença de alterações metabólicas (anormalidades hematológicas ou bioquímicas específicas), intoxicação alcoólica ou abstinência, ou ainda, após exposição a drogas epileptogênicas conhecidas. Por outro lado, considera-se uma crise não provocada àquelas que ocorrem na ausência de um fator temporário ou reversível que reduz o limiar de crises em um determinado momento (Quadro 13-2). É importante ressaltar que os fatores provocativos das crises, não devem ser confundidos com a etiologia da epilepsia, uma vez que esta leva a uma tendência persistente do paciente a apresentar os eventos epilépticos.

Quadro 13-2. Definições

Crise sintomática aguda – eventos que ocorrem com relação temporal próxima ao insulto agudo do sistema nervoso central, que pode ser metabólico, tóxico, estrutural ou devido à inflamação. O intervalo entre o insulto e a crise pode variar conforme a condição clínica.
Crise não provocada – crises que ocorrem na ausência de uma condição clínica potencialmente responsável ou além do intervalo estimado para ocorrência de crises sintomáticas agudas. Diferem das crises sintomáticas agudas pelo risco de recorrência e mortalidade em diversas etiologias.

Fonte: Fisher et al., 2014.

Um termo importante para ser relembrado nesse contexto é o da crise não epiléptica psicogênica em que há manifestação clínica que mimetiza uma crise epiléptica, porém, não há alteração de atividade neuronal excessiva registrada, sendo observado um eletroencefalograma normal ou apenas com artefatos.

QUAIS DIFERENÇAS ESPERAR ENTRE AS CRISES SINTOMÁTICAS AGUDAS E AS CRISES NÃO PROVOCADAS?

Essas definições são fundamentais uma vez que guiam o tratamento e prognóstico do paciente. É estimado que as crises sintomáticas agudas representam algo em torno de 40% de todas as crises epilépticas, sendo que predominam no primeiro ano de vida e nos idosos. Um exemplo clássico de crise sintomática aguda são as crises febris que ocorrem em associação à temperatura maior ou igual a 38°C em crianças entre 6 meses e 5 anos de vida, sem evidência de infecção, e que ocorrem em 2-6% da população geral.

Em diversas ocasiões, é desafiador distinguir se o paciente teve uma crise sintomática aguda ou uma crise não provocada. Esse tipo de crise se diferencia da epilepsia em diversos aspectos.

Clinicamente, as crises sintomáticas agudas podem ser focais ou tônico-clônicas bilaterais. Pela definição, alguns pontos requerem cuidado. Inicialmente, a causa da crise sintomática aguda é prontamente identificável devido à sua proximidade ao evento, ou seja, há uma relação de causalidade/temporal entre a alteração da integridade cerebral ou da homeostase e às crises. Considera-se, no entanto, que um paciente que teve uma crise sintomática aguda por lesão estrutural aguda não pode ser comparado àquele que teve a crise por um distúrbio metabólico, mas ainda assim, com uma crise apenas, esse paciente não pode ter o diagnóstico de epilepsia, mesmo tendo uma crise provocada [p. ex., crise sintomática aguda devido à lesão aguda encontrada em um AVC (lesão cerebral) *vs.* hiponatremia]. Ainda, a presença de fatores provocativos, não excluem a possibilidade de o paciente ter uma maior predisposição a gerar outras crises (p. ex., privação de sono intensa pode levar à crise convulsiva em paciente sem epilepsia e é fator gatilho em pacientes com epilepsia). Além disso, aqueles pacientes já com diagnóstico de epilepsia, podem evoluir com crise sintomática aguda se houver um fator causador agudo, como no caso de um paciente com lesão traumática prévia com crise sintomática por hipoglicemia.

Um outro ponto importante é que as crises sintomáticas agudas não têm necessariamente um risco de recorrência, assim como as crises na epilepsia que são caracterizadas pelo risco persistente de levar aos eventos epilépticos. Em um estudo comparativo observou-se que o risco de recorrência após uma crise sintomática aguda é consideravelmente menor do que em pacientes com primeira crise não provocada durante um seguimento de 10 anos, independente da etiologia. No entanto, teoricamente, sabe-se que quando o fator causal não é tratado, a crise sintomática aguda pode recorrer. Dessa forma, embora a maior parte dos pacientes com crises sintomáticas agudas não necessitem usar fármacos anticrises (FAC) a longo prazo, por vezes, podem precisar de tratamento até que a condição aguda seja resolvida. Além disso, um paciente com epilepsia, pode apresentar crises sintomáticas agudas. No entanto, nos pacientes com crise sintomática aguda devido a lesões destrutivas de sistema nervoso central (trauma, AVC) existe um maior risco de recorrência, inclusive de um futuro diagnóstico de epilepsia.

Os pacientes que apresentam crise sintomática aguda têm um risco de mortalidade maior nas semanas subsequentes ao evento, em pacientes mais idosos e de acordo com sua etiologia, principalmente quando associada a encefalopatia hipóxica e doenças cerebrovasculares. O risco de mortalidade em crises sintomáticas agudas é 8,9 vezes maior nos primeiros 30 dias, quando comparados com pacientes com primeira crise não provocada, mas não se observa tal diferença a longo prazo (após 10 anos). Nos pacientes com *status epilepticus*, a mortalidade também é maior nos casos de crise sintomática aguda em comparação àqueles com crises não provocadas no primeiro mês de seguimento.

As causas mais frequentes de crise sintomática aguda são eventos cerebrovasculares, traumatismo craniano, infecção de sistema nervoso central e suspensão de álcool e drogas. Outras causas menos comuns são distúrbios metabólicos, encefalopatia, intoxicações e eclâmpsia (Gráfico 13-1 e Quadros 13-3 e 13-4).

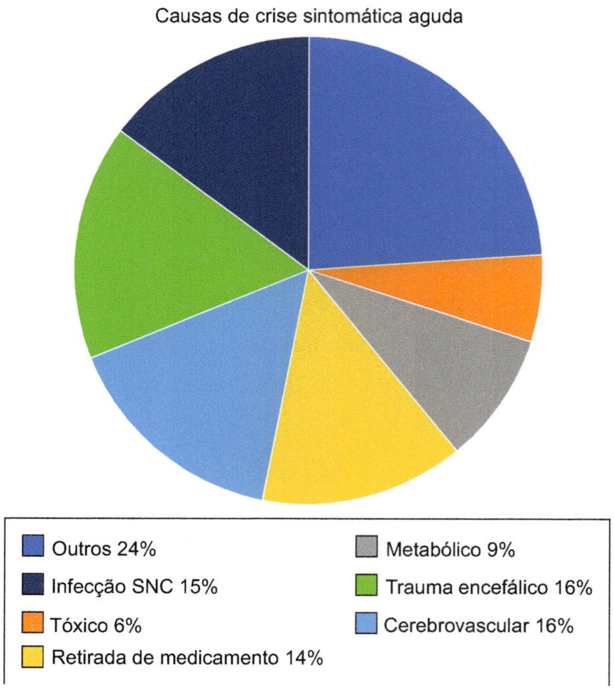

Gráfico 13-1. Causas de crise sintomática aguda. SNC: sistema nervoso central. (Adaptada de Mauritz et al., 2022.)

Quando considerar crise sintomática aguda:

- Dentro de 7 dias do AVC, trauma cerebral (incluindo cirurgias) – para traumas de sistema nervoso central intervalos maiores são aceitos quando há hematoma subdural sem história de trauma conhecida e quando o hematoma é identificado;
- Dentro de 7 dias de neuroinfecções com alterações clínicas e laboratoriais persistentes.
- No contexto de infecções, por exemplo. no mínimo um parasita em fase de transição ou degenerativa de neurocisticercose, febre durante malária, durante tratamento de tuberculoma cerebral ou abscesso em infecções agudas ou distúrbios metabólicos graves na infeção de HIV.
- Dentro de 7 dias do surto de esclerose múltipla ou como primeiro sintoma da doença.
- Dentro de 7 dias da hipóxia cerebral.
- Distúrbios metabólicos (dependem da velocidade de instalação e gravidade – fora dos valores de normalidade estabelecidos) (vide Quadro 13-3).

Quadro 13-3. Possíveis etiologias de crise sintomática aguda

Etiologia	Risco de crise sintomática aguda	Fatores de risco
Acidente vascular cerebral isquêmico	Relativamente baixo (3-6%)	Lesão cortical, extensão da lesão, transformação hemorrágica, gravidade clínica
Acidente vascular cerebral hemorrágico	Alto (10-18%)	Lesão cortical, volume do sangramento, gravidade clínica
Trombose venosa central	Muito alto (até 40%)	Lesões hemorrágicas, déficits motores, trombose de seio sagital superior e veias corticais
Trauma cerebral	Moderado (20-15%)	Lesão de crânio, lesão penetrante, jovens, anormalidade focal, sangramento SNC
Meningite bacteriana	Alto (17-27%)	RNC, anormalidade focal na imagem
Encefalite viral	Muito alto (40-60%)	RNC, lesões corticais, jovens, HSV1
Encefalite autoimune	Muito alto (33-100%)	Ac contra receptores NMDA, GABA A e GABA B, LGI1
Hiponatremia	Relativamente baixo (5%)	Rapidez de instalação e sódio muito baixo
Encefalopatia anóxica	Muito alto (até 1/3)	Hiponatremia, reaquecimento

Ac: anticorpos; HSV: herpes vírus humano; SNC: sistema nervoso central; RNC: rebaixamento do nível de consciência.
Adaptado de Mauritz et al., 2022.

- Álcool – uso abusivo crônico e/ou redução recente do consumo associados às crises tônico-clônicas com tremores, sudorese e taquicardia, dentro de 7-48 h do último consumo.
- Suspensão de barbitúricos e benzodiazepínicos de forma abrupta.
- Uso de cocaína, *crack* (metabólitos encontrados na urina ou sangue).
- Uso abusivo de estimulante e inalantes.
- Crise febril – temperatura retal mínima 38,5°C.

Portanto, após a identificação correta de uma crise sintomática aguda é preciso identificar a sua causa de base. Assim, inicialmente, história clínica e exame físico adequados nos ajudarão a levantar hipóteses sobre os fatores desencadeadores do evento. Geralmente, as crises sintomáticas agudas tendem a ser bilaterais, mas também podem-se apresentar com manifestações focais. Alguns achados clínicos como uso de medicações ou outras substâncias, história de febre, hipertensão, papiledema, icterícia, podem sugerir a sua etiologia. Posteriormente, exames laboratoriais devem ser solicitados para avaliar distúrbios metabólicos, tóxicos/infecciosos. Um exame de imagem de crânio e se necessário, punção lombar e eletroencefalograma também deverão ser solicitados.

O tratamento deve ser imediatamente instituído com base na confirmação da etiologia da crise. Os FACs deverão ser prescritos até que a o fator precipitante seja corrigido e/ou a causa de base da crise seja resolvida, no intuito de prevenir outras crises sintomáticas agudas. O tratamento a longo prazo geralmente não é indicado, no entanto, não há consenso sobre quando exatamente suspender tais medicações e, dessa forma, o tempo de tratamento deverá ser individualizado conforme a etiologia da crise, da gravidade, do risco de recorrência, das comorbidades além da preferência do paciente. Assim, pode-se considerar uso por mais tempo de FAC naqueles pacientes que tiveram crises sintomáticas agudas em decorrência de doenças

Quadro 13-4. Valores de corte propostos para alterações metabólicas nas crises sintomáticas agudas

Glicemia	**< 36 mg/dL (2,0 mM) ou > 450 mg/dL (25 mM) associado a cetoacidose**
Sódio sérico	**< 115 mg/dL (< 5 mM)**
Magnésio sérico	**< 0,8 mg/dL (< 0,3 mM)**
Cálcio sérico	**< 5,0 mg/dl (< 1,2 mM)**
Ureia	**> 100 mg/dL (> 27,7 mmol/L)**
Creatinina	**> 10 mg/dL (> 884 umol/L)**

estruturais/infecciosas de sistema nervoso central, que necessitaram de cuidados intensivos e/ou que evoluíram para *status epilepticus*, por exemplo.

Idealmente, é razoável solicitar um eletroencefalograma dois a três meses após a alta hospitalar nesses pacientes que tiveram crises sintomáticas agudas, e caso seja normal, pode-se pensar em reduzir gradualmente o FAC, uma vez que a suspensão abrupta, também pode levar a crise de rebote. Posteriormente, o exame poderá ser repetido para avaliação do paciente já sem uso do tratamento previamente instituído.

Diante do seguimento de um paciente com crise sintomática aguda, este deve estar ciente sobre o manejo do seu quadro, entendendo o risco de recorrência de crises e, portanto, deve ser orientado sobre o controle dos fatores provocadores, além de estar orientado sobre a titulação de sua medicação.

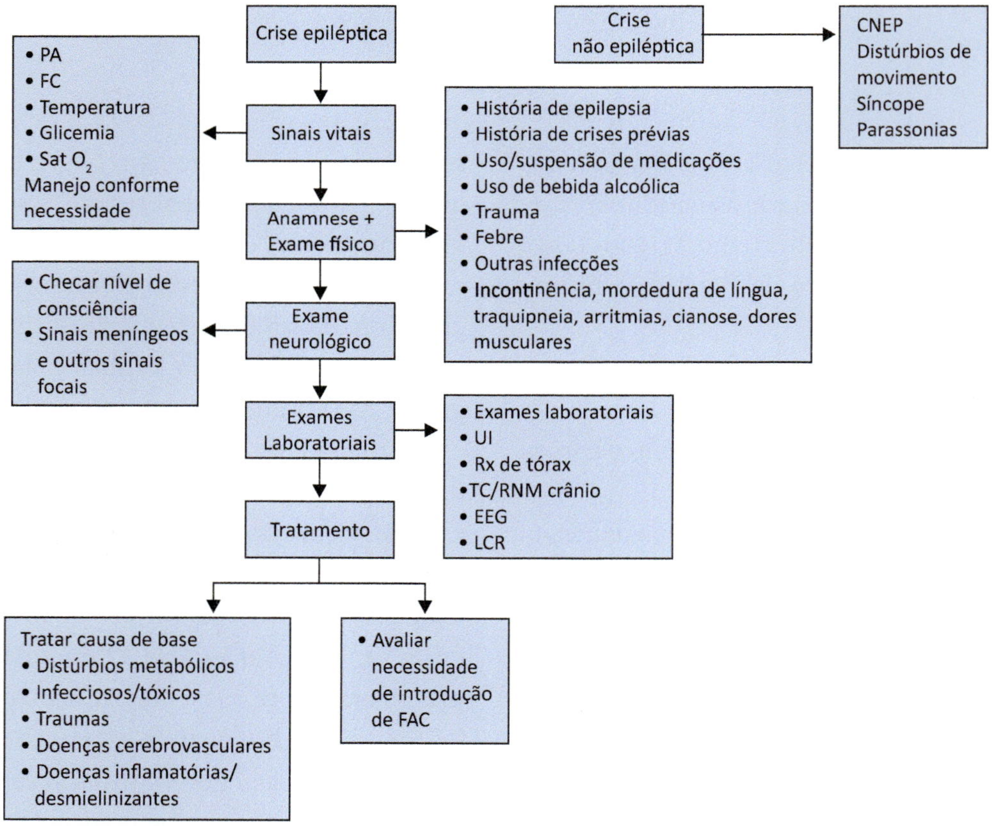

Fig. 13-1. Algoritmo de manejo de crise sintomática aguda. AIT: ataque isquêmico transitório; CNEP: crise não epiléptica psicogênica; EEG: eletroencefalograma; FAC: fármacos anticrise; FC: frequência cardíaca; PA: pressão arterial; RNM: ressonância; Rx: raio-X; SaO_2: saturação de O_2; TC: tomografia de crânio; UI: urina I. (Adaptada de Franco et al., 2021.)

CONCLUSÃO

O diagnóstico de crise sintomática aguda pode ser desafiador, porém todo raciocínio clínico deve-se basear na história e no exame clínico do paciente, associados aos exames complementares que podem identificar inicialmente, se o evento relatado é realmente uma crise epiléptica e, se há fatores causais associados para diferenciação entre uma crise sintomática aguda e uma crise não provocada. Tal abordagem é fundamental para o melhor manejo clínico e terapêutico, sendo recomendado que todo seguimento seja compartilhado com o paciente e seus familiares.

BIBLIOGRAFIA

Annegers JF, Hauser WA, Lee JR, Rocca WA. Incidence of acute symptomatic seizures in Rochester, Minnesota, 1935- 1984. Epilepsia 1995;36(4):327-33.

Beghi E, Carpio A, Forsgren L, Hesdorffer DC, Malmgren K, Sander JW, et al. Recommendation for a definition of acute symptomatic seizure. Epilepsia 2010;51(4):671-5.

Beghi E, Carpio A, Forsgren L, Hesdorffer DC, Malmgren K, Sander JW, et al. Recommendation for a definition of acute symptomatic seizure. Epilepsia 2010;51(4):671-5.

Commission on Classification Terminology of the International League Against Epilepsy. A revised proposal for the classification of epilepsy and epileptic syndromes. Epilepsia 1989;30:389-99.

Commission on Epidemiology and Prognosis, International League Against Epilepsy. Guidelines for epidemiologic studies on epilepsy. Epilepsia 1993;34:592-6.

Fisher RS, Acevedo C, Arzimanoglou A, Bogacz A, Cross JH, Elger CE, et al. ILAE official report: a practical clinical definition of epilepsy. Epilepsia 2014;55(4):475-82.

Fisher RS, Van Em de Boas W, Blume W, Elger C, Genton P, Lee P, et al. Epileptic seizures and epilepsy: definitionsproposed by the International League Against Epilepsy (ILAE) and the International Bureau for Epilepsy (IBE). Epilepsia 2005;46(4):470-2.

Franco AC, Parreira S, Bentes C, Pimentel J. Management of a first unprovoked epileptic seizure in adolescence and adulthood. Epileptic Disord 2021;23(4):537-551.

Hauser WA, Beghi E. First seizure definitions and worldwide incidence and mortality. Epilepsia 2008;49(1):8-12.

Hauser WA, Annegers JF, Kurland LT. Prevalence of epilepsy in Rochester, Minnesota: 1940–1980. Epilepsia 1991;32:429-445.

Hesdorffer DC, Benn EK, Cascino GD, Hauser WA. Is a first acute symptomatic seizure epilepsy? Mortality and risk for recurrent seizure. Epilepsia 2009;50(5):1102-8.

Logroscino G, Hesdorffer DC, Cascino G, Annegers JF, Hauser WA. Short-term mortality after a first episode of status epilepticus. Epilepsia 1997;38(12):1344-9.

Mauritz M, J. Hirsch LJ, Camfield P, Chin R, Nardone R, Lattanzi S, Trinka E. Acute symptomatic seizures: an educational, evidence-based review. Epileptic Disord 2022;24(1):26-49.

Capítulo 14

Síncope

Ângela Sauter Dalbem | Cristine Mella Cukiert

INTRODUÇÃO

A síncope é um sintoma com diversos mecanismos causadores que possuem diferentes implicações terapêuticas e prognósticas.[1] É uma queixa comum, correspondendo a cerca de 3% dos atendimentos de pronto-socorro e 1% das admissões hospitalares.[2]

Por ter diversas etiologias, a primeira tarefa do médico, ao atender um quadro de síncope, é distinguir entre as causas benignas (síncope vasovagal) e as potencialmente fatais (síncope cardiogênica). Frequentemente, é erroneamente diagnosticada e tratada como epilepsia.[2]

DEFINIÇÃO

Síncope é definida como perda de consciência transitória e autolimitada, com início relativamente rápido e geralmente levando a queda. A recuperação é espontânea, completa e geralmente imediata. O mecanismo subjacente é a hipoperfusão cerebral global transitória.[3]

O termo "**síncope convulsiva**" denota a presença de movimentos involuntários, muitas vezes referidos como abalos/clonias/mioclonias, e até mesmo posturas tônicas, acompanhando a perda de consciência.[1,4]

CLASSIFICAÇÃO E ETIOLOGIA

A classificação das síncopes e suas principais etiologias estão listadas no Quadro 14-1.[2]

A **síncope neuromediada (reflexa)** está associada à vasodilatação reflexa e bradicardia ocorrendo como resposta a certos gatilhos. A **síncope vasovagal** é a causa mais comum de síncope e é geralmente benigna. Apresenta as seguintes características: **gatilhos**: ficar em pé por muito tempo, ambientes muito quentes, multidões, trauma emocional e dor intensa; **pródromos (pré-síncope):** tontura, náusea, sudorese, turvação/escurecimento da visão, sentir-se distante/longe; **durante a síncope:** testemunhas podem descrever palidez cutânea, diaforese e breves espasmos/abalos; **recuperação:** qualquer confusão após o evento é tipicamente breve, geralmente durante alguns segundos. Pode haver a sensação de "cansaço/fadiga" por minutos a horas depois do evento, ao contrário dos pacientes com síncope cardiogênica, que se recuperam completamente quase imediatamente ao recobrar a consciência.[2]

Quadro 14-1. Classificação das síncopes e suas principais causas

Síncope neuromediada (reflexa)
- Síncope vasovagal
- Síncope reflexa com precipitantes específicos

- Síndrome do seio carotídeo
- Outras situações: tosse, micção, deglutição

Síncope ortostática (disautonomia)
- Primária: atrofia de múltiplos sistemas
- Secundária: diabetes, amiloidose, medicamentoso

Síncope cardiogênica
- Taquiarritmias

- Taquicardia ventricular monomórfica sustentada
- Taquicardia ventricular polimórfica
- Taquicardia supraventricular

- Bradiarritmias

- Geração do impulso: doença do nó sinusal
- Condução do impulso: bloqueio atrioventricular total (BAVT)

- Obstrução mecânica

- Estenose aórtica
- Cardiomiopatia hipertrófica
- Estenose mitral
- Mixoma atrial

Síncope relacionada ao sistema nervoso central
- Arritmia/assistolia ictal
- Hidrocefalia obstrutiva intermitente
- Ataque isquêmico transitório (AIT)
- Enxaqueca

Síncope metabólica
- Hipoglicemia
- Hipocalcemia

Síncope psicogênica
- Síndrome do pânico
- Transtornos conversivos

Síncope de causa indeterminada

Adaptado de Hadjikoutis et al., 2004.[2]

A **síncope cardiogênica** resulta de alterações no ritmo ou na estrutura cardíaca. Arritmias são a segunda causa mais comum de síncope e podem estar associadas a condições potencialmente fatais. Pode ocorrer a partir de qualquer posição (em pé, sentado, deitado). Comumente não há pródromos e a recuperação após o evento é rápida. Deve sempre ser considerada em qualquer paciente com história de infarto agudo do miocárdio, insuficiência cardíaca e história familiar de morte súbita em idade jovem (< 40 anos).[2]

Arritmia ictal: a síncope arritmogênica induzida por crise epiléptica é resultado das alterações da frequência e do ritmo cardíaco que ocorrem durante a crise epiléptica. As taquicardias geralmente acompanham as crises convulsivas, embora raramente levem a outras complicações. As bradiarritmias são mais raras, geralmente associadas a crises focais, particularmente de lobo temporal esquerdo, e são a causa da perda de consciência (e não a crise epiléptica).[2] Bradicardia/bradiarritmia/assistolia ictal, isto é, desencadeada pela crise epiléptica, pode estar associada à morte súbita associada a epilepsia (SUDEP – *sudden unexpected death in epilepsy*).[5]

DIAGNÓSTICOS DIFERENCIAIS

O principal diagnóstico diferencial da síncope, especialmente da síncope convulsiva, é a epilepsia, e a distinção entre ambas nem sempre é fácil.[3] Na população em geral, a síncope é mais comum que a epilepsia (prevalência de síncope: 3-37%; prevalência de epilepsia: 0,5%).[2]

Nas síncopes convulsivas é comum a ocorrência de posturas tônicas, mioclonias, desvios oculares, automatismos, vocalizações e até alucinações.[4] Lempert *et al.* induziram hipóxia cerebral transitória e síncope em 42 indivíduos saudáveis. Foi usada uma combinação de ortostase, hiperventilação e a manobra de valsalva. Mioclonias ocorreram em 90% dos casos e 60% tiveram alucinações visuais e/ou auditivas. Desvio cefálico, automatismos orais e posturas tônicas ocorreram em 79% dos pacientes. Os olhos permaneceram abertos na maioria dos casos e o desvio transitório inicial para cima era comum.[6]

Vídeo 1. Indução de síncope realizada por Lempert *et al.*, 1994.[6] Fonte: YouTube: https://www.youtube.com/watch?v=lF2TF5OUakI

A crise epiléptica mais comumente associada à perda de consciência é a crise tônico-clônica generalizada ou bilateral (convulsão). Convulsões geralmente duram mais tempo que as síncopes e são seguidas por confusão pós-ictal mais significativa. Muitos pacientes com síncope também relatam confusão após o evento, porém com menor duração.[3]

As características clínicas das síncopes e das crises convulsivas estão resumidas no Quadro 14-2.[3]

INVESTIGAÇÃO E DIAGNÓSTICO

O diagnóstico baseia-se principalmente em dados de anamnese, mas exames complementares são necessários para confirmar a hipótese clínica, identificar a etiologia da síncope e afastar diagnósticos diferenciais.[2]

Anamnese

A história clínica é pilar essencial e mais importante. Investigar gatilhos, pródromos, caracterização do episódio e os sintomas após (recuperação). História pessoal e familiar de doenças neurológicas, cardíacas e psiquiátricas. Informações sobre medicamentos, uso de álcool e drogas ilícitas. Pacientes com história de infarto do miocárdio, sintomas de insuficiência cardíaca congestiva ou história familiar de morte súbita antes dos 40 anos devem ser cuidadosamente avaliados.[2]

Exame Físico

A aferição da pressão arterial (PA) deitada e em pé tem maior sensibilidade em pacientes idosos com possível hipotensão postural. Naqueles com suspeita de síncope vasovagal, a PA normalmente permanece inalterada. A ausculta cardíaca é importante para identificar possíveis alterações estruturais, particularmente valvares e eventuais arritmias. O exame neurológico geralmente é normal.[2]

Laboratório

Excluir causas metabólicas, principalmente hipoglicemia e hipocalcemia.

Eletrocardiograma (ECG)

É barato, isento de riscos e identifica anormalidades significativas em cerca de 5% das pessoas que apresentam síncope. Sugere-se que seja realizado em todo paciente com síncope.[2]

Holter

É indicado em casos de síncope com suspeita de alteração cardíaca estrutural, suspeita de síncope arritmogênica e síncope em indivíduos com história familiar de morte súbita.[2]

Quadro 14-2. Características clínicas da síncope e da crise convulsiva

	Síncope	Crise convulsiva
Tônus na queda	Flácido ou rígido	Rígido
Abalos	Presente em até 80% dos casos, duração < 30 segundos, arrítmicos	Sempre presente, duração de 1 a 2 minutos, rítmicos
Olhos	Desvio transitório para o lado ou para cima	Desvio mantido
Alucinações	Na fase tardia do evento	Podem preceder o evento no caso de epilepsias focais
Mordedura de língua	Raro	Comum
Confusão pós-ictal	< 30 segundos	2 a 20 minutos

Adaptado de Sheldon et al., 2015.[3]

Ecocardiograma

Está indicado em todos os pacientes com síncope de origem indeterminada após uma anamnese detalhada, exame físico e análise de ECG. Avaliar possibilidade de alteração estrutural.[2]

Tilt-Test

Indicado em síncopes recorrentes inexplicadas na ausência de alteração cardíaca estrutural; após um único episódio se a síncope ocorreu em uma situação de alto risco (condução de veículo). Também pode ser útil mesmo quando a síncope vasovagal é clinicamente definida, se a demonstração de alterações hemodinâmicas específicas for alterar a terapêutica (p. ex., marcapasso permanente na síncope vasovagal cardioinibitória).[2]

Eletroencefalograma (EEG)/ Vídeoeletroencefalograma (Vídeo-EEG)

As investigações neurológicas geralmente têm pouca contribuição na investigação da síncope, se não houver sintomas ou sinais sugestivos de crise epiléptica. Até 0,5 a 2% dos adultos jovens saudáveis apresentam descargas epileptiformes no EEG interictal, sem significado clínico. Registro com Vídeo-EEG pode ser útil, incluindo um canal de ECG na montagem, para identificar arritmias concomitantes durante as crises epilépticas.[2]

Neuroimagem

É indicada apenas se houver elevada suspeita de crise convulsiva, déficit focal ou cefaleia persistente com sinais de alarme. Pode ser necessária, também, se houver traumatismo cranioencefálico decorrente da síncope para afastar complicações relacionadas ao trauma.[2]

TRATAMENTO

Síncope é um sintoma. Logo, o tratamento deve ser realizado de acordo com a sua etiologia. Por isso é de extrema importância o correto diagnóstico.

CONCLUSÃO

A avaliação adequada do paciente com síncope tem como pilares uma anamnese detalhada, exame físico completo e exames complementares pertinentes de acordo com as principais suspeitas etiológicas. A colaboração entre neurologistas e cardiologistas é essencial para uma investigação eficaz e manejo seguro do caso.[2]

REFERÊNCIAS BIBLIOGRÁFICAS

1. Bergfeldt L. Differential diagnosis of cardiogenic syncope and seizure disorders. Heart [Internet]. 2003;89(3):353-8. Available from: www.heartjnl.com
2. Hadjikoutis S, O'Callaghan P, Smith PEM. The investigation of syncope. Seizure. 2004;13(8):537-48.
3. Sheldon R. How to Differentiate Syncope from Seizure. Cardiol Clin. 2015;33(3):377-85.
4. Lempert T. Recognizing syncope: pitfalls and surprises. J R Soc Med. 1996;89(7):372-5.
5. Rossetti AO, Dworetzky BA, Madsen JR, Golub O, Beckman JA, Bromfield EB. Ictal asystole with convulsive syncope mimicking secondary generalisation: A depth electrode study. J Neurol Neurosurg Psychiatry. 2005;76(6):885-7.
6. Lempert T, Bauer M, Schmidt D. Syncope: a videometric analysis of 56 episodes of transient cerebral hypoxia. Ann Neurol. 1994;36(2):233-7

Parte 3

Neuromuscular

Capítulo 15

Paralisias flácidas agudas

Ana Luísa Vilela Sá Fortes | Melissa Nunes Polaro

INTRODUÇÃO

Paralisia flácida aguda é o termo usado para definir a síndrome caracterizada por fraqueza muscular de rápida progressão, associada à hipotonia e reflexos osteotendinosos hipoativos ou ausentes. É decorrente de disfunção de algum componente do sistema nervoso periférico: músculo, junção neuromuscular, nervo periférico, raíz ou na ponta anterior da medula.[1,2]

As doenças neuromusculares mais comumente avaliadas no pronto-socorro apresentam-se como paralisias flácidas agudas. Entre os principais diagnósticos diferenciais estão a síndrome de Guillain-Barré, outras polineuropatias agudas, o botulismo, as crises miastênicas, as mielopatias agudas, poliomielite, as paralisias periódicas, miosites e intoxicações (envenenamento por curare, por exemplo).[1-4] Em geral, essas doenças têm curso autolimitado, porém alguns casos podem evoluir grave e progressivamente, necessitando de um diagnóstico precoce a fim de prevenir complicações fatais.[1-3]

A causa mais frequente de paralisia flácida aguda é a síndrome de Guillain-Barré, que se apresenta com fraqueza muscular progressiva ascendente, hipotonia, arreflexia ou hiporreflexia profunda e eventual afecção dos nervos cranianos.[1,3]

O botulismo também merece atenção especial por ser potencialmente letal. É determinado pelo contato com a neurotoxina botulínica produzida por bactérias da família Clostridium (bastonetes Gram-positivos).[5] É caracterizado por uma paralisia flácida aguda descendente, inicialmente com acometimento de nervos cranianos e sintomas bulbares, porém com respostas cognitivas preservadas.[1,5,6]

A *miastenia gravis* é uma disfunção autoimune na membrana pós-sináptica da junção neuromuscular que se manifesta com fraqueza da musculatura esquelética.[1,6] A característica da doença é a fatigabilidade, geralmente com evolução subaguda a crônica, porém, pode apresentar-se como uma importante emergência neurológica quando os sintomas são acentuados por dispneia, disfagia e disfonia, caracterizando a crise miastênica, que também pode ser incluída nos diagnósticos diferenciais de paralisias flácidas agudas.[1,6,7]

Diante da importância clínico-epidemiológica das doenças anteriormente citadas, elas serão abordadas com mais detalhes em capítulos específicos deste livro.

Neste capítulo, discutiremos os demais diagnósticos diferenciais relevantes dentro do contexto de urgência e emergência.

MIELOPATIAS AGUDAS

Paralisias flácidas com disfunção precoce do esfíncter urinário e/ou intestinal, somadas a presença de nível sensitivo denso, sugerem uma possível mielopatia. É importante destacar que as mielopatias agudas podem ser categorizadas no ambiente de pronto-socorro em dois grandes grupos: compressivas e infecciosas/inflamatórias.[1,2,8]

As mielopatias compressivas podem apresentar reflexos hipoativos ou abolidos no estágio agudo do trauma, sendo comum, nas mielites transversas, a evolução da flacidez para liberação piramidal que ocorre em duas a três semanas.[1,8,9] Outro sintoma comum nas mielites compressivas agudas é a intensa dor na coluna com irradiação para os membros, tanto superiores quanto inferiores.[1,8]

Nas mielopatias de etiologia inflamatória/infecciosa, sintomas sistêmicos podem estar presentes, como vômitos, febre, fadiga, dor nos membros e rigidez de nuca.[2,8,9] Neste grupo, as etiologias mais frequentes são: infecção por *Mycoplasma pneumoniae*, herpes vírus, esquistossomose e cisticercose, além de doenças do tecido conjuntivo.[2,8,9]

A ressonância magnética é fundamental no diagnóstico da mielopatia aguda, demonstrando uma lesão focal da medula espinhal. O tratamento é direcionado para a sua etiologia ou doença associada.[1,8,9] Nos casos com comprometimento funcional importante e sob suspeita de etiologia autoimune/inflamatória, devemos sempre pesar risco *versus* benefício, e ponderar a indicação da administração de altas doses de corticoides e de sessões de plasmaférese.[8,9]

POLIOMIELITE

Poliomielite ou "paralisia infantil" é uma doença contagiosa aguda causada pelo poliovírus, e sua transmissão ocorre por meio do contato direto com fezes ou secreções orais de indivíduos contaminados.[1,10,11] Em casos graves pode acarretar paralisia nos quatro membros, porém é mais comum acometer os membros inferiores, de forma assimétrica. Os sintomas mais frequentes na forma paralítica são: instalação súbita do déficit motor, flacidez muscular e diminuição ou abolição dos reflexos osteotendinosos, sem comprometimento da sensibilidade.[4,10,11] O diagnóstico da poliomielite se faz precocemente com a presença do vírus detectado nas fezes ou na saliva do doente. O liquor com cultura e a eletroneuromiografia auxiliam no diagnóstico. Uma vez aventada a suspeita diagnóstica de poliomielite, a notificação é compulsória.[10,11] Todos os pacientes devem ser hospitalizados para suporte clínico e vigilância neurológica, mesmo não havendo um tratamento específico para esta doença. A vacinação é a única forma de prevenção.[10,11]

PARALISIAS PERIÓDICAS PRIMÁRIAS

As paralisias periódicas primárias (PP) são canalopatias, de etiologia genética, autossômicas dominantes, decorrentes de mutação em genes relacionados aos canais de sódio, cálcio e potássio. As principais são as paralisias periódicas hipocalêmicas e as paralisias periódicas hipercalêmicas.[1,12,13]

As manifestações clínicas da PP são: paralisia muscular aguda, que duram de minutos a dias, associada a alterações nos níveis séricos de potássio.[12] Nos períodos intercríticos, os pacientes podem apresentar fadiga e fraqueza de gravidade variável, e à longo prazo, podem desenvolver miopatias crônicas. Os ataques iniciam-se na 1ª e 2ª década de vida.[12-14]

A PP hipocalêmica é a mais frequente e tem a mutação nos genes relacionados aos canais de cálcio (CACNA1S), mas em certas famílias podem estar localizados no gene *SCN4A* de canais de sódio muscular. Tem maior prevalência no sexo masculino.[1,12,14] As crises caracterizam-se por níveis séricos baixos de potássio (< 3,0 mEq/L) e são classicamente desencadeadas por refeições ricas em carboidrato, consumo de álcool e repouso após exercício extenuante. Os ataques podem ocorrer desde diariamente até mensalmente, e duram de horas a dias.[14] Nos períodos intercríticos, o nível sérico de CPK pode mostrar-se elevado.[12-14]

A PP hipercalêmica é geneticamente determinada por mutação no gene *SCN4A* do cromossomo 17q23.[13-15] Tem expressão clínica variável e a paralisia depende da elevação dos níveis de potássio no sangue, ainda que o potássio sérico normal durante os ataques não exclua a suspeita O eletrocardiograma (ECG) pode evidenciar alterações típicas de hipercalemia (ondas T apiculadas).[13,14] Os ataques podem ser desencadeados por dieta rica em potássio, jejum prolongado, repouso após exercício físico, frio, estresse emocional e gravidez.[14] As manifestações costumam ocorrer pela manhã, duram mais que 2 h e metade dos pacientes apresenta miotonia ou paramiotonia associada. São crises mais frequentes que na forma hipocalêmica, porém com duração mais curta.[1,14,15]

O padrão-ouro para o diagnóstico das paralisias periódicas primárias é o estudo genético, contudo, no pronto-socorro, baseia-se na identificação dos gatilhos para as paralisias e nos níveis séricos de potássio durante as crises.[13,14,15]

A eletroneuromiografia pode fornecer subsídios para o diagnóstico ambulatorial por meio de testes de esforço curto e longo ou pela presença de miotonias (especificamente nas modalidades hipercalêmicas),[13-15] mas não é fundamental para a definição de conduta em regime de urgência.

Causas secundárias sistêmicas para deficiência ou excesso de potássio devem sempre ser investigadas, como disfunções renais, adrenais, tireoidianas (considerar tireotoxicose, especialmente em homens orientais), uso de laxantes e de diuréticos.[14-16]

O tratamento fundamenta-se no controle das alterações de potássio durante as crises e mudanças de hábitos, alimentares e de atividade física, de acordo com a modalidade da paralisia periódica, a fim de evitar gatilhos para novos episódios de paralisias agudas.[14,16]

Durante a crise hipocalêmica, é recomendado a reposição de potássio, sob a forma oral (0,25 mEq/kg a cada 30 minutos, até que o paciente melhore) ou endovenosa (administração de KCl em dose de 0,05-0,31 mEq/L ou 20-40 MEq/L em 5% de manitol).[14-16]

O manejo das crises hipercalêmicas incluem exercício físico leve e reposição de carboidrato (seja por alimentos via oral ou por infusão intravenosa de glicose). Sulfato de salbutamol 0,1 mg (1- 2 *puffs*) pode ser usado.[13,14,16]

PORFIRIA AGUDA INTERMITENTE (PAI)

As porfirias são decorrentes de deficiências enzimáticas específicas na via de biossíntese da heme causando a superprodução e acumulação de precursores metabólicos, para cada qual correspondendo um tipo particular de porfiria. Existem pelo menos oito doenças genéticas distintas, além das porfirias adquiridas. Em nosso meio, a PAI é praticamente a única a causar polineuropatia aguda.[1,17] As porfirias agudas manifestam-se, geralmente, por crises que duram de horas a dias. Dor abdominal é o sintoma mais comum. Podem ocorrer náusea, vômito, constipação, dor e fraqueza muscular, retenção urinária, arritmias, confusão mental, alucinações e convulsões. O diagnóstico pode ser dado pela dosagem aumentada do ácido delta-aminolevulínico e do porfobilinogênio na urina, nas fezes ou nos eritrócitos.[1,17] Os estudos eletrofisiológicos podem fornecer subsídios para polineuropatia. O exame do líquido cefalorraquidiano (LCR) pode mostrar aumento moderado das proteínas.[2,17] O tratamento das porfirias agudas consiste em fornecer um nível elevado de glicose suficiente (300 gramas ou mais/dia) por meio de dieta rica em carboidratos e infusão de glicose hipertônica, de acordo com a gravidade dos sintomas.[1,17] Verificar a necessidade de substituir medidas de suporte, tais como: correção de hiponatremia, hipo/

hipertensão e suporte ventilatório (paralisia bulbar). Iniciar terapia com hematina (EUA) ou arginato de heme (Europa), o mais precocemente possível. Eles inibem a ação da primeira síntese da heme, bloqueando a produção e acúmulo das porfirinas. Estas drogas têm um custo muito elevado e não são produzidas no Brasil.[17]

MIOPATIAS E NEUROPATIAS

Nesse grupo de doenças, citaremos as miopatias endocrinológicas, algumas das miopatias e neuropatias tóxicas, miopatia e neuropatia do doente crítico, com seus principais sintomas, critérios diagnósticos e tratamento (Quadro 15-1).[1,2,18-20]

TRATAMENTO GERAL PARA PARALISIAS FLÁCIDAS AGUDAS

Todos os pacientes com paralisias flácidas agudas devem receber medidas de suporte geral e tratamento específico para cada caso.[1,2,3,20]

O tratamento na unidade de emergência, consiste em manter o paciente sob vigilância em relação a fraqueza muscular e a insuficiência respiratória, sendo essa última um dos preditores apara solicitar vaga na unidade de terapia intensiva (UTI). Os indicadores para internação em unidade de terapia específica são: taquipneia, hipoxemia, disfunção orofaríngea, disautonomia aguda e parâmetros clínicos como: VC < 20 mL/kg/; Pimáx < 30cm H_20, Pemáx 40 cm H_20.[3,20]

Quadro 15-1. Sintomas, diagnósticos e tratamento das principais miopatias e neuropatias periféricas abordadas no pronto-socorro

Classificação	Sintomas	Diagnóstico	Tratamento
Miopatias endocrinológicas			
Miopatia do hipotireoidismo / hipertireoidismo	Fraqueza muscular proximal nos membros inferiores, câimbras frequentes Proptose	CPK elevado (pode ser normal), função tireoidiana, ENMG com pseudomiotonia (hipotireoidismo)	Correção da função tireoidiana
Miopatias tóxicas			
Miopatia induzida por fármacos (corticoides, estatinas, zidovudina)	Fraqueza muscular, pode ocorrer rabdomiólise aguda	Níveis de CPK podem ser variáveis, normalmente elevados	São reversíveis quando a droga causal é suspensa
Miopatia e polineuropatia do doente crítico			
Miopatia associada com neuropatia Em pacientes de terapia intensiva	Fraqueza proximal e distal nos 4 membros, associada com parestesias e reflexos diminuídos ou abolidos	CPK aumentado, ENMG padrão miopáticos, sobrepostos com padrão de reinervação; Biópsia muscular	Suporte clínico Prognóstico bom, exceto se necrose muscular
Neuropatias tóxicas			
Substâncias neurotóxicas: chumbo, arsênico, mercúrio, organofosforados	Paralisia flácida associada a parestesias Exposição aos tóxicos	Neuropatias sensitivas, predomínio distal e padrão axonal Dosagem de metais no sangue, urina e cabelos	Interrupção da exposição à substância tóxica Substâncias quelantes Antidepressivos e anticonvulsivantes (controle de parestesias)

REFERÊNCIAS BIBLIOGRÁFICAS

1. Saladin, Kenneth S. Anatomy & Physiology: The Unity of Form and Function. 6th Ed. McGraw-Hill; 2012.
2. Kira R. Acute Flaccid Myelitis: 2018 Feb;70(2):99-112.
3. Winer, JB. Guillain Barré syndrome Mol Pathol 2001;54(6):381-5.
4. Goutman AS. Diagnosis and clinical management of amytotrophic lateral sclarosis na Other motor neuron disorders. Continuum (Minneap Minn). 2017;23:1332-59
5. Ferri FF. Botulism. In: Ferri's Clinical Advisor 2018. Philadelphia, Pa.: Elsevier; 2018.
6. Jameson JL, et al., eds. Myasthenia gravis and other diseases of the neuromuscular junction. In: Harrison's Principles of Internal Medicine. 20th ed. New York, N.Y.: The McGraw--Hill Companies; 2018.
7. Sanders DB, Wolfe GI, Benatar M, Evoli A, Gilhus NE, Illa I, et al. International consensus guidance for management of myastenia gravis: executive summary. Neurology. 2019;87:419-25
8. Kincaid JC, Dyken ML. Myelitis and myelopathy. In Baker AB (ed). Clinical Neurology. Philadelphia: Harper & Row; 1984:1-32.
9. Transverse myelitis consortium working group. Proposed diagnostic criteria of acute transverse myelitis. Neurology. 2019;59: 499505.
10. Braga, BRJ, Campos G.D.C - Poliomyelitis: general characteristics, epidemiology, diagnosis and treatment - A literature;2019.
11. Kew OM, Wright PF, Agol VI, Delpeyroux F, Shimizu H, Nathanson N, Pallansch MA. Circulating vaccine-derived polioviruses: current state of knowledge. Bull World Health Organ. 2004 Jan;82(1):16-23.
12. Lapie P, Lory P, Fontaine B. Hypokalemic periodic paralysis: na auosomal dominant muscle disorder caused by mutations in a voltage -gated calcium channel. Neuromuscl Disord. 2017;7:234-40.
13. Riggs JE. The periodic paralyses. Neuro Clin. 2018;6:485-98.
14. Statland JM, Fontaine B, Hanna MG, Johnson NE, Kissel JT, Sansone VA, Shieh PB, Tawil RN, Trivedi J, Cannon SC, Griggs RC. Review of the Diagnosis and Treatment of Periodic Paralysis. Muscle Nerve. 2018 Apr;57(4):522-530.
15. Sanvito W.L. Síndromes Neurológicas. 4. ed. São Paulo: Atheneu; 2018.
16. Manoukian MA, Foote JA, Crapo LM. Clinical and metabolic features of thyrotoxic periodic paralysis in 24 episodes. Arch Int Med 1999;159:601-6.
17. Gásquez Sisteré I, Luján Mavila K, Chordá Ribelles J, Touzón López C. La porfiria aguda intermitente, un problema diagnóstico. Gastroenterol Hepatol. 2010;33(6):436-9.
18. Pasnoor M, Barohn RJ, Dimachkie NM. Toxic myopathies. Neurol.Clin. 2014;32(3):647-70.
19. Zanoteli E, Carvalho MS. Miopatias. In: Martins MA, Carrilho FJ, Alves VAF, Castilho EA, Cerri GG, eds. Clínica Médica. Doenças dos olhos, doenças dos ouvidos, nariz e garganta, neurologia, transtornos mentais. Barueri: Manole; 2016.
20. Thiele TI, Jakob H, Hund E, Genzwuerker H, Herold U, Schweiger P, Hagl S. Criticial Ilness Polyneuropathy: 2017;12:826-35

Capítulo 16

Síndrome de Guillain-Barré

Melissa Nunes Polaro | Flávia Castro Ribas de Souza

INTRODUÇÃO

A síndrome de Guillain-Barré (SGB) é a causa mais frequente de paralisia flácida no mundo.[1] Trata-se de uma polirradiculoneurite aguda, em geral decorrente de resposta autoimune anormal a alguma infecção que precede os sintomas neurológicos em 1 a 3 semanas, causando desmielinização ou degeneração axonal das raízes e nervos.[1-6] Os principais patógenos associados são: *Campylobacter jejuni,* citomegalovirus, vírus da Hepatite E, *Mycoplasma pneumoniae,* vírus Epstein-Barr e vírus Zika.[2,5,6] Fatores não infecciosos também podem estar associados à doença: neoplasias, traumas (incluindo cirurgias), transplantes, exposição a pesticidas e gravidez.[1-3] A relação entre vacinas e SGB ainda não é bem-estabelecida na literatura.[3,6]

As ocorrências são esporádicas e sem sazonalidade,[1,2] com incidência global anual de 0,81-1,89 casos por 100.000 habitantes.[1,3] Acomete mais homens que mulheres e, a frequência de casos aumenta com a idade, reduzindo novamente após a faixa etária de 80 anos.[1-3] A taxa de mortalidade varia de 2,6 a 10%, comumente relacionada a complicações respiratórias, cardiovasculares ou sepse.[1,2,4,6]

A identificação precoce da doença e de sua gravidade são fundamentais para administração de terapêutica específica, a fim de prevenir complicações, reduzir tempo de internação e buscar um melhor desfecho clínico.

MANIFESTAÇÕES CLÍNICAS

A descrição clássica da SGB é de uma "tetraparesia flácida ascendente". Tem características semiológicas habituais de polineuropatia sensitivo-motora, arreflexa, relativamente simétrica, de predomínio motor, iniciada distalmente nos membros inferiores, podendo ascender até nervos cranianos, e evoluir com insuficiência respiratória em 20 a 30% dos casos.[1,5,6]

É uma doença autolimitada,[1,6,7] com fase inicial progressiva que dura até 4 semanas,[2,3,6] seguida de uma fase de platô, que persiste por dias a meses, e por fim, atinge fase de recuperação, na qual cerca de 60 a 80% dos pacientes recuperam a marcha em até 6 meses, independente de receber ou não tratamento específico.[1,6]

A disautonomia acomete mais de um terço dos pacientes,[6,8] indicando maior gravidade a longo prazo, e apresenta-se com flutuação de pressão arterial, de ritmo ou frequência cardíacas, íleo paralítico e retenção urinária. Tais achados costumam desaparecer até a fase de platô da síndrome,[8] porém, mais raramente, podem evoluir para síndrome de encefalopatia posterior reversível (PRES) ou para síndrome de secreção inapropriada de hormônio antidiurético (SIADH).[4,8]

Ressalta-se que as manifestações da doença podem ser vastamente heterogêneas[6,9] e suas variantes devem ser reconhecidas pelo médico assistente. A variante mais comum é a síndrome de Miller-Fisher (mediada pelo anticorpo Anti-GQ1b) que é caracterizada pela tríade ataxia-arreflexia-oftalmoplegia;[6] quando associada ao envolvimento do sistema nervoso central (distúrbios de consciência e sinais piramidais), é denominada encefalite do tronco cerebral de Bickerstaff.[5,6] Outras variantes clínicas são: polirradiculoneurite assimétrica, variantes puramente motoras, puramente sensitivas e variantes focais, como disfunção isolada de nervos cranianos (diplegia facial ou síndrome bulbar), paraparéticas ou faringocervicobraquial.[6]

Em geral, é monofásica,[6,9] ainda que as recaídas possam acontecer em 2-5% dos pacientes.[1,2,6] Em casos esporádicos, até dois meses após instituído tratamento com evidência de melhora clínica, pode ocorrer nova piora dos sintomas, fenômeno conhecido como flutuação relacionada ao tratamento.[2,6,7,10]

DIAGNÓSTICO

O diagnóstico da síndrome de Guillain-Barré é clínico, podendo ser confirmado por exames complementares. Critérios diagnósticos foram desenvolvidos pelo National Institute of Neurological Disorders and Stroke (NINDS) e adaptados no Quadro 16-1.[11]

Exames Complementares

Líquido Cefalorraquidiano (LCR)

É o principal exame para investigação da SGB. O achado característico é a dissociação proteinocitológica (aumento de proteínas com celularidade inferior a 10 cel/mm^3). Pode ser normal em 30% dos casos até 15 dias após início dos sintomas e a ausência de alterações não exclui a suspeita. Celularidade superior à 50 cel/mm^3 sugere outra patologia, como polineuropatias agudas infecciosas; entre 10-50 cel/mm^3 pode ser compatível com SGB, mas deve indicar diagnósticos alternativos.[1,2,4,6]

Eletroneuromiografia (ENMG)

Não é fundamental para o diagnóstico na maioria dos casos, mas pode ser útil naqueles de apresentação clínica atípica. É comum não apresentar anormalidades quando realizado até 7 dias dos primeiros sintomas, persistindo sem achados específicos em 20% dos pacientes após esse período.[1,6] As alterações compatíveis são: redução da velocidade de condução motora em dois ou mais nervos, prolongamento de latências motoras distais em dois ou mais nervos, prolongamento ou ausência de ondas F, dispersão temporal e/ou bloqueio de condução motora.[1,6,12] Um achado sugestivo é a relativa preservação do nervo sural em relação ao comprometimento dos potenciais sensitivos nos nervos mediano e ulnar, que devem estar anormais ou ausentes.[6]

A ENMG também auxilia na predição prognóstica, à partir de achados eletrofisiológicos que sugerem tanto a gravidade quanto o padrão de lesão e orientam a classificação da doença em: polineuropatia inflamatória aguda desmielinizante (*acute inflammatory demyelinating polyradiculoneuropathy* – AIDP), Neuropatia axonal motora aguda (*acute motor axonal neuropathy* – AMAN), Neuropatia axonal sensitivo-motora aguda (*acute motor and sensory axonal neuropathy* – AMSAN) e neuropatia motora aguda com bloqueio de condução (*acute motor conduction block neuropathy* – AMCBN).[4,5,6]

Quadro 16-1. Critérios diagnósticos para síndrome de Guillain-Barré

Elementos clínicos fundamentais para o diagnóstico
• Fraqueza progressiva bilateral de membros inferiores e/ou superiores e/ou de músculos cranianos, em graus variáveis (paresia à plegia) • Hiporreflexia ou arreflexia nos membros afetados
Elementos clínicos que suportam fortemente o diagnóstico
• Progressão dos sintomas até 4 semanas (em geral, até 14 dias). • Evidência de relativa simetria dos sinais e sintomas • Sintomas sensitivos leves a moderados, podendo ser ausentes nas variantes puramente motoras • Comprometimento de nervos cranianos, frequentemente com paralisia facial bilateral • Disautonomia
Elementos clínicos pouco compatíveis com o diagnóstico
• Fraqueza persistentemente assimétrica • Alterações sensitivas significativas com déficit motor limitado no início do quadro • Nível sensitivo bem-delimitado • Disfunção esfincteriana (intestinal e/ou de bexiga) persistente • Febre • Evolução em menos de 24 h ou progressão por mais de 4 semanas • Hiperreflexia ou clônus • Alteração de nível de consciência

Quadro resumido e adaptado dos critérios diagnósticos para síndrome de Guillain-Barré – NINDS.[11]

Rotina Laboratorial e Exames de Neuroimagem

Devem ser considerados tanto para avaliação de possíveis complicações sistêmicas (ECG e gasometria arterial, por exemplo) quanto para exclusão de outras suspeitas diagnósticas.

Os diagnósticos diferenciais incluem: doenças neurológicas inflamatórias (polineuropatia desmielinizante crônica, crise miastênica, mielites ou miosites), infecciosas (poliomielite, botulismo), tóxicas (organofosforados, arsênico) e distúrbios metabólicos ou eletrolíticos (porfiria, tireotoxicose, hipocalemia, hipomagnesemia). Nas formas de comprometimento bulbar inicial ou exclusivo, considerar também as diversas etiologias para lesões de tronco encefálico (inflamatórias, infecciosas, vasculares ou compressivas).[1,2,6]

Em pacientes sob cuidados intensivos, aventar as suspeitas de polineuropatia do doente crítico, miopatia do doente crítico ou induzida por corticoide, hipofosfatemia aguda por hiperalimentação e intoxicação por bloqueadores neuromusculares.[1]

TRATAMENTO

O tratamento inclui terapia específica imunomoduladora (imunoglobulina humana – IgIV ou plasmaférese), sintomáticos, vigilância para possíveis complicações e reabilitação. Corticoterapia oral ou intravenosa não são preconizadas.[1,4,6]

As indicações para terapia específica imunomoduladora são: 1) incapacidade para deambular sem apoio por > 10 metros; 2) sinais de rápida progressão da doença; 3) disautonomia; 4) disfunções bulbares e 5) insuficiência respiratória.[2,5,6]

Os quatro últimos itens também indicam imediata admissão em unidade de terapia intensiva.[4,6,8]

- *Imunoglobulina humana (IgIV):* infundir dose total de 2 g/Kg de peso, habitualmente distribuída em 0,4 g/Kg de peso/dia, ao longo de 5 dias.[1,4,6,10] Melhores benefícios são observados quando iniciado o tratamento até 2 semanas do início dos sintomas.[6,10]
- *Plasmaférese:* infundir 200-250 mL de plasma/kg de peso em 5 sessões.[4,6,10] Melhores benefícios são observados quando iniciado o tratamento até 4 semanas do início dos sintomas.[6,10]

Ambos os tratamentos têm eficácias semelhantes na SGB[1,4,5,13] com taxas análogas de riscos para eventos adversos.[4,6] Em grávidas, prioriza-se o uso de IgIV, porém, não há contraindicação para plasmaférese.[6]

Em quadros leves, com manutenção de marcha sem apoio > 10 metros e sem outros sinais de alarme, as evidências de benefícios para terapia imunomoduladora (IgIV ou plasmaférese) são limitadas.[4,5,6,10,13] Contudo, em nossa prática clínica, se os pacientes ainda apresentam evidência de fase progressiva, o tratamento imunomodulador é indicado, com intuito de reduzir riscos de deterioração motora, respiratória e disautonômica.[4,10,13] Naqueles pacientes indubitavelmente em fase de platô, é possível indicar apenas vigilância clínica em regime de internação hospitalar, até evidência de regressão dos sintomas.[10]

Alguns fatores clínicoepidemiológicos sugerem má resposta ao tratamento e prognóstico reservado, entre eles: hipertensão arterial sistêmica (HAS), *diabetes mellitus* (DM), alcoolismo, idade superior a 60 anos, subtipos axonais da doença (AMAN e AMSAN), complicações cardíacas, sepse, ventilação mecânica prolongada, história de diarreia precedendo a SGB e disautonomia.[2,3,4,78]

Cerca de 30% dos pacientes necessitam de ventilação mecânica ou de terapia intensiva no curso da doença.[4,14] Em pacientes graves, sob ventilação mecânica e com má resposta ao tratamento, a traqueostomia precoce deve ser considerada.[4]

Até 50% dos pacientes não apresentam recuperação de déficits dentro das primeiras 4 semanas após o tratamento, sem evidências robustas de benefício para repetição ou troca de terapia.[6,10] Nos pacientes com flutuação relacionada ao tratamento, que ocorre em até 16% dos casos, é prática comum a repetição do ciclo completo da IgIV ou da plasmaferese.[6,7,10,14]

Apesar da evolução favorável na maioria dos casos, 20% dos indivíduos não recuperam a marcha após 6 meses da doença[2,14] e a persistência de queixas residuais como dor e fadiga são comuns.[5,6,7,10]

Ao final de 2 anos, apenas 15% dos pacientes apresentam total recuperação dos sintomas, enquanto 10% mantêm sintomas incapacitantes permanentes, à despeito de tratamento e reabilitação.[1]

REFERÊNCIAS BIBLIOGRÁFICAS

1. Ministério da Saúde (Brasil). Portaria nº 17, de 12 de novembro de 2019. Protocolo Clínico e Diretrizes Terapêuticas – Síndrome de Guillain-Barré. Disponível em: https://www.gov.br/conitec/pt-br/midias/protocolos/20201022_portaria_conjunta_pcdt_sgb-1.pdf. Acesso em: 25 jan. 2023.
2. Lupu VV, Miron I, Cianga AL, Gavrilovici C, Grigore I, David AG, et al. Diagnostic Pitfalls in Guillain-Barré Syndrome: Case Report and Literature Review. Children (Basel). 2022 Dec 15;9(12):1969.
3. Bhatia VD, Khant PB, Vyshnavee I, Shiyaf M, Thunga G, Gorthi SP, et al. Identification of factors affecting outcomes in patients with Guillain Barre syndrome. Med Pharm Rep. 2022 Oct;95(4):400-409.
4. Shang P, Feng J, Wu W, Zhang HL. Intensive Care and Treatment of Severe Guillain-Barré Syndrome. Front Pharmacol. 2021 Apr 27;12:608130.
5. Rajabally YA. Immunoglobulin and Monoclonal Antibody Therapies in Guillain-Barré Syndrome. Neurotherapeutics. 2022 Apr;19(3):885-896.
6. Leonhard SE, Mandarakas MR, Gondim FAA, et al. Diagnosis and management of Guillain–Barré syndrome in ten steps. Nat Rev Neurol. 2019;15:671-683.
7. Sivadasan A, Bril V. Therapies in Autoimmune Peripheral Neuropathies beyond Intravenous Immunoglobulin, Plasma Exchange and Corticosteroids: An Analytical Review. Transfus Med Rev. 2022 Oct;36(4):220-229.
8. Chakraborty T, Kramer CL, Wijdicks EFM, Rabinstein AA. Dysautonomia in Guillain-Barré Syndrome: Prevalence, Clinical Spectrum, and Outcomes. Neurocrit Care. 2020 Feb;32(1):113-120.
9. Walgaard C, Lingsma HF, Ruts L, van Doorn PA, Steyerberg EW, Jacobs BC. Early recognition of poor prognosis in Guillain-Barre syndrome. Neurology. 2011 Mar 15;76(11):968-75.
10. Verboon C, van Doorn PA, Jacobs BC. Treatment dilemmas in Guillain-Barré syndrome. J Neurol Neurosurg Psychiatry. 2017 Apr;88(4):346-352
11. Asbury AK, Cornblath DR. Assessment of current diagnostic criteria for Guillain-Barré syndrome. Ann Neurol. 1990;27 Suppl:S21-4.
12. Willison HJ, Jacobs BC, van Doorn PA. Guillain-Barré syndrome. Lancet. 2016 Aug 13;388(10045):717-27.
13. Verboon C, Harbo T, Cornblath DR, Hughes RAC, van Doorn PA, Lunn MP, et al; IGOS consortium; GOS consortium. Intravenous immunoglobulin treatment for mild Guillain-Barré syndrome: an international observational study. J Neurol Neurosurg Psychiatry. 2021 Oct;92(10):1080-1088.
14. Walgaard C, Jacobs BC, Lingsma HF, Steyerberg EW, van den Berg B, Doets AY, et al; Dutch GBS Study Group. Second intravenous immunoglobulin dose in patients with Guillain-Barré syndrome with poor prognosis (SID-GBS): a double-blind, randomised, placebo-controlled trial. Lancet Neurol. 2021 Apr;20(4):275-283.

Capítulo 17

Botulismo

Michel Elyas Jung Haziot | Melissa Nunes Polaro

INTRODUÇÃO

O botulismo é uma condição grave, determinada por uma neurotoxina produzida pela bactéria *Clostridium botulinum*, um bacilo gram-positivo anaeróbio capaz de sobreviver no ambiente pela formação de esporos muito resistentes, inclusive a altas temperaturas.[1] Oito tipos de neurotoxinas produzidas pelo *C. botulinum* foram identificados: A, B, C1, C2, D, E, F e G; os tipos A, B e E são responsáveis pela maior parte dos casos. Clinicamente podemos dividir o botulismo em três formas da doença: 1) botulismo alimentar, 2) botulismo por ferimentos e 3) botulismo intestinal. Independente da forma clínica, o quadro caracteriza-se por uma combinação de manifestações neurológicas e gastrointestinais, cujo reconhecimento e tratamento precoce são fundamentais para um desfecho positivo.[2]

FISIOPATOLOGIA E QUADRO CLÍNICO

Botulismo Alimentar

O botulismo alimentar é a principal forma de intoxicação botulínica e ocorre por meio da ingestão de alimentos contendo a toxina. Em geral, são alimentos em conservas mal preparados (palmito, salsicha, presunto, carne frita conservada em gordura – "carne de lata"); pescados defumados, salgados e fermentados; queijos e pasta de queijos.

A toxina ingerida (ou raramente inalada) dissemina-se hematogenicamente e exerce sua ação no sistema colinérgico dos nervos periféricos, impedindo a liberação de acetilcolina pelo neurônio motor pré-sináptico e determinando, assim, a paralisia flácida, a partir da ausência de acetilcolina na junção neuromuscular.[3]

Os sintomas neurológicos e/ou gastrointestinais costumam manifestar-se 12 a 72 horas após a ingestão da toxina, entretanto, já foram descritos casos com início dos sintomas de 2 horas até 8 dias após a ingestão. O quadro neurológico consiste em uma paralisia flácida aguda, simétrica e descendente, sendo os sintomas oculares (diplopia, ptose palpebral, midríase, embaçamento visual e oftalmoparesia) e bulbares (disartria, disfagia, boca seca) os primeiros a serem percebidos. O caráter descendente do quadro é fundamental para diferenciar clinicamente o botulismo de outras situações semelhantes que cursam com paralisia flácida. Além disso, a gravidade da oftalmoparesia é considerada um bom indicador da gravidade geral e da progressão da intoxicação.[2] Provavelmente, o envolvimento inicial dos nervos cranianos se deve a três razões principais:

- O comprimento dos neurônios que inervam os músculos cranianos é curto, com consequente menor depósito de acetilcolina (as reservas de acetilcolina estão localizadas no corpo do axônio).
- Os músculos cranianos são continuamente ativados (mesmo durante o sono), com prevalência de fibras físicas, alto tu rnover de neurotransmissores e, portanto, rápida internalização de toxina.
- Menos receptores de acetilcolina estão presentes ao nível da membrana dos músculos cranianos quando comparados a músculos de outros seguimentos do corpo. Assim, a membrana pós-sináptica desta região sofreria fadiga pela falta de acetilcolina mais rapidamente que outros músculos.

O caráter descendente evolui com disfunção motora dos membros superiores e inferiores, além de insuficiência respiratória. A toxina também pode causar disautonomia por perturbação adrenérgica do sistema nervoso autônomo, muito menos grave do que os decorrentes do comprometimento colinérgico. Os sintomas disautonômicos mais comuns são gastrointestinais, como boca seca, cólicas abdominais e diarreia seguida de obstipação.[4,5]

Botulismo por Ferimentos

Esta forma de doença é extremamente rara. Ocasionada pela contaminação de ferimentos que favorecem condições de anaerobiose, que são então contaminados por esporos do *C. botulinum* dispersos no ambiente. Eles germinam no tecido da ferida, e então a toxina é produzida *in vivo*. As principais portas de entrada para os esporos são: úlceras crônicas com tecido necrótico, esmagamento de membros e lesões produzidas por agulhas em usuários de drogas injetáveis. O período de incubação é mais longo, mas o quadro clínico é semelhante ao da forma alimentar.[6]

Botulismo Intestinal

Raramente, alguns indivíduos podem ter o intestino colonizado pelo *C. botulinum*, e então desenvolverem a doença pela absorção intestinal da toxina botulínica produzida *in vivo*. Tipicamente, os pacientes têm alguma alteração anatômica ou funcional prévia do intestino e utilizaram antimicrobianos de largo espectro, o que favorece a proliferação do *Clostridium*, já que perde a competição natural com a flora intestinal normal. Os sintomas são prolongados e ocorre recaída mesmo após tratamento com antitoxina devido a produção intraluminal da substância. O diagnóstico deve ser suspeitado em pacientes com fatores intestinais de risco para *Clostridium*, diarreia associada a paralisia flácida típica e informação confiável de nenhuma ingestão de alimento potencialmente contaminado.[7]

Diagnóstico

O diagnóstico pode ser confirmado pela análise de fluidos, como sangue ou fezes, demonstrando a presença da toxina. Entretanto, poucos laboratórios possuem disponibilidade de testes de detecção e, quando disponíveis, os resultados não são imediatos (demoram geralmente mais de 48 horas), portanto são inviáveis para determinar a administração ou não do tratamento em regime de urgência. Ressalta-se, também, que a sensibilidade destes testes não permite excluir a suspeita da doença caso o resultado seja negativo para a toxina. Outro método confirmatório seria a cultura do *Clostridium* no material contaminado, mas este teste também tem resultado demorado pelo crescimento lento do bacilo (2-4 semanas). Uma vez que testes confirmatórios não podem ser obtidos precocemente para determinar a indicação do tratamento, o centro de Controle e Prevenção de Doenças (CDC) sugere definir como caso de botulismo suspeito todo paciente que atende aos 3 critérios a seguir:[8]

1. Um (ou mais) sintoma específico de neuropatia craniana – visão turva ou diplopia, disartria, disfonia ou disfagia +
2. Um (ou mais) sinal específico de neuropatia craniana descendente bilateral – ptose, paralisia da musculatura extraocular ou paralisia facial +
3. Ausência de febre.

Outras doenças que causam paralisia flácida podem ter apresentação clínica muito semelhante e diante das dificuldades relacionadas aos testes confirmatórios específicos, o exame de eletroneuromiografia (ENMG) pode ser útil para elucidação diagnóstica, por ser mais facilmente disponível e com resultado mais rápido.

Tratando-se de uma disfunção puramente motora e pré-sináptica, os achados clássicos na ENMG sugestivos de Botulismo incluem: amplitudes basais reduzidas dos potenciais de ação motores, resposta decremental à estimulação repetitiva de baixa frequência (2-3 Hz), resposta incremental à estimulação tetânica (30 a 50 Hz) e ausência de exaustão nos potenciais de ação motores, presença de fibrilações e ondas agudas positivas, além de potenciais de unidades motoras "miopático-*like*" – padrão de recrutamento reduzido com potenciais de curta duração ao estudo eletromiográfico.[9-11] Contudo, destacamos que a ENMG de rotina pode ser normal, ou pouco alterada em fases precoces da doença[10,12] e que os achados eletrofisiológicos podem ser semelhantes aos de outras doenças neuromusculares, devendo ser interpretados à luz do contexto clínico e epidemiológico.[10] A eletromiografia de fibra única é um estudo eletrofisiológico mais sensível, ainda que pouco específico, cujos achados habituais são prolongamento ou bloqueio do jitter já nas fases agudas da doença, porém é um exame ainda pouco disponibilizado na prática clínica.[11,12]

Os principais diagnósticos diferenciais ao botulismo são: a síndrome de Guillain-Barré (sobretudo a forma clínica mediada por anticorpos anti-GQ1b – síndrome de Miller-Fischer), miastenia grave, síndrome de Lambert-Eaton, doença de Lyme e a intoxicação por organofosforados. Outras situações menos comuns que podem se confundir com botulismo são: a neuropatia da difteria, intoxicação por Belladonna (atropina), toxicidade por aminoglicosídeo, intoxicação pela toxina paralisante de frutos do mar (PSP – paralytic shellfish poisoning ou PSP-saxitoxina).[1,7,13]

TRATAMENTO

O principal ponto do tratamento do botulismo é o reconhecimento precoce e administração do soro antibotulínico (SAB) em até 24 horas do início dos sintomas. A administração precoce do soro é fundamental, pois seu efeito só ocorre na toxina que ainda não foi internalizada nas terminações nervosas.[14] Existe evidência recente que a administração do SAB em até 96 horas do início dos sintomas parece reduzir a mortalidade. Como regra prática, enquanto a insuficiência respiratória franca não está instalada, considera-se racional ainda administrar o SAB. O outro pilar do tratamento é o suporte ventilatório mecânico adequado, visto que insuficiência respiratória é a principal causa de mortalidade da doença. Além disso, como disfagia grave também é frequente, deve-se instituir medidas efetivas para minimizar o risco de broncoaspiração, como aspiração nasogástrica contínua e outras medidas xerostômicas .[15]

A recuperação do paciente pode demorar de várias semanas a meses e depende de diversas variáveis. A toxina do tipo A determina um quadro mais grave, com mortalidade maior em comparação a quadros provocados por outras toxinas botulínicas. A ventilação mecânica pode-se prolongar por meses dependendo da gravidade do quadro. Embora a mortalidade tenha sido reduzida de modo significativo, ela ainda corresponde a 10% dos casos.[5]

REFERÊNCIAS BIBLIOGRÁFICAS

1. Anza I, Vidal D, Mateo R. New insight in the epidemiology of avian botulism outbreaks: necrophagous flies as vectors of Clostridium botulinum type C/D. Environmental Microbiology Reports. 2014;6:738-743.
2. Brook I. Botulism: the challenge of diagnosis and treatment. Rev Neurological Dis. 2006;3:182-9.
3. Sobel J. Botulism. Clin Infect Dis. 2005;41:1167-1173.
4. Dembek ZF, Smith LA, Rusnak JM. Botulism: Cause, Effects, Diagnosis, Clinical and Laboratory Identification, and Treatment Modalities. Disaster Medicine Public Heal Prep. 2007;1:122-134.
5. Rao AK, Sobel J, Chatham-Stephens K, Luquez C. Clinical Guidelines for Diagnosis and Treatment of Botulism, 2021. Mmwr Recomm Rep. 2021;70:1-30.
6. Lundin F, Personne M, Hanberger H. [Botulism is a treatable, very rare type of poisoning. Smoked vacuum packed whitefish provided guidance to the diagnosis]. Läkartidningen. 2014;111:551-2.
7. Palma NZ, Cruz M da, Fagundes V, Pires L. Foodborne Botulism: Neglected Diagnosis. European J Case Reports Intern Medicine. 2019;6:1.
8. Rao AK, Lin NH, Griese SE, Chatham-Stephens K, Badell ML, Sobel J. Clinical Criteria to Trigger Suspicion for Botulism: An Evidence-Based Tool to Facilitate Timely Recognition of Suspected Cases During Sporadic Events and Outbreaks. Clin Infect Dis. 2017;66: S38-S42.
9. Mallik A, Weir AI. Nerve conduction studies: essentials and pitfalls in practice. J Neurology Neurosurg Psychiatry. 2005;76:ii23.
10. Maselli RA, Bakshi N. Botulism. Muscle Nerve. 2000;23:1137-1144.
11. Padua L, Aprile I, Monaco ML, Fenicia L, Anniballi F, Pauri F, et al. Neurophysiological assessment in the diagnosis of botulism: Usefulness of single-fiber EMG. Muscle Nerve. 1999;22:1388-1392.
12. Sanders DB, Arimura K, Cui L, Ertaş M, Farrugia ME, Gilchrist J, et al. Guidelines for single fiber EMG. Clin Neurophysiol. 2019;130: 1417-1439.
13. LoRusso S. Infections of the Peripheral Nervous System. Continuum Lifelong Learn Neurology. 2021;27:921-942.
14. Barbato F, Allocca R, Altruda C, Caterino V, Numis FG. Botulism in emergency department. Intern Emerg Med. 2022;1–3.
15. Wendt S, Eder I, Wölfel R, Braun P, Lippmann N, Rodloff A. [Botulism: Diagnosis and Therapy]. Deutsche medizinische Wochenschrift (1946). 2017;142:1304-1312.

Capítulo 18

Crise miastênica

Fabricio Diniz de Lima

A *miastenia gravis* (MG) é uma doença caracterizada por déficit motor tipicamente flutuante, cuja topografia é a junção neuromuscular e a etiologia autoimune.[1] É uma das doenças neuromusculares mais frequentes e a mais comum da junção neuromuscular.[1,2] "Sua relevância clínica é elevada, pois se trata de uma condição tratável, com número crescente de opções terapêuticas disponíveis. No entanto, pode causar morbidade significativa e até mesmo levar à morte, especialmente quando evolui para uma crise miastênica (CM), que representa uma emergência médica."

A CM é classicamente definida como um quadro clínico caracterizado por fraqueza extrema da musculatura respiratória acessória e do músculo diafragma, com necessidade de suporte ventilatório, seja invasivo ou não invasivo.[3-5] Da mesma forma que a *miastenia gravis*, a CM apresenta uma distribuição bimodal, na qual ocorre antes dos 55 anos de idade mais frequentemente em mulheres e, após os 55 anos de modo semelhante em ambos os sexos.[6] A maioria dos pacientes com CM é soropositiva para o antirreceptor de acetilcolina (anti-AchR), já que cerca 85% dos pacientes com MG apresenta tal anticorpo,[7] porém em termos percentuais, mais pacientes com sorologia positiva para antitiroquinase músculo-específica (anti-MuSK) apresentam uma CM e, em geral, apresentam pior prognóstico por serem mais graves.[8]

Cerca de 15 a 20% dos pacientes com MG terão uma CM ao longo do curso da doença,[3,4,5] especialmente dentro dos 2 a 3 primeiros anos do início dos sintomas,[9,10] e há centros em que até 20% dos pacientes recebem o diagnóstico apenas no momento da CM.[3] No início da década de 1960, a taxa de mortalidade dos pacientes com crise miastênica ultrapassava os 40%, todavia, com o atual arsenal terapêutico, o avanço na terapia intensiva e o maior número tanto de profissionais quanto de unidades com enfoque em doenças neurológicas e o conhecimento mais amplo sobre elas, hoje em dia encontra-se em torno de 4-12%.[5,6,10] Neste cenário, o adequado reconhecimento desta condição clínica é fundamental.

MANIFESTAÇÕES CLÍNICAS

Por definição, os pacientes em CM classicamente apresentam fraqueza acentuada dos músculos respiratórios, com necessidade de suporte ventilatório (lembrando que caso não chegue a este ponto, o déficit motor apendicular e/ou bulbar pode ser considerado como uma exacerbação dos sintomas).[3,4,5,11] Isto ocorre pela incapacidade de manter uma ventilação adequada e/ou as vias aéreas pérvias, porém alguns sintomas costumam preceder tal situação e, a presença deles devem alertar o médico assistente para uma possível exacerbação ou mesmo CM. "Entre os sinais de alerta estão: febre associada a infecção ativa ou recente; tosse ineficaz; episódios de tosse durante as refeições; disfagia; refluxo de conteúdo alimentar para a cavidade nasal; disartria ou voz anasalada (disartrofonia); fraqueza mandibular ou cervical (cabeça caída); fraqueza facial de início recente ou atípica; e, por fim, um sinal clínico relevante é a capacidade vital inferior a 20–25 mL/kg."[12]

MANEJO CLÍNICO INICIAL

Ao deparar-se com tais circunstâncias clínicas e feito o reconhecimento de que elas podem levar à CM, o médico deve, antes de tudo, assegurar as vias aéreas mantendo o paciente sob vigilância rigorosa e, caso necessário, já instituir a assistência respiratória. Paralelamente ou logo posteriormente, deve buscar a identificação das possíveis causas, já que em até 70% dos casos é possível estabelecer um fator precipitante ou causal que se encaixa nos seguintes grupos: infecção, uso de medicamentos e fatores estressores.[3,9,13]

- *Infecções:* são as causas mais comuns de CM, sendo as do trato respiratório responsáveis por 40% e as microaspirações por 10% de todas as causas de CM, porém outras infecções também podem desencadear tanto exacerbações quanto CM.[3]
- *Medicamentos:* diversos medicamentos podem ocasionar algum grau de distúrbio da junção neuromuscular em um paciente com MG e os principais estão listados no Quadro 18-1. Além disso, o uso inadequado ou não uso dos medicamentos prescritos também são potenciais causas de uma CM. Nesta investigação, duas situações merecem atenção especial: 1) o uso de corticosteroides, pois apesar de serem amplamente utilizados no manejo clínico da MG, cerca de 30% dos pacientes podem apresentar piora dos sintomas (principalmente aqueles com sintomas bulbares), inclusive com necessidade de internação hospitalar e 2) o uso de anticolinérgicos, quando em superdosagens podem induzir à crise colinérgica, uma crise clinicamente similar à CM, todavia com sinais de ativação parassimpática, sendo esta a pista no momento do diagnóstico diferencial, conforme as características listadas no Quadro 18-2.[4,14]
- *Fatores estressores:* os mais conhecidos são os transtornos hidroeletrolíticos (como hipocalemia e hipofosfatemia), uso de contrastes em exames de imagem, administração

Quadro 18-1. Principais fármacos que potencialmente causam exacerbação dos sintomas miastênicos ou crise miastênica

Fluoroquinolonas (ciprofloxacina, levofloxacina, moxifloxacina)	Magnésio
Macrolídeos (azitromicina, claritromicina, eritromicina)	Desferroxamina
Aminoglicosídeos (neomicina, gentamicina, tobramicina)	D-penicilamina
Antivirais (ritonavir, peramivir, interferon alfa)	Medicamentos de efeito neurológico e/ou psiquiátrico (fenitoína, tricíclicos, carbamazepina, triexifenidil, lítio)
Betabloqueadores (propranolol, atenolol, metoprolol, bisoprolol, carvedilol)	Bloqueadores neuromusculares (curare, succinilcolina, toxina botulínica)
Antiarrítmicos (lidocaína, procainamida, amiodarona)	Antipsicóticos (haloperidol, fenotiazina, sulpirida, atípicos)
Bloqueadores do canal de cálcio não nifedipina	Contraste radiológico iodado
Estatinas	Inibidores de checkpoint

Quadro 18-2. Pistas clínicas para o diagnóstico diferencial entre crise colinérgica e crise miastênica

	Crise miastênica	Crise colinérgica
Frequência cardíaca	Taquicardia	Bradicardia
Fasciculações	Não	Sim
Pupilas	Normais ou midríase	Miose
Pele	Fria e seca	Quente e úmida
Secreções (oral, respiratória e enteral)	Normais	Aumentadas (sialorreia, broncorreia e excesso de secreção enteral com diarreia)

de vacinas de vírus vivo, descompensação hormonal (como as disfunções tireoidianas), cirurgias, trauma, atividades físicas extenuantes e privação de sono.[3]

Suporte Ventilatório

O suporte ventilatório nos pacientes com MG é uma prioridade e deve ser instituído de prontidão. Ele pode ser iniciado de forma não invasiva, contudo, caso haja necessidade de ventilação invasiva, esta não pode ser postergada, tendo em conta o potencial de agravar a insuficiência respiratória por um mecanismo de fadiga muscular induzida pela combinação do esforço respiratório com a própria CM, fora a exposição do trato respiratório a uma infecção por microaspiração, complicando ainda mais o quadro clínico.[4]

A insuficiência respiratória na CM pode ter uma fisiopatologia que envolve a hipoxemia, a hipercapnia ou ambas e, é decorrente de proteção reduzida das vias aéreas e hipoventilação.[14] Nos pacientes soropositivos para o anti-AchR, o déficit motor geralmente se inicia nos músculos intercostais e acessórios e posteriormente acomete o diafragma, ao passo que naqueles positivos para o anti-MuSK, a fraqueza bulbar (disfagia, regurgitação nasal, fala anasalada, fraqueza de língua e mandíbula e diparesia facial) sempre precede a insuficiência respiratória.[15] Frente a tal cenário, o médico assistente pode-se pautar dos seguintes parâmetros para uma possível instituição de ventilação mecânica (VM) quando:[4]

- Após uma inspiração profunda única, o paciente conta menos de 15 números.
- A capacidade vital é menor que 15-20 mL/kg ou que 1-1,5 L.
- A pressão inspiratória máxima é maior ou igual a 20-30 cmH_2O.

Sendo necessária a ventilação, o BIPAP pode ser uma opção inicial, apresentando boa eficácia para aqueles menos graves (cerca de 20%) e que estão em pós-extubação, na tentativa de evitar uma nova VM.[16] Porém, a ventilação não invasiva deve ser usada com cautela, já até 90% dos pacientes em CM podem necessitar da VM, que quando postergada pode ocasionar maior morbidade.[5] Os parâmetros da VM devem seguir os protocolos do serviço, porém dois cuidados fazem-se necessários: 1) prudência no uso de bloqueadores neuromusculares e 2) retirar o inibidor da colinesterase, como a piridostigmina no início do suporte ventilatório, pois os seus efeitos muscarínicos aumentam as secreções e favorecem a broncoconstrição, o que prejudica uma VM adequada.

Os critérios de extubação englobam: 1) a boa condição clínica geral do paciente, isto é, a estabilidade hemodinâmica e a ausência de distúrbios hidroeletrolíticos ou infecções; 2) a recuperação da força dos músculos de inervação bulbar, flexores do pescoço e acessórios da respiração e 3) capacidade vital maior que 15 mL/kg.[14] O tempo médio de VM destes pacientes é de 8-19 dias[9,13,14] e, pouco mais de 40% deles apresentam falha de extubação, a qual está associada principalmente ao sexo masculino, ocorrência de CM prévia, presença de atelectasias e VM por mais de 10 dias.[17] Quanto à VM prolongada, conceitualmente a que ultrapassa

Quadro 18-3. Características da plasmaférese e da imunoglobulina humana

	Imunoglobulina humana	Plasmaférese
Dose	0,4 mg/kg/dia durante 5 dias (total 2 g/kg)	5 trocas de 2-3 L (em dias alternados)
Vantagens	Infusão em veia periférica	Resposta ligeiramente mais rápida
Desvantagens	Custo elevado	Necessidade de estrutura, equipamento e pessoal habilitado
Contraindicações	Deficiência seletiva de IgA para algumas apresentações	Sepse, instabilidade hemodinâmica e, para alguns, equipamentos peso menor que 40 kg
Possíveis complicações	Febre, mialgia, trombose, síndrome nefrótica, meningite asséptica e psicose	Hipotensão arterial, distúrbios hidroeletrolíticos, hemólise e problemas relacionados ao acesso venoso central

14 dias, é essencial considerar: 1) que os principais fatores associados são idade maior que 50 anos, bicarbonato sérico maior ou igual a 30 mg/dL e capacidade vital menor que 25 mg/kg após 6 dias de VM[14] e 2) a realização da traqueostomia como uma medida de proteção de lesões traqueais.[17]

MANEJO CLÍNICO FINAL E CUIDADOS GERAIS

Além do suporte ventilatório e do tratamento e/ou controle de condições precipitantes, é necessária a remoção ou inativação dos anticorpos circulantes, que pode ser alcançada por meio da plasmaférese (PEX) ou da imunoglobulina humana intravenosa (IgIV).[18] Ambas apresentam eficácia semelhante e devem ser escolhidas de acordo com a disponibilidade no serviço e o perfil clínico do paciente.[2,18,19] O Quadro 18-3 resume as características de cada uma.

Após iniciado o tratamento, o paciente costuma melhorar em poucos dias em ambas as opções, com uma propensão à PEX proporcionar um menor tempo de internação.[20,21] Nos casos em que não há melhora clínica, é recomendada a tentativa de tratamento com o método não utilizado previamente, associado a pulsoterapia com metilprednisolona intravenosa 1 g/kg por 3 dias.[1,2] Quando a primeira opção é a IgIV, ela pode ter os seus efeitos mais tardios amenizados após realização de PEX precocemente, devendo então essa sequência de tratamento ser discutida de forma individualizada.

Os pacientes que já fazem uso de algum imunossupressor podem mantê-lo durante a CM. Já naqueles que não fazem uso, a preferência é introduzir corticoide, podendo ser logo após a extubação nos bons respondedores à PEX ou IgIV e a partir de 14 dias do tratamento, naqueles com VM prolongada.[3] Os cuidados gerais incluem o início precoce da nutrição enteral, especialmente nos casos com fraqueza da musculatura bulbar, além de medidas para prevenir infecções hospitalares, trombose venosa profunda e úlceras de decúbito.[4,14]

REFERÊNCIAS BIBLIOGRÁFICAS

1. Gilhus NE, Tzartos S, Evoli A, Palace J, Burns TM, Verschuuren JJGM. Myasthenia gravis. Nat Rev Dis Primers. 2019;5(1):30.
2. Gilhus NE. Myasthenia Gravis. N Engl J Med. 2016;375(26):2570-81.
3. Godoy DA, Mello LJ, Masotti L, Di Napoli M. The myasthenic patient in crisis: an update of the management in Neurointensive Care Unit. Arq Neuropsiquiatr. 2013;71(9A):627-39.
4. Roper J, Fleming ME, Long B, Koyfman A. Myasthenia Gravis and Crisis: Evaluation and Management in the Emergency Department. J Emerg Med. 2017;53(6):843-53.

5. Wendell LC, Levine JM. Myasthenic Crisis. The Neurohospitalist. 2011;1(1):16-22.
6. Thomas CE, Mayer SA, Gungor Y, Swarup R, Webster EA, Chang I, et al. Myasthenic crisis: clinical features, mortality, complications, and risk factors for prolonged intubation. Neurology. 1997;48(5):1253-60.
7. Thomas CE, Mayer SA, Gungor Y, Swarup R, Webster EA, Chang I, et al. Myasthenic crisis: clinical features, mortality, complications, and risk factors for prolonged intubation. Neurology. 1997;48(5):1253-60.
8. König N, Stetefeld HR, Dohmen C, Mergenthaler P, Kohler S, Schönenberger S, et al. MuSK-antibodies are associated with worse outcome in myasthenic crisis requiring mechanical ventilation. J Neurol. 2021;268(12):4824-4833.
9. Claytor B, Cho SM, Li Y. Myasthenic crisis. Muscle Nerve. 2023;68(1):8-19.
10. Neumann B, Angstwurm K, Mergenthaler P, Kohler S, Schönenberger S, Bösel J, et al. Myasthenic crisis demanding mechanical ventilation. Neurology. 2020;94(3):e299-e313.
11. Mergenthaler P, Stetefeld HR, Dohmen C, Kohler S, Schönenberger S, Bösel J, et al. Seronegative myasthenic crisis: a multicenter analysis. J Neurol. 2022 Jul;269(7):3904-3911.
12. Claytor B, Cho SM, Li Y. Myasthenic crisis. Muscle Nerve. 2023;68(1):8-19.
13. Schroeter M, Thayssen G, Kaiser J. Myasthenia gravis - exacerbation and crisis. Neurology International Open. 2018;2(1):E10-5.
14. Liu F, Wang Q, Chen X. Myasthenic crisis treated in a Chinese neurological intensive care unit: clinical features, mortality, outcomes, and predictors of survival. BMC Neurol. 2019;19(1):172.
15. Juel VC. Myasthenia gravis: management of myasthenic crisis and perioperative care. Semin Neurol. 2004;24(1): 75-81.
16. Chaudhuri A, Behan PO. Myasthenic crisis. Q J Med. 2009;102(2):97-107.
17. Wu JY, Kuo PH, Fan PC, Wu HD, Shih FY, Yang PC. The role of non-invasive ventilation and factors predicting extubation outcome in myasthenic crisis. Neurocrit Care. 2009;10: 35-42.
18. Seneviratne J, Mandrekar J, Wijdicks EF, Rabinstein AA. Predictors of extubation failure in myasthenic crisis. Arch Neurol. 2008;65(7):929-33.
19. Sanders DB, Wolfe GI, Benatar M, Evoli A, Gilhus NE, Illa I, et al. International consensus guidance for management of myasthenia gravis: executive summary. Neurology. 2016;87(4):419-25.
20. Gajdos P, Chevret S, Toyka KV. Intravenous immunoglobulin for myasthenia gravis. Cochrane Database of Systematic Reviews. 2012;12(12):CD002277.
21. Qureshi AI, Choudhry MA, Akbar MS, Mohammad Y, Chua HC, Yahia AM, et al. Plasma exchange versus intravenous immunoglobulin treatment in myasthenic crisis. Neurology. 1999;52:629-32.
22. Gajdos P, Chevret S, Clair B, Tranchant C, Chastang C. Clinical trial of plasma exchange and high-dose intravenous immunoglobulin in myasthenia gravis. Ann Neurol. 1997;41:789-96.

Parte 4

Neuroinfectologia – Neuroinfecções em Pacientes Imunocompetentes

Capítulo 19

Emergências neuroinfeciosas em agravos de saúde pública

Aline de Moura Brasil Matos | Augusto César Penalva de Oliveira | Ana Freitas Ribeiro | Camila Malta Romano | José Ernesto Vidal Bermudez

INTRODUÇÃO

A disseminação de doenças em diferentes países com interferência em relações de comércio e trânsito de pessoas é uma preocupação constante entre nações, discutida antes mesmo da criação da Organização Mundial da Saúde em 1948 (OMS), como na primeira Conferência Sanitária Internacional de 1851.[1]

Com a OMS, a elaboração dos diversos Regulamentos Sanitários Internacionais (1951, 1969 e 2005) passaram a organizar e trabalhar jurídica e politicamente em regramentos que facilitem a comunicação e colaboração entre países, prevenindo ou impedindo a disseminação descontrolada de doenças emergentes, sejam essa originárias de patógenos ou relacionadas a bioterrorismo.[2,3]

O Regulamento Sanitário Internacional (RSI) foi revisado pela última vez em 2005 em resposta à epidemia de SARS. Entretanto, a Assembleia Mundial de Saúde já havia solicitado sua revisão em 1995, e posteriormente, em 2001 e 2002, expressando a preocupação para detecção precoce e resposta rápida a ameaças à saúde pública. O surgimento de novas doenças infecciosas, como a epidemia de HIV/AIDS, a reemergência e expansão para novas regiões, como dengue, febre amarela, além dos surtos de febre hemorrágica viral, deixou claro que o RSI era pouco flexível para resposta às novas ameaças de doenças infecciosas. Embora os casos de SARS tenham surgido em novembro de 2002, a China atrasou a notificação da OMS até fevereiro de 2003, impulsionando assim, a revisão do RSI em 2005 que entrou em vigor em 2007, fazendo parte dos 196 estados membros da OMS, além de Lichtenstein e a Santa Sé.[1]

O Regulamento Sanitário Internacional (RSI, 2005) vigente nos traz um mecanismo de suma impotência – a Emergência em Saúde Pública de Importância Internacional (ESPII).[3] Este mecanismo não depende, ao contrário do que preconizavam os RSI anteriores, somente de informações oficiais dos Estados membros, uma vez que estes podem estar enfrentando conflitos internos ou sujeitos a qualquer tipo de restrição político-ideológica.[2] No entanto, a colaboração do Estado membro, agiliza a declaração de uma ESPII e a tomada rápida de decisões. Desta maneira, foi sugerido a todos os Estados membros a elaboração de políticas internas que facilitem a identificação de possíveis emergências, que podem ser suspeitadas a partir de quatro questionamentos básicos (Quadro 19-1) .[3]

Quadro 19-1. Avaliação de risco de ESPII

Quatro perguntas da avaliação de risco:
1. O impacto sobre a saúde pública é grave? 2. O evento é incomum ou inesperado? 3. Há um risco significativo de propagação internacional? 4. Há um risco significativo de restrições ao comércio internacional?
Em caso de resposta positiva a ≥ 2 itens, a OMS deve ser notificada pelo Estado membro em até 24 h

Adaptado de International Health Regulations, 2005.[3]

Após a notificação ou identificação não oficial de uma situação de risco, cabe ao diretor da OMS decidir sobre o início e o fim de uma ESPII de acordo com as prerrogativas do RSI.[3] Esta declaração também é independente da notificação ou do consentimento do Estado afetado e, baseia-se, sobretudo, na opinião do Comitê de Emergência constituído para aquela ESPII que é composto por membros autônomos recrutados pela OMS.[3]

No Brasil, o decreto nº 7616/2011 regulamenta a declaração de Emergência em Saúde Pública de Importância Nacional (ESPIN) e possibilita a instituição da Força Nacional do Sistema Único de Saúde (FN-SUS) .[4] Este decreto, embora alinhado com as situações previstas no RSI para o âmbito internacional, não traz menção a obrigatoriedade de notificação a OMS.

DECLARAÇÕES DE ESPIIS, AGENTES ETIOLÓGICOS E NEUROLOGIA

Desde a vigência no novo RSI, dez situações de ESPII foram declaradas. Todas relacionadas a viroses emergentes ou reemergentes (Quadro 19-2).

Curiosamente, quando consideramos documentos anteriores à vigência da RSI 2005 e ao decreto nº 7616/2011, como os boletins epidemiológicos brasileiros divulgados pelo Ministério da Saúde (MS)/Secretaria de Vigilância Epidemiológica (SVE) e as *Disease Outbreak News* divulgadas pela OMS, a absoluta maioria de situações de alerta são também relacionadas a viroses.

Quadro 19-2. Declarações de ESPII até março de 2023

Agente	Início da ESPII	Fim da ESPII
Vírus H1N1	25 de abril de 2009	10 de agosto de 2010
Vírus da poliomielite	5 de maio de 2014	Ainda não decretado
Vírus ebola	8 de agosto de 2014	29 de março de 2016
Vírus da zika	1 de fevereiro de 2016	18 de novembro de 2016
Vírus ebola	17 de julho de 2019	26 de junho de 2020
Vírus SARS-CoV-2	30 de janeiro de 2020	Ainda não decretado
Vírus da varíola símia	23 de julho de 2022	Ainda não decretado

Fonte: IHR Emergency Committees, consulta em 05/03/2023.

No Brasil, o fortalecimento da capacidade de resposta do Sistema Único de Saúde frente às emergências de saúde pública é uma prioridade da Secretaria de Vigilância em Saúde do Ministério da Saúde, em parceria com os gestores estaduais e municipais. Em 2009, foi implantado a rede nacional de CIEVS (Centro de Informações Estratégicas em Vigilância em Saúde) nas Secretarias Estaduais de Saúde (SES) e nas Secretarias Municipais de Saúde das capitais, estratégia para fortalecer a capacidade de resposta às Emergências em Saúde Pública. A política nacional de vigilância em saúde (PNVS-2018) definiu emergência em saúde pública como uma situação que demanda o emprego urgente de medidas de prevenção, controle e contenção de riscos, danos e agravos à saúde pública. Uma das diretrizes da PNVS é detectar, monitorar e responder às emergências em saúde pública, observando o Regulamento Sanitário Internacional, e promover estratégias para implementação, manutenção e fortalecimento das capacidades básicas de vigilância em saúde. A estruturação da cadeia de resposta às Emergências em Saúde Pública como resposta às epidemias de *Influenza* A(H1N1) pdm09, microcefalia/Síndrome congênita do zika, febre amarela e Covid-19, com a declaração de emergência em saúde pública de importância nacional – ESPIN (microcefalia e Covid-19) aperfeiçoando o desempenho do sistema e tornando mais oportuno o processo de decisão e resposta, conforme Quadro 19-3 (PNS2018).[10-13]

Quadro 19-3. Emergência em Saúde Pública de Importância Nacional – ESPIN - Brasil

Doença/agravo	Portaria/data
Microcefalias	Portaria nº 1.813 de 11 de novembro de 2015
Infecção humana pelo novo coronavírus (2019-nCoV)	Portaria nº 188 de 3 de fevereiro de 2020

Fonte: Portaria GM 1813 2015 e GM 188 de 2020.

Os vírus em questão, com raras exceções, não têm neurônios ou células da glia como alvos preferenciais. A despeito disso, todas as viroses emergentes ou reemergentes foram associadas a relatos anedóticos ou séries de casos contendo manifestações neurológicas associadas centrais e/ou periféricas como encefalite, mielite, acidente vascular cerebral (AVC) ou síndrome de Guillain-Barré (SGB).

Em nenhum dos documentos ou dispositivos utilizados para o enfrentamento de tais situações há previsão de algoritmo para seguimento neurológico, no entanto, nos parece necessária a preparação dos serviços de emergência neurológica para a assistência de possíveis emergências em saúde pública. Em que pese a título de exemplo a enorme pressão gerada no SUS a curto, médio e longo prazo, por pacientes com microcefalia pós-Zika ou síndrome da Covid longa. A lista de doenças e agravos de notificação compulsória no Brasil define algumas doenças que cursam com quadro neurológico, como as meningites, raiva humana, doença de Creutzfeldt-Jakob (DCJ), síndrome congênita associada à infecção pelo vírus zika, além de outras doenças que também podem ter um comprometimento neurológico. Na lista, há também qualquer evento de Saúde Pública (ESP) que se constitua ameaça à saúde pública, nesse caso amplia a notificação para possíveis doenças emergentes, incluindo epizootias.[14]

EMERGÊNCIAS EM SAÚDE PÚBLICA E NEUROLOGIA

Diversos desafios podem ser enumerados no enfrentamento das emergências sanitárias, caso pudéssemos resumir a um termo apenas, este seria imprevisibilidade. Não é possível determinar quando a próxima emergência irá ocorrer, qual será o agente etiológico ou quais serão as principais síndromes envolvidas.

Ainda que assim o seja, é possível a elaboração de medidas gerais que favoreçam o atendimento precoce e a organização do sistema de saúde para efeitos de médio e longo prazo extremamente prováveis do ponto de vista neurológico.

Embora fora do escopo de discussão deste capítulo, hoje sabemos que a indução das síndromes neurológicas associadas a agentes emergentes pode tanto estar relacionada a infecção direta de células do sistema nervoso (SN), como relacionada a alterações da via imunológica sob controle do SN. Para compreender este conceito, é importante termos em mente as definições de neurotropismo, neuroinvasividade e neurovirulência.

- *Neurotropismo* é a capacidade que um vírus tem de invadir e replicar-se ativamente em células do SN (p. ex., neurônios, oligodendrócitos, astrócitos, células ependimárias) ,[5] como é o caso da encefalite herpética[6] ou da microcefalia.[7]
- *Neuroinvasividade* é capacidade de um vírus entrar no sistema nervoso central (SNC) ou no sistema nervoso periférico (SNP) não necessariamente infectando células do SN. As vias de entrada podem ser tanto a via hematogênica, como a via transinaptica.[8]
- *Neurovirulência* é a capacidade de um vírus causar alterações neurológicas, ainda que ele não infecte células do SN ou penetre neste.[5]

Dentro desta perspectiva aqui tratada, é sempre importante, o clínico, sobretudo nas unidades de emergência, guardar a visão mais ampla de sua atividade. Informar e estar informado sobre o contexto dos casos ou sequência de casos usuais ou fora do padrão habitual, seja na forma ou número, na intenção de detectar potenciais relações entre estes, em princípios de situações de agravos públicos.

REFERÊNCIAS BIBLIOGRÁFICAS

1. Pagotto BF. O Regulamento Sanitário Internacional (RSI 2005) na agenda de cooperação em saúde do Mercosul e a emergência do vírus zika. In: Saúde Md, ed. Saúde e Política Externa: os 20 anos da Assessoria de Assuntos Internacionais de Saúde (1998-2018)2018:201-2019.
2. Gomes CB, Gonzaga LdP. O novo Regulamento Sanitário Internacional. Revista de Direito Sanitário. 2012;13(2):137-155.
3. Organization WH. International health regulations (2005): World Health Organization; 2008.
4. Executivo P. Decreto Nº 7.616, de 17 de novembro de 2011. In: Executivo P, ed. 18/11/2011. ed. Diário Oficial da União; 2011:14.
5. Bauer L, Laksono BM, de Vrij FM, Kushner SA, Harschnitz O, van Riel D. The neuroinvasiveness, neurotropism, and neurovirulence of SARS-CoV-2. Trends in Neurosciences 2022.
6. Whitley RJ, Kimberlin DW. Herpes simplex: encephalitis children and adolescents. Seminars in pediatric infectious diseases: Elsevier; 2005:17-23.
7. de Araújo TVB, de Alencar Ximenes RA, de Barros Miranda-Filho D, et al. Association between microcephaly, Zika virus infection, and other risk factors in Brazil: final report of a case-control study. Lancet. 2018;18(3):328-336.
8. Zayyad Z, Spudich S. Neuropathogenesis of HIV: from initial neuroinvasion to HIV-associated neurocognitive disorder (HAND). Current Hiv/Aids Reports 2015;12(1):16-24.
9. Gostin LO, Katz R. The International Health Regulations: The Governing Framework for Global Health Security. Milbank Q. 2016 Jun;94(2):264-313.
10. Brasil. Ministério da Saúde. Conselho Nacional de Saúde. Resolução MS/CNS nº 588, de 12 de julho de 2018. Fica instituída a Política Nacional de Vigilância em Saúde (PNVS), aprovada por meio desta resolução. Diário Oficial da República Federativa do Brasil, Brasília (DF), 2018 ago 13; Seção 1:87.
11. Teixeira MG, Costa M da CN, Carmo EH, Oliveira WK de, Penna GO. Vigilância em Saúde no SUS - construção, efeitos e perspectivas. Ciênc saúde coletiva [Internet]. 2018Jun;23(-Ciênc. saúde coletiva, 2018 23(6)):1811-8.
12. Ministério da Saúde (Brasil). Portaria nº 1.813 de 11 de novembro de 2015. Declara Emergência em Saúde Pública de importância Nacional (ESPIN) por alteração do padrão de ocorrência de microcefalias no Brasil. Diário Oficial de 12 de novembro de 2015. Seção 1. Disponível: https://bvsms.saude.gov.br/bvs/saudelegis/gm/2015/prt1813_11_11_2015.html
13. Ministério da Saúde (Brasil). Portaria nº 188 de 03 de fevereiro de 2020. Declara Emergência em Saúde Pública de importância Nacional (ESPIN) em decorrência da Infecção Humana pelo novo Coronavírus (2019-nCoV). Diário Oficial de 4 de fevereiro de 2020. Seção 1. Disponível: https://bvsms.saude.gov.br/bvs/saudelegis/gm/2020/prt0188_04_02_2020.html
14. Ministério da Saúde (Brasil). Portaria nº 3.418 de 31 de agosto de 2022. Altera o Anexo 1 do Anexo V à Portaria de Consolidação GM/MS nº 4, de 28 de setembro de 2017, para incluir a monkeypox (varíola dos macacos) na Lista Nacional de Notificação Compulsória de doenças, agravos e eventos de saúde pública, nos serviços de saúde públicos e privados em todo o território nacional. Diário Oficial de 01 de agosto de 2022. Seção 1. Disponível: https://bvsms.saude.gov.br/bvs/saudelegis/gm/2022/prt3418_01_09_2022.html#:~:text=1%C2%BA%20Esta%20Portaria%20disp%C3%B5e%20sobre,em%20todo%20o%20territ%C3%B3rio%20nacional.

Capítulo 20

Síndrome meníngea e meningites agudas no pronto-socorro

Michel Elyas Jung Haziot | Francisco Tomaz Menezes de Oliveira | Edson Júnior Gonçalves Bechara

INTRODUÇÃO E DIAGNÓSTICO INICIAL

A meningite aguda é uma emergência neurológica grave, porém potencialmente tratável. Pode ter diversas etiologias: viral, bacteriana, tuberculosa e fúngica; e pode estar associada a sinais sistêmicos graves como o choque séptico. A meningite bacteriana aguda tem prognóstico mais desfavorável diretamente proporcional ao atraso no manejo correto. Na entrada do pronto-socorro, é necessário que o reconhecimento de sinais e sintomas de meningite e doença meningocócica seja feito precocemente. A presença de febre, cefaleia, alteração do nível de consciência, rigidez de nuca, convulsões, *rash* ou choque séptico deve chamar a atenção do médico da emergência para progredir na investigação diagnóstica. Esse paciente deve-se enquadrar em um dos três grupos:

1) Suspeita de meningite.
2) Sinais de doença meningocócica: *rash* e meningismo.
3) Sepse grave/ choque séptico: hipotensão, má perfusão periférica, alteração do nível de consciência.

Na meningite bacteriana, a suspeita clínica elevada é fundamental, especialmente porque a rigidez de nuca costuma estar ausente no início do quadro. Além disso, a clássica tríade de cefaleia, rigidez nucal e febre está presente em apenas 20% dos casos, o que pode dificultar o diagnóstico. Pacientes idosos, com múltiplas comorbidades ou imunossuprimidos são os que apresentam quadros clínicos mais atípicos e inespecíficos, o que dificulta o diagnóstico. Portanto a anamnese e o exame físico devem ser dirigidos para três síndromes clínicas principais:

1) *Toxêmica:* queda do estado geral, febre, extremidades frias.
2) *Hipertensão intracraniana:* cefaleia, vômitos, papiledema, rebaixamento nível consciência).
3) *Irritação meningorradicular:* rigidez nucal, sinal de Kernig, sinal de Brudzinsk, cefaleia e dor lombar radicular ou sinal de Lasegue.

A maioria dos pacientes com meningite bacteriana terá pelo menos duas das seguintes manifestações: febre, cefaleia, rigidez de nuca e alteração do nível consciência. Indivíduos com espondilopatia cervical ou osteoartrite podem ter rigidez cervical semelhante à rigidez nucal, entretanto, os movimentos rotatórios do pescoço estão preservados.

Na suspeita de meningite, o paciente deve ficar em isolamento respiratório para gotículas, deve-se colher hemocultura e exames gerais (hemograma, função renal e hepática, eletrólitos, coagulograma, PCR, lactato, glicose) e realizar punção lombar e iniciar antibiótico empírico idealmente até a primeira hora da admissão. Não é necessário a realização de exame de imagem como tomografia de crânio (TC) antes da punção lombar (PL) de forma rotineira, sendo indicado apenas nos casos a seguir:

- Presença de déficit neurológico focal ou edema de papila.
- Crise convulsiva (até 1 semana antes da punção).
- Rebaixamento do nível (Glasgow < 13) ou alteração do conteúdo da consciência.
- Pacientes com imunossupressão ou neoplasia ativa conhecida.

Além das situações em que se deve realizar a TC descritas acima, a punção lombar possui três principais contraindicações:

1) Infecção de pele no sítio de punção.
2) INR > 1,5.
3) Plaquetopenia < 50.000.

A punção lombar deve ser realizada com estudo da manometria (pressão inicial e pressão final, preferencialmente com o paciente em decúbito lateral). Após a realização da coleta do liquor, o material deve ser encaminhado imediatamente para: quimiocitológico (contagem de células, proteinorraquia, glicorraquia; lactato; bacterioscopia; cultura para bactérias e látex para meningococo, pneumococo e *H. influenzae)*. Em pacientes imunossuprimidos, pesquisar infecção viral (PCR para herpes 1 e 2, varicela-zóster, EBV e CMV), infecção fúngica (antígeno criptocócico, tinta da China, e cultura para fungo), infecção por micobactéria (pesquisa de BAAR, PCR para *Mycobacterium tuberculosis* e cultura para micobactéria) e sífilis (VDRL e teste treponêmico). A dosagem da ADA, não tem valor para o diagnóstico diferencial com meningite tuberculosa. O PCR para enterovírus é um exame que auxilia o diagnóstico das meningites virais aguda com frequência e deve ser solicitado se disponível.

O uso de dexametasona na dose de 10 mg EV de 6/6 horas deve ser realizado idealmente 20 minutos antes da antibioticoterapia empírica, que deve ser iniciada logo após a coleta do liquor, até a primeira hora da admissão. Esta medida reduziu a incidência de sequelas neurológicas nas meningites bacterianas. Para todos os pacientes com hipótese diagnóstica de meningite recomenda-se a coleta de hemoculturas.

Com base nas principais etiologias, no Quadro 20-1 é descrita a antibioticoterapia empírica recomendada. E no Quadro 20-2 está a análise do líquido cefalorraquiano (LCR).

Quadro 20-1. Antibioticoterapia empírica recomendada

	Antibióticos	Posologia	Alternativa
Adultos	Ceftriaxone + Vancomicina	2g EV 12/12 h 1g EV 12/12h	Meropenem 2 g EV 8/8 h
Fator de risco*	Ceftriaxone + Ampicilina	2g EV 12/12 h 2g EV 4/4 h	Cloranfenicol 1g 6/6 h + Sulfametoxazol- trimetoprim 20 mg/kg 6/6 h
Pós-TCE ou neurocirurgia	Vancomicina + Ceftazidima	1g EV 12/12 h 2g EV 8/8 h	Vancomicina 1g EV 12/12 h + Cefepime 2g EV 8/8 h

*Fator de Risco: > 50 anos, uso de fármacos imunossupressores, neoplasias, outras condições de imunossupressão, etilistas, diabéticos e gestantes.

Quadro 20-2. Análise do LCR

	Etiologia			
LCR	**Viral**	**Bacteriana**	**Tuberculosa**	**Fúngica**
Pressão abertura	Normal ou discretamente aumentada	Aumentada	Aumentada	Aumentada
Aspecto	Límpido	Turvo, purulento	Límpido ou turvo	Límpido ou turvo
Leucócitos	Aumentado 5 a 1000	Aumentado > 100*	Aumentado 5 a 500*	Aumentado 5 a 500*
Proteínas totais	Levemente aumentada	Aumentadas	Expressivamente aumentadas	Aumentadas
Glicose	Normal	Muito baixa	Baixa	baixa
Lactato	Normal	Alto	Alto	Alto

LCR: líquido cefalorraquidiano.
* É fundamental o questionamento do paciente ou seus familiares sobre o uso prévio de antibióticos, pois na hipótese de meningite bacteriana parcialmente tratada, a interpretação dos parâmetros do liquor deve ser realizada com extrema cautela.

TRATAMENTO (QUADRO 20-3)[1-4]

Quadro 20-3. Tratamento específico das meningites bacterianas

Agente etiológico	Tratamento específico 1° opção	2° opção
Streptococcus pneumoniae (diplococo Gram+)	Ceftriaxone 2 g EV 12/12 ± Vancomicina 1 g EV 12/12 h[1]	Meropeném 2 g EV 8/8 h ou Cloranfenicol 1 g EV 6/6 h
Neisseria meningitidis (diplococo Gram-)	Ceftriaxone 2 g EV 12/12 h	Ampicilina 2 g EV 4/4 h ou Cloranfenicol 1 g EV 6/6 h
Haemophilus influenzae (coco bacilo pleomórfico)	Ceftriaxone 2 g EV 12/12 h	Cloranfenicol 1 g EV 6/6 h
Listeria monocytogenes (Bacilo Gram +)	Ampicilina 2 g EV 4/4 h +- Gentamicina 1-2 mg/kg 8/8 h	Sulfametoxazol-trimetoprim 10-20 mg/kg/dia 8/8 h
Staphylococcus aureus (cocos Gram+)	[1]Oxacilina 2 g EV 4/4 h ou Vancomicina 1 g EV 12/12 h	Linezolida 600 mg EV 12/12 h
Pseudomonas e Acinetobacter	Cefepima 2g EV 8/8 h +- Gentamicina 1-2 mg 8/8 h	Meropeném 2 g EV 8/8 h

[1] A vancomicina deve ser adicionada ao esquema inicial se a prevalência do *s. pneumoniae* resistente > 2%. Trocar vancomicina por rifampicina em pacientes alérgicos.
[2]A duração do tratamento deve ser mantida no mínimo 14 dias caso não haja complicações. Meningites por listeria, estafilococos e enterococos 21 dias. Em casos com selecionados com evolução muito favorável meningococo e hemófilo podem ser tratados 7-10 dias. Formas indeterminadas sempre tratamento mínimo de 14 dias.
[3]Na meningite meningocócica, se paciente não tratar com ceftriaxone, deve receber rifampicina 600 mg 12/12 h por 2 dias para descolonização nasal ao final do tratamento.

No caso da meningite viral confirmada pode-se suspender os antibióticos e manter apenas tratamento sintomático (analgésicos, antieméticos etc.). Em caso de dúvida diagnóstica, manter o paciente internado e realizar nova punção em 24 horas e não suspender o antibiótico empírico. Importante ressaltar que caso a suspeita seja de encefalite aguda, deve-se considerar a encefalite herpética como a etiologia, e iniciar aciclovir EV 10 mg/kg a cada 8/8 h prontamente. Realizar exame de imagem de crânio (RM preferencialmente), e solicitar PCR para vírus herpes simples I (HSV-1) no líquido cefalorraquidiano.

É comum não se identificar o agente etiológico das meningites bacterianas (meningite indeterminada), neste caso deve-se manter o antibiótico empírico por 10 a 14 dias. Também é recomendado, embora não obrigatório, realizar PL de controle no final do tratamento, antes de suspender o antibiótico. Pode-se retirar o paciente do isolamento respiratório após 24 horas do uso de ceftriaxone.

A resposta ao tratamento deve ocorrer e ser satisfatória em no máximo 48 horas após o início da antibioticoterapia, caso contrário, o diagnóstico deve ser revisto, e o paciente repuncionado. Outra causa de não resposta ao tratamento é a ocorrência de alguma complicação neurológica secundária ao processo infeccioso bacteriano, sendo as principais as seguintes:

1. *Hidrocefalia obstrutiva*: o exsudato inflamatório produzido obstrui o fluxo ou reabsorção do liquor, causando hipertensão intracraniana. Proteinorraquia alta inicial é um fator de risco. Pode ser precoce ou ocorrer tardiamente, com quadro de piora clínica súbita, crise convulsiva e/ou rebaixamento do nível de consciência. A conduta deve ser TC crânio de urgência para confirmar o diagnóstico e então avaliação neurocirúrgica.
2. *Empiema subdural*: é secundário a progressão de uma ventriculite que pode ocorrer em alguns indivíduos. O reaparecimento de febre, novos déficits focais e hipertensão intracraniana inexplicada são as manifestações mais comuns. Pode ser visualizado na TC, porém a RM é mais sensível, quando confirmado é uma emergência neurocirúrgica.
3. Trombose/tromboflebite séptica: ocorre estase venosa secundária a inflamação meníngea adjacente. Pode acometer somente vasos corticais de forma assintomática, ou evoluir de forma catastrófica para os seios venosos cerebrais. Cefaleia refratária, toxemia intensa e coma mesmo após início da antibioticoterapia, e déficits de nervos cranianos com trajeto no seio cavernoso (III, IV, V e VI) são manifestações usuais. A angio-RM de crânio é o exame de escolha para confirmar o diagnóstico e a anticoagulação plena com heparina não fracionada é o tratamento de escolha.

SITUAÇÕES ESPECIAIS

Meningite Tuberculosa

Manifestações Clínicas

Usualmente pode ocorrer de forma aguda (1-2 semanas) ou subaguda (2-4 semanas), raramente pode ser crônica com tempo de ocorrência superior há 4 semanas. As manifestações mais frequentes são: cefaleia e/ou febre (75%), confusão mental (75%), meningismo (40%) e hemiparesia ou lesão de pares cranianos (20-30%) (especialmente III, IV, VI, VII, VIII). A "tríade" clássica de febre, cefaleia e sinais meníngeos se apresentam em apenas 15% dos casos confirmados. Entretanto, febre e cefaleia estão presentes em 60% dos casos. Avaliar suspensão dos antibacterianos e o início de rifampicina, isoniazida, pirazinamida e etambutol (RIPE). A decisão de iniciar tratamento para neurotuberculose deve-se basear no tripé: quadro clínico compatível + liquor (celularidade moderadamente elevada, proteinorraquia alta e glicose levemente consumida) + neuroimagem sugestiva, é frequente e recomendado que o tratamento seja empírico, já que o diagnóstico etiológico de certeza não é frequente e costuma ser tardio quando ocorre.

Meningite Criptocócica

Manifestações Clínicas

Os sintomas e sinais são subagudos (2-4 semanas), mas podem ser agudos (1-2 semanas) e mais raramente, cursa de forma crônicas (> 4 semanas). As manifestações mais frequentes são: febre (75-90%), cefaleia (75-90%), náuseas e vômitos (40%), meningismo (30-45%), fotofobia e alterações visuais (20-30%), alterações cognitivo/comportamentais (20-30%), letargia, alteração do nível da consciência, alteração de personalidade e alterações de memória (11-30%) e convulsões (5-10%). A hipertensão intracraniana é observada em 50-75% dos pacientes. O comprometimento extracerebral (especialmente pulmão, pele, medula óssea e trato geniturinário) pode acompanhar o quadro clínico neurológico e, às vezes, facilita o diagnóstico. O tratamento é separado em fase de indução, realizado com anfotericina B deoxicolato 0,7-1 mg/kg/dia, IV + fluocitosina 100 mg/kg/dia dividido em 4 doses, VO, durante pelo menos duas semanas ou até a negativação de duas culturas de LCR. Na ausência de fluocitosina pode ser administrado fluconazol 400 mg 12/12 h, VO. Considerar formulações lipossomais da anfotericina em pacientes com doença renal crônica ou insuficiência renal aguda com elevação de 2× o valor da creatinina. Realizar punção liquórica diária, com medição da pressão de abertura e envio de material para quimiocitológico e cultura para fungos. Nos pacientes com HIV, postergar o início da terapia antirretroviral por 6 a 8 semanas após início do tratamento, pelo risco de síndrome inflamatória da reconstituição imune. Consolidação com fluconazol 800 mg/dia, VO, por no mínimo 8 semanas.

QUIMIOPROFILAXIA

A quimioprofilaxia está indicada para os comunicantes íntimos de pacientes com meningite (doença meningocócica ou meningite *Haemophilus influenzae*). São considerados contatos íntimos: expostos por cerca de 4 h/dia nos 7 dias que antecederam o início dos sintomas, expostos por 8 h no dia anterior ao adoecimento ou contato íntimo com troca de secreções da orofaringe.

Critérios para quimioprofilaxia:

- *Doença meningocócica:* contatos domiciliares (residentes no mesmo domicílio); quartéis e orfanatos (para aqueles que dormem no mesmo quarto); creche e pré-escola (crianças da mesma sala e mesmo período); pessoas expostas diretamente às secreções de orofaringe (p. ex., através do beijo); profissionais de saúde que tenham se exposto a secreções respiratórias sem uso de máscara cirúrgica durante: intubação traqueal, aspiração de secreções ou que tenham realizado manobras de reanimação cardiopulmonar ou exame de fundo de olho. Não se indica a quimioprofilaxia se a exposição do profissional de saúde ocorrer quando o paciente-fonte estiver em tratamento adequado há mais de 24 horas.
- *Na meningite por H. influenzae:* contatos domiciliares somente quando, além do caso índice, houver criança menor de 4 anos susceptível (não vacinada ou com vacinação incompleta); creches e pré-escolas: apenas a partir do 2º caso confirmado, para contatos próximos (mesma sala e mesmo período) susceptíveis. Os esquemas utilizados são: rifampicina – adultos 600 mg 12/12 h; crianças 20 mg/kg 12/12 h. Dois dias para meningococo e quatro dias para hemófilo. Alternativos: ceftriaxone 250 mg IM adulto (criança 125 mg) dose única. Ciprofloxacino 500 mg VO dose única (somente para adultos).

Os esquemas utilizados são: rifampicina – adultos 600 mg 12/12 h; crianças 20 mg/kg 12/12 h. Dois dias para meningococo e quatro dias para hemófilo. Alternativos: ceftriaxone 250 mg IM adulto (criança 125 mg) dose única. Ciprofloxacino 500 mg VO dose única (somente para adultos).

REFERÊNCIAS BIBLIOGRÁFICAS

1. Sanvito W, Haziot MEJ, Breviário de Condutas Terapêuticas em Neurologia. São Paulo: Atheneu; 2014.
2. De Oliveira AC, Vidal JE. Meningites e Meningoencefalites. In: Golin V, Sprovieri SRS. Condutas Em Urgências e Emergências Para o Clínico. São Paulo: Atheneu; 2012.
3. Beek D van de, Brouwer MC, Koedel U, Wall EC. Community-acquired bacterial meningitis. Lancet. Published online 2021.
4. Griffiths MJ, McGill F, Solomon T. Management of acute meningitis. Clin Med. 2018;18(2):164-169.
5. Meyfroidt G, Kurtz P, Sonneville R. Critical care management of infectious meningitis and encephalitis. Intens Care Med. 2020;46(2):192-201.
6. Tunkel AR, Hasbun R, Bhimraj A, et al. 2017 Infectious Diseases Society of America's Clinical Practice Guidelines for Healthcare-Associated Ventriculitis and Meningitis. Clin Infec Dis 2017;64(9):334-e65.

Capítulo 21

Encefalites virais

Aline de Moura Brasil Matos | Camila Malta Romano | Augusto César Penalva de Oliveira

INTRODUÇÃO

Encefalites são inflamações do parênquima cerebral, podendo ser focais, multifocais ou difusas.[1] As causas também são diversas, como autoimune ou infecciosa (p. ex., vírus, fungos, bactérias, parasitas). Já as meningites são inflamações das membranas que recobrem o encéfalo, também podem ser focais ou difusas, localizadas próximas ao cérebro, cerebelo ou tronco cerebral.[2]

Não são raras as vezes que as duas síndromes se apresentam juntas, em um quadro de meningoencefalite, podendo inclusive ser observada a extensão do acometimento inflamatório para a medula espinhal (p. ex., mielomeningoencefalites, encefalomielites).[2]

CARACTERÍSTICAS CLÍNICAS

Clinicamente, devemos suspeitar de encefalites quando estamos frente a um paciente com alteração do estado mental (p. ex., rebaixamento do nível de consciência, letargia, confusão mental ou alterações de personalidade) que persiste por 24 h ou mais, associada a algumas outras alterações clínicas e laboratoriais (Quadro 21-1).

Quadro 21-1. Critérios diagnósticos para encefalite ou encefalopatia de causa infecciosa presumida

Critério maior (necessário)
Alteração do estado mental (definido como redução ou alteração do nível de consciência, letargia ou alteração de personalidade) com duração ≥ 24 h sem causa alternativa definida)
Critérios menores (≥ 2 encefalites possível; ≥ 3 encefalites confirmada)
Febre documentada ≥ 38°C dentro de 72 h antes ou após o início dos sintomas Crise convulsiva que não se pode atribuir a epilepsia prévia Sintomas neurológicos focais novos Liquor com celularidade ≥ 5 células/mm^3 Neuroimagem com alteração parenquimatosa compatível Alteração eletroencefalográfica compatível com encefalite

Adaptado de Consensus statement of the international encephalitis consortium; 2013.[1]

Para meningites, a suspeita deve surgir especialmente quando temos a tríade cefaleia, febre e rigidez nucal ou sinais meníngeos. No entanto, nem sempre os três sintomas são presentes – os sinais meníngeos podem estar ausentes em até 70-80% dos pacientes em uma primeira avaliação.[3]

EXAMES COMPLEMENTARES

A suspeita clínica das referidas síndromes deve suscitar de modo imediato investigação complementar em ambiente de urgência, uma vez que a depender da etiologia identificada, temos condições associadas a altas taxas de mortalidade e morbidade. Ainda que adotemos as melhores práticas, estima-se que até 60% dos casos de encefalite não terão diagnóstico etiológico estabelecido. Sendo assim, desde 2013 o "Consórcio Internacional de Encefalites",[1] propõe a inclusão de um checagem de exames básicos de investigação complementar.

Este deve incluir exame de líquido cefalorraquiano (liquor), avaliação de soro pareado, exame de neuroimagem, eletroencefalograma e avaliação de outros sistemas potencialmente envolvidos, como o aparelho respiratório no caso de infecção concomitante de vias aéreas. Uma vez que ambas as condições têm causas semelhantes e podem-se apresentar juntas, o mesmo algoritmo pode ser utilizado para meningites (Quadro 21-2).

Como podemos verificar na checagem proposta, obviamente, em uma primeira abordagem não é possível identificar a etiologia (p. ex., vírus, fungo, bactéria) da encefalite ou da meningite somente com dados clínicos. Logo, ele deve abranger as causas mais comuns dentre todas as etiologias possíveis.

Adicionalmente, é previsto o armazenamento de soro e de liquor para análises posteriores caso necessário. Isto ocorre, porque a depender de características dos vírus, do tempo entre o início dos sintomas/coleta das amostras e das próprias características da história do paciente, o médico assistente deverá ampliar a investigação viral, escolhendo testes virológicos diretos ou indiretos adequados para cada caso.[1]

Recomenda-se, ainda, que todos os pacientes com quadro de meningite ou encefalite devem ser submetidos a exame de neuroimagem o quanto antes. Além da identificação de complicações associadas, como hidrocefalia, herniação cerebral e cerebrite, podemos encontrar lesões parenquimatosas, espessamento leptomeníngeo ou paquimeníngeo.[4] Alguns tipos de encefalite ainda resultarão em neuroimagens bastante sugestivas como o acometimento frontotemporal nas encefalites herpéticas.[5]

Quadro 21-2. Sugestão de lista de checagem de exames complementares

Liquor
Quantidade: 20 mL (congelar 5 a 10 mL para possíveis avaliações posteriores) Pressão de abertura Celularidade e bioquímica Coloração Gram PCR HSV 1 e 2 PCR VZV PCR Enterovírus Tinta da China VDRL Considerar bandas oligoclonais e índice de IgG
Soro
Quantidade: para avaliações iniciais e para possíveis avaliações posteriores Culturas HIV Sífilis
Eletroencefalograma (EEG)
Neuroimagem (preferencialmente ressonância magnética de crânio)
Raio X de tórax
Avaliação de outros sistemas

Adaptado das recomendações de Consensus statement of the international encephalitis consortium, 2013.[1]

Apesar de podermos utilizar a tomografia de crânio para uma avaliação inicial do parênquima nas encefalites, o exame de eleição tanto para encefalites como para meningites deve ser a ressonância magnética de crânio.

O raio x de tórax é recomendado considerando a alta associação entre infecções de vias aéreas e a invasão patogênica por contiguidade de meninges e encéfalo. Parte-se então da premissa que o mesmo patógeno estará nos dois sítios, portando haverá uma facilitação da identificação do agente etiológico ao investigar o parênquima pulmonar ou outros sistemas concomitantemente afetados.

Não é incomum que a avaliação eletroencefalográfica destes pacientes seja negligenciada, especialmente quando uma crise convulsiva não é presenciada, porém é importante recordar que em alguns casos o paciente pode estar apresentando crise convulsiva não motora e que outros achados do EEG podem nos dar pistas sobre o prognóstico dos pacientes acometidos.[1]

TRATAMENTO

Suporte Clínico

É importante o pronto estabelecimento de medidas de suporte clínico para controle de sintomas associados a cada caso. A dor (cefaleia) talvez constitua o sintoma mais frequente em ambas as síndromes, mas não devemos esquecer especialmente em quadros de franco acometimento encefálico de manter o suporte hídrico e nutricional destes pacientes.

O uso de medicamentos anticrise convulsiva (MACs) deverão ser escolhidos em acordo com a particularidade de cada caso. Em manifestações mais graves, pode ser necessário suporte ventilatório ou medidas para controle de aumento de pressão intracraniana.

Tratamento Medicamentoso

Como discutimos, algumas vezes o diagnóstico etiológico só é estabelecido alguns dias após o início do quadro. Em todos os eventos em que meningite ou encefalite viral são suspeitadas, deve-se iniciar prontamente o uso de aciclovir 10 mg/kg/peso de 8/8 h.

Caso a investigação seja positiva para uma destas viroses, a medicação deve ser mantida por 14 a 21 dias. Caso nenhum dos vírus pesquisados seja identificado, mas a suspeita de etiologia viral persista, deve-se repetir a coleta de liquor do paciente após 72 horas com nova solicitação de PCR para HSV e VZV. E somente após nova coleta negativa, deve-se considerar suspender o tratamento empírico.[5]

Esta recomendação existe pela gravidade das infecções por estes vírus e pela drástica redução de mortalidade nestes casos após a disponibilidade de aciclovir.[5]

PRINCIPAIS VIROSES ASSOCIADAS A MENINGITES E ENCEFALITES NO NOSSO MEIO

Embora a prevalência dos diferentes vírus varie de acordo com região geográfica, clima e índices socioeconômicos, no geral, os herpesvírus (HSV-1 e 2 e varicela-zóster – VZV) e os enterovírus são globalmente reconhecidos como principais agentes associados a meningites e encefalites virais. Particularmente em regiões tropicais e subtropicais os arbovírus ganham importante destaque, sendo considerados em algumas regiões os principais agentes relacionados a tais síndromes. No Brasil, há poucos estudos que descrevem os principais agentes associados a encefalites e meningites, mas é consenso que os herpesvírus e os arbovírus figuram como principais causas.[6-9] Menos comuns são as encefalites e meningites causadas pelos vírus *influenza* A e B, *paramyxovirus* (sarampo) e vírus rábico, todas para as quais existe esquema de imunização disponível. Recentemente, o coronavírus SARS-CoV-2, agente etiológico da Covid-19 tem assumido papel de destaque em quadros de manifestações neurológicas das mais diversas, que incluem também as encefalites. Após o início da vacinação em massa em 2021, entretanto, as manifestações graves da Covid-19 incluindo as neurológicas agudas diminuíram, mas ainda merecem atenção.

A seguir são apresentados em maiores detalhes os principais agentes associados a encefalites e meningites no Brasil.

Herpesvírus

Os **herpesvírus** são vírus grandes de genoma de DNA dupla fita, ubíquos e extremamente adaptados ao hospedeiro. Os herpesvírus humanos são classificados em 8 tipos: *herpes simplex* 1 e 2 (HSV-1 e HSV-2); vírus varicela-zóster (VZV; HHV-3), vírus Epstein-Barr (HHV-4), citomegalovírus (HHV-5), HHV-6, HHV -7 e HHV-8 (herpesvírus associado ao sarcoma de Kaposi). Dentre estes, todos, exceto o HHV-8, podem causar encefalites e/ou meningites, sendo os tipos 1, 2 (*Herpesvirus simplex*) e o tipo 3 (VZV) os mais frequentemente relacionados a infecções do SNC.

O VZV compartilha características biológicas e organização genômica semelhante aos *herpes simplex* tipos 1 e 2, sendo classificados como *α-herpesvirus*. Ambos são tipicamente adquiridos na infância, causando infecções sintomáticas. Durante a replicação do vírus nos tecidos epiteliais e mucosa, ocorre a infecção dos axônios de neurônios sensoriais, com libração dos capsídeos. Os capsídeos então trafegam dos terminais axônicos até os núcleos de neurônios nos gânglios periféricos, onde estabelecem latência. A reativação posterior resulta na replicação e disseminação do vírus, o que não só permite com o que este seja transmitido a uma população susceptível, como uma nova e ocasionalmente distinta manifestação clínica se estabeleça.[10]

A grande maioria das encefalites por *herpes simplex* é causada pelo HSV-1, ocorrendo de forma esporádica e não sazonal em todo o mundo.[11] As encefalites por esse vírus caracterizam-se por serem rapidamente progressivas e potencialmente fatais se não tratadas. Tipicamente envolvem os lobos temporais médio e inferior.

Enterovírus

Os **enterovírus** são membros da família *Picornaviridae*, uma grande e extremamente diversa família de vírus não envelopados com genomas de RNA de fita simples, cujo membro neurotrópico mais conhecido é o poliovírus (PV). Sua transmissão ocorre de forma direta via contato com indivíduo infectado, e pode causar diferentes manifestações. Enquanto cerca de 90% das infecções são assintomáticas ou muito brandas, ocasionalmente pode haver manifestação mais severas como miocardites e manifestações neurológicas. Nos Estados Unidos, os enterovírus lideram a lista de principais agentes etiológicos virais de meningites e encefalites (REF). Os enterovírus mais associados a infecções do SNC são os enterovírus 71 (EV-71) e *coxsackievirus* A6 (CV-A6).[12,13]

Arbovírus

Os **arbovírus** constituem um grupo de vírus de diferentes famílias que tem como principal característica sua transmissão via vetor invertebrado (do inglês, *–arthropod borne viruses*). As encefalites por arbovírus são mais frequentemente causadas por membros das famílias *Flaviviridae*, *Togaviridae* e *Bunyaviridae*. Os arbovírus em geral tem potencial neurotrópico, mas a incidência destes em casos de encefalites e meningites varia bastante. O vírus zika (ZKV), por exemplo, de alto potencial neuroinvasivo, é mais associado a síndromes como Guillain-Barré, microcefalia associada a má formação congênita e mielites, enquanto o vírus da dengue (DENV) e o do oeste do Nilo (ONV) são mais relacionados a essas últimas manifestações.[14]

A distribuição geográfica dos diferentes arbovírus difere e, portanto, a incidência e etiologia das encefalites por eles causadas é distinta. Enquanto nos Estados Unidos os principais arbovírus associados a encefalites são os vírus do oeste do Nilo, vírus La Crosse (LCV) e vírus da Encefalite equina (EEV), no Brasil os vírus da dengue (DENV), seguido pelos vírus *chikungunya* (CHKV) e da febre amarela (FAV) figuram como os principais responsáveis.[15] Ainda, sendo o vírus da FAV um dos únicos para o qual existe vacina disponível, deve-se atentar para manifestações neurológicas pós-vacinais, que embora pouco frequentes, são importantes e de elevada morbimortalidade (ver no tópico de reações vacinais). É importante destacar que no Brasil, muitos arbovírus são endêmicos e circulam concomitantemente, e embora DENV e CHKV sejam os mais comuns, outros com potencial neuroinvasivo também devem ser considerados a depender da região geográfica e situação epidemiológica, como o vírus Mayaro e vírus de St. Louis, que embora não são de elevada prevalência, já figuram como responsáveis por casos esporádicos de meningites e encefalites no país.

MORBIDADE PÓS-ENCEFALITE

Embora a maioria das infecções virais do sistema nervoso central tenham uma boa evolução, muitos pacientes persistem com sequelas. Dentre elas podemos citar, distúrbios de linguagem e comunicação, dificuldade para alimentar-se ou permanecer sozinho, alterações de comportamento, sintomas de ansiedade e depressão, dificuldade de reconhecer familiares, dificuldade ou impossibilidade de retorno a suas atividades laborais, surdez, perda de controle esfincterianos e epilepsia.

Uma forma de identificar essas sequelas pode ser por meio da utilização do *Liverpool Outcome Score*, disponibilizado gratuitamente pela Universidade de Liverpool. Estima-se que cerca de 78% das pessoas no mundo não sabem o que é encefalite e que mais de 50% dos médicos também não sabem como diagnosticá-la adequadamente. Para isto, estabeleceu-se o dia 22 de fevereiro como o dia mundial da encefalite. Esperamos que essa realidade se modifique em breve.

REFERÊNCIAS BIBLIOGRÁFICAS

1. Venkatesan A, Tunkel AR, Bloch KC, Lauring AS, Sejvar J, Bitnun A, et al. Case definitions, diagnostic algorithms, and priorities in encephalitis: consensus statement of the international encephalitis consortium. Clin Infect Dis. 2013;57(8):1114-1128.
2. Aksamit AJ Jr, Berkowitz AL. Meningitis. Continuum (Minneap Minn). 2021 Aug 1;27(4):836-854.
3. Cho TA, Mckendall RR. Clinical approach to the syndromes of viral encephalitis, myelitis, and meningitis. Handb Clin Neurol. 2014;123:89-121.
4. Venkatesan A. Encephalitis and Brain Abscess. Continuum (Minneap Minn). 2021 Aug 1;27(4):855-886.
5. Venkatesan A, Murphy OC. Viral Encephalitis. Neurol Clin. 2018 Nov;36(4):705-724.
6. Ferreira JE, Ferreira SC, Almeida-Neto C, Nishiya AS, Alencar CS, Gouveia GR, et al. Molecular characterization of viruses associated with encephalitis in São Paulo, Brazil. PLoS One. 2019 Jan 14;14(1):e0209993.
7. Soares CN, Cabral-Castro MJ, Peralta JM, de Freitas MR, Zalis M, Puccioni-Sohler M. Review of the etiologies of viral meningitis and encephalitis in a dengue endemic region. J Neurol Sci. 2011 Apr 15;303(1-2):75-9.
8. Bastos MS, Lessa N, Naveca FG, Monte RL, Braga WS, Figueiredo LT, et al. Detection of Herpesvirus, Enterovirus, and Arbovirus infection in patients with suspected central nervous system viral infection in the Western Brazilian Amazon. J Med Virol. 2014;86:1522-7.
9. Vasconcelos PFC, Travassos da Rosa APA, Pinheiro FP, Shope RE, Travassos da Rosa JFS, Rodrigues SG, et al. Arbovirusespathogenic for man in Brazil In: Travassos da Rosa APA, Vasconcelos PFC, Travassos da Rosa JFS, editors. An overview of arbovirology in Brazil and neighbouring countries. CEJUP;1998;72-99.
10. Roizman BN, Sears AE. 1996. Herpes simplex viruses and their replication, p. 2231-2295. In: Fields BN, Knipe DM, Howley PM, Chanock RM, Melnick JL, Monath TB, et al (ed.), Fields virology. Lippincott-Raven, Philadelphia, PA.
11. Tyler KL. Herpes simplex virus infections of the central nervous system: encephalitis and meningitis, including Mollaret's. Herpes. 2004 Jun;11 Suppl 2:57A-64A.
12. Hasbun R, Rosenthal N, Balada-Llasat JM., Chung J, Duff S, Bozzette S, et al. Epidemiology of meningitis and encephalitis in the United States, 2011-2014. Clin Infect Dis. 2017;65:359-363.
13. Chen BS, Lee HC, Lee KM, Gong YN, Shih SR. Enterovirus and Encephalitis. Front Microbiol. 2020 Feb 20;11:261.
14. Carod-Artal FJ. Neurological complications of Zika virus infection. Expert Rev Anti Infect Ther. 2018 May;16(5):399-410.
15. Mehta R, Gerardin P, de Brito CAA, Soares CN, Ferreira MLB, Solomon T. The neurological complications of chikungunya virus: A systematic review. Rev Med Virol. 2018 May;28(3):e1978.

Capítulo 22

Abscesso cerebral

Michel Elyas Jung Haziot

CONCEITO

Abscesso cerebral é uma infecção cerebral localizada, que consiste em um foco piogênico ativo, preenchido com tecido necrótico e restos celulares no centro da lesão, provocando danos ao tecido do parênquima cerebral adjacente. A lesão expansiva intraparenquimatosa ocorre por meio da invasão de bactérias ou fungos que atingem o sistema nervoso central (SNC) por disseminação hematogênica, contiguidade por estruturas adjacentes ao parênquima (p. ex., seios da face), trauma ou procedimento neurocirúrgico. O abscesso intraparenquimatoso é mais frequente em portadores de algum fator de risco, geralmente uma comorbidade clínica (Quadro 22-1).[1,2,3,5] Ele é uma condição grave, com mortalidade estimada de 15% em adultos, sendo mais prevalente em homens. Os sintomas incluem febre, dor de cabeça, náusea, vômito, convulsões, fraqueza muscular e alterações na visão ou na fala. O tratamento geralmente envolve uma combinação de antibióticos, drenagem do abscesso e terapia de suporte. Em casos graves, pode ser necessário cirurgia para remover o tecido infectado. O abscesso cerebral é uma condição médica grave que requer tratamento imediato, pois pode levar a danos cerebrais permanentes ou à morte se não for tratado adequadamente.[1,2,4] A formação do abscesso pode ser didaticamente dividida em quatro estágios evolutivos: cerebrite precoce, cerebrite tardia, formação de cápsula precoce e formação de cápsula tardia, esta última, confere o aspecto encapsulado característico do abscesso. Este processo tem duração média de duas semanas, mas pode permanecer durante meses, dependendo da resposta imune do hospedeiro e virulência do germe.[4]

Quadro 22-1. Situações predisponentes ao desenvolvimento de abscessos cerebrais[1,2,3,4]

Disseminação hematogênica	Contiguidade
Endocardite infecciosa	Sinusite (seio frontal > esfenoidal > etmoidal> maxilar)
Cardiopatia congênita cianótica	Ouvido e mastoide
Pneumonias	Arcada dentária
Usuário de drogas endovenosas	Dispositivos neurocirúrgicos intracranianos
Úlceras de decúbito ou furúnculos	TCE
Infecções intra-abdominais ou pélvicas	
Cateter venoso central	
Imunodepressão	Criptogênico

Quadro 22-2. Diagnóstico diferencial de lesões neurológicas focais agudas

Neurotoxoplasmose	Paciente imunodeprimido, múltiplas lesões com captação anelar de contraste
Linfoma primário de SNC	Imunodepressão grave, lesão única, que não respeita a *interface* do corpo caloso.
Tuberculoma	Lesões coalescentes, com captação de contraste periférico
AVC	Respeita território arterial conhecido
Neoplasia/ Metástase	Realce contraste mais homogêneo por toda lesão

SNC: sistema nervoso central; AVC: acidente vascular cerebral.

A neuroimagem (TC ou RM) é fundamental para estabelecer o diagnóstico e nortear o tratamento. A característica radiológica dependerá da fase evolutiva do processo. A TC de crânio, pela disponibilidade, geralmente é o exame inicial. Pode ser notada somente lesão hipoatenuante com edema perilesional ou apagamento de sulcos e cisternas adjacentes (cerebrite). Posteriormente forma-se a cápsula, visualizada como uma fina membrana que capta contraste e circunda a lesão, de centro em geral necrótico. A RM é mais sensível que a TC, já que é capaz de visualizar o processo na fase de cerebrite precoce (somente ingurgitamento de vasos, com diminutos focos de necrose). Ela ainda permite melhor diagnóstico diferencial entre as massas intraparenquimatosas. As principais características do abscesso com cápsula é o intenso realce periférico capsular, edema vasogênico intenso (hipersinal em T2 e FLAIR), com efeito de massa e a presença de hipersinal no centro da lesão na difusão (restrição à difusão). Exames laboratoriais podem ser normais ou quando alterados geralmente são reflexo da doença de base predisponente. As alterações mais comuns são VHS elevado e leucocitose discreta. Apesar da baixa sensibilidade, a solicitação de hemoculturas é obrigatória, pois caso seja positiva indica o agente etiológico responsável. Sorologia para HIV também deve ser solicitada rotineiramente, pela maior frequência neste grupo. A punção lombar para análise do LCR, em geral deve ser evitada pelo risco de herniação cerebral e baixa sensibilidade.

O diagnóstico diferencial se dá com outras doenças de apresentação focal aguda, a neuroimagem tem papel relevante (Quadro 22-2).[1,2,4,5]

TRATAMENTO[1,2,4]

A abordagem cirúrgica inclui drenagem do abscesso por estereotaxia ou sua exérese completa, sendo realizada somente quando ele se encontra encapsulado (Quadro 22-3). A escolha da técnica dependerá do local do abscesso e do risco

Quadro 22-3. Tratamento

	Local/agente	1° opção	Alternativa
Antibióticos[1]	Seios paranasais, mastoide, ouvido e boca	Ceftriaxone 2 g EV 12/12 h + metronidazol 7,5 mg/Kg 6/6 h	Meropeném 2 g EV 8/8 h
	Pós-cirúrgico, úlceras pele, furúnculos ou TCE	Ceftazidima 2 g EV 8/8h + oxacilina 2 g EV 4/4h ou (MRSA) Vancomicina 1g EV 12/12h	Meropeném 2 g EV 8/8 hrs + vancomicina 1 g EV 12/12 h
	Nocardia (hematogênica)	Sulfametoxazol-trimetoprim (75/15 mg) /kg/dia em 3 tomadas + Ceftriaxone 2 g EV 12/12 h	Meropeném 2 g EV 8/8 hr + amicacina 7,5 mg/Kg 12/12 h

[1]A terapia deve ser trocada de acordo com a cultura do material aspirado.
A duração é prolongada (mínimo seis semanas) de acordo com a evolução clínica e controle radiológico da lesão.
MRSA: *Staphylococcus aureus* resistente à meticilina; EV: endovenoso; TCE: traumatismo cranioencefálico.

cirúrgico. O tratamento clínico isolado é exceção (múltiplos abscessos, doença terminal ou localização inacessível). Deve-se tentar drenar o abscesso sempre que este for maior 2,5 cm. O abscesso extra dural intracraniano sempre deve ser drenado cirurgicamente.

O uso de corticoides é controverso e deve ser evitado nas fases de cerebrite, com risco de prejuízo no processo de encapsulação, além de aumentar a necrose e diminuir a penetração do antimicrobiano. Seu uso é indicado em casos de hipertensão intracraniana grave com letargia, desvio de linha média (maior 5 mm), ou risco de herniação iminente.

REFERÊNCIAS BIBLIOGRÁFICAS

1. Sanvito W, Haziot MEJ, Breviário de Condutas Terapêuticas em Neurologia. São Paulo: Atheneu; 2014.
2. De Oliveira AC, Vidal JE. Meningites e Meningoencefalites. In: Golin V, Sprovieri SRS. Condutas Em Urgências e Emergências Para o Clínico. São Paulo: Atheneu; 2012.
3. Chung CL, Lieu AS, Chen IY, Kwan AL, Howng SL. Brain Abscess in Adult Cirrhotic Patients: Two Case Reports. Kaohsiung J Med Sci. 2007 Jan;23(1):34-9.
4. Ruiz-Barrera MA, Santamaría-Rodríguez AF, Zorro OF. Brain abscess: A narrative review. Neurology Perspectives. 2022;2(3):160-167.
5. Möller-Hartmann W, Herminghaus S, Krings T, Marquardt G, Lanfermann H, Pilatus U, Zanella FE. Clinical application of proton magnetic resonance spectroscopy in the diagnosis of intracranial mass lesions. Neuroradiology. 2002 May;44(5):371-81.

Capítulo 23

Neurocisticercose

Michel Elyas Jung Haziot

ASPECTOS ESSENCIAIS

É a infecção parasitária do sistema nervoso central (SNC) de maior importância clínica em nosso meio, sendo causada pelo *Cysticercus Cellulosae* (forma larvar da *Taenia Solium*: agente etiológico da teníase). O SNC é o local acometido com maior frequência, entretanto o cisticerco pode ser encontrado em tecido muscular ou ocular, entre outros. A doença é adquirida por contaminação fecal-oral, quando o homem ingere acidentalmente a forma larvar, que contamina o ambiente por meio de fezes humanas em locais inadequados. O mecanismo não é o mesmo da teníase, doença intestinal, que ocorre pela ingestão de carne de porco ou bovinos contendo os cestódeos da *Taenia Solium* pelo homem que é o hospedeiro definitivo do parasita. Existe um amplo espectro de manifestações neurológicas, que dependem da localização anatômica, número e interação antigênica do cisticerco com o hospedeiro. A doença pode ser assintomática, ou já apresentar-se inicialmente com quadro clínico grave. Crise convulsiva é a manifestação mais comum, seguida de cefaleia. A neurocisticercose é a causa mais comum de epilepsia secundária no Brasil. Existem diferentes formas clínicas de acordo com a localização dos cisticercos no sistema nervoso. A forma intraparenquimatosa é a mais frequente, nela o cisticerco apresenta quatro fases evolutivas:

1. *Vesicular:* nesta fase é observada vesícula (4 a 20 mm) com escólex no interior (nem sempre visualizado no exame de neuroimagem). Além de material fluido no interior, existe pouco ou nenhum edema, refletindo a baixa resposta imune do hospedeiro nesta fase inicial.
2. *Coloidal:* o escólex morre (seja por tratamento ou resposta imune) e o material gelatinoso em seu interior entra em contato com o parênquima, ocorre então uma intensa resposta inflamatória, visualizada como edema perilesional e captação de contraste. Não existe escólex ou é raramente notado.
3. *Nodular:* com a degeneração do cisto coloidal, ainda pode-se visualizar reação inflamatória menos exuberante, sendo a lesão de aspecto semissólido.
4. *Calcificada:* após resolução do processo inflamatório, o nódulo tende a calcificar-se, sendo a via final do processo e inviabilidade do cisticerco. Ele é mais bem visualizado

Quadro 23-1. Critérios diagnósticos para neurocisticercose

Absolutos	Maiores	Menores	Epidemiológico
- Biópsia confirmatória	- Lesões altamente sugestivas na neuroimagem	- Lesões compatíveis em exame de neuroimagem	- Contato de familiar com infestação por *Taenia Solium*
- Neuroimagem com cisto contendo escólex	- Imunoblot* positivo no soro	- Manifestações clínicas sugestivas	- Procedência ou residente de área endêmica
- Exame fundo olho com visualização direta dos cistos	- Resolução dos cistos após tratamento	- ELISA positivo no LCR	- Viagem frequente a áreas endêmicas
	- Resolução espontânea de lesão única	- Cisticercos fora do SNC	

*Não é amplamente disponível para uso clínico no Brasil.

como uma imagem hiperatenuante puntiforme na TC de crânio.

Quando existe mais de uma lesão, é comum encontrá-las em diferentes estágios evolutivos, o que é útil no diagnóstico diferencial com outras neuroinfecções. A forma ventricular ocorre quando cisticerco se aloja no sistema ventricular e suas cisternas por meio dos plexos coroides e ali permanece. Estes cistos cisternais têm aspecto racemoso, sendo esta forma muitas vezes chamada de racemosa. Ela é clinicamente relevante, pois a cisticercose geralmente é mais grave nestes locais.

Devido à heterogeneidade de sintomas e formas clínicas, foram propostos os critérios diagnósticos para neurocisticercose descrito no Quadro 23-1.

DIAGNÓSTICO

- *Neurocisticercose definida:* 01 absoluto ou 02 maiores + 01 menor + 01 epidemiológico.
- *Neurocisticercose provável:* 01 maior + 02 menores ou 01 maior + 01 menor + 01 epidemiológico ou 03 menores + 01 epidemiológico.

TRATAMENTO

O tratamento da neurocisticercose deve ser avaliado de forma individual e criteriosa, já que não é isento de riscos e nem sempre atua de forma resolutiva sobre os sintomas do paciente. O tratamento clínico é com base em: agentes cisticidas, corticosteroides e antiepilépticos. Em geral, devem ser tratados clinicamente com cisticidas os pacientes nas seguintes situações: todos os sintomáticos com formas intraparenquimatosas viáveis demonstradas em exame de neuroimagem, os assintomáticos com grande número de lesões viáveis (cinco lesões é o número mais aceito como parâmetro). Os pacientes assintomáticos com poucas lesões viáveis devem ser monitorados com exame de neuroimagem, preferencialmente RM semestral ou anualmente, e tratados somente se apresentarem sintomas ou aumento importante do número de lesões. Indivíduos somente com lesões calcificadas, ou seja, forma não viável, não devem receber cisticidas. É fundamental um curso de corticoterapia antecedendo o tratamento, sendo mantida por período variável após seu término, devido à liberação maciça de antígenos no SNC, que pode determinar um processo inflamatório muito grave e até fatal. Pelo mesmo motivo o tratamento sempre que possível deve ser realizado com internação em ambiente hospitalar.

Pode-se usar o seguinte esquema de tratamento: antes de introduzir o cisticida, administra-se prednisona 40 mg/dia por cinco dias, mantida adicionalmente por cerca de 7 a 10 dias com retirada gradual, de acordo com evolução clínica e radiológica. O albendazol (comprimidos 200 e 400 mg) é considerado droga de primeira escolha, na dose de 15 mg/kg/dia em duas tomadas diárias por 7 a 10 dias. Outra opção é o praziquantel (comprimido 500 mg), pode ser usado na dose de 50 mg/kg/dia, em três tomadas diárias por 21 dias. O praziquantel não é ativo contra as formas oculares. No tratamento da epilepsia pode ser usado qualquer antiepilético de primeira linha, a carbamazepina é eficaz na maioria dos casos. Não é recomendado o uso profilático de antiepiléticos, sendo usados apenas em pacientes que apresentaram no mínimo um episódio de crise convulsiva. A retirada do antiepiléptico deve ser avaliada individualmente, em geral ele é mantido de 12 a 24 meses após a última crise convulsiva nos pacientes em que não são visualizados cistos viáveis no exame de neuroimagem, sendo então retirado gradualmente. Para os que apresentam recorrência de crises com a retirada da medicação é preconizado manter o mesmo por cinco anos ou por tempo indeterminado.

O tratamento cirúrgico é mais utilizado nas complicações das formas racemosas, suas principais indicações são:

- Hidrocefalia aguda, é decorrente da obstrução do fluxo liquórico pela presença do cisto no interior dos forames interventriculares, ou sua ruptura nestes locais com ventriculite aguda. O quarto ventrículo é o local mais comum de obstrução, seguido pelo terceiro ventrículo e aqueduto cerebral. Ocorre deterioração clínica rápida, com evolução catastrófica se não abordado precocemente com derivação cirúrgica.
- Cistos intraventriculares, nas seguintes situações: efeito de massa, obstrução liquórica e localização no quarto ventrículo, mesmo que já exista uma derivação. Caso ocorra hidrocefalia aguda, derivação ventrículoperitoneal deve ser prontamente realizada, sobretudo em pacientes com alteração do nível de consciência. Deve-se lembrar de que a remoção cirúrgica destes cistos é extremamente perigosa, pelo risco de ruptura, resultando em processo inflamatório difuso no sistema ventricular, portando deve ser indicada de forma criteriosa. Um curso de corticoides (dexametasona 16 mg/dia) deve ser realizado antes do procedimento, alguns associam anti-histamínicos (dexclorfeniramina 12 mg/dia); eles devem ser removidos preferencialmente por via endoscópica. Outras indicações cirúrgicas em casos selecionados são: cistos com compressão de nervos cranianos, forma pseudotumoral intraparenquimatosa, forma espinhal com compressão medular sintomática, todas se refratárias ao tratamento clínico e cisto intraocular.

Existem outras formas menos comuns de neurocisticercose que devem ser conhecidas. São estas:

- *Meníngea:* ocorre quadro clínico semelhante à meningite viral ou mais raramente bacteriana. O líquido cefalorraquidiano (LCR) é inespecífico, sendo eosinorraquia, apesar de inespecífica, uma pista para o diagnóstico. Pode ocorrer vasculite de artérias intracranianas levando a isquemia secundária com déficits neurológicos focais.
- *Edematosa:* o predomínio de hipertensão intracraniana e suas manifestações é a característica desta subforma parenquimatosa, o que reflete o grande número de lesões em atividade. É mais comum em pacientes provenientes de áreas endêmicas onde é mais comum a infestação maciça.
- *Espinhal:* na maioria das vezes tem localização extramedular na leptomeninge, os cistos são oriundos do espaço subaracnóideo cerebral. A localização intramedular é rara, sendo o segmento torácico o mais acometido, devido à origem hematogênica mais provável nestes casos. O quadro clínico é variável de acordo com a localização.

Nesta forma o exame do LCR tem mais valor diagnóstico que os demais e, pode ajudar na confirmação.

- *Psiquiátrica:* é rara e seu espectro clínico pode variar desde demência pura, alucinações até depressão. A origem é multifatorial não completamente esclarecida. O início do tratamento com cisticida deve ser cuidadoso devido à resposta inflamatória do hospedeiro secundária a liberação de antígenos dos cisticercos mortos. Assim também é irracional o tratamento cisticida introduzido em "caráter emergencial" sem uso prévio de corticoides, principalmente nas formas intraventriculares.

BIBLIOGRAFIA

Garcia HH, Lescano AG, Lanchote VL, Pretell EJ, Gonzales I, Bustos JA, et al; Cysticercosis Working Group in Peru. Pharmacokinetics of combined treatment with praziquantel and albendazole in neurocysticercosis. Br J Clin Pharmacol. 2011 Jul;72(1):77-84.

McClugage S, Lee R, Camins B, Mercado-Acosta J, Rodriguez M, Riley K. Treatment of racemose neurocysticercosis. Surg Neurology Int. 2017;8(1):168.

White AC Jr, Coyle CM, Rajshekhar V, Singh G, Hauser WA, Mohanty A, et al. Diagnosis and Treatment of Neurocysticercosis: 2017 Clinical Practice Guidelines by the Infectious Diseases Society of America (IDSA) and the American Society of Tropical Medicine and Hygiene (ASTMH). Am J Trop Med Hyg. 2018;98(4):945-966.

Capítulo 24

Neuroesquistossomose Mansoni

José Ernesto Vidal Bermúdez

CONCEITO

A neuroesquistossomose pode ser definida como o conjunto de manifestações neurológicas da esquistossomose mansônica, sendo a mais relevante clinicamente, a mieloradiculopatia esquistossomótica.

ETIOLOGIA

A esquistossomose mansônica é uma doença parasitária causada pelo *Schistosoma mansoni*.[1]

EPIDEMIOLOGIA

A infecção por *S. mansoni* é endêmica na América do Sul, Caribe, África e Médio Oriente.[2] No Brasil, a infecção constitui importante problema de saúde pública, existindo, aproximadamente, 6-10 milhões de pessoas infectadas. Os Estados de Minas Gerais e Bahia respondem por 70% dos casos. Inclusive, algumas áreas desses dois Estados podem ter prevalências de infecção pelo *S. mansoni* superiores al 15%.[3] Adicionalmente, estudos brasileiros mostram que ao redor de 5% dos pacientes admitidos por mielopatias não traumáticas, apresentam mieloradiculopatia esquistossomótica.[4]

PATOGENIA

Os mecanismos fisiopatológicos da mieloradiculopatia esquistossomótica são parcialmente conhecidos. O mecanismo mais aceito consiste na resposta inflamatória do hospedeiro, secundária à presença dos ovos do parasita. Secundariamente, é possível um mecanismo imunomediado, que pode causar vasculite e isquemia, podendo ter efeitos sinérgicos com o mecanismo inflamatório.[5] A resposta inflamatória varia em intensidade, causando formas oligossintomáticas até quadros graves. Contudo, depósitos de ovos sem sinais de inflamação nem manifestações clínicas são possíveis. Inclusive, a neuroesquistossomose mansônica assintomática é mais frequente do que as formas sintomáticas.[6] Os ovos e os parasitas podem ser transportados dentro do fluxo venoso retrógrado no plexo venoso vertebral de Batson, o qual não tem válvulas. Esse plexo, conecta o sistema venoso portal e a veia cava inferior às veias espinhais e cerebrais,[7] permitindo que os ovos cheguem ao sistema nervoso central (SNC) por oviposição *in situ* ou por um processo embólico, principalmente, na região lombrossacra.[5] Esse particular mecanismo de migração explica a predileção anatômica e a maior frequência da mieloradiculopatia esquistossomótica dentre as apresentações neurológicas.[7] Na história natural da esquistossomose mansônica, a mieloradiculopatia, caracteristicamente, costuma se apresentar na forma hepatointestinal crônica, e, mais raramente, na forma aguda. A neuroesquistossomose é mais frequente em homens jovens, provavelmente devido à maior incidência de esquistomossomose mansônica em trabalhadores rurais.[5]

DIAGNÓSTICO

Manifestações Clínicas

Mielorradiculopatia

A apresentação neurológica mais importante na prática clínica diária é a mielorradiculopatia. As síndromes neurológicas principais incluem: (i) mielite transversa, caracterizada por paraplegia flácida arrefléxica aguda com nível sensorial torácico e disfunção esfincteriana, e (ii) mielorradiculopatia progressiva caracterizada por fraqueza de membros inferiores, dor, parestesias nos dermátomos lombossacros, e disfunção esfincteriana. Os sintomas iniciais mais frequentemente relatados são dor lombossacra e parestesias em membros inferiores, nessa ordem. Dentre as queixas urinárias, retenção urinária é a mais frequente. Usualmente, a mielite transversa aguda é resultado de lesão granulomatosa e causa mielorradiculopatia assimétrica crônica. Menos comumente, a esquistossomose pode imitar neoplasia espinhal, causando paraparesia progressiva; síndrome de compressão espinhal devido a granulomas extra-axiais, ou infarto espinhal, devido a oclusão da artéria espinhal anterior.[2,6,7,8]

Esquistossomose Cerebral

A apresentação mais comum é a forma assintomática ou oligossintomática em pacientes com infecção crônica, como evidenciado em estudos anatomopatológicos, os quais demonstram que aproximadamente 25% dos pacientes com a forma hepatoesplênica crônica têm evidência de presença do parasita no cérebro. A esquistossomose cerebral sintomática compreende as seguintes apresentações:

- quadro agudo, caracterizado por febre, cefaleia e manifestações neuropsiquiátricas;
- crise convulsiva, focais ou generalizadas; e,
-) pseudotumoral, presentando hipertensão intracraniana e déficits focais. As manifestações respondem à presença do efeito de massa e localização dos granulomas.

Raramente, hemorragia intracerebral ou subaracnóidea pode acompanhar às lesões.[7,8]

Diagnóstico Laboratorial

Mielorradiculopatia

Os exames parasitológicos de fezes revelam *S. mansoni* em aproximadamente 40% dos casos, incluso quando três ou mais amostras são examinadas, achado provavelmente relacionado à baixa carga parasitária nessas amostras. A biópsia retal apresenta sensibilidade entre 95-100% na identificação de ovos de *S. mansoni*. A gravidade clínica não parece ter relação com a carga parasitária nos exames antes citados. O exame de liquor usualmente mostra leve a moderada pleocitose a predomínio linfomonocitário, leve a moderado aumento de proteínas, níveis normais de glicose e presença de eosinófilos (~50% dos casos). Eosinorraquia, apesar de ser principalmente atribuída a infecção parasitária, é um achado inespecífico e pode ser secundário a outras infecções, doenças inflamatórias, neoplasias e reações medicamentosas. Provas sorológicas reagentes não têm valor diagnóstico em pessoas de áreas endêmicas.[2,6,7,8] O uso combinado de provas sorológicas (p. ex., hemaglutinação indireta e ELISA) aumenta a sensibilidade e especificidade.[1] A detecção de anticorpos de *S. mansoni* no liquor, por meio de ELISA parece ser específico para o diagnóstico. Alguns estudos sugerem o benefício da identificação de DNA de *S. mansoni* em amostras de liquor.[1]

Esquistossomose Cerebral

A presença de ovos de *S. mansoni* nas fezes ou em tecido retal é um achado frequente e sugere o diagnóstico. Devido às contraindicações frequentes para punção lombar em pacientes com lesões expansivas e/ou hipertensão intracraniana, existe pouca informação sobre o perfil liquórico, mas costuma ser normal ou discretamente alterado. Provas sorológicas (p. ex., *Westen blot*) podem detectar anticorpos anti-*Schistosoma mansoni*, porém, não permitem diferenciar infecção antiga de uma recente. Em áreas endêmicas, a sorologia é sensível, mas inespecífica para identificar infeção ativa. Contudo, um resultado negativo permite excluir a infecção.

Entretanto, entre os viajantes de áreas não endêmicas que têm uma exposição recente, breve e bem-definida ao parasita, uma sorologia positiva sugere fortemente infecção ativa, mesmo na presença de fezes sem *Schistosoma.* Por tanto, na esquistossomose cerebral, o valor das sorologias e mais relativo, sendo mais relevante as imagens na suspeita diagnóstica e a biópsia cerebral para a confirmação diagnóstica.[2,7,8]

Diagnóstico Radiológico

Mielorradiculopatia

Se recomenda a ressonância magnética, por sua maior sensibilidade, comparada à tomografia computadorizada. Frequentemente se observam alterações, mas são inespecíficas. O achado mais comum é alargamento da medula espinhal (particularmente na sua porção inferior ou do *conus medullaris*) e engrossamento das raízes espinhais (especialmente aquelas que formam a cauda equina), em T1 com Gadolinium; hipersinal em T2; e um padrão heterogêneo de realce após o contraste.[7,9] A mielografia convencional e a mielografia por tomografia computadorizada podem ser normais ou mostrar realce da medula espinhal, o qual pode causar bloqueio completo ou parcial e engrossamento das raízes nervosas. A ressonância magnética tem substituído as técnicas mielográficas antes descritas.

Esquistossomose Cerebral

Na tomografia computadorizada se descrevem lesões hiperdensas, únicas ou múltiplas, com realce variável, usualmente com bordas irregulares, rodeados por edema e efeito de massa variável. Na ressonância magnética se observam múltiplos nódulos com padrões variáveis de realce, por vezes linear e proeminente edema perilesional ou realce linear "arborizado", circundado por realces puntiformes. Também têm sido descritos casos de esquistossomose cerebral com hematomas cerebrais e hemorragia subaracnóidea.[7,10]

Diagnóstico Histopatológico Em Sistema Nervosa Central

A identificação de granulomas ou ovos de *Esquistossoma* em amostras de sistema nervoso central (medula espinha ou cérebro, obtidas por biópsia) constitui o padrão-ouro diagnóstico.[11,12] Por vezes, pacientes de áreas endêmicas, submetidos a biópsia cerebral, como parte da investigação de lesões expansivas, tem o diagnóstico revelado apenas após esse procedimento.

Abordagem Diagnóstica Na Prática Clínica Diária

Mielorradiculopatia

Considerando que o padrão-ouro diagnóstico, a biópsia medular, é pouco acessível na prática clínica diária, a integração dos seguintes critérios pode facilitar a abordagem do diagnóstico presuntivo da esquistossomose mieloradicular: (i) evidência clínica de lesão medular; (ii) evidência de exposição ao *S. mansoni,* (iii) achados compatíveis com liquor inflamatório, e (iv) exclusão de outras doenças (ver diagnóstico diferencial).[6] No Quadro 24-1 se apresentam as diretrizes para o diagnóstico provável da esquistossomose mielorradicular.

Quadro 24-1. Diretrizes para o diagnóstico provável de esquistossomose mansônica mielorradicular*

Manifestações clínicas de mielopatia ou mielorradiculopatia
Manifestações de doença medular na coluna torácica baixa, lombo-sacra, cone ou cauda equina, incluindo dor lombar, dor nos membros inferiores, sensibilidade alterada nos membros inferiores, disfunção urinária e intestinal, disfunção erétil (isolada ou combinada) E ausência de evidência clínica sugestiva de outras doenças da medula espinhal.
Evidência de exposição ao *Schistosoma*
Exame parasitológico em fezes positivo (métodos de Hoffman, Pons e Janer, Kato-Katz) ou biópsia retal positiva E/OU
Prova imunológica anti-*Schistosoma* positiva no soro e/ou liquor
(ELISA, imunofluorescêcia indireta, haemaglutination indireta, Western blot)
Evidência de lesão inflamatória na medula espinhal
Liquor: níveis elevados de proteínas e pleocitose com predomínio linfomononuclear; presença de eosinófilos, níveis normais de glicose e níveis elevados de gamma globulina; ausência de infecção bacteriana ou fúngica; reação imunológica anti-*Schistosoma* no liquor E
Imagens: ausência de alterações ósseas e sinais de mielopatia ou mielorradiculopatia inflamatória na ressonância magnética
Exclusão de outras doenças
Trauma medular, injeção intratecal, radioterapia, tumores, deficiência de vitamina B12, síndrome antifosfolipídico, diabetes ou vasculite autoimune, mielite associada ao HIV, HTLV, HCV ou HSV, sífilis, abscessos medulares, tuberculose, siringomielia, neurocisticercose, hérnia do disco lombar, poliradiculoneurite.

Adaptado de Vale et al., 2012

Esquistossomose Cerebral

Informação epidemiológica, clínica e radiológica fundamenta a suspeita diagnóstica, mas sua confirmação requer de estudo histopatológico.[2] No Quadro 24-2 se apresentam as diretrizes para o diagnóstico da esquistossomose cerebral.

Quadro 24-2. Diretrizes para o diagnóstico de esquistossomose mansônica cerebral

Epidemiologia: paciente de área endêmica para *S. mansoni* ou viajante retornando de país com transmissão da infecção
Manifestações clínicas: convulsões, cefaleia de início recente, déficits neurológicos, sinais de hipertensão intracraniana, status mental alterado.
Imagens compatíveis: tomografia computadorizada e/ou ressonância magnética de encéfalo mostrando lesão ou lesões tumorais intracranianas, isoladas ou múltiplas. Lesão rodeada por múltiplos nódulos puntiformes (aparência "arboriforme") é altamente sugestiva de esquistossomose cerebral.
Biópsia estereotáxica de lesão cerebral: na avaliação histopatológica, a presença de paredes dos ovos ácido-álcool resistentes com espinhos laterais confirma esquistossomose cerebral causada por *S. mansoni*

Adaptado de Vale et al., 2012

Diagnóstico Diferencial

Mielorradiculopatia

Diversas condições têm apresentação similar à esquistossomose mieloradicular: infecções virais (HIV-1, HTLV-1, *herpes simplex*, vírus varicela-zóster, hepatite B e C), infecções bacterianas (sífilis, abscessos medulares, tuberculose), infecções parasitárias (neurocisticercose), doenças autoimunes (esclerose múltipla, síndrome antifosfolípide), tumores, deficiência de vitamina B12, entre outras.[6,7]

Esquistossomose Cerebral

Devido a apresentação inespecífica, usualmente de lesão focal expansiva, os diagnósticos diferenciais incluem outras infecções (tuberculomas, criptococomas, neurocisticercose) e tumores (primários ou metastásicos).[7]

TRATAMENTO

As ferramentas terapêuticas incluem medicamentos anti-*Schistossoma*, corticosteroides e/ou cirurgia. Contudo, abordagem multidisciplinar é fundamental no manejo dos pacientes.

Mielorradiculopatia

Os medicamentos anti-*Schistossoma* destroem o parasita adulto, interrompendo a produção de ovos. Desta forma, eliminam a causa da reação inflamatória na medula. Os corticosteroides reduzem a inflamação nas áreas ao redor dos ovos que são responsáveis pela compressão e destruição do tecido nervoso. O benefício de doses elevadas de corticosteroides, nos primeiros dias, é inequívoco. Embora a duração total dos corticosteroides não esteja plenamente definida, se recomendam períodos de duração não menores de 6 meses, para evitar o risco de recorrência das manifestações neurológicas. A cirurgia, raramente é necessária e fica reservada para pacientes que apresentam paraplegia aguda e obstrução do fluxo liquórico.[6,7] No Quadro 24-3 apresenta-se protocolo de tratamento da mielorradiculopatia esquistossomótica.

Esquistossomose Cerebral

O benefício do tratamento antiparasitário e dos corticosteroides extrapola das formas mielorradiculares. A necessidade de neurocirurgia deve ser discutida caso a caso.[7] No Quadro 24-4 apresenta-se protocolo de tratamento da esquistossomose mansônica cerebral.

PROGNÓSTICO

Mielorradiculopatia

A evolução desta apresentação neurológica pode ser classificada em 4 padrões clínicos: (i) recuperação completa; (ii) recuperação parcial sem limitação funcional; (iii) recuperação parcial com limitação funcional; e (iv) ausência de recuperação. Após tratamento, a maioria de pacientes com esquistossomose mielorradicular (aproximadamente 70%) se enquadram nos dois primeiros padrões descritos. Os outros pacientes persistem com sequelas que podem variar de leves até graves.[8]

Quadro 24-3. Protocolo de tratamento da esquistossomose mansônica mielorradicular

Profilaxia de possíveis complicações terapêuticas
Ivermectina 200 mg/kg, dose oral única (pacientes > 5 anos de idade) ou albendazol 400 mg/d, dose oral, durante 3 dias (crianças entre 2 e 5 anos de idade), para o tratamento de possível estrongyloidiase
Ranitidina ou omeprazol para profilaxis de lesões gastroduodenais secundárias ao uso de corticosteroides
Tratamento específico
Praziquantel 50 mg/kg (adultos) ou 60 mg/kg (crianças < 15 anos de idade), dividido em duas doses orais com intervalo de 4 horas
Prednisona 1 mg/kg, dose oral única, pela manhã, durante 6 meses, precedida ou não de pulsoterapia intravenosa com metilprednisolona 15 mg/kg/dia, dose máxima diária de 1 g, durante 5 dias. Prednisona deve ser reduzida progressivamente ao final do tratamento para evitar insuficiência suprarrenal. A descontinuação antes dos 6 meses somente está recomendada para pacientes que apresentaram recuperação completa das alterações neurológicas
Manejo multidisciplinar
Cateterização vesical intermitente em caso de retenção urinária
Diagnóstico, tratamento e profilaxia de infecções do trato urinário
Fisioterapia motora
Profilaxia e cuidados em relação às úlceras de decúbito
Psicoterapia
Terapia ocupacional

*Adaptado de Vale et al., 2012

Quadro 24-4. Protocolo de tratamento da esquistossomose mansônica cerebral

Na presença de sinais de hipertensão intracraniana e/ou hidrocefalia
Avaliação neurocirúrgica imediata e remoção da lesão
Praziquantel 60 mg/kg, dose única, dividido em duas doses orais com intervalo de 4 horas
Dexametasona 0.15 mg/kg/dia, durante 7 dias
Anticonvulsivantes, caso existam crises convulsivas
Na ausência de sinais de hipertensão intracraniana e/ou hidrocefalia
Praziquantel 60 mg/kg, dose única, dividido em duas doses orais com intervalo de 4 horas
Prednisona 1 mg/kg/dia, pela manhã, durante 60 dias
Anticonvulsivantes, caso existam crises convulsivas

*Adaptado de Vale et al., 2012

Esquistossomose Cerebral

Esta apresentação apresenta melhor prognóstico quando comparado à mielorradiculopatia. A maioria de pacientes tratados apresenta recuperação rápida e sem sequelas neurológicas.[8]

REFERÊNCIAS BIBLIOGRÁFICAS

1. Weerakoon KG, Gobert GN, Cai P, McManus DP. Advances in the Diagnosis of Human Schistosomiasis. Clin Microbiol Rev. 2015;28:939-67.
2. Carod-Artal FJ. Neuroschistosomiasis. Expert Rev Anti Infect Ther. 2010;8:1307-18.
3. Coura JR, Amaral RS. Epidemiological and control aspects of schistosomiasis in Brazilian endemic areas. Mem Inst Oswaldo Cruz. 2004;99 (Suppl.1):13-9.
4. Carod Artal FJ, Vargas AP, Horan TA, Marinho PB, Coelho-Costa PH. *Schistosoma mansoni* myelopathy: clinical and pathologic findings. Neurology. 2004;63:388-91.
5. Silva LC, Maciel PE, Ribas JG, Pereira SR, Serufo JC, Andrade LM, et al. Schistosomal myeloradiculopathy. Rev Soc Bras Med Trop. 2004;37:261-72.
6. Lambertucci JR, Silva LC, do Amaral RS. Guidelines for the diagnosis and treatment of schistosomal myeloradiculopathy. Rev Soc Bras Med Trop. 2007;40:574-81
7. Vale TC, de Sousa-Pereira SR, Ribas JG, Lambertucci JR. Neuroschistosomiasis mansoni: literature review and guidelines. Neurologist. 2012;18:333-42.
8. Ferrari TC, Moreira PR, Cunha AS. Clinical characterization of neuroschistosomiasis due to Schistosoma mansoni and its treatment. Acta Trop. 2008;108:89-97.
9. Bennett G, Provenzale JM. Schistosomal myelitis: findings at MR imaging. Eur J Radiol. 1998;27:268-70.
10. Liu H, Lim CC, Feng X, et al. MRI in cerebral schistosomiasis: characteristic nodular enhancement in 33 patients. AJR Am J Roentgenol. 2008;191:582-8.
11. Lambertucci JR. *Schistosoma mansoni*: pathological and clinical aspects. In: Jordan P, ed. *Human Schistosomiasis*. Wallingford:Cab International. 1993:195-235.
12. Pittella JE. Pathology of CNS parasitic infections. Handb Clin Neurol. 2013;114:65-88.

Parte 5

Complicações neurológicas em Pacientes Imunossuprimidos e Reações Vacinais

Capítulo 25

Principais infecções oportunistas do sistema nervoso central em pessoas vivendo com HIV/AIDS

José Ernesto Vidal Bermúdez

INTRODUÇÃO

As complicações neurológicas, no contexto da infecção pelo HIV-1, são frequentes, variando conforme o local e o período. As manifestações neurológicas são polimórficas, comprometendo praticamente todos os setores do sistema nervoso em relação direta ou indireta com o HIV-1. Essas afecções podem ser classificadas:

- *Segundo a topografia:* se acometem o sistema nervoso central ou o sistema nervoso periférico.
- *Segundo o estágio clínicoimunológico evolutivo da infecção pelo HIV-1:* se acontecem no momento da infecção aguda, precoce ou crônica, seja quando já há imunossupressão expressiva ou na fase de recuperação imunológica, após a introdução da terapia antirretroviral (TARV).
- *Segundo a etiologia da disfunção:* complicações primárias (diretamente relacionadas ao HIV-1) e as secundárias (causadas por outras doenças em decorrências da imunossupressão grave) (Quadro 25-1).

ABORDAGEM INICIAL DAS PRINCIPAIS DOENÇAS OPORTUNISTAS NEUROLÓGICAS

Do ponto de vista didático, podemos classificar as complicações secundárias em pessoas vivendo com HIV/Aids (PVHA), segundo o predomínio da síndrome neurológica envolvida: (1) predomínio de síndrome meningítica ou meningoencefalítica (ao longo do texto, utilizaremos apenas o termo "meningite" para referirmos a essas síndromes); ou (2) predomínio da síndrome encefalítica ou encefalopática, que podem ser divididas em lesões difusas ou focais; estas últimas podem apresentar ou não efeito expansivo.

A Figura 25-1 apresenta a lista de doenças que causam, com maior frequência, cada uma dessas síndromes no Brasil.

É importante lembrar que, na abordagem diagnóstica de pacientes infectados por HIV-1 que apresentam queixas neurológicas, sempre devemos considerar três variáveis:

1. *Neuroepidemiologia local:* é fundamental conhecer quais as doenças mais frequentes

Quadro 25-1. Complicações neurológicas em pacientes com infecção pelo HIV

Complicações primárias	Complicações secundárias
Demência associada ao HIV	Toxoplasmose cerebral
Mielopatia vacuolar	Meningite criptocócica, incluindo reconstituição imune
Acidente vascular cerebral	Tuberculose do SNC (meningite, tuberculoma, abscesso, reconstituição imune)
Polineuropatia desmielinizante inflamatória	Leucoencefalopatia multifocal progressiva
Meningite asséptica	Encefalite, ventrículo-encefalite, polirradiculopatia, retinite pelo CMV
Esclerose múltipla-*like*	Encefalite pelo vírus herpes tipos 1, 2 e 6, CMV, VVZ ou EBV
Polineuropatia distal simétrica	Neurossífilis
Mononeurite múltipla	Chagas do SNC (menigoencefalite chagásica, lesão expansiva cerebral)
Miopatia	Meningite e abscesso cerebral bacteriano
Meningoencefalite aguda em pacientes com infecção crônica pelo HIV	Acidente vascular cerebral (tuberculose, criptococose, sífilis, VVZ)

SNC: sistema nervoso central; CMV: citomegalovírus; VVZ: vírus varicela-zóster; EBV: vírus Epstein-Barr.
Fonte: Elaborado pelo autor.

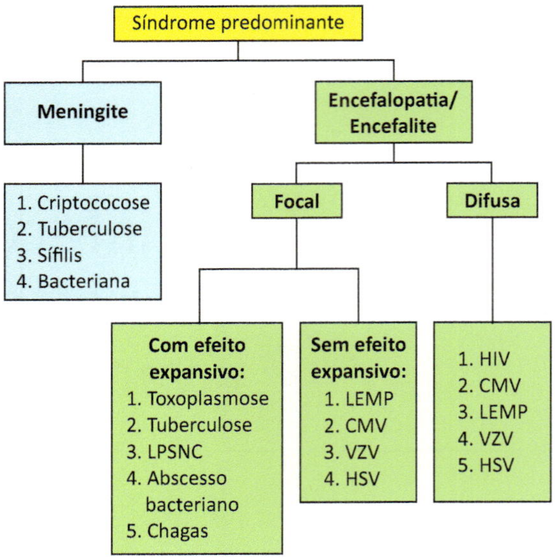

Fig. 25-1. Principais causas das síndromes neurológicas agudas no SNC em pessoas vivendo com HIV/Aids e imunossupressão grave. (Fonte: Vidal JE, Penalva de Oliveira AC. Alterações neurológicas. Parte I. In: Infectologia ambulatorial. Diagnóstico e Tratamento. Lindoso, JAL; da Eira, M; Casseb, J; Silva, ACCM. Sarvier. São Paulo, 2008.

e prevalentes em cada cenário específico (país, região). O Quadro 25-2 mostra as doenças neurológicas oportunistas mais importantes em quatro estudos clínicos brasileiros. Por exemplo, linfomas primários do SNC não são frequentes em São Paulo e não constituem o principal diagnóstico diferencial da toxoplasmose cerebral, diferentemente do relatado em países do hemisfério norte.

2. *Grau de imunodepressão:* é importante conhecer o valor da contagem de linfócitos CD4 dos pacientes para elaborar os diagnósticos diferenciais, por exemplo, doenças neurológicas oportunistas costumam ocorrer com valores inferiores a 200 células/mm^3 e, particularmente, com valores inferiores a 100 células/mm^3.
3. *Características clínicas, laboratoriais e radiológicas:* se avaliamos, por exemplo, paciente infectado por HIV-1 com lesão expansiva cerebral, o diagnóstico de toxoplasmose cerebral será presuntivo, devendo-se aguardar ativamente a evolução clínica e radiológica na vigência de tratamento empírico para essa parasitose, a fim de confirmar o diagnóstico. Portanto, é melhor elaborar sempre diagnósticos sindrômicos e não etiológicos, antes de confirmar ou rotular as causas das doenças.

A seguir, apresentaremos os principais aspectos diagnósticos e terapêuticos das doenças neurológicas oportunistas mais frequentes no Brasil.

Quadro 25-2. Estudos clínicos brasileiros indicando as principais doenças neurológicas oportunistas em pacientes infectados por HIV-1

Diagnóstico	Brasil, MG[1] n = 155 (%)	Brasil, SP[2] n = 219 (%)	Brasil, SP[3] n = 100(%)	Brasil, SP[4] n = 105 (%)
Toxoplasmose	82 (42,3)	220 (50,2)	42 (42)	44 (36)
Criptococose	25 (12,9)	53 (24,2)	14 (14)	18 (15)
Tuberculose	21 (10,8)	32 (14,6)	13 (13)	10 (8)
LMP	7 (3,6)	12 (5,5)	7 (7)	4 (3)
LPSNC	1 (0,5)	4 (1,8)	–	4 (3)
CMV encefalite	3 (1,6)	3 (1)	6 (6)	5 (4)
Sífilis	2 (1)	4 (2)	1 (1)	9 (7)
HSV encefalite	1 (0,5)	–	–	1 (1)

Fontes: [1] Oliveira JF et al. Neurological disease in HIV-infected patients in the era of highly active antiretroviral treatment: a Brazilian experience. Rev Soc Bras Med Trop. 2006;39:146-51; [2] Vidal JE et al. Aids-related progressive multifocal leukoencephalopathy: a retrospective study in a referral center in São Paulo, Brazil. Rev Inst Med Trop Sao Paulo 2008;50:209-12; [3] Vidal JE et al. Complicações neurológicas em pacientes infectados pelo HIV e fatores associados a óbito na era HAART: estudo observacional prospectivo no Instituto de Infectologia Emílio Ribas. Braz J Infect Dis 2011;15(Suppl 1):23; [4] Telles JP et al. Neurological manifestations in people living with HIV/AIDS in the late cART era: a prospective observational study at a tertiary healthcare center in São Paulo, Brazil. HIV Res Clin Pract. 2021;22:87-95.

DOENÇAS COM PREDOMÍNIO DA SINDROME MENINGÍTICA OU MENINGOENCEFALÍTICA

Criptococose

- *Manifestações clínicas:* geralmente sintomas e sinais subagudos (2 a 4 semanas), mas podem ser agudos (1 a 2 semanas) e, mais raramente, crônicos (> 4 semanas). As manifestações mais frequentes são: febre (75 a 90%), cefaleia (75 a 90%), náuseas e vômitos (40%), meningismo (30 a 45%), fotofobia e alterações visuais (20 a 30%), alterações de conduta (20 a 30%), letargia, alteração do nível da consciência, alteração de personalidade e alterações de memória (11 a 30%), e convulsões (5 a 10%). Hipertensão intracraniana é observada em 50 a 75% dos pacientes. Comprometimento extracerebral (especialmente pulmão, pele, medula óssea e trato geniturinário) pode acompanhar o quadro clínico em aproximadamente metade dos casos e pode facilitar o diagnóstico.
- *Achados radiológicos:* tomografia computadorizada (TC) sempre deve anteceder a punção liquórica em pacientes infectados por HIV-1 que apresentam suspeita de doença oportunista. Usualmente, a TC de crânio não mostra alterações específicas, atribuídas à criptococose, mas é comum a presença de atrofia cortical e subcortical. Contudo, na TC podem ser visualizadas lesões hipodensas bilaterais sem efeito expansivo nem captação do contraste, caracterizando dilatações dos espaços perivasculares, principalmente nos gânglios da base. Estas alterações são mais bem visualizadas na ressonância magnética (RM) (Fig. 25-2). Muito raramente em PVHA, observam-se na TC (lesões hipodensas) ou RM (lesões hipointensas) com captação de contraste nodular ou anelar e efeito de massa variável, correspondendo aos criptococomas. Idealmente, todo paciente com criptococose do SNC deveria ter uma RM na admissão, já que permite avaliar melhor a extensão do comprometimento encefalítico na criptococose.

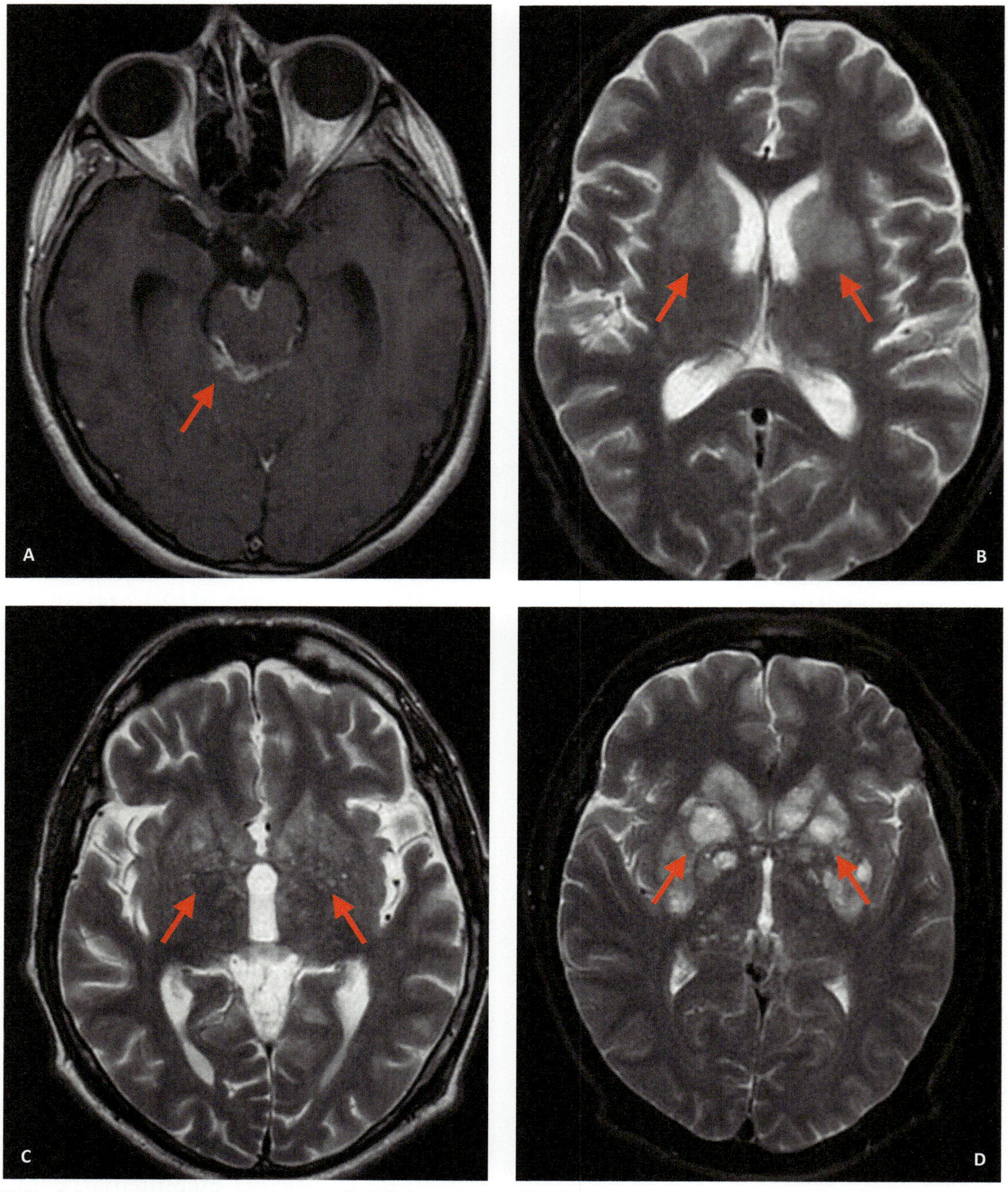

Fig. 25-2. Principais achados neurorradiológicos da meningite criptocócica em pessoas vivendo com HIV/Aids (**A**) RM – T1– Gd: realce leptomeníngeo perimesencefálico, compatível com meningite. **(B)** "*Hazy brain base*". RM – T2: hiperintensidades simétricas e uniformes em ambos os núcleos da base, sugerem edema cerebral local. (**C**, **D**) Espaços dilatados de Virchow Robin. RM – T2: hiperintensidades nodulares (≤ 3 mm) em ambos os núcleos da base; 4: Pseudocistos gelatinosos ou mucinosos: hiperintensidades nodulares (> 3 mm) em ambos os núcleos da base. Esses achados mostram a extensão da doença criptocócica no parênquima cerebral.

- *Diagnóstico laboratorial: o* diagnóstico requer: 1) cultura positiva para *Cryptococcus neoformans* no liquor (sensibilidade ~ 80%); 2) tinta da China positiva no liquor (sensibilidade ~ 80%); ou 3) pesquisa positiva do antígeno criptocócico no liquor (aglutinação de látex ou LFA – do inglês, *lateral flow assay*) – sensibilidade > 95%). A técnica de LFA é imunocromatográfica, similar ao teste de gravidez, utilizando simplesmente uma fita. Essa técnica já foi aprovada pela FDA (Food and Drug Administration) e ANVISA, para uso em plasma, soro e liquor. Estudos recentes mostram elevada concordância em amostras de soro e sangue periférico, exame que pode ser realizado mediante uma gota de sangue da ponta do dedo. Se o paciente apresentar a pesquisa do antígeno criptocócico positivo no plasma, no soro ou no sangue periférico, independentemente da presença ou da gravidade dos sintomas neurológicos, estão indicadas punção liquórica e culturas de sangue. Importante avaliar os pulmões de pacientes com criptococose do SNC, visando identificar possíveis lesões fúngicas que as vezes requerem de cirurgia. A contagem de linfócitos CD4+ é geralmente < 100 células/mm^3.
- *Fatores associados ao mau prognóstico:* 1) alteração do estado mental; 2) crise convulsiva; 3) carga fúngica elevada (p. ex., títulos > 1:1024 ou ≥ 1:128, usando aglutinação de látex ou LFA, respectivamente); 4) > 10 leveduras/µL no liquor na segunda semana de tratamento antifúngico; 5) celularidade liquórica < 20 células/µL; 6) hipertensão intracraniana persistente; 7) criptococose disseminada; e 8) pseudocistos mucinosos ou criptococomas cerebrais.
- *Tratamento:* é fundamental aferir a pressão de abertura, a fim de instituir medidas para o controle da hipertensão intracraniana, segundo fluxograma mostrado na Figura 25-3. Não se recomenda o uso de corticosteroides ou acetazolamida. A punção liquórica de alívio deverá reduzir em 50% a pressão inicial ou, de preferência, retirar 20 a 30 mL de liquor. Caso seja necessário, o paciente pode ser puncionado duas vezes ao dia, para alívio dos sintomas. O tratamento antifúngico pode ser dividido em 3 momentos: indução, consolidação e manutenção.
    - *Indução:* anfotericina lipossomal 3 mg/kg/dia por via endovenosa (EV), mais 5-fluocitosina 25 mg/kg, via oral (VO) 6/6 horas, durante, pelo menos, duas semanas. Se anfotericina lipossomal não estiver disponível, a alternativa é anfotericina complexo lipídico 5 mg/kg/dia, mais 5-fluocitosina 25 mg/kg, via oral (VO) 6/6 horas, durante, pelo menos, duas semanas. Se nenhum preparado lipídico de anfotericina estiver disponível, a opção será anfotericina B deoxicolato 1 mg/kg/dia por via endovenosa (EV), mais 5-fluocitosina 25 mg/kg, via oral (VO) 6/6 horas, durante, pelo menos, duas semanas. Importante ressaltar que as formulações lipídicas apresentam similar eficácia quando comparadas a anfotericina B deoxicolato, mas apresentam menor toxicidade e reações infusionais. O risco de toxicidade renal passa a ser ainda mais relevante em pacientes em unidades de terapia intensiva, particularmente se recebem medicamentos vasoativos; desnutridos; idosos; ou que utilizem outros medicamentos nefrotóxicos.
    - *Consolidação:* fluconazol 400-800 mg/dia, VO, por oito semanas.
    - *Manutenção:* fluconazol 200 mg/dia; alternativa: itraconazol 200 mg 12/12

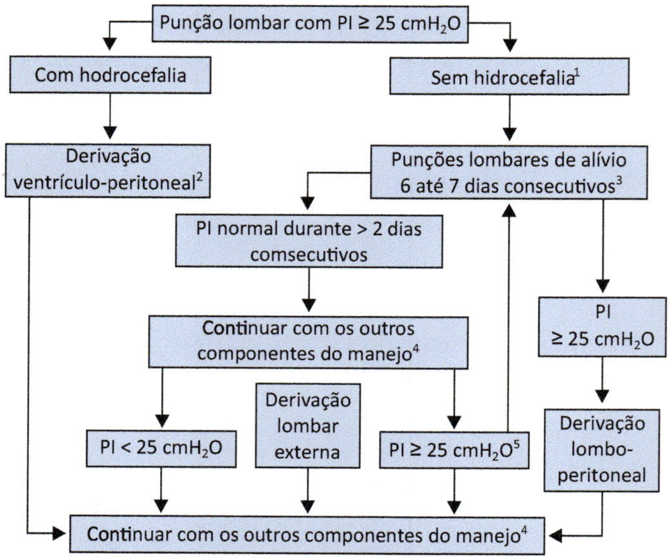

Fig. 25-3. Fluxograma do manejo da hipertensão intracraniana em pacientes com meningoencefalite criptocócica e Aids. Este algoritmo é uma orientação geral do manejo da hipertensão intracraniana, por tanto, as decisões em cada caso deverão ser avaliadas individualmente. [1] Em algumas situações clínicas (p. ex., pacientes em coma ou diminuição da acuidade visual atribuídas à hipertensão intracraniana), deve ser discutida abordagem neurocirúrgica precoce (preferencialmente, derivação lomboperitoneal). [2] Alternativamente, avaliar derivação ventricular externa. [3] Drenar 20-30 mL por punção, pela manhã. Segundo evolução dos sintomas e sinais neurológicos, repetir a drenagem no final do dia. [4] Terapia antifúngica combinada e monitoramento de potenciais toxicidades. [5] Preferencialmente, avaliar derivação lomboperitoneal. Alternativas: derivação lombar externa ou novo ciclo de punções lombares de alívio. O estado clínico do paciente sempre deve ser considerado na decisão de realizar procedimentos neurocirúrgicos. PI: pressão inicial. (Fonte: Protocolo de manejo da meningite criptocócica em pessoas vivendo com HIV/AIDS. Instituto de Infectologia Emílio Ribas, 2022.)

horas. A manutenção deve ser descontinuada após um ano de profilaxia secundária e na vigência de uso regular do TARV, sempre que o paciente apresentar CD4 > 100 células/mm^3 e carga viral indetectável por pelo menos 3 meses. Reiniciar o antifúngico se CD4 < 100 células/mm^3. A decisão de passar da fase de indução para consolidação deverá ser individualizada. É necessário o tempo mínimo recomendado da fase de indução, associado a melhora clínica inequívoca com controle da hipertensão intracraniana e exames do liquor com pelo menos uma cultura negativa. Nos casos que apresentam alterações radiológicas iniciais (p. ex., pseudocistos mucinosos), sugerimos manter tempo de tratamento mais prolongado, similar ao proposto para os criptococomas. Nesses casos, o tempo mínimo de indução deverá ser de seis semanas, sendo o controle radiológico fundamental para avaliação conjunta com os parâmetros clínicos e liquóricos. Não está indicada a profilaxia primária da criptococose em PVHA.

Tuberculose

- *Manifestações clínicas: u*sualmente subaguda (2 a 4 semanas) ou agudas (1 a 2 semanas); raramente, crônica (> 4 semanas). As manifestações mais frequentes são cefaleia (75%), febre (75%), confusão mental (75%), meningismo (40%), hemiparesia

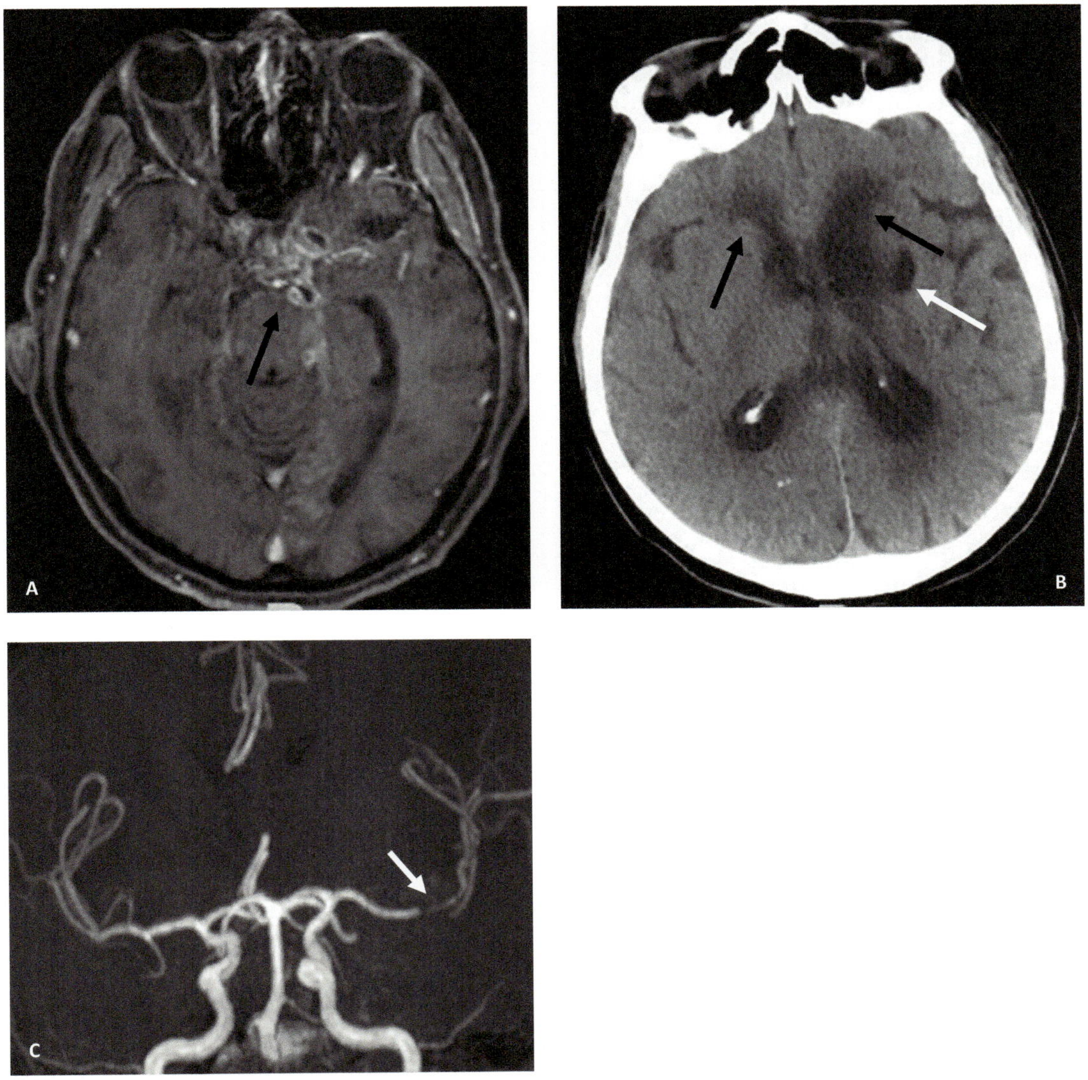

Fig. 25-4. Principais achados neurorradiológicos da meningite tuberculosa em pessoas vivendo com HIV/Aids. **Notas. (A)** RM-T1-Gd: realce basal e nodular meníngeos. **(B)** TC com contraste: hidrocefalia com sinais de transudação ependimária (setas pretas) e área de infarto lacunar (seta branca). **(C)** Angio-RM: estreitamento/estenose da artéria cerebral média esquerda.

ou lesão de pares cranianos (20 a 30%) (especialmente III, IV, VI, VII, VIII). A "tríade" clássica de febre, cefaleia e sinais meníngeos apresenta-se em apenas 15% dos casos confirmados, entretanto febre e cefaleia estão presentes em 60% dos casos.

- *Achados radiológicos:* na TC de crânio e, particularmente, na RM, podem ser observados realce basal e nodular meníngeos, hidrocefalia e áreas isquêmicas. Contudo, as neuroimagens podem ser completamente normais. Cerca de 50% dos pacientes podem ter evidência prévia ou concomitante de tuberculose extracerebral, especialmente pulmonar ou disseminada (Figura 25-4).
- *Diagnóstico laboratorial:* o liquor usualmente orienta o diagnóstico: pleocitose linfomonocitária (> 100 a 200 células/mm^3), embora possa ser neutrofílica em fases iniciais, proteinorraquia e hipoglicorraquia. A celularidade pode ser normal em até 20% dos casos confirmados. A

presença de pleocitose, proteinorraquia e hipoglicorraquia é observada em ~ 2/3 dos casos confirmados. Demonstram nenhum ou um parâmetro alterado do quimiocitológico ~ 15%. Pacientes com meningite tuberculosa e CD4+ < 50 células/mm^3 apresentam alterações liquóricas mais discretas (apenas 50% mostram pleocitose, proteinorraquia e hipoglicorraquia de forma concomitante). Até 50% dos pacientes podem ter hipertensão intracraniana. O diagnóstico laboratorial requer: 1) identificação de bacilos álcool-ácidorresistentes (BAAR) no exame direto do liquor (~ 10% dos casos, por tanto, pouco útil na prática clínica diária); 2) cultura positiva para *Mycobacterium tuberculosis* no liquor (sensibilidade ~ 50%, mas demora algumas semanas); 3) presença de material genético do *M. tuberculosis* no liquor: sensibilidade ~ 50% utilizado técnicas comerciais e sensibilidade ~ 80% utilizando GenXpert MTB/RIF em condições otimizadas (~ 6mL de liquor centrifugado). A repetição do teste, melhora o rendimento diagnóstico; ou 4) isolamento de *M. tuberculosis* ou visualização de BAAR em locais extracerebrais, em pacientes com quadro clínico e liquórico compatíveis, e exclusão de outras doenças neurológicas. Vale a pena mencionar que é muito difícil diferenciar meningite tuberculosa de meningite criptococose em pacientes com infecção por HIV-1, apenas utilizando a clínica e os achados quimiocitológicos do liquor. Por tanto, é imprescindível a utilização de técnicas rápidas e sensíveis, como a pesquisa de antígeno criptocócico. Em pacientes com sintomas neurológicos, liquóricos e radiológicos compatíveis e exclusão de diagnósticos alternativos, o diagnóstico de meningite tuberculosa deverá ser considerado e a terapia tuberculostática iniciada sem demora. Lembrar que apresentações "atípicas" não são raras, devendo-se manter um elevado índice de suspeita visando a introdução oportuna de tratamento. A contagem de linfócitos CD4+ é geralmente < 200 células/mm^3, mas diferente de outras doenças oportunistas, a meningite tuberculosa pode ser observada em pacientes com contagens maiores de CD4+. A mediana de CD4+, entre 108 casos confirmados, foi de 65 células/mm^3 (variação de 2 a 624 células/mm^3).

- *Tratamento:* as recomendações do Ministério da Saúde são apresentadas no Quadro 25-3. O uso de coformulações facilita a adesão ao tratamento. Os corticosteroides são fundamentais no tratamento, e o uso de VO (p. ex., 1-2 mg/kg/dia de prednisona) ou EV (0,3-0,4 mg/kg/dia de dexametasona), por quatro a oito semanas, dependerá do *status* neurológico do paciente. O tratamento atual da meningite tuberculosa está longe de ser o ideal, considerando as elevadas taxas de mortalidade e morbidade. A associação de quinolonas (p. ex., levofloxacina ou moxifloxacina) não tem diminuído a letalidade da meningite tuberculosa multissensível, mas é uma opção em pacientes com meningite tuberculosa com monorresistência à isoniazida (p. ex., levofloxacina 500 mg, duas vezes ao dia).
  - *Profilaxia primária:* o tratamento da infecção latente pelo *M. tuberculosis* é componente importante das medidas preventivas em pacientes infectados por HIV-1. Recomenda-se que todo paciente com teste tuberculínico > 5 mm receba seis meses de isoniazida 300 mg/dia, após excluir atividade da doença.

Quadro 25-3. Tratamento da meningite tuberculosa

Regime	Fármaco	Faixa de peso	Dose (> 50 kg)	Duração
Fase intensiva RHZE	RHZE[1] 150/75/400/275 mg comprimidos em dose fixa combinada	20-35 kg 36-50 kg 51-70 kg Acima de 70 kg	2 comp./dia 3 comp./dia 4 comp./dia 5 comp./dia	2 meses
Fase de manutenção RH	RH[2] 300/150 mg ou 150/75 comprimidos em dose fixa combinada	20-35 kg 36-50 kg 51-70 kg Acima de 70 kg	1 comp. 300/150 mg ou 2 comp. 150/75 mg 1 comp. 300/150 + 1 comp. 150/75 mg ou 3 comp. 150/75 mg 2 comp. 300/150 mg ou 4 comp. 150/75 mg 2 comp. 300/150 mg + 1 comp de 150/75 mg ou 5 comp. 150/75 mg	10 meses

[1]R: rifampicina; H: isoniazida; Z: pirazinamida; E: etambutol. 2R: rifampicina; H: isoniazida.
Fonte: Brasil. Ministério da Saúde. Secretaria de Vigilância em Saúde. Departamento de Vigilância das Doenças Transmissíveis. Manual de Recomendações para o Controle da Tuberculose no Brasil / Ministério da Saúde, Secretaria de Vigilância em Saúde, Departamento de Vigilância das Doenças Transmissíveis. – Brasília: Ministério da Saúde, 2019.

DOENÇAS COM PREDOMÍNIO DA SÍNDROME DE LESÃO FOCAL – LESÕES FOCAIS EXPANSIVAS

Toxoplasmose Cerebral

- *Manifestações clínicas:* o quadro clínico é geralmente subagudo (2 a 3 semanas), mas em até 10% dos casos pode haver quadros encefalíticos difusos de instalação aguda. As manifestações dependem principalmente da topografia e do número de lesões e incluem: cefaleia (49-63%), febre (41-68%), alterações neurológicas focais (22 a 80%), convulsões (19 a 29%), confusão mental (15 a 52%), ataxia (15 a 25%), letargia (12 a 44%), alterações de pares cranianos (12 a 19%) e alterações visuais (8 a 15%). Também podem ser observados alterações da fala, síndromes cerebelar, demencial e de hipertensão intracraniana, alterações de comportamento e movimentos involuntários.
- *Achados radiológicos:* a RM é mais sensível que a TC, mas esta permite identificar uma ou mais lesões na maioria dos casos. Tipicamente observam-se lesões que captam contraste e apresentam edema perilesional, porém as manifestações tomográficas são variadas e podem ser classificadas nas seguintes categorias: 1) lesões hipodensas com realce anelar e edema perilesional (44%); 2) lesões hipodensas com realce nodular e edema perilesional (33%); 3) lesões hipodensas com efeito expansivo sem realce após a injeção do contraste (16%); 4) TC sem lesões aparentes e RM com lesões focais (3%); e 5) edema cerebral difuso, sem lesões focais visíveis (3%). Aproximadamente 1/3 lesões de toxoplasmose cerebral podem apresentar nódulo mural que realça após contraste, na TC ou RM, denominado de "lesão do alvo excêntrico".

As duas primeiras categorias citadas anteriormente podem ser definidas como alterações "típicas". Mais de uma categoria de alterações radiológicas podem ser visualizadas em até 15% dos pacientes. Na Figura 25-5 se apresentam os prin-

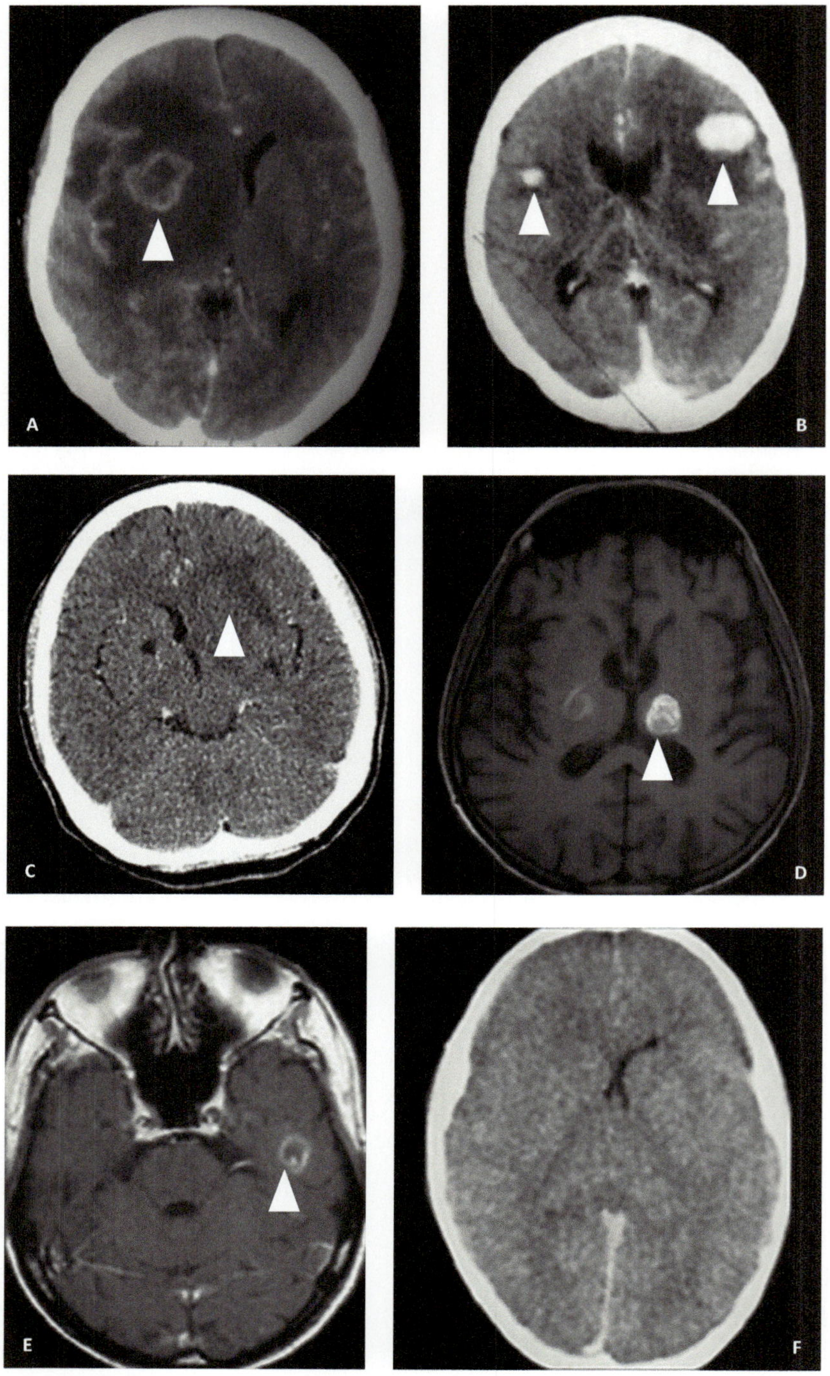

Fig. 25-5. Principais achados neurorradiológicos da toxoplasmose cerebral em pessoas vivendo com HIV/Aids. (**A**) TC com contraste: lesão hipodensa com realce anelar e edema perilesional associada a desvio da linha média. (**B**) TC com contraste: lesões com realce nodular e edema perilesional. (**C**) TC com contraste: lesão hipodensa sem realce e associada a efeito de massa. (**D**) RM-T1 sem Gd: lesão espontaneamente hiperdensa, compatível com toxoplasmose hemorrágica e confirmada mediante histopatologia. (**E**) RM-T1-Gd: lesão hipodensa com realce anelar e nódulo assimétrico mural (sinal do "alvo excêntrico"). (**F**) TC com contraste: edema cerebral difuso, compatível com encefalite toxoplásmica difusa e confirmada mediante histopatologia.

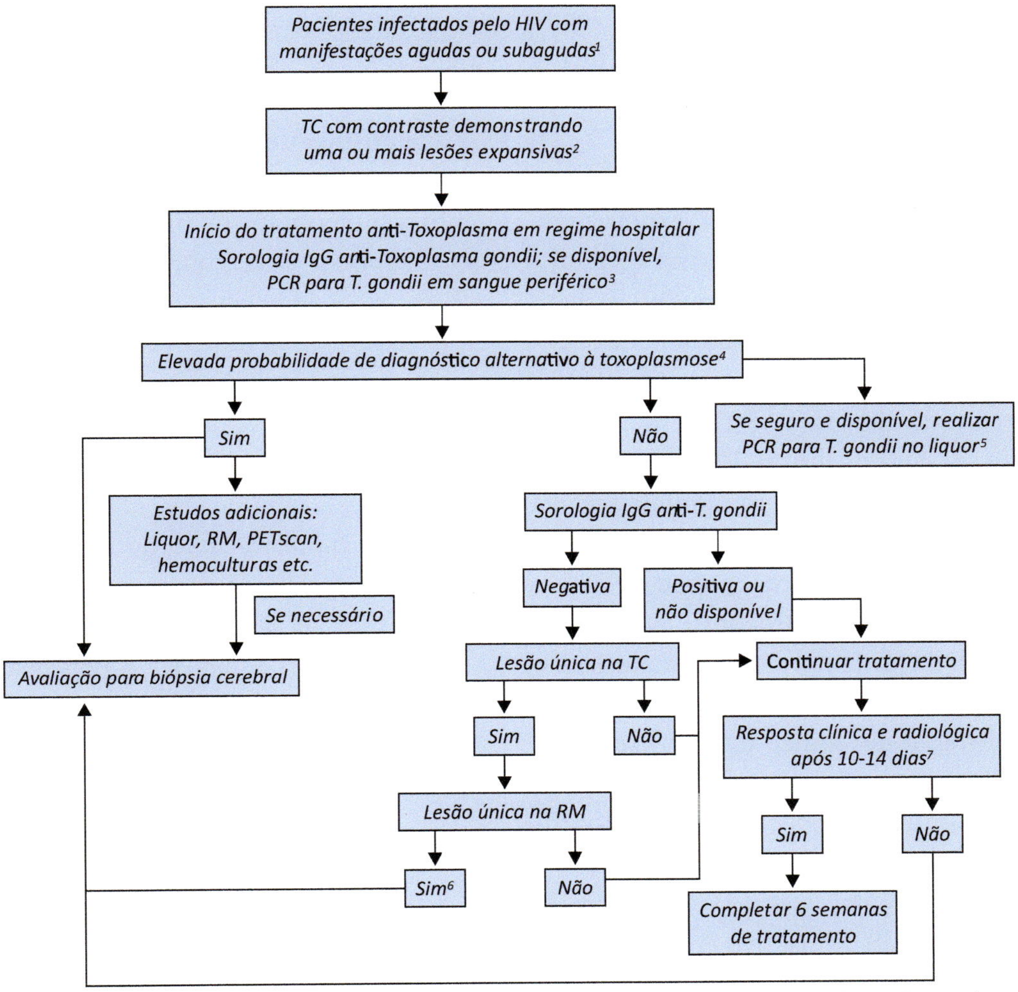

Fig. 25-6. Algoritmo de manejo das lesões expansivas cerebrais em pacientes infectados pelo HIV. [1] Manifestações clínicas compatíveis com lesões expansivas cerebrais, tais como cefaleia, déficit motor focal, crise convulsiva ou confusão mental. [2] Os achados mais frequentes na tomografia computadorizada (TC) são lesões expansivas com: (i) realce anelar, (ii) realce nodular ou (iii) sem realce. Ressonância magnética (RM) deve ser solicitada em pacientes com achados inespecíficos na TC, mas se disponível, é a técnica de escolha. [3] O tratamento anti-toxoplasma é uma ferramenta diagnóstica na abordagem de lesões cerebrais expansivas em pacientes infectados pelo HIV-1. Por tanto, o monitoramento clínico e radiológico é importante. A ausência de anticorpos IgG anti-*T. gondii* e resultado negativo da reação em cadeia da polimerase (PCR) para *T. gondii* em sangue periférico, não excluem a possibilidade de toxoplasmose cerebral. [4] Este questionamento é fundamental para avaliar hipóteses alternativas à toxoplasmose cerebral. As principais considerações incluem: (i) neuroepidemiologia local, (ii) grau de imunosupressão, e (iii) achados clínicos, laboratoriais e neurorradiológicos individuais. [5] Avaliar cuidadosamente se existe risco de herniação cerebral. Resultado negativo da PCR para *T. gondii* no liquor não exclui a possibilidade de toxoplasmose cerebral. [6] A ausência de anticorpos séricos IgG anti-*T. gondii* associada à presença de lesão expansiva única na RM, sugere um diagnóstico alternativo à toxoplasmose cerebral e biópsia cerebral é usualmente indicada. Contudo, se existe estabilidade ou melhora clínica, nova imagem pode ser realizada após 1-2 semanas de tratamento anti-*T. gondii* e, se existe melhora radiológica, não será necessária a biópsia cerebral. [7] A melhora clínica usualmente precede a melhora radiológica, mas sempre considerar o impacto isolado dos corticosteroides.

cipais achados neurorradiológicos da toxoplasmose cerebral. Quando se observa hemorragia, usualmente esta faz parte da lesão expansiva. Porém, algumas vezes, a lesão pode ser completamente hemorrágica.

- *Diagnóstico laboratorial:* aproximadamente 90 a 95% dos pacientes com toxoplasmose cerebral apresentam anticorpos IgG anti-toxoplasma, portanto, a ausência deste marcador não exclui a possibilidade de toxoplasmose cerebral. A maioria de pacientes com essa doença (~ 90%) apresenta títulos sorológicos altos (= 150 UI no ELISA ou = 1:1.024 na IFI – imunofluorescência indireta). O quimiocitológico liquórico é usualmente normal, mas podem-se observar pleocitose (usualmente < 20 células) ou discreta proteinorraquia (usualmente < 100 mg/dL). O diagnóstico requer: 1) demonstração de taquizoítos de *Toxoplasma gondii* em amostras de tecido cerebral ou sangue (muito infrequente); 2) achados clínicos e radiológicos compatíveis com toxoplasmose cerebral associados à presença de um teste de PCR positivo em amostra de liquor (sensibilidade ~ 50%, especificidade > 95%) ou sangue (sensibilidade ~ 50%, especificidade > 95%). A principal vantagem da PCR para *T. gondii* em sangue consiste em ser menos invasivo; ou 3) achados clínicos e radiológicos compatíveis com toxoplasmose cerebral associados à resposta terapêutica, clínica e radiológica, durante o tratamento anti-*T. gondii.* Na Figura 25-6, se apresenta o algoritmo diagnóstico para o manejo de doenças expansivas cerebrais em PVHA.

É muito importante avaliar se a(s) lesão(ões) que o paciente apresenta tem probabilidade baixa de corresponder a toxoplasmose cerebral. Por exemplo, imagem compatível com abscesso bacteriano ou micobacteriano precisará de avaliação neurocirúrgica imediata. Entretanto, em paciente em uso regular de TARV e com resultados de exames estáveis (p. ex., CD4 > 500 células/mm^3 e carga viral indetectável), é pouco provável o diagnóstico de toxoplasmose cerebral, devendo-se ampliar a investigação, a fim de evitar que entre simplesmente no fluxo do manejo empírico da toxoplasmose cerebral e se descuide de outros diagnósticos diferenciais (p. ex., tumores primários não relacionados à imunodepressão ou metástases).

A contagem de linfócitos CD4+ é < 100 células/mm^3 em mais de 75% dos casos. Até 10% dos casos podem apresentar > 200 células/mm^3.

- *Tratamento:* fase de ataque – esquema de escolha: sulfametoxazol/trimetoprim (SMX-TMP) 5/25 mg/kg 12/12 horas, durante seis semanas. Esquemas alternativos: 1) 200 mg de pirimetamina no primeiro dia, em seguida 50 mg/dia, mais sulfadiazina 1 g (< 60 kg) – 1,5 g (≥ 60 kg), 6/6 horas, mais 15 mg/dia de ácido folínico, durante seis semanas; ou 2) 200 mg de pirimetamina no primeiro dia, em seguida 50 mg/dia, mais clindamicina 600 a 900 mg, 6/6 horas, mais 15 mg/dia de ácido folínico, durante seis semanas. Os corticosteroides apenas devem ser utilizados em casos de lesões com importante efeito de massa (desvio da linha média, compressão de estruturas adjacentes ou risco iminente de herniação cerebral) ou nos casos com edema cerebral difuso. O uso irrestrito dos corticosteroides pode mascarar o diagnóstico de outras causas de lesões expansivas cerebrais. Os anticonvulsivantes devem ser prescritos após a presença de crises convulsivas. Fase de manutenção: esquema de escolha: trimetoprim/sulfametoxazol 2,5/12,5 mg/kg 12/12 horas (esquema particularmente útil em pacientes com problemas de adesão ou tolerabilidade).

Esquema alternativos: 1) 25 a 50 mg/dia de pirimetamina, mais 500 mg de sulfadiazina, 6/6 horas, ou 1.000 mg 12/12 horas (considerar alternativamente em pacientes com adesão complicada), mais 15 mg/dia de ácido folínico, ou 2) 50 mg/dia de pirimetamina, mais clindamicina 600 mg 8/8 horas, mais 15 mg/dia de ácido folínico; ou (ii) 3) (SMX-TMP) 2,5/12,5 mg/kg, 12/12 horas. Este último esquema pode ser particularmente útil em pacientes com problemas de adesão ou tolerabilidade. O esquema de manutenção ou profilaxia secundária pode ser descontinuada após CD4 > 200 células/mm3, durante ≥ 6 meses, na vigência de uso regular do TARV, de preferência com carga viral indetectável. Reiniciá-lo se CD4 < 200 células/mm^3.

- o *Profilaxia primária:* (SMX-TMP) 160/800 mg/dia, se CD4 < 100 células/mm^3.

Biópsia cerebral em pessoas vivendo com HIV/Aids e lesões expansivas cerebrais. Nos seguintes cenários está indicado discutir a indicação de biópsia cerebral:

- Lesão única em pessoas com sorologia negativa para *T. gondii.*
- Falha terapêutica, caracterizada pela persistência ou pela piora dos sintomas clínicos e imagens radiológicas após 10 a 14 dias de tratamento para *T. gondii.*
- Lesão expansiva com forte suspeita de diagnóstico alternativo (p. ex., abscesso bacteriano ou micobacteriano). Nesse caso, a biópsia precoce é diagnóstica e terapêutica.
- Lembrar sempre que a decisão cirúrgica deve ser individualizada e variáveis como tamanho e localização da lesão, presença de coagulopatia ou plaquetopenia e o estado geral do paciente precisam ser consideradas sempre. Para realização de punções e procedimentos neurocirúrgicos são usualmente requeridos valores de plaquetas de 50.000 e 100.000, respectivamente.

A presença de lesão cerebral com risco iminente de herniação pode provocar a discussão quanto à realização de cirurgia descompressiva. A decisão para realizar este procedimento continua controversa em PVHA, considerando os riscos e benefícios potenciais. Usualmente, optamos pelo tratamento clínico associado aos cuidados neurointensivos estritos.

Fatores associados a menor sobrevida: maior duração dos sintomas neurológicos, alteração do nível da consciência, confusão mental, escala de Glasgow < 12, pontuação na escala de Karnofsky < 70, hemoglobina < 12, padrão tomográfico atípico. Não iniciar TARV depois do diagnóstico da toxoplasmose cerebral ou demorar mais de dois meses para iniciar esse tratamento.

Tuberculomas e Abscessos

- *Manifestações clínicas:* usualmente associadas à meningite tuberculosa, podendo-se identificar como achados incidentais; contudo, podem ser a única manifestação neurológica da tuberculose. As manifestações mais frequentes incluem convulsões (50%), cefaleia (33%), alteração do nível da consciência (33%) e hemiparesia (25%).
- *Achados radiológicos:* aproximadamente 50% apresentam evidência prévia ou concomitante de tuberculose, especialmente pulmonar, ganglionar ou disseminada. As alterações tomográficas podem ser indistinguíveis da toxoplasmose cerebral ou dos abscessos bacterianos. Os tuberculomas geralmente são múltiplos, apresentam realce nodular e/ou anelar e discreto edema perilesional (Fig. 25-7). Os abscessos tuberculosos são, usualmente, únicos, maiores que 3 cm e multilobulados (Fig. 25-7).

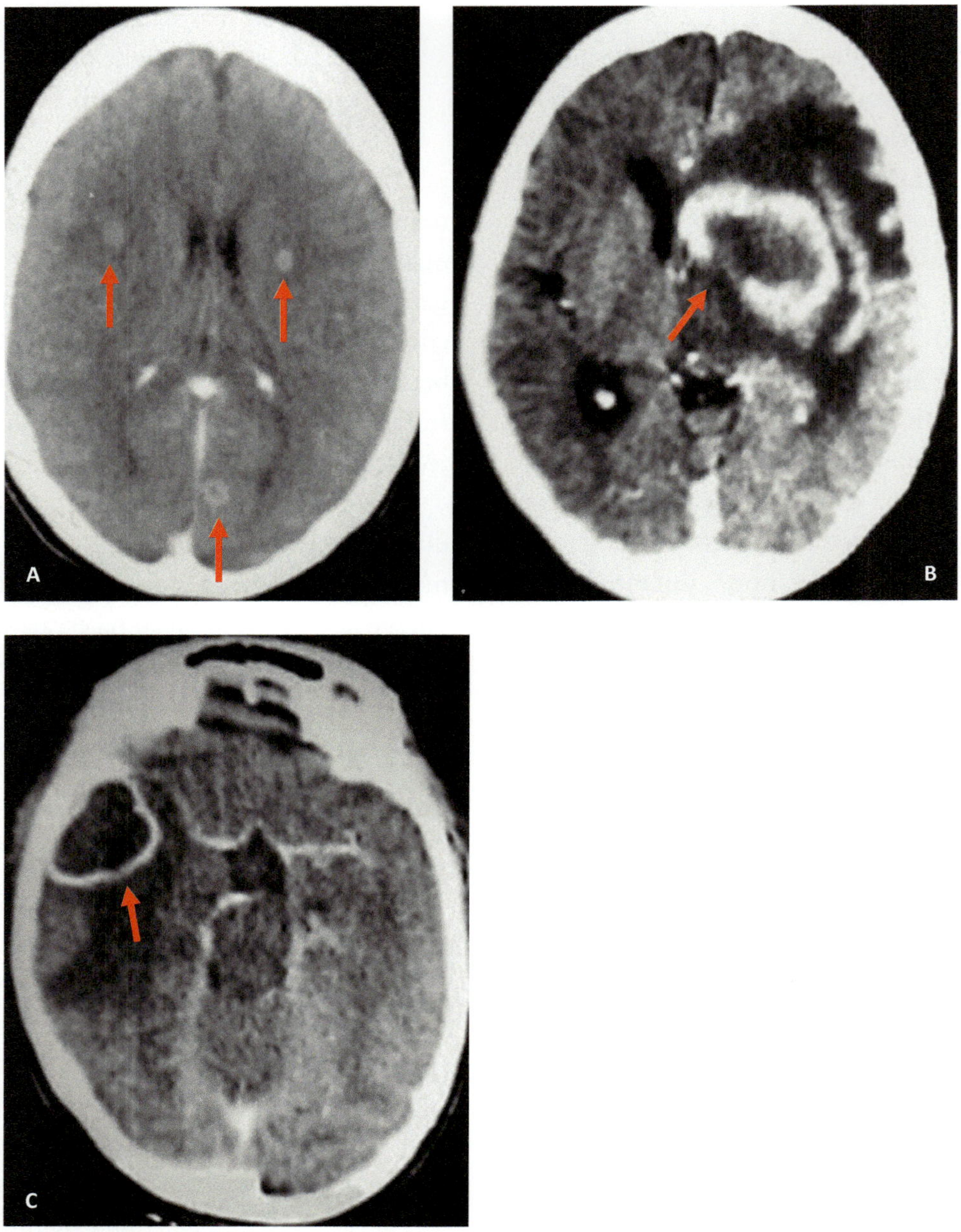

Fig. 25-7. Principais achados neurorradiológicos dos tuberculomas e abscessos cerebrais em pessoas vivendo com HIV/Aids. (**A**) TC com contraste: lesões pequenas com realces nodular e anelar e discreto efeito de massa, compatíveis com tuberculomas "típicos". (**B**) TC com contraste: lesão isodensa única, grande, com realce irregular e importante efeito de massa, correspondendo a tuberculoma "atípico" (único e grande), com resolução após tratamento exclusivo com tuberculostáticos. (**C**) TC com contraste: lesão hipodensa única, grande, com realce regular e moderado efeito de massa, compatível com abscesso tuberculoso e confirmado mediante histopatologia.

- *Diagnóstico laboratorial*: requer estudos histopatológicos e microbiológicos; os tuberculomas são verdadeiros granulomas, e os abscessos, no entanto, apresentam um *core* com material purulento associado à reação inflamatória na parede, composta por tecido de granulação vascular e células inflamatórias agudas e crônicas. O BAAR pode ser positivo e o crescimento de *M. tuberculosis* na cultura define o diagnóstico.

Na prática clínica diária, o diagnóstico de tuberculose extracerebral facilita o diagnóstico. O PPD é anérgico em 75% dos casos. O CD4 pode ser < 100 células/mm^3 (33%), 100 a 200 células/mm^3 (33%) ou > 200 células/mm^3 (33%). Os achados radiológicos são similares aos dos abscessos bacterianos, mas são caracteristicamente únicos e multilobulados.

- *Tratamento:* o tratamento dos tuberculomas é clínico, prolongando-se usualmente a segunda fase do tratamento até completar 12-18 meses. Em contraposição, os abscessos necessitam da combinação de tratamento clínico e cirúrgico. Os procedimentos neurocirúrgicos (trepanações ou biópsias estereotáxicas) são, portanto, diagnósticos e terapêuticos. Os corticosteroides estão indicados nos casos de meningite concomitante ou quando as lesões apresentam importante efeito de massa (desvio da linha média, compressão de estruturas adjacentes ou risco iminente de herniação cerebral). Os anticonvulsivantes devem ser prescritos após a presença de crises convulsivas.

LINFOMA PRIMÁRIO DO SISTEMA NERVOSO CENTRAL (LPSNC)

- *Manifestações clínicas:* o curso clínico costuma ser subagudo (3 semanas a 2 meses) e similar às outras causas de lesões expansivas cerebrais. Destacam-se: alteração do estado mental (confusão, perda de memória, letargia: 48 a 60%); hemiparesia, afasia ou alterações sensoriais: 31 a 78%; convulsões: 15 a 51%; alterações em nervos cranianos: 10 a 18%; e cefaleia: 5 a 45%. A maioria dos pacientes apresenta sintomas B (febre, sudorese, perda de peso) no momento do diagnóstico. Diferente de outras doenças neurológicas oportunistas, raramente o LPSNC apresenta-se como a primeira condição definidora de Aids.
- *Achados radiológicos:* TC ou RM (técnica mais sensível) revelam lesões únicas em até 50% dos casos. Usualmente, observam-se lesões hipodensas com realce nodular e/ou anelar, associadas a importante edema perilesional e dificilmente distinguíveis da toxoplasmose cerebral. As lesões podem ter qualquer topografia, porém são mais características as localizações periventriculares, perimeníngeas e no corpo caloso assim como a disseminação subependimária. As técnicas neurorradiológicas funcionais, particularmente, o PETscan (tomografia por emissão de pósitrons), contribuem no diagnóstico (Fig. 25-8).
- *Diagnóstico laboratorial:* o liquor é geralmente inespecífico (discreta pleocitose linfomonocitária e proteinorraquia) e mais útil para excluir outras etiologias. O exame citológico do liquor é positivo em apenas 10% dos casos, especialmente em estádios avançados da doença. O diagnóstico definitivo requer estudo histopatológico. Alternativamente, sugeriu-se estratégia diagnóstica "minimamente invasiva", diante de paciente com Aids e lesão expansiva que não responde ao tratamento antitoxoplasma. O resultado do SPECT (tomografia por emissão de fóton único), quando sugere neoplasia, associado à PCR positiva no liquor para o EBV, apresenta elevado valor preditivo positivo. Entretanto, se ambos os testes são negativos, o valor preditivo negativo é muito elevado, podendo-se descartar o diagnóstico de LPSNC. Se os resultados dos testes são discordantes, a biópsia cerebral é mandatória. Em parcela significativa de pacientes, a punção liquórica está contraindicada, constituindo limitação para tentar abordagem não cirúrgica. O PETscan consegue discrimi-

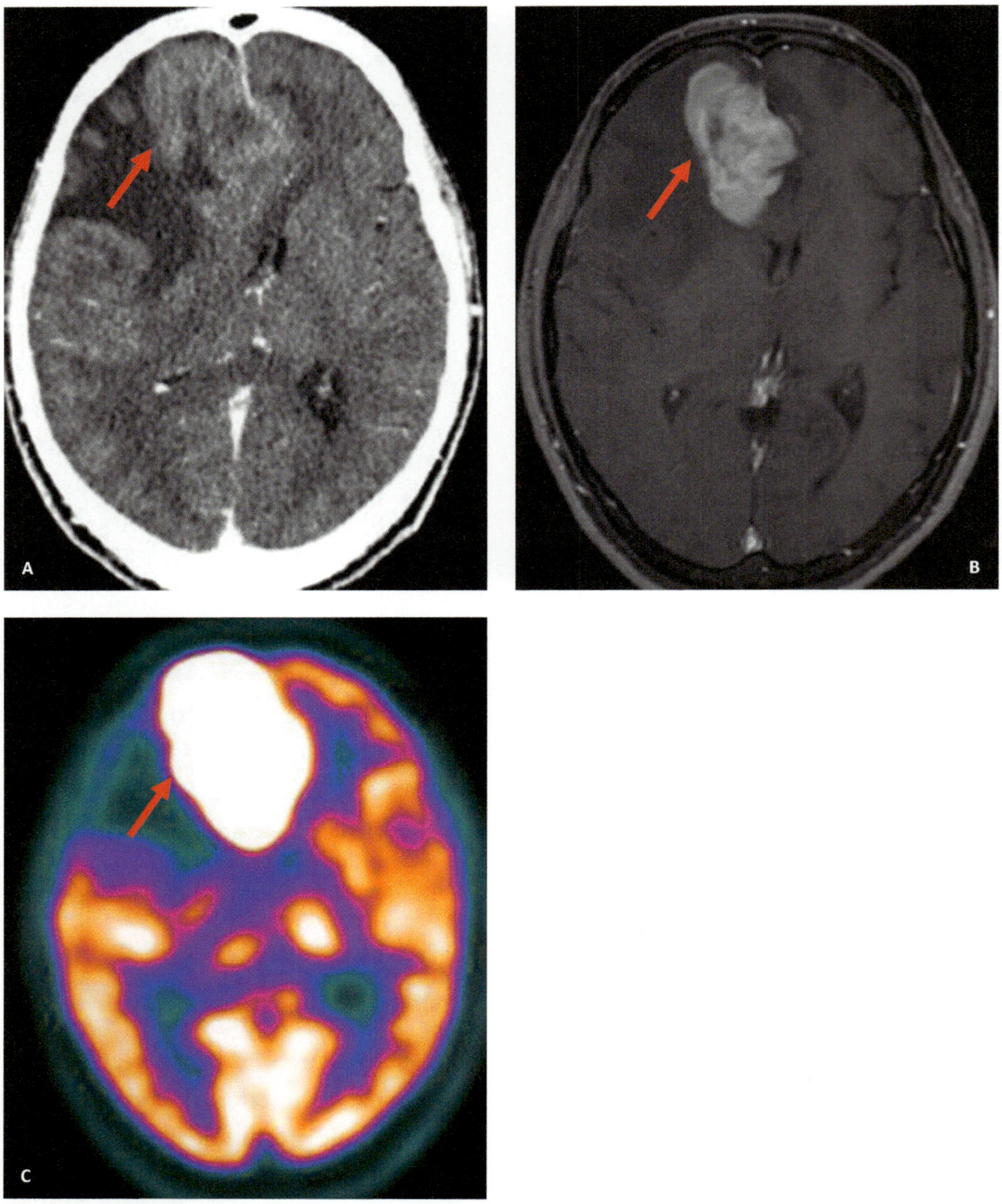

Fig. 25-8. Principais achados neurorradiolóicos do linfoma primário do sistema nervoso central em pessoa vivendo com HIV/Aids. **(A)** TC com contraste: lesão única e grande, discretamente hiperdensa, com edema perilesional e desvio da linha média. (**B**) RM-T1-Gd: lesão correspondente, bem-delimitada, mostrando realce predominantemente homogêneo e desvio da linha média. (**C**) PETscan: lesão correspondente mostrando hiperconcentração do radiofármaco (SUVmáx 22), sugerindo hipermetabolismo neoplásico. A biópsia cerebral e investigação sistêmica confirmaram o diagnóstico de linfoma primário do sistema nervoso central.

nar melhor, isoladamente, toxoplasmose cerebral do LPSNC, apresentando elevado rendimento diagnóstico para esse último, mas é de custo elevado e acesso restrito. Na maioria das vezes, os pacientes apresentam contagem de linfócitos CD4+ < 50 células/mm^3 e importante deterioração sistêmica e neurológica, fato que determina, muitas vezes, o mau prognóstico desses casos. Na abordagem inicial de pacientes com Aids e lesão(ões) expansiva(s), a ausência de anticorpos antitoxoplasma, particularmente se associada à lesão cerebral única na RM, deve sugerir diagnósticos alternativos, incluindo LPSNC.

- *Tratamento:* associado ao TARV, recomenda-se o uso de radioterapia. Usualmente, os pacientes já estão recebendo corticosteroides, devido ao tratamento presuntivo inicial de toxoplasmose cerebral. Alternativamente, pode ser utilizado metotrexate EV, seguido de radioterapia. Existe alguma evidência sobre a possibilidade de usar esquemas poupadores de radioterapia, com base em rituximab, doses elevadas de metotrexate e leucovorin.
- *Fatores associados à sobrevida prolongada:* pacientes jovens, pontuação alta na escala de Karnofsky no momento do diagnóstico e doses elevadas de radioterapia.

LESÕES FOCAIS NÃO EXPANSIVAS: LEUCOENCEFALOPATIA MULTIFOCAL PROGRESSIVA (LEMP)

- *Manifestações clínicas:* similarmente a outras doenças oportunistas, a natureza multifocal das lesões da LEMP pode resultar em ampla variedade de manifestações clínicas. O curso clínico é usualmente subagudo, evoluindo em semanas e caracterizando-se pela presença de alterações focais (50 a 63%), anormalidade na marcha (32 a 43%), alterações cognitivas (29 a 55%), alterações da coordenação (25%), alterações visuais (21 a 50%), alterações da fala (18 a 31%) e convulsões (15 a 20%). Esta última manifestação, muito infrequente em outras doenças desmielinizantes, se apresenta por extensão das lesões na transição corticossubcortical. Observa-se síndrome cerebelar isolada em aproximadamente 30% dos casos. O comprometimento principal, mais restrito à substância branca, explica o baixo percentual de convulsões, quando comparada a outras causas de lesões focais cerebrais, como toxoplasmose cerebral. O ideal é diagnosticar a doença precocemente, quando o paciente apresenta apenas uma única manifestação neurológica, podendo evitar, assim, seu caráter multifocal e progressivo.
- *Achados radiológicos:* a TC de crânio pode ser normal ou demonstrar lesão(ões) hipodensa(s) na substância branca subcortical, geralmente assimétrica, sem efeito expansivo nem captação do contraste. A RM de crânio é mais sensível que a TC, demonstrando áreas hiperintensas em T2 e FLAIR (Fig. 25-9), permitindo visualizar com maiores detalhes lesões incipientes e/ou aquelas localizadas na fossa posterior.
- *Diagnóstico laboratorial:* o perfil quimiocitológico liquórico é usualmente normal, mas pode-se observar aumento discreto das proteínas. O diagnóstico definitivo requer estudo histopatológico. O diagnóstico laboratorial requer manifestações clínicas e radiológicas (na TC ou, preferencialmente, na RM), compatíveis com LEMP, associadas a PCR positiva para o vírus JC no liquor (sensibilidade ~ 80%).
- *Tratamento:* o TARV estabiliza ou consegue remitir o quadro em 50% dos casos, aumentando a sobrevida. O curso é progressivo nos outros 50%. Estudo mostrou melhores resultados com esquemas que incluíram inibidores de protease. Outro, relatou a melhor sobrevida publicada (75% um ano depois do diagnóstico), quando foram utilizados cinco antirretrovirais como terapia inicial em pacientes que nunca tinham usado terapia antirretroviral. Contudo, não existem estudos bem-desenhados que identifiquem o melhor esquema antirretroviral em casos de LEMP, devendo usar as nor-

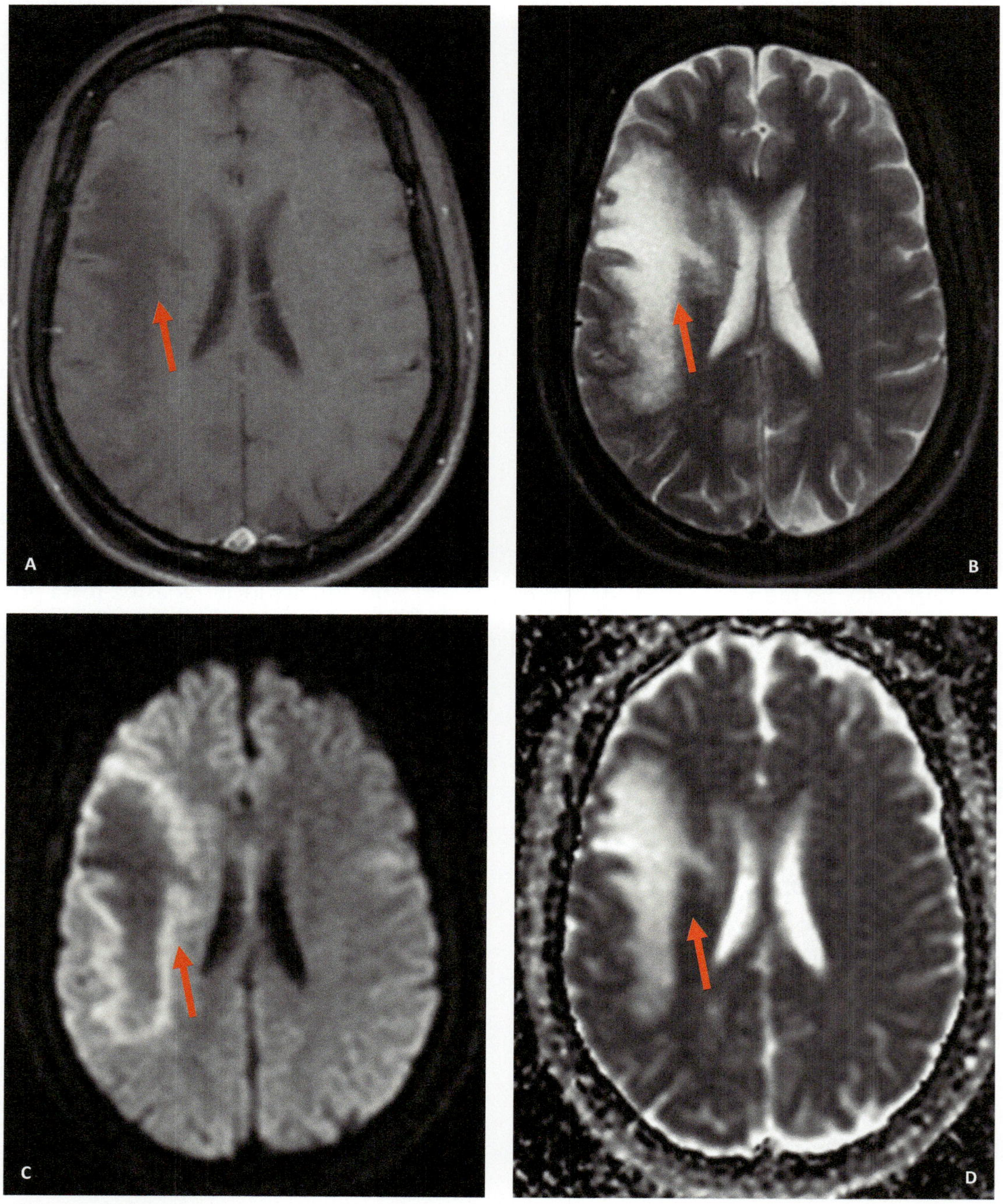

Fig. 25-9. Principais achados neurorradiológicos da leucoencefalopatia multifocal progressiva em pessoa vivendo com HIV/Aids. (**A**) RM-T1-Gd: extensa área de hiposinal comprometendo principalmente a substância branca, mas mostrando extensão cortical, sem realce e sem efeito de massa. (**B**) RM-T2: imagem correspondente mostrando a extensa área irregular de hipersinal. (**C**) RM-difusão e (**D**) RM-coeficiente de difusão aparente: imagens correspondentes mostrando restrição a difusão na periferia da lesão, achado compatível com as áreas mais recentemente desmielinizadas. A identificação de material genético do vírus JC no liquor confirmou o diagnóstico de leucoencefalopatia multifocal progressiva.

mas terapêuticas convencionais, tanto na terapia inicial como no resgate. Apesar de não ter evidência de benefício clínico, pode ser utilizada mirtazapina (dose de 15 a 30 mg/dia). Trata-se de um bloqueador dos mesmos receptores (5-HT2A) que o vírus JC utiliza para entrar nos oligodendrócitos, mas ainda se considera experimental. Pode ter o benefício adicional de ser antidepressivo e melhorar o apetite.

- *Fatores associados à sobrevida prolongada em pacientes com LEMP*: uso de TARV; elevada contagem de linfócitos CD4+ no momento do diagnóstico; incremento do CD4 > 100 células/mm^3; carga viral baixa do HIV, em sangue; LEMP como doença definidora de Aids; carga viral baixa do vírus JC no liquor; clareamento do vírus JC no liquor; ausência de progressão clínica dois meses depois do diagnóstico; ausência de comprometimento cerebelar ou de tronco encefálico; e ausência de pneumonia intra-hospitalar.

OUTRAS COMPLICAÇÕES

Doença Citomegálica

A doença neurológica por CMV apresenta-se usualmente em pacientes com imunodepressão grave (contagem de células CD4+ < 100 células/mm^3 e principalmente CD4+ < 50 células/mm^3). A retinite é a manifestação mais frequente, apresentando diagnóstico relativamente simplificado pelo exame de fundo de olho. Contudo, é importante lembrar que a retinite citomegálica pode ser subclínica, sendo necessária a avaliação oftalmológica guiada pelo CD4+, mesmo na ausência de sintomas. Ressaltem-se, pela gravidade, a encefalite e a polirradiculiopatia. Usualmente os pacientes apresentam doença citomegálica disseminada, mas a retinite pode estar ausente.

A encefalite citomegálica pode apresentar curso clínico mais protraído, confundindo-se com a encefalopatia pelo HIV, mas pode também ter um curso mais rapidamente progressivo, como uma encefalite aguda ou subaguda. Deve ser prontamente suspeitada, diagnosticada e tratada, pois o prognóstico depende diretamente da precocidade da instituição terapêutica. As imagens, inclusive na RM, são inespecíficas e imitam os achados da encefalopatia pelo HIV, mostrando hiperintensidades periventriculares difusas e profundas, mas muitas vezes, o único achado radiológico é atrofia corticossubcortical. A polirradiculopatia citomegálica apresenta-se clinicamente como paraparesia flácida arrefléxica de instalação aguda ou subaguda. Nesses pacientes, o liquor apresenta, em ~ 30% dos casos, pleocitose neutrofílica. A PCR para CMV confirma o diagnóstico tanto na encefalite como na polirradiculopatia citomegálica (sensibilidade ~ 80%). Diferente da retinite citomegálica, a carga viral plasmática do CMV costuma estar muito elevada (> 50.000 cópias/mL) em pacientes com encefalite ou polirradiculopatia, mas ainda não está definido seu valor diagnóstico.

O tratamento da encefalite e polirradiculopatia citomegálica deve ser instituído precocemente. Sempre que possível, o tratamento de escolha consiste na associação de ganciclovir e foscarnet. Alternativamente, a monoterapia pode ser utilizada, em função do perfil de cada paciente. O tempo de tratamento oscila entre 3 e 8 semanas (~ 6 semanas), tanto para a encefalite como para a polirradiculopatia citomegálica. A melhora clínica pode ser mais evidente na encefalite; entretanto, na polirradiculopatia, a melhora funcional é mais limitada. Nesses casos, a ausência da piora e progressão das alterações neurológicas já é um parâmetro da efetividade do tratamento. O uso de TARV melhorou o prognóstico dessas complicações, embora a letalidade persista elevada. Diferente da retinite citomegálica, pacientes com encefalite ou polirradiculopatia citomegálica, que receberam tratamento antiviral adequado e iniciaram TARV efetiva, não precisam de profilaxia secundária.

Doença de Chagas

A exemplo da tuberculose, a doença de Chagas se sobrepõe à epidemia de Aids e apresenta modificações no seu comportamento clínico habitual. A meningoencefalite chagásica, raramente descrita na fase aguda da infecção pelo *Trypanosoma cruzi*, é a manifestação mais comum da reativação da infecção crônica induzida por imunossupressão, como PVHA ou indivíduos transplantados. Atualmente é considerada doença definidora de Aids.

A doença de Chagas constitui diagnóstico diferencial das meningoencefalites e lesões expansivas cerebrais (similares as descritas na toxoplasmose cerebral) em pacientes infectados por HIV-1, provenientes de regiões endêmicas para a doença de Chagas (Fig. 25-10). O diagnóstico laboratorial utiliza informação sorológica, exame direto em amostras de liquor e sangue e neuroimagens. Alguns relatos demonstram também a utilidade da biológica molecular no liquor. O tratamento de escolha é o benzonidazol, porém a letalidade é elevada. Contudo, a introdução precoce de TARV pode melhorar o prognóstico dos pacientes.

Quando Iniciar o TARV em Pessoas Vivendo com HIV/AIDS e Doença Neurológica Oportunista

- *Considerações iniciais:* existe consenso para o fato de que todo paciente com doença neurológica oportunista deve iniciar TARV; contudo, existe controvérsia sobre o melhor momento, com a doença oportunista ativa. A maioria dos pacientes com complicações neurológicas graves apresenta contagem de linfócitos CD4+ < 100 células/mm^3. Assim, a melhor es-

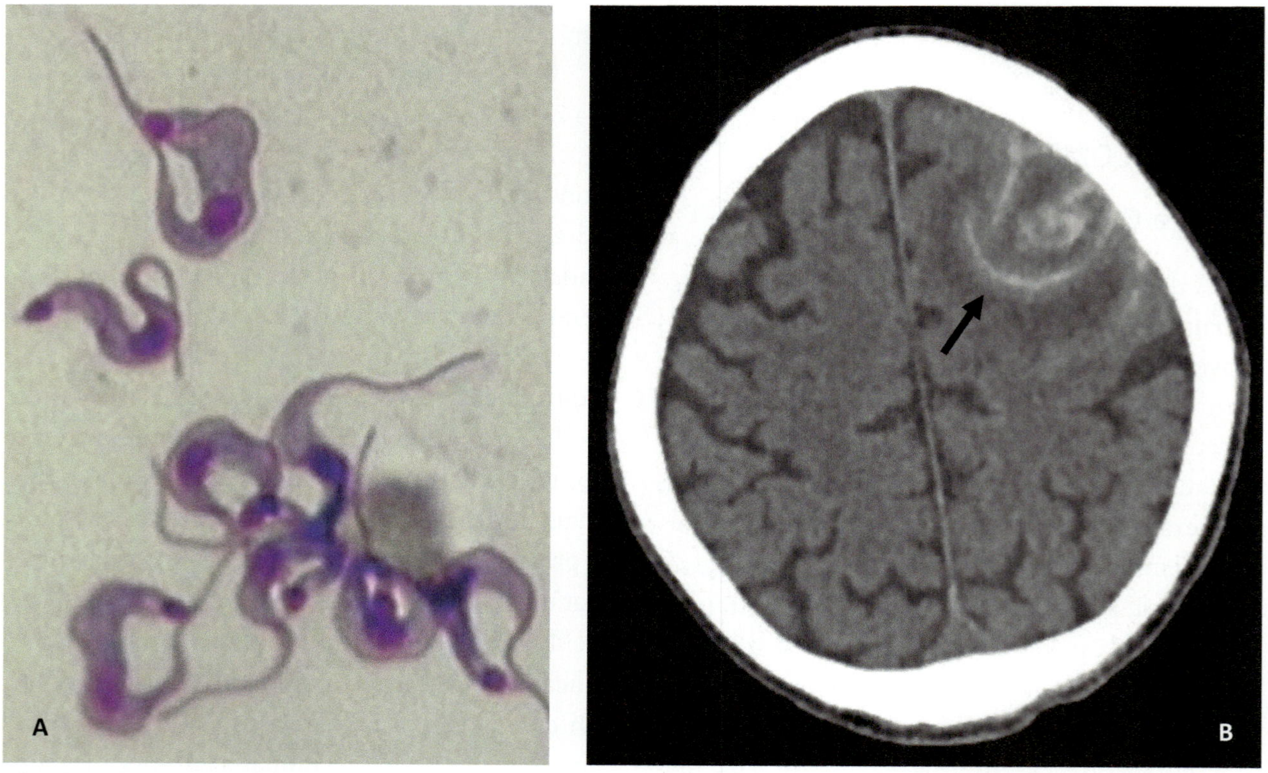

Fig. 25-10. Doença de Chagas do sistema nervoso central em pessoas vivendo com HIV/Aids. **(A)** Formas tripomastigotas de *Trypanosoma cruzi* em amostra de liquor (Leishman, 40×) em paciente com meningoencefalite chagásica. **(B)** RM-T1Gd mostrando lesão com realce heterogêneo e efeito de massa em paciente com chagoma cerebral.

tratégia preventiva consiste em evitar que pacientes infectados por HIV apresentem imunodepressão grave.

Atualmente, a maioria dos consensos sobre terapia antirretroviral recomenda o início precoce do TARV, considerando os benefícios individuais e em termos de saúde pública, diminuindo a transmissão do vírus. Apesar de necessária, a introdução precoce do TARV, no contexto de doença neurológica oportunista ativa, apresenta várias considerações: 1) interações farmacocinéticas com outros medicamentos; 2) maior possibilidade de toxicidade; 3) maior complexidade na posologia (maior número de comprimidos, fato que pode prejudicar a adesão dos pacientes); e 4) a presença de síndromes de reconstituição imune, potencialmente graves quando se trata de doenças neurológicas.

- *Cenários clínicos:* atualmente, recomenda-se introduzir precocemente o TARV em pacientes com doenças oportunistas, porém existem alguns ensaios clínicos que sugerem a necessidade de abordagem mais cautelosa nos casos de meningite tuberculosa ou meningite criptocócica. Desde um ponto de vista didático, as recomendações podem ser enquadradas em 3 cenários: 1) início imediato do TARV, após o diagnóstico da doença oportunista: por exemplo, nos casos de LEMP e LPSNC; 2) início dentro das duas primeiras semanas de tratamento da doença neurológica oportunista: por exemplo, nos casos de toxoplasmose cerebral e da encefalite ou polirradiculopatia citomegálica; e 3) início entre a quarta e sexta semana de tratamento da doença oportunista: por exemplo, nos casos de meningite tuberculosa e meningite criptocócica.

Essas considerações referem-se a pacientes sem uso prévio de TARV. O cenário é mais complexo quando o paciente já está em uso de um ou mais esquemas antirretrovirais, abandona o tratamento ou apresenta falha virológica, e evolui com doença neurológica oportunista. Nesses casos, conhecer o histórico antirretroviral é fundamental, já que provavelmente será necessário esquema de resgate antirretroviral com base em genotipagens atual e/ou prévias. Por isso, diante de qualquer paciente internado com doença oportunista, o plano de trabalho deve seguir dois objetivos paralelos: manejar a doença oportunista, motivo da internação, e programar o início oportuno de TARV eficaz, já que o prognóstico, em longo prazo, depende de ambas as variáveis.

Síndrome da Resposta Inflamatória (IRIS)

- *Considerações iniciais:* o termo IRIS foi introduzido para descrever o fenômeno de deterioração clínica, apesar de recuperação virológica e imunológica, após uso de TARV em pacientes infectados por HIV. A causa fundamental seria a exacerbada resposta inflamatória modulada pela presença de microrganismos ou seus antígenos. Usualmente a IRIS apresenta-se nos dois primeiros meses após introdução de TARV.
- *Fatores de risco:* podem ser identificados os seguintes: 1) baixa contagem de CD4+ (< 50 células/mm^3); 2) declínio rápido da carga viral do HIV após início do TARV (esta variável é considerada a mais importante do que o aumento da contagem de CD4+); 3) tipo de infecção oportunista subjacente; 4) maior carga microbiana e extensão da doença oportunista; e 5) fatores genéticos. A frequência da IRIS afetando o SNC é variável, mais recorrente, como esperado em locais com frequências maiores de doenças neurológicas oportunistas que podem cursar com IRIS. A mortalidade é importante, em torno de 20 a 30%, porém varia

conforme a infecção subjacente e outras variáveis individuais.

- *Tipos de IRIS:* a primeira forma é a IRIS paradoxal, que se apresenta em pacientes com doença oportunista diagnosticada, em tratamento ou tratada. As manifestações podem ser diferentes das iniciais. Doenças neurológicas oportunistas que causam IRIS paradoxal com mais frequência são criptococose (p. ex., meningite, cerebelite, hipertensão intracraniana), tuberculose (meningite, tuberculomas, radiculopatia) e LEMP (lesões prévias se tornam inflamatórias, com realce após contraste ou efeito de massa). A segunda forma é a IRIS por desmascaramento, a qual se apresenta em pacientes que não evidenciavam manifestações clínicas da doença oportunista no início do TARV. As doenças neurológicas que se apresentam como IRIS, por desmascaramento com mais frequência, são meningite criptocócica, meningite tuberculosa e LEMP. Na prática diária muitas vezes é difícil definir se o surgimento de uma doença neurológica oportunista apresenta-se no contexto da IRIS por desmascaramento ou se, simplesmente, corresponde a uma doença oportunista secundária à imunodepressão grave.
- *Tratamento:* usualmente, não está indicado descontinuar o TARV na presença de IRIS. Apesar de não haver evidências baseadas em estudos clínicos randomizados e controlados, atualmente, recomenda-se tratamento sintomático para IRIS associada a doenças neurológicas oportunistas. Pode-se utilizar 1-2 mg/kg/dia de prednisona ou seu equivalente, durante, pelo menos, 2-4 semanas, em função da evolução clínica e radiológica, e depois reduzir, progressivamente, até descontinuar. Nos casos mais graves, pode se utilizar 1 g/dia de metilprednisolona, durante 3 a 5 dias, e depois continuar com corticosteroides, por via oral, mesmo na vigência de imunodepressão grave. O benefício do tratamento sintomático supera riscos potenciais (p. ex., outras infecções, hiperglicemia, gastrite), os quais são observados infrequentemente e são passíveis de manejo, quando necessário.

BIBLIOGRAFIA

Brasil. Ministério da Saúde. Secretaria de Vigilância em Saúde. Departamento de Vigilância das Doenças Transmissíveis. Manual de Recomendações para o Controle da Tuberculose no Brasil / Ministério da Saúde, Secretaria de Vigilância em Saúde, Departamento de Vigilância das Doenças Transmissíveis. – Brasília: Ministério da Saúde, 2019.

Collazos J. Opportunistic infections of the CNS in patients with AIDS. CNS Drugs. 2003; 17: 869-87.

Hernandez AV, Thota P, Pellegrino D, Pasupuleti V, Benites-Zapata VA, Deshpande A, et al. A systematic review and meta-analysis of the relative efficacy and safety of treatment regimens for HIV-associated cerebral toxoplasmosis: it is thrimetoprim-sulfamehoxazole a real option? HIV Medicine 2017;18:115-24.

Koralnik IJ. Progressive multifocal leukoencephalopathy revisited: Has the disease outgrown its name? Ann Neurol. 2006; 60: 162-73.

Mamidi A, DeSimone JA, Pomerantz RJ. Central nervous system infections in individuals with HIV-1 infection. J Neurovirol. 2002;8:158-67.

Manzardo C, Del Mar Ortega M, Sued O, García F, Moreno A, Miró JM. Central nervous system opportunistic infections in developed countries in the highly active antiretroviral therapy era. J Neurovirol. 2005;11(Suppl 3):72-82.

Marais S, Pepper DJ, Marais BJ, Torok ME. HIV-associated tuberculous meningitis--diagnostic and therapeutic challenges. Tuberculosis (Edinb). 2010; 90:367-74.

Moulignier A. HIV and the central nervous system. Rev Neurol (Paris). 2006;162:22-42.

Portegies P, Solod L, Cinque P, Chaudhuri A, Begovac J, Everall I, et al. Guidelines for the diagnosis and management of neurological complications of HIV infection. Eur J Neurol. 2004;11:297-304.

Skiest DJ. Focal neurological disease in patients with acquired immunodeficiency syndrome. Clin Infect Dis. 2002;34:103-15.

Thwaites G, Fisher M, Hemingway C, Scott G, Solomon T, Innes J. British Infection Society guidelines for the diagnosis and treatment of tuberculosis of the central nervous system in adults and children. J Infect. 2009;59:167-87.

Vidal JE, Penalva de Oliveira AC, Dauar RF, Boulware DR. Strategies to reduce mortality and morbidity due to AIDS-related cryptococcal meningitis in Latin America. Braz J Infect Dis. 2013;17:353-62.

Vidal JE. HIV-Related Cerebral Toxoplasmosis Revisited: Current Concepts and Controversies of an Old Disease. J Int Assoc Provid AIDS Care. 2019 Jan-Dec;18:2.

Vidal JE, Penalva de Oliveira AC. Alterações neurológicas. Parte I. Em: Infectologia ambulatorial. Diagnóstico e Tratamento. Lindoso, JAL; da Eira, M; Casseb, J; Silva, ACCM. Sarvier. São Paulo, 2008.

Oliveira JF et al. Neurological disease in HIV-infected patients in the era of highly active antiretroviral treatment: a Brazilian experience. Rev Soc Bras Med Trop. 2006;39:146-51.

Vidal JE, Penalva de Oliveira AC, Fink MC, Pannuti CS, Trujillo JR. Aids-related progressive multifocal leukoencephalopathy: a retrospective study in a referral center in São Paulo, Brazil. Rev Inst Med Trop Sao Paulo. 2008 Jul--Aug;50(4):209-12.

Vidal JE et al. Complicações neurológicas em pacientes infectados pelo HIV e fatores associados a óbito na era HAART: estudo observacional prospectivo no Instituto de Infectologia Emílio Ribas. Braz J Infect Dis. 2011;15(Suppl 1):23.

Telles JP et al. Neurological manifestations in people living with HIV/AIDS in the late cART era: a prospective observational study at a tertiary healthcare center in São Paulo, Brazil. HIV Res Clin Pract. 2021;22:87-95.

Capítulo 26

Reações vacinais neurológicas

Éder Gatti | Michel Elyas Jung Haziot | Rosa Maria Nascimento

A despeito da gravidade de algumas reações vacinais, eventos neurológicos são raros. Uma variedade destas complicações neurológicas foi relatada, incluindo dor de cabeça, vertigem, parestesias, síncope, crise convulsiva, encefalomielite, mielite transversa, meningite, mononeurites e polineuropatias e síndrome de Guillain-Barré.

O primeiro passo diante da avaliação de um evento vacinal, é verificar a causalidade. A Organização Mundial da Saúde (OMS) propõe 5 quesitos-chave para se estabelecer a causalidade entre o evento adverso e a vacina:[1]

1. Há evidências relevantes de outra explicação para o quadro?
2. Já foi relatada uma associação causal semelhante anteriormente?
3. Existe correlação temporal entre a vacina e o evento?
4. Há fortes evidências contra uma associação causal?
5. Outros fatores de qualificação para classificação (p. ex., história de resposta semelhante anterior a uma vacina semelhante ou na ausência de vacinação)?

A maioria das complicações neurológicas ocorrerão até 21 dias após a vacinação, para a maioria dos quadros neurológicos considera-se, entretanto, até 42 dias após a vacinação e o início do evento, uma associação temporal possível.

Quanto ao tipo de vacina e o evento, existem situações específicas, que são muito raras, como o caso das vacinas de vírus atenuados como a febre amarela e varicela-zóster em que é possível a ocorrência de encefalite pelo vírus vacinal, ou a poliomielite em que é possível a ocorrência de paralisia flácida aguda pós vacinais. Recentemente a vacinação em massa da população para o SARS-CoV-2, e as novas vacinas de RNA também parecem ter eventos específicos que necessitam de mais dados de incidência para se estabelecer a relevância destes quadros.[1-3]

No Quadro 26-1 estão os principais eventos adversos e seu manejo.[1-3]

Quadro 26-1. Principais eventos adversos das vacinas

Evento neurológico adverso	Diagnóstico	Manejo
Paralisia facial	Anamnese e exame físico: paralisia unilateral do nervo facial de instalação aguda (menos de 72 h) sem motivo definido	Corticoide oral (prednisolona 60 mg) e Aciclovir (800 mg por via oral 5 vezes ao dia durante 7-10 dias) Valaciclovir (1 g via oral, 3 vezes ao dia durante 7 dias)
Síndrome de Guillain--Barré (SGB)	Paralisia flácida subaguda e análise do LCR com dissociação proteíno-citologica. Exame de ENMG é útil, mas pode ser normal no início do quadro. Considerar a relação temporal entre o evento e a vacinação	Imunoglobulina humana (0,4 g por kg/dia, durante 5 dias) e/ou plasmaférese (200-250 mL plasma por kg de peso em 5 sessões) são tratamentos igualmente eficazes para SGB
Síndrome de *parsonage turner* (plexite braquial)	História clínica de dor em membro superior unilateral. ENMG ou RM de plexo braquial/coluna cervical	Prednisona e analgesia
Mielite transversa	Evidência clínica de disfunção motora ou autonômica bilateral com nível sensitivo, confirmado por RM. A RM é útil para excluir outras etiologias semelhantes. LCR com padrão inflamatório corrobora.	Corticoides: Metilprednisolona (1 g EV 1x/dia durante 5 dias) Plasmaférese dependendo da apresentação (MTLE)
Eventos cerebrovasculares	TC, RM, angio-RM ou angiografia	Altas doses de corticoides (Metilprednisolona (1 g EV 1x/dia durante 5 dias). Se evidência de vasculite. Plasmaférese ou imunoglobulina Antiagregantes ou anticoagulantes
Encefalopatia	Dados clínicos e LCR e neuroimagem: RM encéfalo. ADEM lesão desmielinizantes características	Corticoides e, às vezes, imunoglobulina humana ou plasmaférese. ADEM: Altas doses de corticoides (Metilprednisolona) 1 g EV 1x/dia durante 5 dias)
Crise convulsiva de início recente	História clínica e exame físico, neuroimagem TC e/ou RM, Eletroencefalograma EEG e nível sérico de prolactina	Anticonvulsivantes principalmente se recorrência ou lesão estrutural Não é usual utilizar anticonvulsivante para crise febril pós-vacinal (primeiro evento)
Exacerbação Miastenia grave	Sinais e sintomas compatíveis com fraqueza muscular fatigável ou sintomas bulbares flutuantes, confirmados por ENMG	Piridostigmina (30 mg 3-4 vezes ao dia, até 60 mg 4 vezes ao dia) Prednisona oral (0,75-1 mg/kg/dia) e/ou Azatioprina, Ciclosporina, Tacrolimus, Rituximabe Crise miastênica: Imunoglobulina ou Plasmaférese
Reativação do vírus varicela-zóster	Manifestações clínicas (erupção cutânea respeita dermátomo, dor, parestesia, disestesia, alodínia, prurido), PCR para DNA do VZV no LCR	Aciclovir (800 mg por via oral 5 vezes ao dia durante 7-10 dias) Valaciclovir (1 g por via oral 3 vezes ao dia durante 7 dias) Famciclovir (500 mg por via oral 3 vezes ao dia durante 7 dias)

LCR: líquido cefalorraquidiano; ENMG: eletromiografia; RM: ressonância magnética; EV: endovenoso; TC: tomografia computadorizada.

REFERÊNCIAS BIBLIOGRÁFICAS

1. Miravalle AA, Schreiner T. Neurologic complications of vaccinations. Handb Clin Neurol. 2014;121:1549-57.
2. Finsterer J. Neurological side effects of SARS-CoV-2 vaccinations. Acta Neurol Scand. 2022;145(1):5-9.
3. Hosseini R, Askari, N. A review of neurological side effects of COVID-19 vaccination. Eur J Med Res 2023;28:102.

Parte 6

Cefaleia

Capítulo 27

Identificação das cefaleias secundárias na emergência

Renan Barros Domingues

INTRODUÇÃO

As cefaleias estão entre as principais causas de procura por atendimento no serviço de urgência.[1] Algumas patologias de alta letalidade podem-se manifestar com cefaleia, como a hemorragia subaracnóidea (HSA) ou a trombose venosa cerebral (TVC).[2] Nesses casos, o pronto reconhecimento de sinais de alarme indicadores de uma doença grave é fundamental para a realização de uma investigação adequada, permitindo um diagnóstico rápido e um tratamento eficaz. Contudo, a grande maioria dos casos de pacientes com cefaleia em pronto socorro é de pacientes com cefaleias primárias, sem risco de morte ou de eventuais sequelas neurológicas.[3]

Os objetivos no atendimento de pacientes com cefaleia em unidades de emergência são:

- Identificar os pacientes com cefaleias potencialmente secundárias a doenças graves e investigá-los de forma adequada, direcionando o tratamento para a causa da cefaleia.
- Utilização adequada dos recursos de saúde, evitando a realização de exames complementares em pacientes com cefaleias primárias.
- Resolutividade no tratamento sintomático das cefaleias primárias, usando medicamentos eficazes e seguros.
- Inserir os pacientes com cefaleias primárias em linhas de cuidado por meio de orientações em caso de novas crises e encaminhamento para um tratamento preventivo correto.

Definimos cefaleia primária como aquela em que não existe uma lesão estrutural ou metabólica à qual à cefaleia possa ser atribuída, mas sim uma alteração neurobiológica funcional que cursa com episódios recorrentes de cefaleia, associada ou não a outros sintomas típicos. As principais cefaleias primárias são migrânea, cefaleia do tipo tensão e cefaleia em salvas. Além destas, existem diversas formas mais raras de cefaleias primárias. As cefaleias secundárias são aquelas em que um agente etiológico particular é o responsável pela cefaleia. Podem ser lesões vasculares encefálicas, lesões expansivas intracranianas, distúrbios da produção e absorção do líquido cefalorraquiano (LCR), traumatismos, medicamentos, infecções do sistema nervoso central (SNC) ou sistêmicas, distúrbios metabólicos, entre outras inúmeras causas.[2] As diferentes cefaleias primárias e secundárias encontram-se classificadas na Classificação Internacional de Cefaleias, atualmente em sua terceira edição.[4]

A grande maioria dos pacientes com cefaleia atendidos em serviços e emergência tem cefaleias primárias. Mesmo se considerando que a proporção de casos com cefaleias secundárias é maior nos serviços de emergência do que em unidades ambulatoriais, ainda assim as cefaleias primárias são muito mais comuns. Dessa forma, o grande desafio inicial no atendimento a pacientes com cefaleias em unidades de emergência é reconhecer aqueles com risco de ter cefaleia grave e proceder a uma investigação complementar adequada nestes casos. Nos pacientes sem risco de uma cefaleia secundária, deve-se realizar o tratamento sintomático adequado, sem recorrer a exames complementares desnecessários. Deve-se ter em mente que a realização de exames não é isenta de riscos ao paciente, como por exemplo a exposição à radiação.[5] Os pacientes com risco de uma cefaleia secundária são aqueles que possuem algum sinal de alarme. A ausência dos sinais de alarme apresentados abaixo é um indicador fidedigno de uma cefaleia primária.[1-3]

SINAIS DE ALARME

A presença pelo menos um destes sinais aponta para risco aumentado de uma causa secundária a uma doença potencialmente grave, apontando para a necessidade de uma investigação complementar, que será direcionada de acordo com o conjunto dos sinais e sintomas.

Os sinais de alarme podem ser incluídos nas 5 categorias a seguir:

1) *Cefaleia de início súbito*: qualquer quadro de cefaleia intensa e persistente que atinja a intensidade máxima dentro de alguns

Quadro 27-1. Causas secundárias da cefaleia em trovoada

HSA por ruptura de aneurisma intracraniano	• Condição mais temida e uma das mais frequentes causas de cefaleia súbita • Sinais focais possíveis por conta da hemorragia ou vasoespasmo
Síndrome da vasoconstrição cerebral reversível	• Cefaleia semelhante à ruptura de aneurisma, diferenciação pelos exames complementares • Sinais focais possíveis quando um acidente vascular cerebral (AVC) está associado • Pode ser desencadeada por esforço
Cefaleia sentinela	• Cefaleia em trovoada que geralmente precede a HSA por dias ou semanas
Dissecções da artéria carótida e vertebral	• Cefaleia tende a ser localizada na topografia da dissecção • Sinais focais e síndrome de Horner podem estar presentes • Pode ser desencadeada por esforço
TVC	• Cefaleia eventualmente é do tipo trovoada • Piora com manobra de Valsalva
Apoplexia hipofisária	• Cefaleia súbita e alterações agudas de campo visual
Glaucoma agudo de ângulo fechado	• Cefaleia súbita associada a turvação visual, olho vermelho, náuseas e vômitos
Cefaleia por hipotensão liquórica	• Cefaleia ortostática, mas que raramente pode apresentar-se como cefaleia trovoada
Cisto coloide do terceiro ventrículo	• Cefaleias súbitas, intermitentes, intensas, de curta duração, localização frontal, aliviada ao deitar-se
Cefaleia nas emergências hipertensivas	• Cefaleia aguda relacionada a um aumento abrupto da pressão arterial sistólica ≥ 180 mmHg ou diastólica ≥ 120 mmHg

HSA: hemorragia subaracnóidea; TVC: trombose venosa cerebral.

segundos ou minutos após o seu início pode ser designado como uma cefaleia trovoada, e justifica uma investigação agressiva.[5,6] As possíveis etiologias são listadas no Quadro 27-1.

2) *Cefaleia nova ou mudança de padrão de cefaleia anterior ocorrendo em dias a semanas*: a ausência de história de cefaleias semelhantes no passado é outro achado que sugere um distúrbio grave. Os cenários/sinais de alerta mais frequentes são mostrados no Quadro 27-2.

3) *Cefaleia associada a alterações do exame neurológico ou convulsão*: Quadro 27-3 lista as principais alterações do exame encontradas em pacientes com cefaleia nos serviços de emergência, bem como as principais etiologias relacionadas.

4) *Cefaleia associada a febre ou a outros sinais infecciosos*:[7,8] cefaleia com febre e/ou outros sinais de um processo infeccioso podem ocorrer em infecções de um sítio extracraniano (como os seios paranasais ou mastoides, faringe ou ouvido interno) ou em infecções do SNC, como as meningites e encefalites, que serão abordadas na parte de neuroinfectologia. Um erro muito frequente em serviços de emergência é o diagnóstico de cefaleia por sinusite em pacientes, que na realidade, têm crise de migrânea. Isso ocorre porque a dor da migrânea frequentemente se distribui para a topografia dos seios paranasais e, porque alterações

Quadro 27-2. Causas de cefaleia nova ou de cefaleia com mudança recente do padrão

Sinal de alerta	Diagnósticos
"Primeira" e a "pior dor de cabeça da vida"	• Causas de cefaleia em trovoada • Acidentes vasculares cerebrais (AVC) • Infecção do sistema nervoso central (SNC)
Mudança de padrão de uma cefaleia preexistente	• TVC • Hipertensão intracraniana idiopática (HII)/pseudotumor cerebral
Cefaleia nova na gestação e no período pós-gestação	• TVC • Apoplexia hipofisária • Síndrome da vasoconstrição cerebral reversível

TVC: trombose venosa cerebral.

Quadro 27-3. Causas de cefaleia associada a déficits neurológicos ou convulsões

Sinal de alerta	Diagnósticos
Cefaleia associada a alterações no estado mental, alterações visuais súbitas, tais como diplopia e alterações agudas de campo visual, sinais neurológicos focais tais como déficits motores ou sensitivos, alterações de coordenação e alterações de linguagem	• Acidentes vasculares cerebrais (AVC) • Processos expansivos do sistema nervoso central (SNC) • TVC
Síncope ou lipotimia no início da cefaleia	HSA
Cefaleia associada a crise convulsiva	• Acidentes vasculares cerebrais (AVC) • Processos expansivos do SNC • TVC • Infecções do SNC

TVC: trombose venosa cerebral; HSA: hemorragia subaracnóidea.

Quadro 27-4. Critérios para atribuir uma cefaleia a uma rinossinusite

Cefaleia desenvolvendo-se em relação temporal com o início da rinossinusite
Um dos ou ambos os seguintes: 1. A cefaleia piorou significativamente em paralelo com a piora da rinossinusite 2. A cefaleia melhorou significativamente ou desapareceu em paralelo com a melhora ou resolução da rinossinusite
A cefaleia é exacerbada por pressão aplicada sobre os seios paranasais
No caso de uma rinossinusite unilateral, a cefaleia é localizada e ipsilateral a ela

Quadro 27-5. Causas de cefaleias iniciadas em pacientes com mais de 65 anos, imunossuprimidos ou com neoplasia de base

Sinal de alerta	Diagnósticos
Pacientes com mais de 65 anos de idade com início recente ou piora progressiva da cefaleia	• Arterite de células gigantes • Processos expansivos do sistema nervoso central (SNC)
Imunossupressão	• Infecções e neoplasias oportunistas do SNC
Antecedente de neoplasia	• Metástases para o parênquima encefálico ou meninges

radiológicas inespecíficas nas mucosas dos seios são altamente prevalentes na população. Para evitar esse erro deve-se levar em conta os critérios diagnósticos para cefaleia associada a rinossinusite (Quadro 27-4).

5) *Fatores relacionados ao paciente – início da cefaleia em pacientes com mais de 65 anos, imunossupressão e HIV e câncer*: o Quadro 27-5 lista as principais etiologias das cefaleias nestas populações.

CONCLUSÃO

Uma vez identificado um sinal de alarme, o paciente deverá ser encaminhado para a linha de investigação adequada à suspeita clínica. A analgesia deverá ser realizada e administrada proporcionalmente à intensidade da dor, mas essa não é a questão mais importante. Dada a potencial gravidade das doenças causadoras, é fundamental identificar rapidamente a causa e proceder ao tratamento. Caso o paciente não apresente nenhum sinal de alarme deverá ser conduzido como cefaleia primária, de acordo com os capítulos seguintes.

REFERÊNCIAS BIBLIOGRÁFICAS

1. Relja G, Granato A, Capozzoli F, Maggiore C, Catalan M, Pizzolato G, et al. Nontraumatic headache in the Emergency Department: a survey in the province of Trieste. J Headache Pain. 2005;6(4):288-300.
2. Filler L, Akhter M, Nimlos P. Evaluation and Management of the Emergency Department Headache. Semin Neurol. 2019;39(1):20-26.
3. Giamberardino MA, Affaitati G, Costantini R, Guglielmetti M, Martelletti P. Acute headache management in emergency department. A narrative review. Intern Emerg Med. 2020;15(1):109-117.
4. Headache Classification Committee of the International Headache Society (IHS) The International Classification of Headache Disorders, 3rd edition. Cephalalgia.2018;38(1):1-211.
5. Vancauwenberghe T, Demaerel P. Demographic changes in brain CT and MR imaging between 1990 and 2010. JBR-BTR. 2013;96(4):203-7.
6. Chen CY, Fuh JL. Evaluating thunderclap headache. Curr Opin Neurol. 2021;34(3):356-362.
7. Do TP, Remmers A, Schytz HW, Schankin C, Nelson SE, Obermann M, et al. Red and orange flags for secondary headaches in clinical practice: SNNOOP10 list. Neurology. 2019;92(3):134-144.
8. Friedman SA, Masters-Israilov A, Robbins MS. Secondary Headache Disorders: Approach, Workup, and Special Considerations for Select Populations. Semin Neurol. 2022;42(4):418-427.

Capítulo 28

Diagnóstico e tratamento da migrânea e cefaleia do tipo tensão na emergência

Renan Barros Domingues

INTRODUÇÃO

Como já mencionado no capítulo anterior, a grande maioria dos pacientes com cefaleia no pronto atendimento apresenta uma cefaleia primária como etiologia, sendo a migrânea, a cefaleia mais comum em unidades de emergência.[1]

A definição da causa da cefaleia primária é fundamental para o direcionamento adequado do tratamento. O diagnóstico das cefaleias primárias, ao contrário do que ocorre com as cefaleias secundárias, é feito pelas características clínicas, obtidas sobretudo pela história. Portanto, o recurso mais importante para o diagnóstico das cefaleias primárias é a anamnese. Na anamnese rápida realizada no serviço de emergência, os aspectos relevantes a serem questionados são: história de cefaleia prévia recorrente, forma de instalação e duração do episódio atual, localização da dor, caráter (pulsátil, pressão, choque), relação com esforço físico à instalação, sintomas associados (náusea, vômito, fotofobia, fonofobia, osmofobia), presença e forma de apresentação do fenômeno de aura.[2]

O diagnóstico da migrânea é feito por meio dos critérios da classificação internacional das cefaleias, na sua terceira versão, apresentados no Quadro 28-1.

Quadro 28-1. Critérios diagnósticos para a migrânea – "International Classifications Headache Disorders (ICHD-3)

Critérios de diagnóstico da migrânea
A. Ao menos cinco crises preenchendo os critérios de B a D
B. Crises de cefaleia durando 4-72 horas (sem tratamento ou com tratamento ineficaz)
C. A cefaleia possui ao menos duas das seguintes características: 1. Localização unilateral 2. Caráter pulsátil 3. Intensidade da dor moderada ou forte 4. Exacerbada por ou levando o indivíduo a evitar atividades físicas rotineiras (p. ex., caminhar ou subir escadas)
D. Durante a cefaleia, ao menos um dos seguintes: 1. Náusea e/ou vômito 2. Fotofobia e fonofobia
E. Não mais bem-explicada por outro diagnóstico da ICHD-3

A migrânea apresenta subdivisões, sendo as principais: a migrânea com aura (25-30%) e a migrânea sem aura. Em 90% dos casos de migrânea com aura, a aura é visual.[3]

Os critérios diagnósticos para a cefaleia do tipo tensão (CTT) estão apresentados no Quadro 28-2.

Quadro 28-2. Critérios diagnósticos para a cefaleia do tipo tensão – "International Classifications Headache Disorders (ICHD-3)

Critérios de diagnóstico da cefaleia do tipo tensão
A. Ao menos 10 episódios de cefaleia ocorrendo em <1 dia/mês em média (<12 dias/ano) e preenchendo os critérios B-D
B. Duração de 30 minutos a sete dias
C. Ao menos duas das quatro seguintes características: 1. Localização bilateral 2. Qualidade em pressão ou aperto (não pulsátil) 3. Intensidade fraca ou moderada 4. Não agravada por atividade física rotineira como caminhar ou subir escadas
D. Ambos os seguintes: 1. Ausência de náusea ou vômitos 2. Fotofobia ou fonofobia (apenas uma delas pode estar presente)
E. Não mais bem-explicada por outro diagnóstico da ICHD-3

QUESTIONÁRIO *ID MIGRAINE*

O padrão-ouro para o diagnóstico destas cefaleias primárias é o preenchimento dos critérios diagnósticos anteriormente apresentados. Contudo, podem ser usados questionários validados que facilitam o diagnóstico rápido em uma unidade de emergência. O questionário ID-Migraine já foi aplicado em vários contextos e validado em várias línguas, inclusive no português brasileiro. A sua sensibilidade do método é superior a 80% e o valor preditivo positivo é de 93%, o que indica que esse questionário é uma boa ferramenta para médicos generalistas aumentarem a sua eficácia no diagnóstico de enxaqueca na prática clínica.[4] O ID migraine consiste em 3 perguntas:

a) A dor de cabeça foi intensa o suficiente para comprometer as atividades de trabalho ou lazer do paciente por pelo menos um dia nos últimos 3 meses? A – sim, B – não
b) Quando o paciente tem dor de cabeça, ele tem náuseas (pelo menos em algumas das vezes)? A – sim, B – não
c) O paciente tem fotofobia associada (pelo menos em algumas das vezes)? A – sim, B – não

A Figura 28-1 apresenta os possíveis desfechos com a utilização do ID migraine.

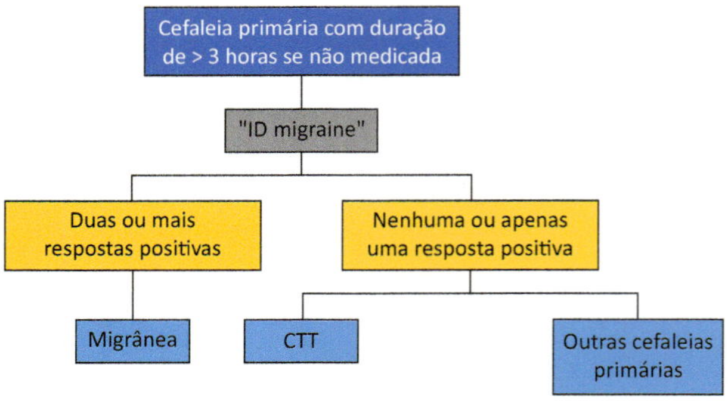

Fig. 28-1. Algoritmo proposto para o diagnóstico inicial para cefaleias primárias no pronto socorro. *ID-migraine: ferramenta de rastreio de migrânea, validada, com 3 itens sobre impacto, náusea e fotofobia; **cefaleia do tipo tensão.

TRATAMENTO DAS CEFALEIAS PRIMÁRIAS

O tratamento da migrânea e da CTT na emergência tem por objetivo controlar os sintomas da crise, promovendo recuperação da funcionalidade do paciente. As melhores opções disponíveis, com eficácia comprovada, serão apresentadas a seguir. O tratamento pode ser individualizado, levando-se em consideração o diagnóstico, a história recente de uso de medicamentos, comorbidades, alergias, contraindicações e resposta a tratamentos previamente realizados. O uso de opioides para o tratamento de cefaleias primárias deve sempre ser evitado. O tratamento com opioides para cefaleia aguda primária tem eficácia bastante questionável e, além disso, há uma série de riscos e efeitos adversos, incluindo a tolerância e o risco de dependência.[5]

Tratamento da Enxaqueca

A sequência de medicações a serem administradas inclui uma primeira linha (Quadro 28-2).[6]

É importante escolher a medicação de primeira linha de acordo com história de alergia, de intolerância ou efeitos colaterais prévios. A medicação de primeira linha pode ser repetida ou alternada com outra classe (p. ex., inicia com analgésico e a seguir utiliza-se o AINE). A sumatriptana SC pode ser usada em até duas doses ao dia. Embora os triptanos orais ou por *spray* nasal sejam eficazes, não são adequados em unidade de emergência já que o início de ação é mais lento. Os triptanos não devem ser usados em idosos e um pacientes coronariopatas.

Considerar o uso de um dos seguintes antieméticos (náuseas/vômitos):

- Bromoprida 5 mg EV.
- Ondasetrona 8 mg EV.
- Metoclopramida 10 mg EV.

Caso a crise mostre-se refratária à medicação de primeira linha, mesmo após repetição e alternância de classe, deve-se seguir para as medicações de segunda linha (Quadro 28-3).[6]

Os pacientes que são medicados com neurolépticos devem ser monitorados quanto à pressão arterial e ao pulso, devem ser mantidos deitados e vigorosamente hidratados devido ao risco de hipotensão.[7]

O bloqueio dos nervos cranianos, particularmente do nervo occipital maior (NOM), tem sido considerado como opção para o tratamento agudo da migrânea em pacientes que têm crises fortes e prolongadas, como também para pacientes que são refratários ou tenham contraindicações aos tratamentos sintomáticos-padrão. A maior limitação deste tratamento é a necessidade de profissional treinado na unidade de emergência.[8]

Quadro 28-2. Primeira linha

Classe	Medicação	Contraindicações	Efeitos adversos mais frequentes
Analgésico comum	Dipirona 1000 mg IV	Alergia	Poucos
Anti-inflamatórios não esteroidais (AINE)	Tenoxican 20-40 mg IV Cetoprofeno 100 mg IV Cetorolaco 30 mg IV	Alergia, insuficiência renal, úlcera, gravidez, aleitamento materno	Epigastralgia
Triptano	Sumatriptana SC 6 mg	Doença coronariana, arritmia importante, AVC, gravidez, aleitamento materno	Aperto no peito transitório, sensação transitória de aperto no pescoço

IV: intravenoso; SC: subcutâneo; AVC: acidente vascular cerebral.

Quadro 28-3. Segunda linha

Classe	Medicação	Contraindicações	Efeitos adversos mais frequentes
Corticoide	Dexametasona 10 mg EV (ou outro corticoide parenteral em dose equivalente)	Úlcera, contraindicações clássicas dos corticoides	Epigastralgia
Neurolépticos	Clorpromazina 0,1 mg/kg (ou 12,5 mg) em infusão IV lenta (velocidade máxima de 1 mg/minuto); dose máxima 25 mg Droperidol 2,5 mg IM ou IV – até duas doses	Parkinson, alergia, gravidez, aleitamento materno	Hipotensão

EV: endovenoso; IM: intramuscular; IV: intravenoso.

TRATAMENTO DA CTT

A cefaleia tensional, embora seja muito frequente, raramente leva o paciente a procurar o pronto-socorro. Isso pois, por definição, a CTT é uma cefaleia de intensidade leve a moderada e sem sintomas associados. Isso faz com que estes pacientes respondam bem aos analgésicos simples.

As medicações utilizadas correspondem à primeira linha do tratamento da migrânea, exceto o sumatriptano cujo uso não se justifica em casos de CTT. As seguintes situações devem levar a uma reavaliação diagnóstica em casos primariamente diagnosticados como CTT: cefaleia forte, presença de náuseas e/ou vômitos e ausência de melhora completa da dor com as medicações de primeira linha.[9]

A Figura 28-2 ilustra o tratamento da migrânea e da CTT na unidade de emergência.

TRATAMENTO DAS CRISES DE MIGRÂNEA NA GESTAÇÃO E LACTAÇÃO

Os tratamentos agudos mais seguros podem incluir paracetamol e metoclopramida que pode ser administrada por via enteral ou parenteral. Os opioides não são indicados para tratar a migrânea, mas, se necessário, como terapia de resgate, podem eventualmente ser usados nesse período. Os bloqueios dos nervos cranianos, em especial do nervo occipital maior, podem ser usados como terapia aguda e são considerados tratamentos seguros durante a gravidez. O anestésico recomendado neste período é a lidocaína. Os glicocorticoides podem ser úteis em crises refratárias. Durante a lactação podem ser usados, além dos medicamentos acima, AINEs como o ibuprofeno e o sumatriptano.[10]

CONCLUSÃO

Uma vez que tenha sido medicado e apresente melhora, o paciente pode ser liberado e deverá ser orientado sobre a possibilidade de recorrência dos sintomas de crise. Deve ser orientado também sobre a possibilidade de submeter-se a um tratamento preventivo, caso ainda não esteja em curso. Deve-se orientar o uso, em casa, de medicações de primeira linha para o tratamento de crise aguda via oral, como triptanos orais ou AINEs e, a seguir, ser encaminhado para acompanhamento ambulatorial. As medidas para os pacientes com dor

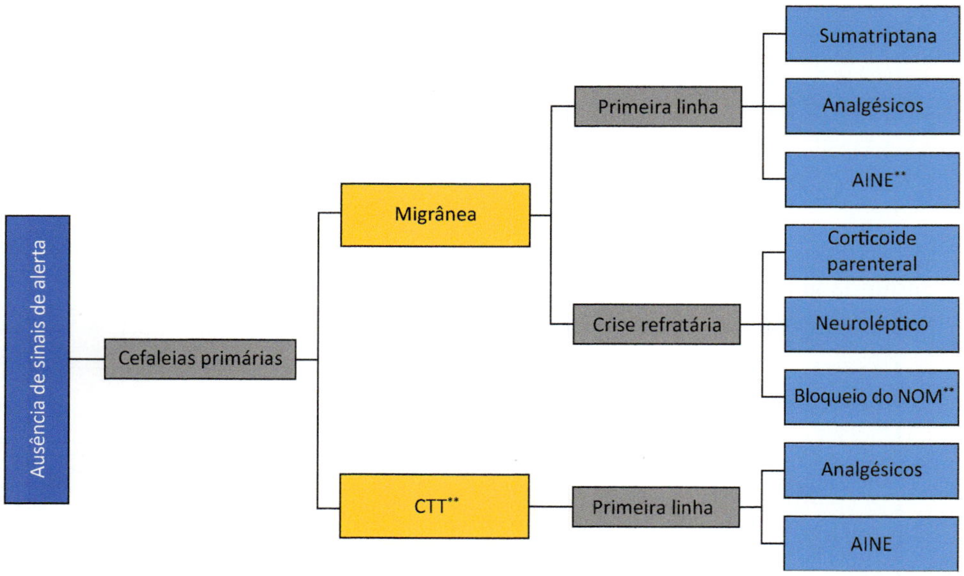

Fig. 28-2. *CTT: cefaleia do tipo tensão; **AINE: anti-inflamatório não hormonal; ***NOM: nervo occipital maior. Algoritmo proposto para a escolha da classe medicamentosa para tratamento da migrânea e da cefaleia do tipo tensão na emergência.

refratária, mesmo após adotadas todas as medidas anteriores incluem: a) reavaliação quanto ao diagnóstico, b) avaliação por especialista, c) internação para medicações de segunda e terceira linhas, incluindo neurolépticos, bloqueios, lidocaína nasal e quetamina.[11] Estes últimos tratamentos são restritos a centros terciários e requerem o envolvimento de profissionais com *expertise* em relação a estas modalidades terapêuticas.

REFERÊNCIAS BIBLIOGRÁFICAS

1. Relja G, Granato A, Capozzoli F, Maggiore C, Catalan M, Pizzolato G, et al. Nontraumatic headache in the Emergency Department: a survey in the province of Trieste. J Headache Pain. 2005 Sep;6(4):298-300.
2. Filler L, Akhter M, Nimlos P. Evaluation and Management of the Emergency Department Headache. Semin Neurol. 2019 Feb;39(1):20-26.
3. Headache Classification Committee of the International Headache Society (IHS) The International Classification of Headache Disorders, 3rd edition. Cephalalgia. 2018 Jan;38(1):1-211.
4. Mattos ACMT, Souza JA, Moreira PF Filho, Jurno ME, Velarde LGC. ID-Migraine™ questionnaire and accurate diagnosis of migraine. Arq Neuropsiquiatr. 2017 Jul;75(7):446-450.
5. Levin M. Opioids in headache. Headache. 2014 Jan;54(1): 12-21.
6. Bordini CA, Roesler C, Carvalho Dde S, Macedo DD, Piovesan É, Melhado EM, et al. Recommendations for the treatment of migraine attacks - a Brazilian consensus. Arq Neuropsiquiatr. 2016 Mar;74(3):262-71.
7. Vargas BB. Acute Treatment of Migraine. Continuum (Minneap Minn). 2018 Aug;24(4, Headache):1032-1051.
8. Lee AAH, Domingues RB. The effectiveness and safety of cranial nerve block in migraine: a critical review. Headache Med [Internet]. 2023 Mar. 31 [cited 2025 Jan. 27];14(1):7-12. Available from: https://www.headachemedicine.com.br/index.php/hm/article/view/759
9. Longoni M, Agostoni EC. Headache in neurological emergency. *Neurol Sci*. 2020;41(Suppl 2):409-416. doi:10.1007/s10072-020-04761-3
10. Robbins MS. Headache in Pregnancy. Continuum (Minneap Minn). 2018 Aug;24(4, Headache):1092-1107.
11. Bilhimer MH, Groth ME, Holmes AK. Ketamine for Migraine in the Emergency Department. Adv Emerg Nurs J. 2020 Apr/Jun;42(2):96-102.

Capítulo 29

Pseudotumor cerebral e hipotensão liquórica

Renan Barros Domingues

INTRODUÇÃO

Distúrbios da dinâmica do líquido cefalorraquiano (LCR) pode causar cefaleias que eventualmente se apresentam em serviços de emergência. O diagnóstico precoce é fundamental para evitar potenciais complicações, como as sequelas visuais em pacientes com hipertensão intracraniana e o hematoma subdural no caso da hipotensão liquórica.

PSEUDOTUMOR CEREBRAL

O pseudotumor cerebral é uma síndrome que resulta de aumento da pressão intracraniana. Pode ser primário, quando nenhuma causa é identificada, recebendo o nome de hipertensão intracraniana idiopática (HII); ou secundário, quando decorre de causas definidas. As causas de pseudotumor secundário incluem medicamentos (hormônio do crescimento, antibióticos como as tetraciclinas, ácido nalidíxico e nitrofurantoína, hipervitaminose A e uso de retinoides, como a isotretinoina, retirada de corticoides e lítio), doenças sistêmicas como a doença de Addison, hipoparatiroidismo, anemia severa, apneia obstrutiva do sono, lúpus, trombose venosa cerebral (TVC), doença de Behçet, síndrome do ovário policístico, trombofilias e uremia.[1,2]

Os sintomas mais comuns são cefaleia, anormalidades visuais e *tinnitus* pulsátil. As anormalidades visuais podem incluir visão turva, defeitos do campo visual periférico, diplopia binocular e perda da acuidade visual. O diagnóstico é feito com base em critérios que incluem a presença de papiledema (ou paralisia do abducente) e a pressão de abertura elevada do LCR na punção lombar (LP). A ressonância magnética de crânio (RM) não evidencia alterações do parênquima cerebral, mas pode mostrar sinais indiretos de hipertensão intracraniana e, do ponto de vista dos critérios diagnósticos, pode substituir a presença de papiledema ou paralisia do abducente quando estes não estão presentes.

Contudo, nos serviços de emergência, onde a RM raramente está disponível, a tomografia com a angiotomografia venosa seria suficiente para excluir uma lesão de parênquima e uma TVC.[3-5]

A raquimanometria é essencial para o diagnóstico, e o procedimento deve observar alguns pré-requisitos. O paciente deve estar deitado e relaxado. A punção em posição sentada pode gerar resultados falso-positivos. A ansiedade ou medicamentos sedativos também pode interferir na pressão de abertura. A pressão de abertura normal em adultos é de até 20 cm H_2O, sendo que em indivíduos obesos pode chegar a 25 cm H_2O. Em crianças com menos de 8 anos o valor normal pode chegar a 28 cm H_2O. Por isso, o valor de corte adotado é de 25 cm H_2O em adultos e 28 cm H_2O em crianças. A análise do LCR, incluindo citologia, bioquímica, reações imunológicas e biologia molecular, é normal.

A perda visual é a complicação mais temida do pseudotumor cerebral. Dentre os fatores implicados no prognóstico visual está tempo transcorrido desde o início dos sintomas e, por este motivo, o diagnóstico deve ser rápido, e o tratamento deve ser iniciado o mais precocemente possível.

Nos serviços de emergência o tratamento padrão deve ser a acetazolamida, na dose de 1,5 a 4 g/dia por via oral em adultos e 25-100 mg/kg dia em crianças. A acetazolamida deve ser imediatamente iniciada assim que a PL for realizada. A furosemida é uma opção, na dose de 20-40 mg/dia em adultos e 1 a 2 mg/kg/dia em crianças. O topiramato é, também, eficaz para tratamento da HII, mas, devido a necessidade de titulação de dose, não é uma boa alternativa para obtenção de resultados rápidos em serviços de emergência.[2,3] Os desfechos esperados em pacientes que o tratamento é eficaz são a melhora visual, o desaparecimento do papiledema e a melhora da cefaleia. PLs de repetição não são necessárias para monitorização.

Em pacientes com rápida deterioração da perda visual, com alto risco de sequelas visuais definitivas, as medidas terapêuticas devem ser mais vigorosas, incluindo a utilização de doses mais altas de acetazolamida desde o princípio. Nesses casos, ou quando o tratamento farmacológico não se mostra eficaz, ou quando há intolerância aos medicamentos, deve-se considerar a realização de procedimentos para alívio da hipertensão intracraniana ou de seus efeitos sobre o nervo óptico, conforme apresentado na Figura 29-1.[6]

HIPOTENSÃO LIQUÓRICA

A cefaleia por hipotensão liquórica está associada a uma das seguintes condições:

- Cefaleia pós-punção dural.
- Cefaleia por fístula liquórica.

1. Fenestração do nervo óptico	2. *Stent* Venoso	3. Derivação ventrículo-peritoneal e lomboperitoneal
• É a melhor opção para pacientes com rápida perda visual. Permite melhorar a acuidade e o campo visual em pacientes com falha terapêutica com a medicação. Tem como desvantagem a necessidade de neuro-oftalmologista no serviço.	• É um procedimento bastante eficaz para os pacientes com estenose de seio que, quando está presente, geralmente encontra-se próxima da junção do seio transverso-sigmoide. Além da presença de estenose de seio, outro pré-requisito para a indicação do *stent* é um gradiente de pressão elevado na região de estenose, de 8 mmHg ou superior. Quando presentes estes requisitos, a eficácia do *stent* venoso chega próxima de 90%.	• Estão associadas e uma redução do papiledema, melhora da acuidade visual e do zumbido em pacientes sem resposta à medicação. Embora sejam procedimentos já bastante tradicionais, são os que mais causam complicações. As complicações incluem recorrência da cefaleia, necessidade de revisão do sistema, hipotensão liquórica e infecções. As válvulas ajustáveis reduzem a taxa de complicações que, contudo, são elevantes. Por este motivo, são indicados apenas quando há perda visual progressiva e/ou hipertensão intracraniana a despeito da medicação e, na impossibilidade de realização de um dos dois procedimentos anteriormente mencionados.

Fig. 29-1. Tratamentos intervencionistas no pseudotumor cerebral.

- Cefaleia atribuída a hipotensão intracraniana espontânea.

Fístula Liquórica ou Hipotensão Intracraniana Espontânea

O quadro clínico da cefaleia por fístula liquórica ou hipotensão intracraniana espontânea é de uma cefaleia ortostática, normalmente até 15 minutos após ortostase e que alivia rapidamente ao deitar-se, geralmente piorando ao longo do dia ou com manobra de valsava. Raramente a cefaleia é paradoxal, ou seja, piora ao deitar-se. Pode apresentar-se como uma cefaleia em trovoada. Outros sintomas e sinais da hipotensão liquórica incluem turvação visual, rigidez de nuca e tinnitus. As diferenças clínicas entre a cefaleia do pseudotumor cerebral e da hipotensão liquórica estão listadas no Quadro 29-1. O diagnóstico da hipotensão liquórica é feito a partir do quadro clínico, além de hipotensão do LCR (< 60 mm LCR) e evidência de extravasamento de LCR em exames de imagem. Apenas a RM é capaz de demonstrar alterações como captação meníngea, ingurgitamento venoso e deslocamento de estruturas encefálicas, que são encontradas na hipotensão liquórica.[7] A tomografia de crânio habitualmente não traz informações diagnósticas relevantes.

As estratégias iniciais para o tratamento da hipotensão liquórica são algumas medidas conservadoras e incluem repouso absoluto, hidratação adequada, analgésicos, corticoides e bloqueio occipital. Poucos pacientes com fístula dural ou hipotensão liquórica melhorarão com estas medidas, sendo que a não resolução pode gerar complicações como o hematoma subdural. Por conta disso, os pacientes deverão ser internados para investigação da topografia da fístula e tratamento com "*blood patch*" e, eventualmente, tratamento cirúrgico da fístula.[7]

Cefaleia Pós-Punção Dural (CPPD)

A CPPD é uma cefaleia ortostática que se desenvolve nos primeiros dias após a punção lombar, seja ela realizada para fins diagnósticos, raquianestesia ou seja acidental, em casos de tentativa de anestesia peridural. A CPPD ocorre em pacientes submetidos à punção lombar (PL), em até 5 dias antes do início do quadro. É caracterizada por cefaleia que piora em até 15 minutos após sentar ou levantar e melhora em até 15 minutos após deitar-se. Ela pode estar associada a alguns dos seguintes sintomas: rigidez de nuca, zumbido, hipoacusia, fotofobia e náuseas.

O tratamento da CPPD depende da gravidade da cefaleia e do seu impacto na capacidade fun-

Quadro 29-1. Diferenças entre a cefaleia do pseudotumor e da hipotensão intracraniana

	Pseudotumor cerebral	Hipotensão intracraniana
Horário da dor	Pior de manhã	Pior ao longo do dia
Despertar noturno	Presente	Ausente
Piora com valsava	Sim	Não
Efeito da posição	Pode piorar ao deitar-se	Em geral melhora ao deitar-se
***Tinnitus* pulsátil**	Comum	Raro
Obscurecimento visual transitório	Presente	Ausente
Papiledema	Presente	Ausente
Cefaleia após a punção lombar	Melhora	Indiferente ou piora

cional do paciente. Na CPPD leve deve-se tentar inicialmente o tratamento conservador, incluindo repouso no leito, analgésicos orais e antieméticos, conforme necessário. Nesses casos o tratamento conservador apresenta boas chances de resolução dos sintomas. A hidratação oral e/ou intravenosa (IV) vigorosa também é preconizada. Pacientes com CPPD debilitante e cuja cefaleia é refratária às medidas conservadoras devem ser internados e submetidos ao tratamento com "*blood patch*".[8]

REFERÊNCIAS BIBLIOGRÁFICAS

1. Friedman DI, Liu GT, Digre KB. Revised diagnostic criteria for the pseudotumor cerebri syndrome in adults and children. Neurology. 2013 Sep 24;81(13):1159-65.
2. Kalyvas A, Neromyliotis E, Koutsarnakis C, Komaitis S, Drosos E, Skandalakis GP, et al. A systematic review of surgical treatments of idiopathic intracranial hypertension (IIH). Neurosurg Rev. 2021 Apr;44(2):773-792.
3. Burkett JG, Ailani J. An Up to Date Review of Pseudotumor Cerebri Syndrome. Curr Neurol Neurosci Rep. 2018 May 2;18(6):33.
4. Domingues R, Vega M, Brunale F, Giafferi C, Senne C. Cerebrospinal fluid (CSF) and idiopatic intracranial hypertension (IIH): a critical review. Headache Med [Internet]. 2022 Oct. 1 [cited 2023 Jan. 16];13(3):167-73. Available from: https://headachemedicine.com.br/index.php/hm/article/view/649
5. Domingues RB, Senne C, Lacerda C. Higher cerebrospinal fluid (CSF) opening pressure in patients with idiopatic intracranial hypertension (IIH) with permanent visual impairment. Headache Medicine. 2022,13(3):208-212 Available from: https://headachemedicine.com.br/index.php/hm/article/view/651
6. Kalyvas A, Neromyliotis E, Koutsarnakis C, Komaitis S, Drosos E, Skandalakis GP, et al. A systematic review of surgical treatments of idiopathic intracranial hypertension (IIH). Neurosurg Rev. 2021 Apr;44(2):773-792.
7. Wang SJ. Spontaneous Intracranial Hypotension. Continuum (Minneap Minn). 2021 Jun 1;27(3):746-766.
8. Buddeberg BS, Bandschapp O, Girard T. Post-dural puncture headache. Minerva Anestesiol. 2019 May;85(5):543-553.

Capítulo 30

Cefaleias trigêmino-autonômicas e neuralgias cranianas na unidade de emergência

Renan Barros Domingues

INTRODUÇÃO

As cefaleias trigêmino-autonômicas (CTAs) e as neuralgias cranianas são causas pouco comuns de atendimentos em unidades de emergência, contudo, requerem um diagnóstico adequado uma vez que as medidas terapêuticas para outras cefaleias são geralmente ineficazes para estas condições, enquanto os tratamentos específicos são bastante eficazes. As características clínicas são marcantes, sendo possível diagnosticar de forma ágil em unidades de emergência, desde que o médico esteja familiarizado com as principais características dos sintomas destas cefaleias.[1] Assim como para a migrânea e a cefaleia do tipo tensão, é a história clínica o elemento mais importante para o estabelecimento do diagnóstico.

CEFALEIAS TRIGÊMINO-AUTONÔMICAS (CTAS)

As CTAs compreendem um conjunto de cefaleias caracterizadas por crises de cefaleia unilaterais e de curta duração, acompanhadas por sintomas autonômicos ipsilaterais. Os sintomas autonômicos associados a estas cefaleias são:[2]

1. Pelo menos um dos seguintes sintomas ou sinais ipsilaterais à cefaleia:

    a) Hiperemia da conjuntiva e/ou lacrimejo.
    b) Congestão nasal e/ou rinorreia.
    c) Edema da pálpebra.
    d) Sudorese da face e da região frontal.
    e) Miose e/ou ptose.

2. Sensação de inquietude ou agitação.

A cefaleia em salvas (CS) é a mais comum das CTAs. As demais CTAs são muito improváveis em serviços de emergência, dada a sua curta duração e provável remissão antes da chegada do paciente ao serviço de emergência. A CS é invariavelmente unilateral, e a localização geralmente é periorbital. A dor é excruciante, do lado dos sintomas autonômicos, durando de 15 a 180 minutos, geralmente cerca de 30-45 minutos. A intensidade máxima é atingida em cerca de 5-15 minutos após o início. Durante o período de salvas geralmente ocorrem uma a três crises ao dia, com desaparecimento completo entre as crises.[2,3]

A presença dos sintomas autonômicos e de uma dor com as características anteriores, geralmente, permitem um diagnóstico de CS com relativa facilidade. Os diagnósticos diferenciais incluem outras CTAs e cefaleias secundárias. As outras CTAs diferenciam-se da CTA pela duração e frequência das crises, conforme mostra o Quadro 30-1. A hemicrania paroxística e a hemicrania contínua caracterizam-se por uma resposta total e exclusiva à indometacina, sendo possível realizar este teste terapêutico quando há dúvida diagnóstica entre CS e estas entidades. O SUNCT e o SUNA podem ser conduzidos em unidades de emergência de forma semelhante às neuralgias.[2-4]

TRATAMENTO DA CS NA EMERGÊNCIA

Crise

1. A primeira linha do tratamento da CS na sala de emergência é o oxigênio por máscara. Utiliza-se oxigênio 100% por máscara com o paciente inclinado para a frente em uma posição sentada por meio de uma respiração frouxa, usando máscara com reservatório não reinalante que o paciente segura com as duas mãos, a um fluxo de 10-15 L/minuto, durante 15-20 minutos. Cerca de 70% dos pacientes obtêm alívio completo da dor em 15 minutos.[2,5]
2. O segundo tratamento a ser administrado, caso ainda persista a dor depois de 15 a 20 minutos depois do início do oxigênio, é o sumatriptano por via SC, na dose de 6 mg. A dose pode ser repetida se necessário após uma hora, sendo que mais de 70% dos pacientes ficam livres da dor em até 15 minutos após a primeira dose. Embora os triptanos orais ou por *spray* nasal sejam eficazes, não são adequados na unidade de emergência, já que a dor é muito forte enquanto o início de ação é mais lento que por via SC. Os triptanos não devem ser usados em idosos e um pacientes coronariopatas.[6]

Tratamento de Transição

Como a recorrência de crises é praticamente certa e em uma frequência alta, o tratamento de transição deve ser iniciado o mais rápido possível. O tratamento de transição é utilizado por curto período, e serve para aliviar o quadro até o paciente procurar ou retornar ao especialista. As opções incluem:

1. Curso de prednisona na dose de 1 mg/kg dia.
2. Bloqueio do nervo occipital ipsilateral com lidocaína e corticoide injetável.[6]

Os pacientes com CS devem ser sempre encaminhados para seguimento ambulatorial com especialista o mais breve possível.

NEURALGIAS CRANIANAS

São dores lancinantes, paroxísticas, em um território de inervação específico de algum nervo craniano. Quando o paciente é admitido na uni-

Quadro 30-1. Diferenças entre CTAs

	Hemicrania paroxística	Hemicrania contínua	SUNCT/SUNA*
Duração	2-45 minutos	Contínua com exacerbações	5-250 segundos
Frequência	1-40 por dia	Algumas exacerbações ao dia	Até 30 por hora

*SUNCT: cefaleia de curta duração, unilateral, neuralgiforme com hiperemia conjuntival e lacrimejamento; SUNA: cefaleia de curta duração, unilateral, neuralgiforme, com sintomas autonômicos cranianos.

dade de emergência com uma neuropatia craniana ainda não investigada é importante excluir uma lesão subjacente no território do nervo afetado. Na ausência de uma causa secundária desta neuralgia, após a investigação, a neuralgia é denominada idiopática e classificada de acordo com território do nervo afetado.[7]

Neuralgia do Trigêmeo (NT)

A neuralgia do trigêmeo é a mais comum das neuralgias cranianas, e os sintomas são:

a) Paroxismos recorrentes de dor facial unilateral na distribuição de uma ou mais divisões do nervo trigêmeo.
b) Duração de uma fração de segundo até 2 minutos.
c) Intensidade severa.
d) Característica do tipo choque elétrico, fisgada ou facada.
e) Ataques de dor precipitados por estímulos inócuos dentro da distribuição trigeminal afetada, por exemplo como escovar os dentes, lavar o rosto, falar ou mastigar.

A NT geralmente é geralmente primária, mas pode ser secundária, sendo as causas secundárias mais comuns a esclerose múltipla e tumores do ângulo pontocerebelar. Diagnósticos diferenciais incluem outras neuralgias, problemas odontológicos e a cefaleia atribuída a doença da articulação da temporomandibular (ATM). Nesse caso, os elementos que auxiliam na diferenciação são a piora da dor com a movimentação da mandíbula e a mastigação e a dor provocada pela palpação da região da ATM.

O tratamento da NT é feito principalmente com medicações antiepilépticas.[8] Nos serviços de emergência podem ser vistos pacientes com exacerbação da NT. Nas exacerbações, os pacientes podem ficar incapazes de comer ou beber. Nesses casos pode-se usar a fenitoína EV. Uma alternativa cujos estudos mostram bons resultados é a lacosamida EV.[8,9] Não existe uma padronização de dose. O autor recomenda uma dose inicial de 50% da usada no estado de mal epiléptico, com complementações posteriores conforme a necessidade. A lidocaína EV (5 mg/kg em 60 minutos) é também uma alternativa. O alívio da dor aguda também pode ser obtido com bloqueios anestésicos periféricos de ramos do nervo trigêmeo, como o nervo supraorbital, supratroclear, infraorbital e auriculotemporal.

Assim que resolvida a exacerbação, os pacientes devem ser encaminhados para seguimento ambulatorial, com prescrição de uma droga antiepiléptica profilática, como a carbamazepina ou a oxcarbazepina, começando com doses baixas a serem gradualmente aumentadas a depender da tolerância do paciente.[7]

Neuropatia Trigeminal Dolorosa

Trata-se de uma dor secundária a alguma lesão em alguma topografia do nervo trigêmeo. Além do quadro doloroso, os pacientes têm parestesias e/ou dor neuropática (p. ex., em queimação) quase contínua. O exame sensitivo pode revelar hipo ou hiperestesia, além de alodinia. Pode ser secundária a uma variedade de doenças traumáticas, inflamatórias, neoplásicas ou infecciosas, e o território corresponde à lesão causadora.

A infecção pelo Herpes-zóster é uma das causas mais frequentes. A dor pode acontecer na fase aguda da infecção ou mesmo após resolvidas as erupções cutâneas (neuralgia pós-herpética). O tratamento inclui antidepressivos e drogas antiepilépticas. Opioides como o tramadol podem ser utilizados como terapia de resgate, devendo-se evitar o uso prolongado, em função dos riscos conhecidos.

Assim que aliviada a exacerbação, os pacientes devem ser encaminhados para acompanhamento ambulatorial, preferencialmente com a prescrição de gabapentina ou pregabalina.[7]

Neuralgia Occipital

A neuralgia occipital é caracterizada por pontadas paroxísticas ou dor lancinante no couro cabeludo posterior, no território do occipital maior, occipital menor ou terceiro nervo occipital. A dor é associada a disestesia e/ou alodinia do couro cabeludo. A compressão do nervo afetado funciona como um gatilho doloroso. Além do tratamento com anticonvulsivantes, os bloqueios nervosos dos nervos occipitais podem ser realizados por injeção de anestésico, eventualmente combinado com um corticosteroide, próximo à emergência dos nervos occipitais na base do crânio. Este tratamento pode proporcionar alívio da dor por algumas semanas e é sem dúvida mais seguro que o uso de anticonvulsivantes.[7]

Outras Neuralgias

Outras neuralgias cranianas são mais raras:

- Neuralgia do intermédio – paroxismos na região profunda do ouvido.
- Neuralgia do glossofaríngeo – paroxismos afetando a parte posterior da língua, faringe, tonsila, região profunda da orelha e/ou abaixo do ângulo da mandíbula

O tratamento de resgate destas outras neuralgias na sala de emergência pode ser feito da mesma forma como na NT.

REFERÊNCIAS BIBLIOGRÁFICAS

1. Nahas SJ. Cluster Headache and Other Trigeminal Autonomic Cephalalgias. Continuum (Minneap Minn). 2021;27(3):633-651.
2. Suri H, Ailani J. Cluster Headache: A Review and Update in Treatment. Curr Neurol Neurosci Rep. 2021;21(7):31.
3. Grosberg BM, Solomon S. Recognition and treatment of cluster headache in the emergency department. Curr Pain Headache Rep. 2004;8(2):140-6.
4. Vieira JV, Cintra A dos S, Fonseca APA, Rocha AJ da, Domingues RB. Coexistence of Sunct Syndrome and pituitary tumor: A possible association to be recognized. Headache Med. 2019 Mar. 31 [cited 2023 Jan. 14];10(1):35. Available from: https://headachemedicine.com.br/index.php/hm/article/view/65
5. Pearson SM, Burish MJ, Shapiro RE, Yan Y, Schor LI. Effectiveness of Oxygen and Other Acute Treatments for Cluster Headache: Results From the Cluster Headache Questionnaire, an International Survey. Headache. 2019;59(2):235-249.
6. Robbins MS, Starling AJ, Pringsheim TM, Becker WJ, Schwedt TJ. Treatment of Cluster Headache: The American Headache Society Evidence-Based Guidelines. Headache. 2016;56(7):1093-106.
7. Robertson C. Cranial Neuralgias. Continuum (Minneap Minn). 2021;27(3):665-685.
8. Domingues RB, Kuster GW, Aquino CC. Treatment of trigeminal neuralgia with low doses of topiramate. Arq Neuropsiquiatr. 2007;65(3B):792-4.
9. Muñoz-Vendrell A, Teixidor S, Sala-Padró J, Campoy S, Huerta-Villanueva M. Intravenous lacosamide and phenytoin for the treatment of acute exacerbations of trigeminal neuralgia: A retrospective analysis of 144 cases. Cephalalgia. 2022;42(10):1031-1038.

Parte 7

Neuroimunologia

Capítulo 31

Neurites ópticas na emergência

Elisa Matias Vieira de Melo | Fabio Ejzenbaum

INTRODUÇÃO

Neurite óptica (NO) é a inflamação primária do nervo óptico, apresentando-se como manifestação de doenças inflamatórias do sistema nervoso central, seja de etiologia infecciosa ou não infecciosa (como autoimunidade, desmielinizantes, granulomatosas, paraneoplásicas) (Quadro 31-1).[1,2]

MANIFESTAÇÃO CLÍNICA

Anamnese e Exame Neurológico

- Anamnese:
  - Perda ou diminuição da acuidade visual.
  - Aguda/subaguda.
  - Associada a dor a movimentação ocular.
- Exame neurológico:
  - Redução da acuidade visual medida na tabela de Snellen ou cartão de bolso de Rosennaum.
  - Discromatopsia.

Quadro 31-1. Possíveis etiologias de neurite óptica

Esclerose Múltipla
Doenças do espectro da neuromielite óptica (NMOSD)
Doença associada ao anticorpo contra a glicoproteína da mielina do oligodendrócito (MOGAD)
Seronegativas (neuropatia óptica autoimune – AON, neurite óptica recorrente isolada – RION, neuropatia óptica inflamatória recorrente crônica – CRION)
Granulomatosas (sarcoidose, granulomatose com poliangeite)
Autoimunes (síndrome de Sjogren, lúpus eritematoso sistêmico)
GFAP-IgG
Paraneoplásica (CRMP-5)
Neurorretinite (bartonella, rickettsia, espiroquetas, vírus *coxsackie* B, HIV, histoplasmose, toxoplasmose, sarcoidose, doença de Behçet, Sífilis, Lyme)
Infecciosas (Sifilis, Toxoplasmose, Tuberculose)
Viral (vírus herpes *simplex* (HSV), vírus varicela-zóster (VZV), citomegalovírus (CMV), vírus Epstein-Barr (EBV), HIV, vírus do Nilo Ocidental, dengue, caxumba/sarampo/rubéola)
Infiltrativa (histiocitose, linfoma, leucemia)

Identificar com brevidade a causa da NO ainda no pronto-socorro (PS) nos permite instituir o tratamento adequado rapidamente, mitigando ao máximo possíveis sequelas visuais.

Defeito pupilar aferente (Ver QRCode abaixo). Pode estar ausente tal resposta caso haja acometimento bilateral agudo ou história previa de NO no olho contralateral.

Palidez/edema de disco óptico com demais aspectos do exame do fundo de olho normais (Fig. 31-1).

É importante ficar atento as *"red flags"* que diferenciam NO típicas (relacionada a doença inflamatória desmielinizante, especialmente esclerose múltipla) e atípicas (outras doenças inflamatórias, infecciosas, autoimunes ou isoladas) (Quadro 31-2).[3]

Manifestação Clínica *Versus* Diagnósticos Diferenciais

- *Esclerose múltipla:* diminuição leve a moderada da acuidade visual, unilateral (Fig. 31-2), de acometimento subagudo, incomum a presença de edema de disco optico.[4,5]

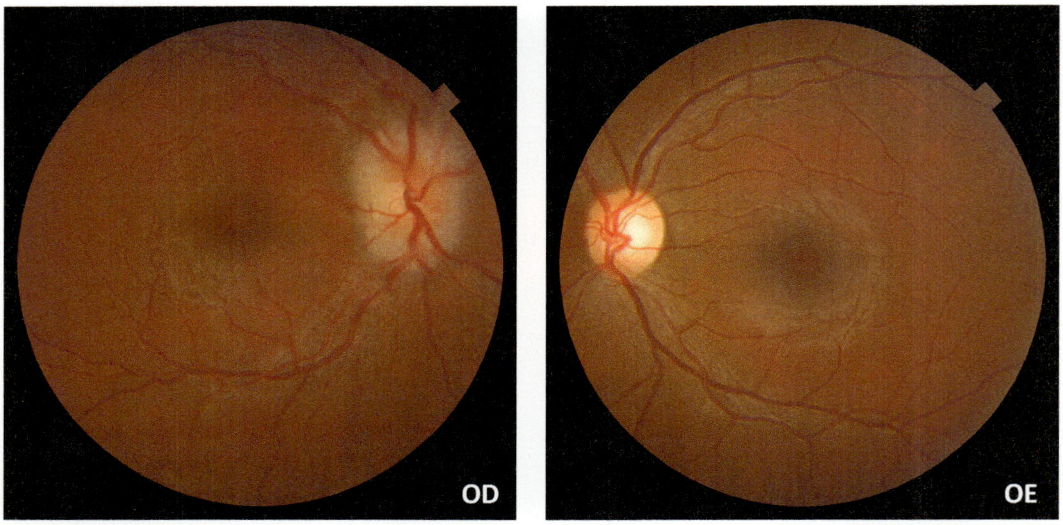

Fig. 31-1. Fundoscopia com edema do disco óptico (OD) e normal (OE). (Imagem cedida pela divisão de Neuroftalmologia do departamento de Oftalmologia da Santa Casa de São Paulo, 2019.)

Quadro 31-2. Características epidemiológicas e clínicas da neurite óptica típica e atípica

	Típica	Atípica
Idade	Adulto jovem	Idade > 50 anos ou < 12 anos
Etnia	Caucasiano	Descendência africana, asiático ou polinésia
Lateralidade	Sintomas unilaterais	Bilateral simultâneo ou sequencial
Dor	Dor periocular leve; piora com a movimentação dos olhos	Dor severa, que persiste por mais de 2 semanas
Visão	Perda visual unilateral leve a moderada com recuperação espontânea	Perda visual grave (> 20/200), sem recuperação após 3 semanas do início, progressão da perda visual por mais de 2 semanas
Fundo de olho	Disco óptico normal ou edema	Edema disco óptico, neurorretinite, hemorragia de disco óptico, inflamação segmento anterior-posterior, exsudatos retinais
Outros	Fenômeno de Uhthoff, episódios neurológicos autolimitados prévios	História familiar, história neoplásica

- *Doenças do espectro na neuromielite óptica (NMOSD):* grave (acuidade visual 20/200 ou pior), de acometimento bilateral (simultâneo ou sequencial), pode ser recorrente, extensão até quiasma óptico (Fig. 31-2).[6]
- *Doença associada ao anticorpo contra a glicoproteína da mielina do oligodendrócito (MOGAD):* apresentação bilateral em 50% dos pacientes (Fig. 31-2), grave, extensa, envolvimento do tecido perineural, recorrência do quadro e com presença edema de disco óptico importante na presença ou ausência de edema da cabeça do nervo óptico na fundoscopia.[7-9]
- *Neuropatia óptica isquêmica anterior (NOIA):* importante diagnóstico diferencial no PS para queixas de diminuição de acuidade visual. Neuropatia óptica de causa vascular (oclusão das artérias ciliares posteriores curtas e infarto total ou parcial do disco óptico), apresenta-se como perda visual de início súbito, indolor, monocular, não progressiva, geralmente em pacientes acima dos 50 anos. Ao exame neurológico, defeito de campo visual em altitude; a fundoscopia, edema óptico ipisilateral, com hemorragias peripapilares na fase aguda e evolução para atrofia óptica. Ao contrário da NO, geralmente a perda visual na NOIA é permanente. A NOIA é dividida em dois tipos: NOIA arterítica (relacionada com a arterite de células gigantes) e NOIA não arterítica (relacionada com microvasculopatia por HAS, DM, tabagismo, aterosclerose, apneia do sono, anemia ou idiopática).[11]
- *Sífilis:* diminuição/perda da acuidade visual, indolor, uni ou bilateral, com fundoscopia demonstrando papilite e edema de disco óptico. Associação com uveíte é comum.[12,13]
- *Tuberculose:* papilite e a perineurite não é rara; geralmente acompanhado de uveíte ou panuveíte; pode ocorrer síndrome do ápice da órbita (ptose, proptose, oftalmoplegia interna e externa por acometimento do II, III, IV e VI nervos cranianos).[14]
- *Neurorretinite*: precedendo a alteração visual, geralmente ocorre febre, artralgias, cefaleia, *rash* cutâneo e linfadenomegalia, a depender da etiologia. A perda visual geralmente é dolorosa, com acometimento de campo visual central ou centrocecal; na fundoscopia, o exsudato macular (estrela macular) pode ocorrer 2 a 6 semanas após o início dos sintomas (Fig. 31-3).[15]
- *Infecções virais:* na HSV é acompanhada de encefalite ou necrose aguda da retina. Na VZV, papilite é comum, com perda visual bilateral na infecção primária e unilateral na manifestação da herpes-zóster *Ophthalmicus*. CMV causa papilite associada a retinite (Fig. 31-4) e no EBC a NO é bilateral e retrobulbar. HIV raramente se apresenta como NO, mas pode ocorrer como NO retrobulbar, papilite e neurorretinite.[2]

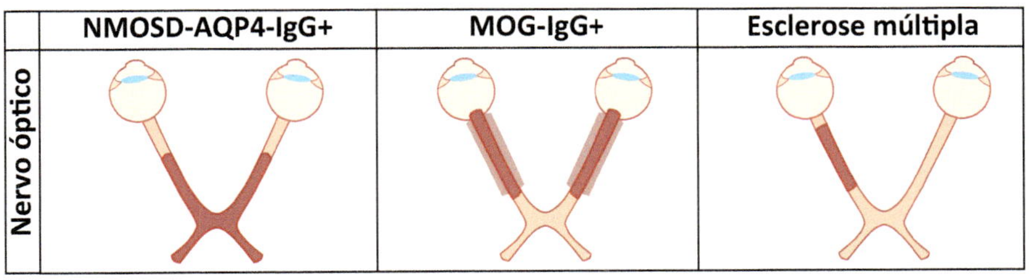

Fig. 31-2. NMOSD: envolvimento posterior do nervo óptico, bilateral e com extensão até quiasma óptico; MOGAD: envolvimento anterior do nervo óptico, bilateral e longa extensa. EM: unilateral e curta extensão.[10]

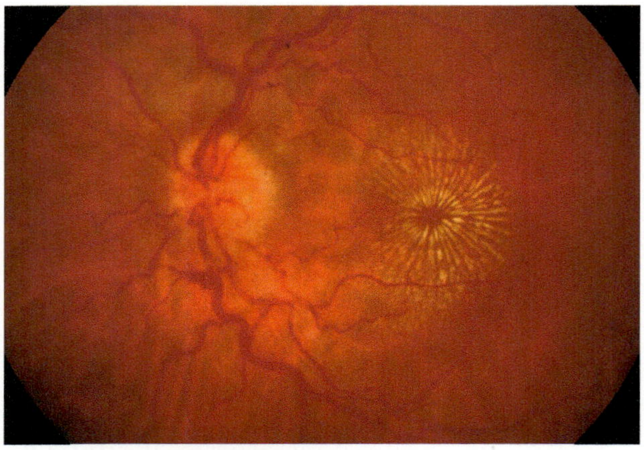

Fig. 31-3. Fundoscopia demonstrando exsudato e edema macular na neurorretinite. (Imagem cedida pela divisão de Neuro-Oftalmologia do Departamento de Oftalmologia da Santa Casa de São Paulo, 2022.)

EXAMES COMPLEMENTARES

Os seguintes exames podem auxiliar a caracterizar o quadro de NO e excluir os diagnósticos diferenciais, se disponível no PS:

- *Ressonância magnética de órbitas:* hipersinal em T2 e impregnação pelo gadolínio no nervo óptico (Fig. 31-5).[10]
- *Tomografia por coerência óptica (OCT):* nos casos em que existe papilite, as medidas da espessura da camada de fibras nervosas da retina peripapilar (pRNFL) podem estar aumentadas. A principal utilidade é observar o paciente aproximadamente 3 meses após o surto, avaliando a extensão/dano/prognóstico das vias ópticas.[16]
- *Laboratorial:* coletar sorologias e bioquímicos para excluir doenças infecciosas e distúrbios metabólicos.
- *Liquor:* excluir causas infecciosas e/ou confirmar presença de inflamação nas doenças desmielinizantes no SNC.

TRATAMENTO NA EMERGÊNCIA

- *Corticoides*: pulsoterapia com metilprednisolona 1 g, intravenosa, de 3-7 dias. Geralmente, NO relacionada a MOGAD apresenta boa resposta a corticoterapia, se comparada com NMOSD, sendo a instituição precoce do tratamento benéfica para todas as doenças desmielinizantes.

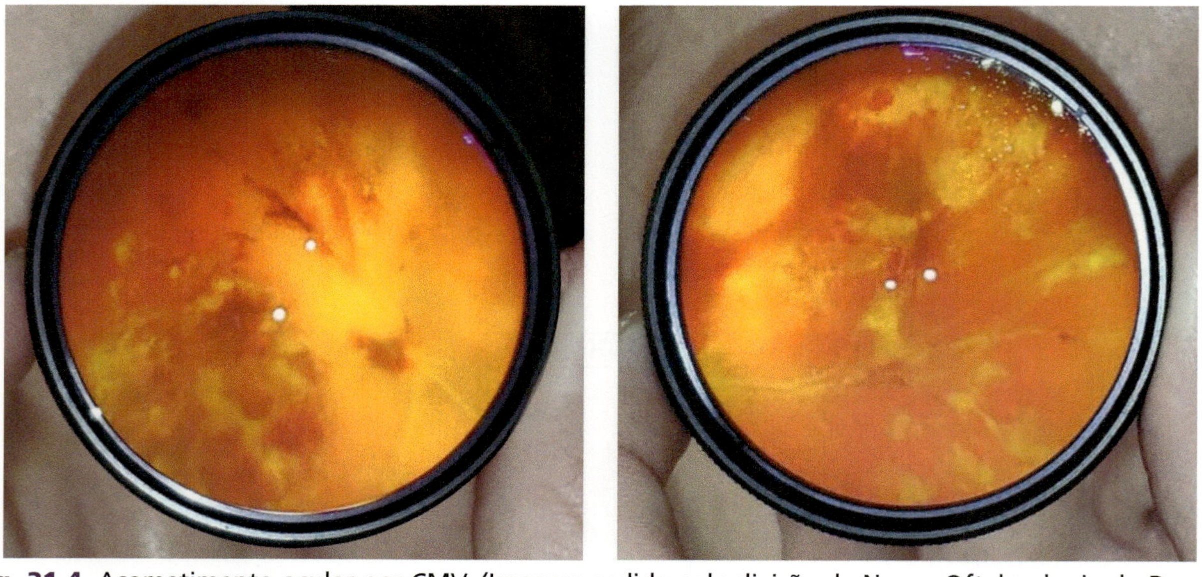

Fig. 31-4. Acometimento ocular por CMV. (Imagem cedida pela divisão de Neuro-Oftalmologia do Departamento de Oftalmologia da Santa Casa de São Paulo, 2019.)

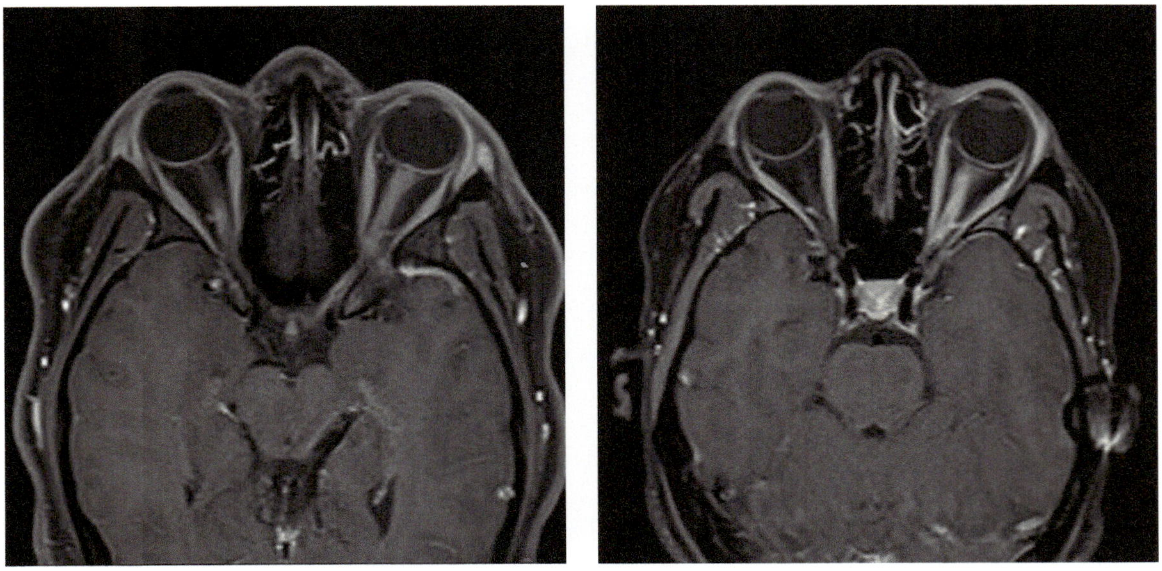

Fig. 31-5. Imagem axial T1 pós-contraste com saturação de gordura em paciente com diagnóstico de doença do espectro da neuromielite óptica. (Imagens cedidas pela divisão de Neurorradiologia do Departamento de Radiologia da Santa Casa de São Paulo, 2022).

- *Plasmaferese:* usado no tratamento de NO graves e/ou não respondedores ao uso da corticoterapia e nos surtos de NMOSD. Devido a gravidade e mau prognóstico da neurite óptica na NMOSD, a plasmaferese deve ser considerada como primeira linha ou logo após a corticoterapia intravenosa, principalmente em pacientes com AQP4-IgG positivo (diagnóstico já estabelecido).
- *Imunoglobulina intravenosa:* dados sobre a eficácia de imunoglobulinas intravenosas para NO aguda são escassos e controversos. Pode ser uma alternativa para pacientes com NO recorrente que não respondem ou são intolerantes a pulsoterapia e para aqueles com contraindicação a plasmaférese.[1]

REFERÊNCIAS BIBLIOGRÁFICAS

1 Bennett JL, Costello F, Chen JJ, Petzold A, Biousse V, Newman NJ, et al. Optic neuritis and autoimmune optic neuropathies: advances in diagnosis and treatment. Lancet Neurol. 2023;22(1):89-100.

2 Bennett JL. Optic Neuritis. Continuum (Minneap Minn). 2019;25(5):1236-1264.

3 Toosy AT, Mason DF, Miller DH. Optic neuritis. Lancet Neurol. 2014;13(1):83-99.

4 Optic Neuritis Study Group. Multiple sclerosis risk after optic neuritis: final optic neuritis treatment trial follow-up. Arch Neurol. 2008;65:727-32.

5 Optic Neuritis Study Group. The clinical profile of optic neuritis. Experience of the optic neuritis treatment trial. Arch Ophthalmol. 1991;109:1673-78.

6 Jarius S, Paul F, Weinshenker BG, Levy M, Kim HJ, Wildemann B. Neuromyelitis optica. Nat Rev Dis Primers. 2020;6:85.

7 Marignier R, Hacohen Y, Cobo-Calvo A, et al. Myelinoligodendrocyte glycoprotein antibody-associated disease. Lancet Neurol. 2021;20:762-72.

8 Banwell, Brenda et al. Diagnosis of myelin oligodendrocyte glycoprotein antibody-associated disease: International MOGAD Panel proposed criteria. The Lancet Neurology, Published: January 24, 2023.

9 Zhao G, Chen Q, Huang Y, et al. Clinical characteristics of myelin oligodendrocyte glycoprotein seropositive optic neuritis: a cohort study in Shanghai, China. J Neurol. 2018;265:33-40.

10 Dutra BG, da Rocha AJ, Nunes RH, Maia ACM Júnior. Neuromyelitis Optica Spectrum Disorders: Spectrum of MR Imaging Findings and Their Differential Diagnosis. Radiographics. 2018 Jan-Feb;38(1):169-193.

11 Aminoff MJ, Simon RP, Greenberg DA. Neurologia clínica. 8. Ed. McGraw-Hill; 2014.

12 Rocha AJ da, Littig IA, Nunes RH, Tilbery CP. Central nervous system infectious diseases mimicking multiple sclerosis: recognizing distinguishable features using MRI. Arq Neuro-Psiquiatr [Internet]. 2013Sep;71. Disponível em: https://doi.org/10.1590/0004-282X20130162
13 Vaze A, De Angelis RE, Simões M, Arantes TE, Moreto R, Oliver GF, Smith JR, Furtado JM. Optical Coherence Tomography Findings in Ocular Syphilis Involving the Posterior Segment of the Eye. Ocul Immunol Inflamm. 2022 Aug;30(6):1464-1470.
14 Davis EJ, Rathinam SR, Okada AA, Tow SL, Petrushkin H, Graham EM, et al. Clinical spectrum of tuberculous optic neuropathy. J Ophthalmic Inflamm Infect. 2012 Dec;2(4):183-9.
15 Abdelhakim A, Rasool N. Neuroretinitis: a review. Curr Opin Ophthalmol. 2018;29(6):514-519.
16 Biousse V, Danesh-Meyer H, Saindane A, Lamirel C, Newman N. Imaging of the optic nerve: technological advances and future prospects. Lancet Neurol 2022; published online Sept 22.

Capítulo 32

Tratamento das doenças neuroimunes do sistema nervoso central

Rafael Paternò Castello Dias Carneiro | Maria Fernanda Mendes

TRATAMENTO DA ESCLEROSE MÚLTIPLA, NEUROMIELITE ÓPTICA E MOGAD

Introdução

Um dos mais importantes aprendizados em neurologia veio do estudo das doenças neurovasculares: "*time is brain*". A velocidade no atendimento e implementação do tratamento pode representar a ausência de sequelas neurológicas também nas doenças imunomediadas. Aqui, no entanto, não falamos em horas, mas em dias. O rápido reconhecimento e tratamento dos sintomas de agudização de doenças neurológicas que acometem preferencialmente adultos jovens, pode representar a diferença entre sequelas neurológicas graves e a reversão completa dos sintomas.

No Departamento de Emergência, essas doenças podem apresentar-se em sua primeira manifestação, ainda sem diagnóstico definido, ou em uma exacerbação, usualmente chamadas de surtos, que indicam atividade inflamatória no SNC. Discutiremos a seguir, as principais manifestações com suas particularidades e o diagnóstico diferencial da exacerbação de três das principais doenças do sistema nervoso central (SNC): a esclerose múltipla (EM), a neuromielite óptica (NMO) e o MOGAD.

Para todas, a manifestação aguda é variável, e os quadros mais graves como sintomas medulares, de tronco encefálico ou visuais requerem uma rápida atuação por parte do médico socorrista. Não é possível prever quando e onde ocorrerá uma nova recorrência ou surto, mas é possível atuar o mais diligentemente possível visando mitigar os danos neurológicos. Podemos afirmar que tempo importa em todas as doenças que afetam o SNC.

ESCLEROSE MÚLTIPLA: TRATAMENTO DOS SURTOS

Uma das características clínicas mais marcantes da esclerose múltipla (EM) é a presença das exacerbações ou surtos. Muitos deles podem contribuir para a incapacidade neurológica que pode-se apresentar na evolução da doença, mas é inegável que a abordagem correta nos surtos é fundamental e exige uma conduta precisa.

Quanto à identificação e caracterização do evento, devemos inicialmente dividir em casos que sabidamente apresentam a doença e pacientes que suspeitamos que apresentam a doença pela característica dos sintomas, mas que não tem ainda o diagnóstico firmado. Não havendo diagnóstico prévio, é fundamental a realização de exames de imagem e investigação de diagnósticos diferenciais, conforme descrito no Quadro 32-1.

Quadro 32-1. Exames laboratoriais sugeridos

Rastreio infeccioso padrão Hemograma, PCR RX Torax Urina 1
Exames pré-PLEX Albumina Hemograma Cálcio, Na, K, Mg TP, TTPA
Investigação etiológica RM de eixo quando possível LCR com BOC + IgG + EFP Sorologias: HIV, sífilis, hepatite B e C, HTLV Avaliar indicação: herpes 1 e 2, CMV FAN, VHS, C3 e C4, vitamina B12 Avaliar indicação: anticorpo antiaquaporina no sangue, anti-MOG

Diagnóstico do Surto

Nos pacientes que já possuem o diagnóstico de esclerose múltipla confirmado, o valor preditivo positivo de que a presença de um sintoma neurológico signifique um surto da doença é de fato bastante elevado, entretanto existem especificidades que precisam ser cumpridas.

Conforme os critérios revisados de McDonald (2017) caracteriza-se um surto: "*Um episódio clínico monofásico com sintomas relatados pelo paciente e achados objetivos típicos da esclerose múltipla, refletindo um evento inflamatório desmielinizante focal ou multifocal no SNC, desenvolvendo-se de forma aguda ou subaguda, com uma duração de pelo menos 24 h, com ou sem recuperação, e na ausência de febre ou infecção*".[1,2] O surgimento de novos sinais neurológicos dentro do período de 30 dias, representa agravamento do surto ou não resposta ao tratamento do mesmo.

Na prática clínica, os principais eventos que precisam ser diferenciados de uma exacerbação da doença são o *pseudosurto* e a flutuação dos sintomas. Ambos os eventos são comuns em pessoas que vivem com EM e possuem sua fisiopatologia ligada a presença de lesões prévias nos tratos neuronais e fatores que contribuem para a redução da comunicação desses tratos, causando o aparecimento de sintomas transitórios sem um novo episódio de inflamação aguda no SNC. Exemplos comuns incluem incluem as pioras induzidas por processos infecciosos, que podem ser justificadas pelo aumento da temperatura corporal ou pela liberação de citocinas inflamatórias. É essencial citar que que pessoas saudáveis também podem apresentar sintomas neurológicos transitórios, tais como parestesia, reduções transitórias da força em um membro, tontura ou outros, geralmente com duração menor que 24 horas, sem que haja um significado clínico.

A classificação dos surtos quanto a sua gravidade é realizada de forma estritamente acadêmica, pois sempre indica atividade inflamatória no SNC. O Quadro 32-2 classifica, arbitrariamente, a gravidade dos surtos, mas ressaltamos que, mesmo para os surtos considerados leves, os pacientes devem ser encaminhados para o médico assistente para reavaliação.

Sintomas Mais Frequentes

As características clínicas típicas sugestivas de uma primeira recaída clínica de EM incluem alterações visuais unilaterais com dor ocular sugestivas de neurite óptica, sintomas sensoriais ou motores,

Quadro 32-2. Classificação dos surtos na esclerose múltipla

Sintomas mínimos ou surto leve: não limita a funcionalidade - Parestesias
Não incapacitantes ou moderado: limita a funcionalidade, mas permite a realização de AVDs - Neurite óptica, paresias leves, deambulação plena
Incapacitante ou grave: limitação para a realização de AVDs - Paciente sem condições de locomoção, surto medular ou infratentorial

com ou sem disfunção vesical ou intestinal, bem como sintomas infratentoriais que podem incluir desequilíbrio, incoordenação, diplopia ou vertigem. A duração dos sintomas deve ser de no mínimo 24 horas, porém, frequentemente os sintomas persistem por dias ou semanas.[2-4]

Realização da Ressonância para Confirmar a Suspeita de um Surto

Para os pacientes sem diagnóstico de EM, é fundamental a realização da ressonância magnética (RNM). A RNM de crânio está indicada em todos os casos, independente da topografia do sintoma, por serem frequentes as lesões inflamatórias cerebrais assintomáticas. No caso de sintomas medulares, recomenda-se exame de crânio, do segmento medular acometido e daqueles mais rostrais. A RM de órbita está sempre indicada nos pacientes com neurite óptica. O surto é confirmado quando ocorre o aparecimento de pelo menos uma nova lesão captando contraste.

Outra discussão fundamental é a necessidade da realização de ressonância magnética para confirmação de um surto nos pacientes com diagnóstico de EM. Existem muitos sintomas que nos levam a questionar se as queixas representam novos eventos ou não. Não é infrequente a presença de sintomas neurológicos que preenchem critérios de surto, sem que isso represente uma nova exacerbação. A presença de alteração no exame neurológico de base do paciente com EM na avaliação de urgência causa ainda mais confusão, considerando a inexistência de dados objetivos quanto ao exame neurológico prévio nesse momento. Frente a essas situações muitas vezes nos vemos frente à decisão de postergar a confirmação do surto aguardando a realização da ressonância.

Essa é uma boa prática? Sobre esse tópico, devemos considerar a disponibilidade do exame, cuja maioria das salas de emergência não dispõe, o custo dessa medida, considerando que muitos casos exigem internação do paciente e, muitas vezes, aguardar horas ou dias. Além disso, a realização do exame no segmento correto, a qualidade da imagem e o tempo para a sua realização interferem de forma decisiva na avaliação do resultado.

A ausência de lesões captantes ou estáveis comparativamente ao último exame nos tranquiliza frente à suspeita de um surto. Entretanto frente a todas as considerações acima: não recomendamos a realização de ressonância para a confirmação de surto na prática de emergência nos pacientes com diagnóstico já confirmado, com exceção em casos específicos. A discussão com o médico responsável pelo paciente auxiliará o socorrista nessa decisão.

Tratamento

Exames laboratoriais visando afastar doenças infecciosas ou distúrbios metabólicos devem fazer parte da rotina na emergência (Quadro 32-1). A solicitação da ressonância magnética não deve ser um fator que retarde o início do tratamento. Os glicocorticoides são amplamente utilizados para o tratamento de doenças inflamatórias autoimunes, e ainda são o tratamento de escolha para os surtos na esclerose múltipla.[5]

- Mecanismo de ação: atuam reduzindo o ciclo inflamatório, por amortecer a cascata de citocinas inflamatórias, inibir a ativação de células T, diminuir o extravasamento de células imunes para o sistema nervoso central, facilitando, assim, a apoptose de células imunes ativadas e indiretamente diminuindo os efeitos citotóxicos do óxido nítrico e do fator de necrose tumoral alfa,[6] e aumentando a produção de moléculas anti-inflamatórias como CD39, IL-10 e TGF-ß. [5]

A metilprednisolona intravenosa em altas doses é considerada a terapia-padrão para tratamento dos surtos nos pacientes com EM[7], sendo a dose recomendada de 1 g/dia por 3 a 5 dias.[3,8,9]

Os sintomas não incapacitantes devem, sempre que possível, ser tratados em hospital-dia. Nos casos em que existe diagnóstico prévio de transtorno psiquiátrico, episódio prévio de psicose após pulsoterapia, doenças cardiovasculares, *diabetes mellitus* e quadro neurológico incapacitante, recomenda-se o tratamento em regime de internação hospitalar, e nos demais casos, o tratamento pode ser realizado em regime de hospital-dia.[11] As parestesias podem não receber tratamento, porém, a reavaliação pela equipe responsável pelo tratamento deverá ser realizada o mais precocemente possível (Quadro 32-2). Após a suspenção da pulsoterapia com metilprednisolona, na dose de 1 g/dia em até 7 dias, não é recomendado o uso de corticoide oral,[8] pois não existem dados que sugiram o seu benefício.[3]

- Efeitos colaterais: desconforto gastrointestinal, insônia, cefaleia, euforia, hiperglicemia e elevação dos níveis pressóricos são comuns com o uso de glicocorticoides. Outros efeitos colaterais, porém, considerados graves, são a psicose com ideação suicida e arritmias.[10] Uma complicação rara ao uso de corticoides é a trombose venosa profunda (TVP) e sua prevenção deve ser considerada sempre que houver histórico prévio de tromboses e/ou outros fatores de risco, tais como imobilismo ou obesidade.

Surtos não responsivos ao tratamento com metilprednisolona intravenosa ou que apresentam piora clínica dos sintomas após o tratamento de primeira linha: a plasmaférese deve ser considerada, devendo ser realizadas cinco sessões em dias alternados.[7,3] O início do tratamento com plasmaférese nos primeiros 20 dias de um surto, foi um dos fatores associados a melhora moderada ou acentuada. Em geral, ela foi observada após três sessões de plasmaférese, seguida de uma melhoria contínua após a conclusão do tratamento em até 6 meses.[7] Nos casos em que não há disponibilidade imediata de tratamento por plasmaférese, a extensão da pulsoterapia com uma dose adicional de metilprednisolona em até 2 g/dia por mais 3 a 5 dias deve ser considerada.[13] Em estudos, a terapia com imunoglobulina intravenosa, não mostrou eficácia ao seu uso.[7,14] O Quadro 32-3 sintetiza o tratamento dos surtos na emergência.

Tratamento do Surto: Gestação e Amamentação

Gestantes

Nas gestantes a taxa de surtos cai para 50%, especialmente no terceiro mês de gestação. Há uma controvérsia em relação ao uso de corticoides em altas doses e o risco aumentado de abortos, ou da presença de fenda orofacial quando utilizados no primeiro trimestre, sendo assim, o uso de metilprednisolona, deve ser considerado apenas nas gestantes que apresentam surtos com impacto funcional, avaliando os benefícios do tratamento. A dose para o tratamento com metilprednisolona recomendada seria de 1 g/dia por 3 a 5 dias, não sendo necessário o desmame com corticoide oral.[10,15] Em casos refratários ao tratamento com a metilprednisolona, a plasmaférese também pode ser utilizada. O uso de prednisona oral é contraindicado.

Amamentação

Caso ocorra um surto pós-parto, deve ser tratado com a dose habitual de **metilprednisolona intravenosa 1 g/dia por 3 a 5 dias**. Não há indicação para interromper a amamentação, pois a metilprednisolona tem pouca passagem pelo leite materno. Após 4 h da administração intravenosa, há uma redução desta passagem, sendo recomendado retomar a amamentação após este intervalo de tempo.[15]

ABORDAGEM DOS SURTOS DE NMO, NMOSD E MOGAD

Ao contrário do observado na esclerose múltipla, a neuromielite óptica associada a anticorpos

Quadro 32-3. Síndromes clínicas típicas para NMOSD (de acordo com os critérios do Painel Internacional) e MOGAD (de acordo com consenso de especialistas)

NMOSD associada a AQP4-Ab +	MOGAD
Neurite óptica, confirmada por RNM mostrando lesão com hipersinal em T2 e/ou lesão com realce na sequência T1 contrastada com extensão superior a metade da extensão do nervo óptico e/ou com comprometimento quiasmático	**Neurite óptica,** com comprometimento radiológico frequentemente extenso, porém mais anterior e com envolvimento da bainha do nervo (perineurite). Comprometimento bilateral concomitante é relativamente comum
Mielite transversa confirmada por RNM mostrando alteração de sinal contígua, aguda ou sequelar (atrofia medular), com extensão superior à altura de 3 corpos vertebrais	**Mielite transversa** com lesão frequentemente extensa (≥ 3 corpos vertebrais), ocasionalmente coexistem múltiplas lesões, inclusive curtas. Comprometimento da substância cinzenta (sinal do H medular) e do cone medular são típicos
Síndrome da área postrema associada a lesão com hipersinal na porção dorsal do bulbo	**Lesões cerebrais associadas a MOG-IgG:** **ADEM**: mais frequentemente na faixa etária pediátrica, caracterizado por lesões cerebrais bilaterais mal delimitadas, frequentemente com comprometimento concomitante do tronco cerebral e medula. **Encefalite cortical focal** (pode ter padrão de hipersinal cortical na sequência FLAIR denomidado FLAMES – *FLAIR hyperintense lesions in anti-MOG encephalitis with seizures* – e realce leptomeníngeo), **lesões de cerebelo e tronco** cerebral não são frequentes e podem incluir grandes lesões nos pedúnculos cerebelares
Síndromes clínicas menos frequentes: **Síndromes de tronco cerebral** associadas a lesões periependimárias), **síndromes diencefálicas** (narcolepsia sintomática, hiponatremia por SSIADH, associadas a lesão radiológica em topografia relevante). **Síndromes cerebrais sintomáticas** (com lesões cerebrais típicas para NMOSD)	

antiaquaporina-4 (NMO-AQP4+) e a doença associada aos anticorpos anti-MOG (MOGAD) não costumam evoluir para uma fase progressiva. Nestas doenças, toda a incapacidade acumulada pelo paciente é proveniente da recuperação incompleta dos episódios de exacerbação clínica ou surtos.

Sintomas Mais Frequentes

As apresentações clínicas mais comuns para surtos tanto de NMO quanto de MOGAD são as neurites ópticas e as mielites, especialmente as longitudinalmente extensas, porém outros sintomas podem fazer parte do quadro clínico, conforme representado no Quadro 32-3. Episódios de exacerbação destas doenças devem ser considerados emergências neurológicas dado o grande potencial para acúmulo de sequelas. O diagnóstico diferencial das neurites e mielites é abordado em outros capítulos.

Habitualmente, nestas doenças, os surtos têm apresentação mais dramática do que na EM, com sintomas mais exuberantes e com maior risco de incapacidade permanente. Sabemos que aproximadamente 20% dos pacientes portadores de NMO-AQP4+ podem adquirir uma incapacidade significativa (necessidade de apoio para deambular ou acuidade visual inferior a 20/200) já na manifestação inicial da doença. O prognóstico dos surtos ou recorrências de MOGAD é menos grave do que na NMO, com uma maior parte dos pacientes retornando ao seu padrão anterior de funcionalidade ou adquirindo incapacidades menores, porém as doenças são praticamente indistinguíveis clinicamente, especialmente em um primeiro episódio, motivando o tratamento de ambas as doenças, conjuntamente, como uma emergência neurológica.

Tratamento

Os exames subsidiários demonstrados no Quadro 32-1 devem ser realizados, assim como a ressonância magnética (RM) do segmento acometido, e quando tratar-se de primeiro episódio, exame RM do nervo óptico, crânio e medula. A realização dos exames não deve atrasar, por mais de 24 horas a instituição da terapêutica.

A prática dos autores na abordagem dos surtos de NMO e MOGAD é de implementar rapidamente a pulsoterapia com altas doses de corticoide, preferencialmente metilprednisolona, na dose de 1 g/dia por 5 dias (Fig. 32-1). Sugerimos, em casos selecionados, considerar doses cumulativas até 10 g de metilprednisolona. Sugerimos o início concomitante de plasmaférese, habitualmente em 5 sessões em dias alternados, para todos os pacientes com mielites extensas ou clinicamente graves, para pacientes com neurites ópticas graves e já com sequela visual pregressa importante e para pacientes com Neurites ópticas bilaterais. Pacientes com síndrome de área postrema isolada habitualmente respondem bem a pulsoterapia, não sendo necessária a indicação precoce de plasmaférese. O paciente deve receber alta em uso de corticoide oral, na dose de 1 mg/kg de peso, e retornar para a avaliação da equipe responsável em até 30 dias, com uso dessa medicação, para reavaliação da terapêutica a ser instituída. Sempre que possível, a equipe assistente deve ser notificada do quadro clínico do paciente, visando um adequado planejamento terapêutico.

Mecanismo de Ação

Os mecanismos de ação da pulsoterapia com glicocorticoides foi discutido anteriormente. A plasmaférese, uma das principais armas para o tratamento da NMOSD, atua removendo o plasma do sangue, visando retirar as proteínas e as substâncias que levam ao aparecimento dos sintomas. Em um estudo observacional foram avaliados os desfechos de 1153 ciclos de tratamento (não randomizado) em 871 surtos (n = 185 pacientes). As duas principais terapias instituídas foram a pulsoterapia com altas doses de corticoide (70,3%) e as aféreses terapêuticas (plasmaféreses e imunoadsorção), que foram empregadas em 19,9% do total de ciclos de tratamento. A pulsoterapia com corticoides foi usada como primeira linha na maior parte dos casos (83,6%) e a plasmaférese foi o segundo tratamento mais utilizado como primeira linha (7,6%). Uma segunda linha de tratamento foi utilizada em 28,2% dos pacientes. A primeira linha de tratamento levou a remissão completa de sintomas em apenas 19,1% dos casos. As comparações entre diferentes modalidades terapêuticas demonstraram **superioridade das terapias de aférese sobre a pulsoterapia para pacientes com mielites**, mas não para outros sintomas clínicos. Os autores demonstraram que, o **início precoce do tratamento dos surtos no NMOSD** e a **indicação precoce das terapias de aférese** aumenta a chance de remissão completa dos sintomas, ressaltando que é maior quando a terapia de **aférese é iniciada até 48 h do início dos sintomas**, com uma curva decrescente de resposta quanto maior o tempo para início do tratamento.

Efeitos Colaterais

Os principais efeitos colaterais da plasmaférese são: infecção no local da inserção do cateter, diminuição dos níveis de medicamentos previamente administrados, hipocalcemia com manifestações que vão de tremores, náuseas e hipotensão a parada cardiorrespiratória, hipovolemia, reações ao líquido de reposição, anemia, devendo ser realizado sob vigilância extrema e com a supervisão de profissionais treinados. Aqueles relacionados a pulsoterapia com glicocorticoides estão descritos anteriormente.

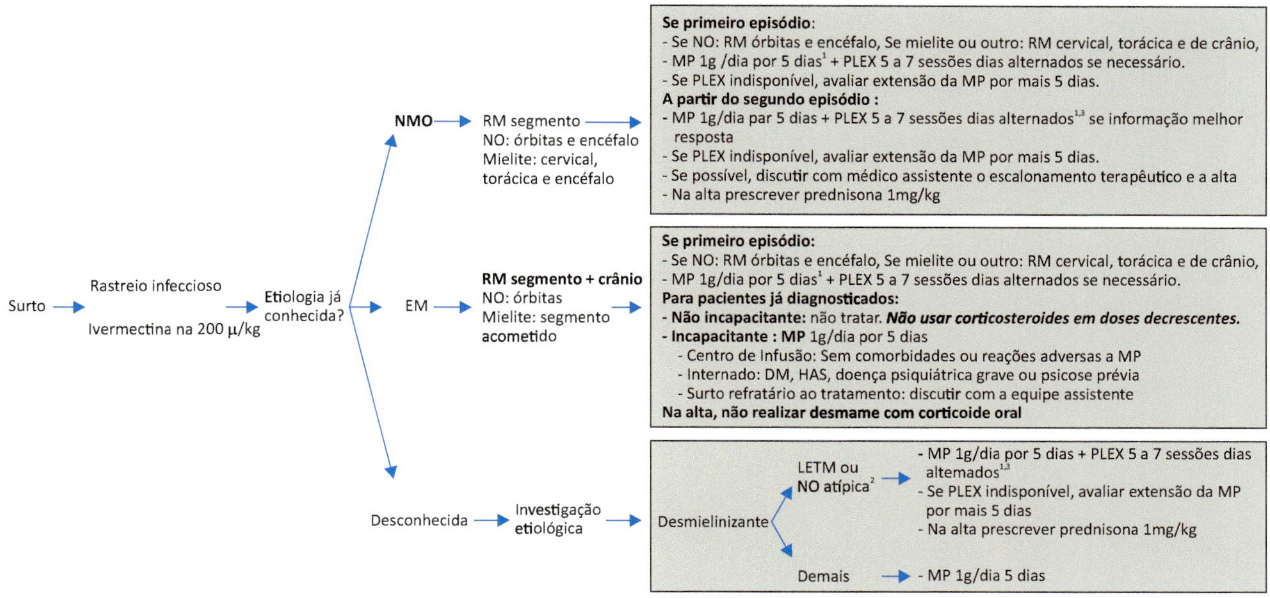

[1] Iniciar tratamento na próximo dia útil após admissão. Não retardar início da pulsoterapia ou PLEX e programar a infusão de MP pela manhã e PLEX à tarde ou na sequência.
[2] LETM: ≥3 segmentos; Neurite atípica: ≥20/400 ou bilateral ou ≥2/3 terços do nervo ou quiasma.
[3] PLEX deve ser indicada em surtos de NMO com início em até 21 dias. Após esse período, discutir com equipe do ambulatório de Doenças Desmielinizantes.

Fig. 32-1. Fluxograma tratamento de surtos na emergência.

Tratamento do Surto: Gestação e Amamentação

Considerando a gravidade dos surtos e o potencial acúmulo de sequelas, o tratamento com pulsoterapia não deve ser postergado. A indicação de plasmaférese e a manutenção com corticoide oral ou outra droga, deverá ser avaliado sempre considerando o risco/benefício

REFERÊNCIAS BIBLIOGRÁFICAS

1. Thompson AJ, Banwell BL, Barkhof F, Carroll WM, Coetzee T, Comi G, et al. Diagnosis of multiple sclerosis: 2107 revisions of the McDonald criteria. Lancet Neurol. 2018;17:162-73.
2. Jiwon OH. Diagnosis of Multiple sclerosis. Continuum (Minneap Minn). 2022; 28(4):1006-1024.
3. Berkovich R. Treatment of Acute Relapses in Multiple sclerosis. Neurotherapeutics. 2013;10(1):97-105.
4. Hauser SL, Cree BAC. Treatment of multiple sclerosis: A Review. Am J Med. Dec 2020; 133(12):1380-1390.e2.
5. Muls N, Nasr Z, Dang HA, Sindic C, Van Pesch V. IL-22, GM-CSF and IL-17 in peripheral CD4+ T cell subpopulations during multiple sclerosis relapses and remission. Impact of corticosteroid therapy. PLoS One. 2017 Mar 16; 12(3):e0173780.
6. Sloka JS, Stefanelli M. The mechanism of action of methylprednisolone in the treatment of multiple sclerosis. Mult Scler. 2005;11(4):425-32.
7. Evangelopoulos ME, Nasiri-Ansari N, Kassi E, Papadopoulou A, Evangelopoulos DS, Moutsatsou P, et al. Methylprednisolone stimulated gene expression. (GILZ, MCL-1) and basal cortisol levels in multiple sclerosis patients in relapse are associated with clinical response. Sci Rep. 2021; 11(1): 22940.
8. Arrambide G, Iacobaeus E, Amato MP, DerfussT, Vukusic S, Hemmer B, et al. Agressive multiple sclerosis (2): Treatment. Mult Scler. 2020; 26(9): 1045-1063.
9. Doshi A, Chataway J. Multiple sclerosis, a treatable disease. Clin Med (Lond). 2016 Dec;16(Suppl6):s53-59.
10. Smets I, Van Deun L, Bohyn C, Van Pesch V, Vanopdenbosch L, Dive D, et al. Corticosteroids in the management of acute multiple sclerosis exacerbations. Acta Neurol Belg. 2017; 117 (3): 623-633.
11. Leary SM, Porter B, Thompson AJ. Multiple sclerosis: diagnosis and the management of acute relapses. Postgrad Med J. 2005; 81(955): 302-308.
12. Ehler J, Blechinger S, Rommer PS, Koball S, Mitzner S, Hartungs HP, et al. Treatment of the first acute relapse following therapeutic plasma exchange in formerly glucocorticosteroid – unresponsive multiple sclerosis patients – A Multicenter study to evaluate glucocorticosteroid responsiveness. Int J Mol Sci. 2017;18(8):1749.

13. Manjunatha RT, Habib S, Sangaraju SL, Yepez D, Grandes XA. Multiple sclerosis: Therapeutic strategies on the horizon. Cureus. 2022;14(5): e24895.
14. Yamout B, Sahraianb M, Bohlegac S, Al-Jumahd M, Goueidere R, Dahdalehf M, et al. Consensus recommendations for the diagnosis and treatment of multiple sclerosis: 2019 revisions to the MENACTRIMS guidelines. Mult Scler Relat Disord. 2020; 37:101459.
15. Batista S, Silva AM, Sá MJ, Sousa L, De Sá J, Pedrosa R, et al. [Recommendations About Multiple Sclerosis Management During Pregnancy, Partum and Post-Partum: Consensus Position of The Portuguese Multiple Sclerosis Study Group and The Portuguese Society of Obstetrics and Maternal--Fetal Medicine]. Acta Med Port. 2018; 31(12):785-795.
16. Freedman, Mark. 'Time is brain' also in multiple sclerosis. Multiple Sclerosis. 2009;15(10)1133-1134.
17. Giovanonni, G. et al. Brain health: time matters in multiple sclerosis. Disponível em: https://www.msbrainhealth.org/recommendations/brain-health-report/. Acesso em 01 fev. 2023.

Parte 8

Distúrbios do Movimento

Capítulo 33

Diagnóstico prático dos distúrbios dos movimentos na emergência

Davi Bravo Huguinim Légora | Alexandre Venturi | Matheus Gonçalves Maia

INTRODUÇÃO

A maioria dos distúrbios do movimento manifesta-se de forma insidiosa e crônica, sendo tratados habitualmente a nível ambulatorial. Todavia, quando a instalação sintomática é aguda ou subaguda, o cenário passa a exigir astúcia na identificação rápida da fenomenologia para instituição do tratamento, visto que, muitas condições são acompanhadas de significativa morbidade e mortalidade.

Neste capítulo abordaremos aspectos conceituais para distinção adequada entre as manifestações clínicas dos distúrbios do movimento na emergência.

CLASSIFICAÇÃO

As síndromes clínicas que veremos adiante, apresentam sinais fenomenológicos que podem ser divididos em dois grandes grupos, de acordo com estado pró ou antimovimento, hipercinéticos e hipocinéticos, respectivamente (Fig. 33-1). O reconhecimento desses sinais durante avaliação neurológica é o primeiro passo para estruturação do diagnóstico sindrômico, topográfico e etiológico.[1]

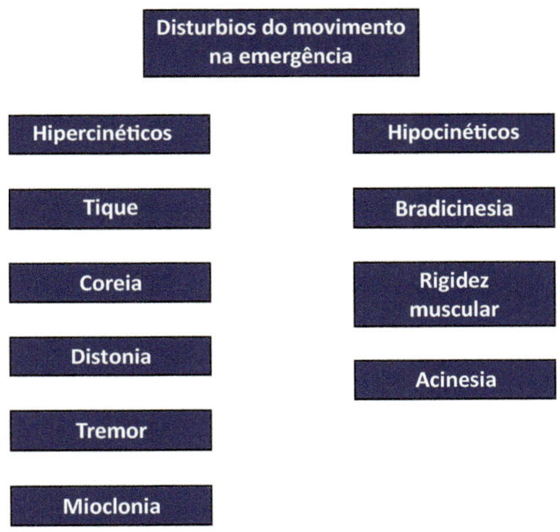

Fig. 33-1. Distúrbios do movimento.

Síndromes Hipercinéticas

Tremor

Definido como movimento involuntário, rítmico e oscilatório de uma parte do corpo, promovido por contrações alternadas de músculos agonistas e antagonistas. Representa o distúrbio do movimento mais comum na prática clínica, presente em até 5% da população com mais de 50 anos. A observação de suas características na ação, no repouso, além de sua localização, amplitude e frequência são de extrema importância para o diagnóstico diferencial de suas etiologias.[2-4]

Tique

Descrito inicialmente em 1885 pelo neurologista francês Gilles de la Tourette, tiques são definidos como sinais motores ou fônicos súbitos, rápidos, recorrentes e arrítmicos, geralmente precedidos por urgência, e com um alívio temporário subsequente ao tique. Podem ser parcialmente suprimidos voluntariamente, podendo haver exacerbação de rebote logo após. Sua expressão fenomenológica é ampla, com cerca de 80% dos casos se iniciando antes dos 18 anos de idade.[5] Podem, mais raramente, apresentar-se como uma urgência neurológica quando ocorre com um aumento agudo na frequência, intensidade, em uma condição chamada de *Status* de Tique.[6]

Coreia

Caracterizada por movimentos involuntários, anárquicos, randômicos e de caráter abrupto. Apesar de ser classicamente descrita na doença de Huntington, constitui um sinal clínico que pode estar presente em diversas patologias do pronto atendimento, como endócrinometabólicas, tóxicas, neurovasculares, entre outras. Vale aqui distinguir coreia de outras duas condições bastante semelhantes, atetose e balismo. Atetose, manifesta-se com movimentos mais lentos, distais e torcionais, enquanto o balismo, caracteriza-se por mais abruptos, "violentos" (frequentemente descrito como "arremesso") e proximais, tendendo a acometer mais a raiz dos membros. Assim, a coreia comporta-se praticamente com uma fenomenologia intermediária entre o balismo e a atetose.[7]

Distonia

Trata-se do terceiro distúrbio do movimento mais prevalente. Caracteriza-se por contrações musculares involuntárias acarretando movimentos anormais (torcionais e/ou repetitivos) ou posturas anormais sustentadas, podendo ser iniciada ou agravada pela tentativa de movimento.[8] Apresenta expressão clínica heterogênea, com gravidade variável, e flutuabilidade.

Mioclonia

Definida como movimentos rápidos, breves, espasmódicos ou semelhantes a "choques", envolvendo músculos ou grupos musculares, sendo considerada a mais rápida de todos os distúrbios do movimento. Quando causada pela contração muscular rápida é denominada mioclonia positiva. Todavia, quando ocorre pela perda breve do tônus do músculo é denominada mioclonia negativa. Apresenta diversas classificações quanto à localização, e sua etiologia, estando presente em muitos contextos de emergências neurológicas distintas.[9]

Síndromes Hipocinéticas

O termo refere-se a distúrbios em que há redução no movimento, sendo definida de forma abrangente como síndromes parkinsonianas,[10] por apresentarem em comum os sinais cardinais da doença de Parkinson: bradicinesia e rigidez plástica e/ou tremor de repouso.[11]

Bradicinesia

Lentidão dos movimentos, com redução na velocidade e amplitude (hipocinesia) progressiva com a continuidade do movimento, podendo ser notada nos membros, na face, na voz e na marcha.[11]

Rigidez Plástica

Notada ao movimento passivo dos membros e pescoço durante a avaliação do paciente em postura relaxada, de modo que há resistência constante independente da velocidade e da fase do movimento de avaliação criando um aspecto de "cano de chumbo" ao realizar a movimentação passiva dos membros. Em alguns casos pode ser "parasitada" pelo tremor de repouso dando um aspecto de "roda denteada" com reduções breves que podem ser sentidas durante a avaliação da movimentação passiva dos membros.[11]

Tremor de Repouso

Oscilação rítmica com frequência de 4-6 Hz do membro totalmente em repouso, com supressão durante o início do movimento, podendo reemergir como um tremor postural após sustentada cinética postural por um breve período.[11]

REFERÊNCIAS BIBLIOGRÁFICAS

1. Rajan S, Kaas B, Moukheiber E. Movement Disorders Emergencies. Semin Neurol. 2019;39(1):125-136.
2. Sharma S, Pandey S. Approach to a tremor patient. Ann Indian Acad Neurol. 20;19(4):433-443.
3. Puschmann A, Wszolek ZK. Diagnosis and treatment of common forms of tremor. Semin Neurol. 2011;31(1):65-77.
4. Lenka A, Jankovic J. Tremor Syndromes: An Updated Review. Front Neurol. 2021;12:684835.
5. Efron D, Dale RC. Tics and Tourette syndrome. J Paediatr Child Health. 2018;54(10):1148-1153.
6. Parmera JB, Yamamoto JYS, Cury RG. Status de tique na síndrome de Tourette devido ao esgotamento da bateria de estimulação cerebral profunda. JAMA Neurol. Publicado online em 03 de janeiro de 2023.
7. Merical B, Sánchez-Manso JC. Coréia. [Atualizado em 12 de julho de 2022]. In: StatPearls [Internet]. Ilha do Tesouro (FL): StatPearls Publishing; 2022 Jan-. Disponível em: https://www.ncbi.nlm.nih.gov/books/NBK430923/
8. Pana A, Saggu BM. Distonia. [Atualizado em 5 de setembro de 2022]. In: StatPearls [Internet]. Ilha do Tesouro (FL): StatPearls Publishing; 2022 Jan-. Disponível em: https://www.ncbi.nlm.nih.gov/books/NBK448144/
9. Ibrahim W, Zafar N, Sharma S. Myoclonus. [Atualizado em 1° de agosto de 2022]. In: StatPearls [Internet]. Ilha do Tesouro (FL): StatPearls Publishing; 2022 Jan-. Disponível em: https://www.ncbi.nlm.nih.gov/books/NBK537015/
10. Borrell E. Hypokinetic movement disorders. J Neurosci Nurs. 2000;32(5):254-5.
11. Postuma RB, Berg D, Stern M, Poewe W, Olanow CW, Oertel W, et al. MDS clinical diagnostic criteria for Parkinson's disease. Mov Disord. 2015;30(12):1591-601.

Capítulo 34

Distúrbios do movimento farmacoinduzidos na emergência

Davi Bravo Huguinim Légora | Alexandre Venturi

INTRODUÇÃO

A exposição a substâncias exógenas é um dos principais responsáveis pelos distúrbios de movimento que chegam ao pronto atendimento e podem ser desencadeados desde medicamentos até drogas ilícitas. Essas reações podem ser classificadas em agudas, subagudas ou crônicas de acordo com o tempo para o início dos sintomas após a ingestão da droga. Neste capítulo abordaremos os distúrbios de movimento farmacoinduzidos agudos mais comuns, cujo reconhecimento precoce se faz necessário tanto para o neurologista quanto para o emergencista na prática diária do pronto atendimento.

Os distúrbios agudos do movimento podem ocorrer desde os primeiros minutos após a exposição, até poucos dias após ingestão da substância desencadeante,[1] sendo os mais frequentes: acatisia, reação aistônica aguda, tremor, síndrome serotoninérgica, e síndrome neuroléptica maligna.

ACATISIA

Descrita pela primeira vez em 1901, pelo médico Tcheco Ladislav Hasjovec, acatisia (do grego καθῖζειν: incapacidade de sentar-se),[2] é uma síndrome neuropsiquiátrica caracterizada por um componente subjetivo de inquietação interna, irritabilidade, tensão, vontade de se mover, e sinais objetivos de inquietação global, com aumento de atividade motora, incapacidade de ficar parado, movimentos estereotipados de tronco, mãos e pernas.[3] É considerada a reação extrapiramidal mais frequente relacionada a antagonistas dopaminérgicos e cuja incidência varia de 21 a 75%.[4]

Fisiopatologia

Recentemente, Loonen e Stahl (2011) propuseram que os mecanismos da sintomatologia estão relacionados a uma hipoatividade dopaminégica no estriado ventral, com aumento compensatório da atividade noradrenégica no *locus coeruleus*, com consequente estímulo sobre o *nucleo accumbens* (NAc). A superestimulação do NAc resulta em comportamento curioso ou defensivo associado a sentimentos disfóricos.[5]

Etiologia

Os fármacos mais comumente associados ao desenvolvimento de acatisia são os bloqueadores dopaminérgicos, sendo que os típicos são mais propensos a induzir o distúrbio (haloperidol, flufenazina), entretanto alguns estudos propõem uma prevalência maior com antipsicóticos de segunda geração (ziprasidona, aripiprazol, risperidona).[2] Entretanto, todos os fármacos dessa classe podem desencadear acatisia, seja no início do tratamento, no aumento de dose ou na descontinuação.[1]

Outras substâncias associadas são:

- Inibidores seletivos da recaptação da serotonina (ISRS).
- Fármacos antiepilépticos.
- Buspirona.[6]
- Cocaína.

Principais Diagnósticos Diferenciais

- Agitação psicótica.
- Mania/hipomania.
- Euforia.
- Ansiedade grave.
- *Delirium.*
- Síndrome de pernas inquietas.
- Abstinência a drogas.

Tratamento

Algumas estratégias podem ser utilizadas no tratamento desta condição, a depender de cada caso. Sempre que possível deve ser descontinuada a medicação potencialmente causadora, sendo que a melhora do quadro geralmente será observada de acordo com a meia-vida de cada substância. Em geral a melhora será observada após a passagem de 3-5 meias-vidas, salvo casos de medicações de depósito, insuficiência renal ou hepática associadas ao quadro de intoxicação.[2]

Quando não for possível a suspensão da medicação causal, pode-se optar pela troca por um agente correspondente de mesma classe farmacológica. Nesses casos deve optar por substâncias com menor probabilidade de efeitos colaterais extrapiramidais como clozapina, olanzapina e quetiapina, no caso dos antipsicóticos.[7]

Apesar do baixo nível de evidência, podem ser usadas algumas medicações que reduzem os efeitos da intoxicação aguda. Essa abordagem geralmente é reservada para casos de maior gravidade e/ou casos nos quais não é possível suspender, nem trocar a medicação causal. Assim, a seguir descrevemos, em ordem de prioridade, as principais opções disponíveis para o controle da acatisia:[4,7]

- Betabloqueadores (propranolol 20-120 mg/dia).
- Benzodiazepínicos (clonazepam 0,5-2,5 mg/d).
- Antagonistas de 5-HT2A (mirtazapina 15 mg, trazodona 100 mg).
- Anticolinérgicos (biperideno).
- Amantadina.
- Clonidina.
- Vitamina B6 (600-1200 mg/d por 5 dias).

REAÇÃO DISTÔNICA AGUDA

Corresponde a uma apresentação clínica comum e com maior prevalência em adultos que utilizam antipsicóticos,[8] chegando a quase 7% nessa população.

O quadro distônico caracteriza-se por contrações musculares involuntárias acarretando movimentos anormais (torcionais e/ou repetitivos) ou posturas anormais sustentadas. Em geral a distonia induzida por drogas (DID) ocorre em até 72 horas da exposição à substância causal e, muitas vezes, apresenta-se com sintomatologia dramática.[9] Dentre os fatores predisponentes para esta condição, destacam-se: idade jovem, sexo masculino, episódio anterior de distonia aguda, exposição recente a cocaína e uso crônico de antipsicóticos.[8]

Fisiopatologia

De forma resumida, entende-se que o bloqueio de receptores dopaminérgicos propicia um estado pró-movimento ("liberação do freio motor") e/ou hipercinético secundário a um desbalanço entre os efeitos anticolinérgicos e dopaminérgicos desta via.[10]

Etiologia

Consiste em uma reação observada principalmente após exposição a medicamentos bloqueadores dopaminérgicos, dos quais destacam-se as medicações antipsicóticas. Também não são raros os casos associados a outras medicações como antieméticos e procinéticos. Todavia, também já foram descritas reações após uso de inibidores seletivos da recaptação da serotonina (ISRS), opioides, metilfenidato, rivastigmina, albendazol, gabapentina, e logo após anestesia geral com propofol e fentanil.

Apresentação Clínica

Diversas manifestações clínicas já foram descritas, sendo a mais frequente o acometimento do segmento craniocervical, no Quadro 34-1 descreve-se as principais.

Diagnóstico Diferencial

- Convulsões focais.
- Meningite.
- Tétano.
- Distúrbios eletrolíticos.
- Intoxicações.

Tratamento

Diante de uma reação distônica aguda medicamentosa, a medicação causadora deve ser descontinuada, e podem ser realizadas algumas substâncias visando restabelecer o equilíbrio entre a dopamina e acetilcolina.

Quadro 34-1. Principais manifestações clínicas das reações distônicas agudas

Síndrome clínica	Manifestações
Crise bucolingual	Trismo, *risus sardonicus*, disartria, disfagia, caretas, protrusão da língua
Crise oculogírica	Espasmo dos músculos extraoculares, mais comumente desviado para cima
Crise torcólica	Posição assimétrica anormal da cabeça ou pescoço
Crise tortipélvica	Contrações anormais da parede abdominal, quadril e musculatura pélvica
Crise opistotônica	Postura de flexão característica com arqueamento das costas
Distonia laríngea	Disfonia, estridor
Pseudomacroglossia	Paciente descreve sensação de inchaço e protrusão da língua

Fonte: Lewis K, O'Day CS. Dystonic Reactions. [Updated 2022 Jul 26]. In: StatPearls [Internet]. Treasure Island (FL): StatPearls Publishing; 2022 Jan-. Available from: https://www.ncbi.nlm.nih.gov/books/NBK531466/#

- *Primeira linha:* a difenidramina intravenosa pode ser usada, pelo seu efeito anticolinérgico, na dose de 50 mg em adultos, ou 1 mg/kg em crianças (dose máxima pediátrica de 50 mg), assim que melhorada a reação distônica aguda, deve-se passar a difenidramina para via oral de 6/6 h por 1 a 2 dias, isso porque a meia-vida em geral é inferior à dos medicamentos neurolépticos, o que pode ocasionar o retorno dos sintomas caso a medicação não seja mantida por mais algum tempo. Opção: biperideno 5 mg IV ou prometazina 25 -50 mg IV.
- *Segunda linha:* benzodiazepínicos como lorazepam IV ou IM a 0,05 a 0,10 mg/kg; **ou** diazepam IV a 0,1 mg/kg **ou** clonazepam 2 mg VO.

SÍNDROME SEROTONINÉRGICA

Condição clínica aguda de etiologia frequentemente iatrogênica, que se manifesta em até 24 horas após ingestão de substância serotoninérgica, sendo 60% dos casos em até 6 horas da exposição. Engloba um quadro complexo, cuja gravidade varia desde sintomas sutis e inespecíficos até falência orgânica múltipla letal.[4]

Fisiopatologia

Resulta da hiperativação dos receptores serotoninérgicos centrais e periféricos, acredita-se que os receptores 5HT-2A sejam os mais envolvidos na sintomatologia. Esse processo pode ser induzido por diversos mecanismos, a depender da substância, podendo ocorrer por meio de inibição da recaptação da serotonina, aumento na sua síntese, redução na degradação, agonistas dos receptores, além de efeito inibidor enzimático sobre a CYP2D6 e CYP3A4 e, consequente, prejuízo no metabolismo de drogas com efeito serotoninérgico (p. ex., venlafaxina, metadona, tramadol, risperidona).

Etiologia

Em geral, resulta da exposição a drogas e interações medicamentosas que aumentam a atividade serotoninérgica. As interações vem sendo cada vez mais descritas, no Quadro 34-2 listadas as mais frequentes.

Apresentação Clínica

A síndrome é caracterizada por variações de sintomas de três grandes grupos: alteração de estado mental alterado, anormalidades neuromusculares, hiperatividade autonômica (Quadro 34-3). Seu diagnóstico é inteiramente clínico, e de exclusão, não havendo um teste confirmatório.[11]

Quadro 34-2. Interações medicamentosas associadas a síndrome serotoninérgica

Classe de medicamento	Combinações de risco
iMAO	iMAO + ISRS ou IRSN ou opioides ou ADT
ISRS	ISRS + iMAO ou IRSN ou ADT ou opioides ou triptanos; Fluoxetina + carbamazepina ou fentanil
IRSN	IRSN + iMAO ou ADT ou opioides ou triptanos; Venlafaxina + lítio ou inibidores da calcineurina; Venlafaxina + mirtazapina e tramadol Venlafaxina + amitriptilina e meperidina Venlafaxina + metadona e fluoxetina Venlafaxina + metadona e sertralina
Outros antidepressivos	Buspirona + ISRS; mirtazapina + ISRS; trazodona + amitriptilina + litio
Opioides	Opioides + iMAO ou ISRS ou IRSN; tramadol + mirtazapina e olanzapina
Antipsicóticos atípicos	Olanzapina + lítio e citalopram Risperidona + fluoxetina ou paroxetina
Antibióticos	Ciprofloxacino + venlafaxina e metadona
Outros	Fluconazol + citalopram; L-triptofano + ISRS

ISRS: inibidor seletivo da recaptação da serotonina; IRSN: inibidor da recaptação da serotonina e noradrenalina; ADT: antidepressivos tricíclicos

Quadro 34-3. Apresentação clínica da síndrome serotoninérgica

Grupo de Sintomas	Sintomatologia
Alteração do estado mental	Agitação, ansiedade, desorientação, irritabilidade
Anormalidades neuromusculares	Tremor, clônus, hiper-reflexia, rigidez muscular, sinal de Babinski bilateral
Hiperatividade autonômica	Hipertensão, taquicardia, taquipneia hipertermia, midríase, diaforese, vômitos, diarreia, arritmias

Diagnósticos Diferenciais Principais

- Síndrome neuroléptica maligna.
- Hipertermia maligna.
- Toxicidade anticolinérgica ou simpatomimética.
- Síndrome de descontinuação serotoninérgica.

Quadro 34-4. Tratamento da síndrome serotoninérgica

Classificação de gravidade	Tratamento
Leve: hipertensão leve, taquicardia, midríase, diaforese, tremor, mioclonia, hiper-reflexia	- Descontinuação do agente serotoninérgico - Suporte, estabilização e monitorização - Controle sintomático com benzodiazepínicos (p. ex., diazepam) - Hidratação - Observação por no mínimo 6 horas
Moderada: elevação da temperatura > 40°C, hiperatividade de ruídos hidroaéreos, clônus oculares, agitação, hipervigilância	- Todas as medidas acima - Controle sintomático com antagonista da serotonina o Ciproeptatina 12 mg com aumento de 2 mg a cada 2 h se persistência de sintomas, após estabilidade 8 mg 6/6 h. o Clorpromazina se não houver hipotensão. - Internação para monitorização cardíaca e observação
Grave: hipertermia > 41,1°C, taquicardia e hipertensão graves, *delirium*, rigidez muscular	- Todas medidas acima - Controle cardíaco com esmolol ou nitroprussiato de sódio - Sedação e bloqueio neuromuscular com agentes não despolarizantes, intubação e ventilação mecânica (p. ex., rocurônio, atracúrio). Obs.: succinilcolina pode piorar o quadro de rabdomiólise e hipercalemia, não devendo ser usado - Cuidados intensivos

Fonte: Volpi-Abadie J, Kaye AM, Kaye AD. Serotonin syndrome. Ochsner J. 2013 Winter;13(4):533-40. PMID: 24358002; PMCID: PMC3865832.

- Meningite.
- Encefalite.

Tratamento

O tratamento depende da severidade de cada caso, podendo ser resumido como no Quadro 34-4.

SÍNDROME NEUROLÉPTICA MALIGNA (SNM)

Relatada pela primeira vez em 1956 após exposição a clorpromazina, a SNM corresponde a uma síndrome idiossincrática com prevalência atual de 0,01 a 0,02% em pacientes psiquiátricos internados recebendo neurolépticos.[12] Apesar de rara, continua sendo uma condição clínica imprevisível e potencialmente fatal, com necessidade de identificação e tratamento precoce.

É caracterizada por achados clínico-laboratoriais que ocorrem em geral até 2 semanas da exposição a neurolépticos. Inicialmente ocorre rigidez muscular seguida de febre, e após algumas horas alterações no estado mental que podem variar de sonolência leve, agitação até coma. A disautonomia é frequente, com labilidade pressórica, taquipneia, taquicardia, diaforese, rubor de pele e incontinência urinária. Em geral o pico de sintomas é em até 3 dias.

Apesar de a rigidez ser o sintoma motor mais descrito, também pode ocorrer opistótono, tremores, trismo, espasmos, distonias, até crise convulsiva.

Os achados laboratoriais são elevação de creatinofosfoquinase (CPK) e hipercalcemia pela rabdomiólise, leucocitose, deficiência de ferro, acidose metabólica, porém são achados menos sensíveis. Análise do liquor e neuroimagem são normais, porém pode haver lentidão generalizada ao eletroencefalograma.

Fisiopatologia

Ainda não é elucidada em totalidade, entretanto, sabe-se que a síndrome clínica ocorre após início recente de antagonismo dopaminérgico

D2 nigroestriatal, hipotalâmico e mesolímbico cortical ou após descontinuação abrupta de agente dopaminérgico. Acredita-se que há também uma hiperatividade simpatoadrenal associada a sintomatologia.

Etiologia

O gatilho primário é o bloqueio dopaminérgico, seja por neurolépticos típicos ou atípicos, já sendo descrita também secundária a outros agentes como: metoclopramida, prometazina e tetrabenazina. Podendo também ocorrer com a interrupção ou redução aguda de medicamentos dopaminérgicos, como prolopa e tolcapone, além de já ter sido descrita na retirada de lítio e amantadina.

Diagnósticos Diferenciais Principais

- Neuroinfecções.
- Sepse.
- Raiva.
- *Delirium*.
- Estado de mal epiléptico.
- Encefalopatias tóxicas.
- Síndrome serotoninérgica.
- Catatonia letal.

Tratamento

É considerada uma emergência neurológica, com cerca de 10% de mortalidade, e alguns autores defendem tratamento mesmo em dúvida do diagnóstico. O tratamento é guiado pela sintomatologia, sendo que em quase todos os casos deve ser suspenso o agente farmacológico suspeito, ou com a reintrodução do agente dopaminérgico recém-suspenso.

Terapia de suporte com monitorização de sinais vitais, e exames laboratoriais diários para todos os pacientes. Em caso de rabdomiólise deve ser realizada hidratação agressiva, assim como compressas de gelo em axilas e virilhas para controle da hipertermia, podendo necessitar de terapia de substituição renal em alguns casos.

Em casos graves, deve-se iniciar bromocriptina VO ou em SNG 2,5 mg 08/08 h, com aumento de 2,5 mg a cada 24 h até resposta (máx. 45 m/d), sendo mantida por pelo menos 10 dias; **ou** dantrolene em *bolus* de 1 a 2,5 mg/kg, seguido de 1 mg/kg a cada 6 horas (máx. 10 mg/kg/d), sendo descontinuado assim que sintomas desaparecerem. Em casos moderados pode ser usado dantrolene oral 50 a 200 mg/dia.

Pode haver benefício de uso de benzodiazepínicos para controle de agitação.[12]

REFERÊNCIAS BILIOGRÁFICAS

1. Duma SR, Fung VS. Drug-induced movement disorders. Aust Prescr. 2019;42(2):56-61.
2. Berrios GE. Lad Haskovec and akathisia: an introduction. Hist Psychiatry. 1995;6(22 Pt 2):243-51.
3. Forcen FE, Matsoukas K, Alici Y. Antipsychotic-induced akathisia in delirium: A systematic review. Palliat Support Care. 2016;14(1):77-84.
4. Burkhard PR. Acute and subacute drug-induced movement disorders. Parkinsonism Relat Disord. 2014;20 Suppl 1:S108-12.
5. Loonen AJM, Stahl SM. O mecanismo da acatisia induzida por drogas. Espectros do SNC. 2011;16 (1):7-10.
6. Kumar R, Sachdev PS. Akathisia and second-generation antipsychotic drugs. Curr Opin Psychiatry. 2009;22(3):293-99.
7. Pringsheim T, Gardner D, Addington D, Martino D, Morgante F, Ricciardi L, et al. The Assessment and Treatment of Antipsychotic-Induced Akathisia. Can J Psychiatry. 2018;63(11):719-729.
8. Lewis K, O'Day CS. Dystonic Reactions. [Updated 2022 Jul 26]. In: StatPearls [Internet]. Treasure Island (FL): StatPearls Publishing; 2022 Jan-. Available from: https://www.ncbi.nlm.nih.gov/books/NBK531466/#
9. Munhoz RP, Moscovich M, Araujo PD, Teive HA. Movement disorders emergencies: a review. Arq Neuropsiquiatr. 2012;70(6):453-61.
10. Sykes DA, Moore H, Stott L, Holliday N, Javitch JA, Lane JR, Charlton SJ. Extrapyramidal side effects of antipsychotics are linked to their association kinetics at dopamine D2 receptors. Nat Commun. 2017;8(1):763.
11. Volpi-Abadie J, Kaye AM, Kaye AD. Serotonin syndrome. Ochsner J. 2013 Winter;13(4):533-40.
12. Berman BD. Neuroleptic malignant syndrome: a review for neurohospitalists. Neurohospitalist. 2011;1(1):41-7.

Capítulo 35

Doença de Parkinson na emergência: manuseio e principais complicações agudas

Emerson Gisoldi | Rafael Yoshio Koto

INTRODUÇÃO

A doença de Parkinson (DP) é a segunda desordem neurodegenerativa mais frequente que acomete principalmente a população idosa e, sendo assim, muito frequente e relevante na prática dos serviços de emergência. Nesta revisão abordaremos os principais distúrbios dos movimentos (DM) dos pacientes parkinsonianos, que se encontram nos serviços de emergência, bem como, algumas complicações agudas como fenômeno de *super-off*, síndromes de Parkinsonismo-hiperpirexia/discinesias-hiperpirexia, parkinsonismos agudos e psicoses agudas na DP.[1]

PACIENTE PARKINSONIANO NA EMERGÊNCIA

Com relação aos principais DM que acometem os pacientes com DP avançada destacam-se as flutuações motoras (FM). As FM ocorrem em 70% dos pacientes com DP tratados com levodopa por 9 anos ou mais e aparece em 100% dos pacientes que começaram a doença precocemente após dez anos de tratamento.[2] As FM podem ser, quanto a fenomenologia, discinéticas, distônicas ou englobarem congelamentos (também chamados de *freezing*).[3]

A definição de FM é intimamente ligada a definição de períodos *on e off*: o período *on* é o tempo de resposta motora ao uso de levodopa, com adequado controle dos sintomas, enquanto o período *off* é o tempo em que os sintomas parkinsonianos são significativamente mais presentes. Ambos usualmente são comparados, direta ou indiretamente, com os níveis de levodopa plasmáticos, entretanto envolvem mecanismos muito mais complexos das FM que englobam a redução da síntese e armazenamento estriatal de dopamina e a ação de menor sensibilização dos receptores pós-sinápticos de dopamina.[1,2]

O fenômeno de "encurtamento de dose" (também conhecido como *wearing off*) é descrito como um final de dose no período *off*. Este fenômeno é principalmente pela perda de capacidade de armazenagem nos neurônios dopaminérgicos nigroestriatais e um encurtamento na meia-vida da levodopa estriatal.[2] Os fenômenos de *on-off* e os fenômenos *on-off* imprevisíveis acarretam súbitos e incapacitantes períodos *off* sem uma clara relação com a administração da levodopa.[2] O atraso de *on* (aumento do tempo de latência à partir de uma dose para iniciar o efeito da levodopa) e o fenômeno não *on* (completa falência da levodopa em fazer efeito terapêutico) são geralmente relacionadas com uma prejudicada absorção oral da levodopa.[1,2]

Nem sempre os DM como as FM são facilmente reconhecidos na emergência. Em muitas vezes as FM são incorporadas em quadros clínicos complexos e de difícil diferenciação. Ter consciência que eles existem e que podem englobar as síndromes clínicas em curso é importante para não supervalorizar alguns sintomas. Outro aspecto importante é o jejum que se faz necessário em diversos atendimentos de emergência e a interrupção, por vezes abrupta, de medicações antiparkinsonianas. Ficar atento as reconciliações medicamentosas, pode ser fundamental no controle e na prevenção destes quadros em parkinsonianos admitidos no setor de emergência.

Raramente as FM podem representar uma emergência em DM exceto em frequentes e angustiantes períodos de *on-off*. Geralmente, o tratamento depende de várias e combinadas abordagens como administrações fracionadas de levodopa, formulações de liberação prolongada, formulações dispersíveis, agonistas de levodopa subcutâneos, inibidores da MAOB e da COMT e abordagens cirúrgicas. Em algumas circunstâncias podem ser administrados comprimidos macerados de levodopa.[1,2]

Piora aguda dos sintomas motores da DP podem ocorrer independente da progressão da doença. Estas situações tipicamente ocorrem devido outras ocorrências médicas adicionais como infecções urinárias e respiratórias e distúrbios metabólicos (hipotireoidismo e assim por diante) ou até devido a outra doença neurológica, por exemplo, um hematoma subdural, lesões compressivas medulares, ou tumores cerebrais. O tratamento de uma situação neurológica de novo ou de piora da DP deve focar no agente etiológico do quadro atual e eventualmente tratamento sintomático com agentes dopaminérgicos.

O FENÔMENO *SUPER-OFF*

O fenômeno *super-off* é uma rara complicação encontrada em pacientes com DP em que se observa uma piora na pontuação de incapacidades motoras comparadas com o basal (do período *off*) motor descrito na pontuação das FM. Como o próprio nome indica, isto significa que o paciente afetado por este quadro tem a sensação de estar pior que do se sente no pior estado de *off* de levodopa usual.[1,4]

O fenômeno *super-off* pode ser divido em "começo-de-dose" e "final-de-dose" de efeito inibitório, dependendo se ocorre antes ou após a levodopa atingir a concentração plasmática terapêutica.[5] O fenômeno *super-off* é muito angustiante e incapacitante durando de minutos a horas.

A fisiopatologia do fenômeno *super-off* ainda não está totalmente esclarecida, mas é ligada a uma inibição pré-sináptica de disparos e liberação de neurônios dopaminérgicos ou um efeito mediado pela estimulação preferencial de subpopulação de receptores pós-sinápticos de dopamina que exercem uma ação inibitória na atividade motora causada por baixos níveis de levodopa nas fases de ascensão ou declínio da curva de concentração plasmática.[4]

Gershanik *et al.*[5] relataram uma redução da gravidade de fenômenos *super-off* em pacientes tratados com clozapina.[1]

SÍNDROMES DE PARKINSONISMO-HIPEREXIA/DISCINESIA-HIPEREXIA

A síndrome do parkinsonismo-hiperexia (SPH), também conhecida como síndrome neuroléptica maligna *like*, é uma rara complicação da DP, caracterizada por hipertermia, disfunção autonômica, alteração de consciência, grave rigidez muscular e elevação dos níveis séricos de creatinina quinase (cpk).[6] A SPH pode ser desencadeada por infecções, redução das doses de dopamina, clima muito quente e desidratação. As complicações do quadro de SPH podem incluir trombose venosa profunda, tromboembolismo pulmonar, pneumonia aspirativa e falência renal.[1,6]

O tratamento da SPH é com base em expansão volêmica intravenosa com soro fisiológico, antitérmicos e uso de levodopa e agonistas dopaminérgicos. Ocasionalmente dantrolene pode ser necessário.[1,6]

Outra emergência de DM em DP relatada é a recentemente designada síndrome discinesia-hiperexia (SDH) que consiste numa grave discinesia (*status discineticus*) levando a uma exaustão muscular, rabdomiólise, hipertermia e confusão mental.[7] Esta complicação compartilha características com a SPH, mas difere nas discinesias instaladas em vez da rigidez que domina o quadro clínico da SPH.[7] Adicionalmente a SDH difere da SPH pois deve ser tratada com redução da dosagem de droga dopaminérgicas, particularmente os agonistas dopaminérgicos.[7]

PARKINSONISMO AGUDO

Parkinsonismo agudo, grave *de novo* é uma forma incomum de parkinsonismo que pode ocorrer em horas ou dias. Geralmente a causa mais frequente está associada a exposição a agentes bloqueadores dopaminérgicos, como neurolépticos e antieméticos, entretanto existem outras causas raras descritas como encefalopatia hipóxico-isquêmica, intoxicações (pesticidas organofosforados, monóxido de carbono e medicamentos usados no tratamento do câncer como citocina arabinosídeo, ciclofosfamida e anfotericina) e infecções (encefalite letárgica de Von-Economo, encefalite Japonese B e Neurocistecercose).[8-10]

PSICOSES AGUDAS NA DOENÇA DE PARKINSON

Psicoses são relativamente frequentes durante fase avançada da DP, frequentemente associadas com algum grau de declínio cognitivo. A ocorrência aguda de psicose é frequentemente associada e desencadeada por algum agente medicamentoso usado no tratamento do sintoma motor (levodopa, agonistas dopaminérgicos, anticolinérgicos, amantadina, inibidores da MAOB e COMT), entretanto outras comorbidades como infecções (dos tratos respiratório e urinário), distúrbios neurológicos ou metabólicos também podem desempenhar este papel.[11,12] Psicoses podem também ocorrer em alfa-sinucleinopatias incluindo a demência de corpos de Lewy e a atrofia multissistêmica.[13,14]

As manifestações clínicas tipicamente incluem alucinações visuais, delírios persecutórios, confusão e agitação psicomotora. De acordo com os critérios do National Institute of Neurological Desorders – National Institute of Mental Health (NIND – NIMD) o diagnóstico de psicose na DP necessita de pelo menos um dos seguintes sintomas: ilusões, falsa sensação de presença, alucinações ou delírios. Estes sintomas devem ocorrer seguindo os da DP inicial e estar presente por pelo menos um mês, como sintomas recorrentes ou contínuos, excluindo outras causas (demência, outras doenças psiquiátricas como esquizofrenia e distúrbio bipolar).[13,14]

Após o tratamento das comorbidades potenciais as recomendações iniciais incluem a retirada gradual e paulatina das potenciais associações de drogas iniciando com os anticolinérgicos, seguidos pelos inibidores da MAOB, agonistas dopaminérgicos, amantadina e inibidores da COMT. Frequentemente a introdução de um antipsicótico de segunda geração, como clozapina ou quetiapina, se faz necessária. Outras opções incluem risperidona e olanzapina com um risco significativo de piora do sintoma motor.[9,12]

REFERÊNCIAS BIBLIOGRÁFICAS

1. Munhoz RP, Moscovichi M, Araujo PD, Teive HAG. Movement Disorders Emergencies: a review. Arq Neuropsiquiatr. 2012;453-461.
2. Melamed E, Ziv I, Djaldetti R. Management of motor complications in advanced Parkinson's disease. Mov Disord. 2007;22(Suppl):S379-384.

3. Okun MS. Management of Parkinson`s disease in 2017: approaches tailored to specific patient needs. JAMA. 2017;318(9):791-792.
4. Dziewczapolski G, Menalled LB, Savino MT, Mora M, Stefano FJE, Gershanik O. Mechanism of action of clozapine-induced modification of motor behavior in an animal model of the 'super-off' phenomenon. Mov Disord. 1997;12:159-166.
5. Gershanik O, Lera G, Gomez Arevalo G. Clinical profile of parkinsonian patients with super off phenomenon. Neurology. 1994;44:248.
6. Mizuno Y, Takubo H, Mizuta E, Kuno S. Malignant syndrome in Parkinson's disease: concept and review of the literature. Parkinsonism Relat Disord. 2003;9:S3-S9.
7. Gil-Navarro S, Grandas F. Dyskinesia-hyperpyrexia syndrome: another Parkinson's disease emergency. Mov Disord. 2010;25:2691-2692.
8. Kipps CM, Fung VSC, Grattan-Smith P, de Moore GM, Morris JGL. Movement disorder emergencies. Mov Disord. 2005;20:322-334.
9. Poston KL, Frucht SJ. Movement disorders emergencies. J Neurol. 2008;255:S2-S13.
10. Sá DS, Teive HA, Troiano AR, Werneck LC. Parkinsonism associated with neurocysticercosis. Parkinsonism Relat Disord. 2005;11:69-72.
11. Robottom BJ, Weiner WJ, Factor SA. Movement disorders emergencies part 1. Hypokinetic disorders. Arch Neurol. 2011;68:567-572.
12. Tousi B. Movement disorder emergencies in the elderly: recognizing and treating an often-iatrogenic problem. Cleve Clin J Med. 2008;75:449-457.
13. Ravina B, Marder K, Fernandez HH, et al. Diagnostic criteria for psychosis in parkinson's disease: report of an NINDS, NIMDH work group. Mov Disord. 2007;22:1061-1068.
14. Apetauerova D, Patel PA, Burns JD, Lerner DP. Movement disorders emergencies. Neurol Clin. 2021;39(2021): 615-630.

Capítulo 36

Emergências em outros distúrbios de movimento

Emerson Gisoldi | Rafael Yoshio Koto

INTRODUÇÃO

Classicamente, as doenças neurológicas que se manifestam com distúrbios de movimento têm caráter progressivo e degenerativo, com manejo de suas condições a nível ambulatorial. Porém, em algumas situações, observamos uma descompensação aguda da doença de base ou uma apresentação clínica inicial grave o suficiente para que o paciente procure o serviço de emergência. Neste capítulo abordaremos as emergências vistas nos principais distúrbios de movimento conhecidos, fora a doença de Parkinson, já citada anteriormente, assim como algumas síndromes clínicas que se manifestam com alterações de movimento e são vistas em centros de atendimento de urgência e unidade de terapia intensiva.

STATUS DISTÔNICO (SD)

Denomina-se *status* distônico (ou tempestade distônica) o aumento de frequência e intensidade dos episódios de distonia com risco de deterioração clínica associada. Normalmente ocorre um gatilho predisponente que faz agravar a distonia. Manji *et al.* descreveram o *status* distônico como um distúrbio de movimento grave associado a uma ou mais das seguintes complicações: 1) fraqueza de musculatura bulbar; 2) insuficiência respiratória; 3) alterações metabólicas (rabdomiólise e insuficiência renal aguda); 4) dor refratária e exaustão.[1] Hoje sabemos que o SD pode ocorrer independentemente da condição neurológica de base do paciente, incluindo reações medicamentosas agudas e outras distonias adquiridas.[2,3]

Estima-se que em torno de 64% dos casos de SD ocorre em crianças, principalmente do sexo masculino.[4] As condições genéticas frequentemente associadas ao SD são: distonias generalizadas isoladas com mutações no gene *TOR1A (DYT1)* e *THAP1 (DYT6)*, ambas autossômicas dominantes; doenças genéticas degenerativas como doença de Wilson, acidúria glutárica tipo 1 e doença de Lesch-Nyhan.[5,6] A principal causa adquirida de distonia é a paralisia cerebral, outras condições menos comuns são doenças inflamatórias autoimunes, sequelas hipóxico-isquêmicas cerebrais, traumatismos, neuroinfecções e medicações.[7]

Gatilhos para ocorrência de SD podem ser identificados em 50-70% dos casos.[8,9] Infecções (51,7%) e mudanças abruptas na medicação (30%) são os gatilhos mais frequentemente associados ao SD.[9] Com o advento da terapia do DBS (*deep brain stimulation*), que utiliza um eletrodo para modular a atividade cerebral, observou-se um aumento do número de casos de SD associado à depleção de bateria do gerador em pacientes que já fazem uso do dispositivo para controle de distonia.[10]

O manejo do SD requer vigilância neurológica, respiratória e hemodinâmica contínua, de preferência em unidade de suporte intensivo. Os médicos devem estar atentos ao risco de insuficiência renal aguda por rabdomiólise, sendo necessário acompanhar diariamente a função renal, nível sérico de CPK (creatinofosfoquinase) e débito urinário. Hidratação endovenosa deve ser iniciada o quanto antes. A administração de antipiréticos frequentemente é necessária pelo estado febril.

As principais medicações disponíveis para o tratamento inicial envolvem combinação de anticolinérgicos, depletores dopaminérgicos (tetrabenazina), benzodiazepínicos, baclofeno e gabapentinoides.[11] Estudos mostram que apenas 10% dos casos de SD conseguem reverter com essa combinação.[9] Em pacientes graves clinicamente também se recomenda a administração de sedativos endovenosos (benzodiazepínicos, propofol e barbitúricos) em conjunto com as medicações anteriores. Casos refratários que não respondam às terapias iniciais podem-se beneficiar de tratamento neurocirúrgico, com taxa de sucesso até 33,7% dos casos.[9] As opções cirúrgicas incluem: palidotomia, bomba de baclofeno intratecal e implantação de DBS. A Figura 36-1 resume o nosso algoritmo de tratamento. Com os crescentes estudos e avanços na área de neuromodulação, o DBS tem-se mostrado uma opção segura e interessante na abordagem terapêutica a médio e longo prazo dos pacientes com distonia, e deve ser considerada principalmente em pacientes com distonias genéticas responsivas, como a DYT-TOR1A.[12]

SÍNDROME DE STIFF PERSON (SPS)

Conhecida como "síndrome do homem rígido", a SPS é uma doença neurológica rara e caracteriza-se por espasmos intermitentes e rigidez progressiva da musculatura axial e porção proximal dos membros, causando alteração de marcha e dores intensas.[13] A doença ocorre por meio de autoanticorpos direcionados a enzima GAD (Glutamato descarboxilase) que tem papel importante na produção do neurotransmissor GABA que atua em vias inibitórias do sistema nervoso central, sobretudo no controle inibitório da atividade muscular.[14] Frequentemente ela está associada a outras doenças autoimunes como *diabetes mellitus* tipo 1, doença de Graves, tireoidite de Hashimoto e anemia perniciosa. Além do mecanismo de autoimunidade, a SPS também pode ocorrer no

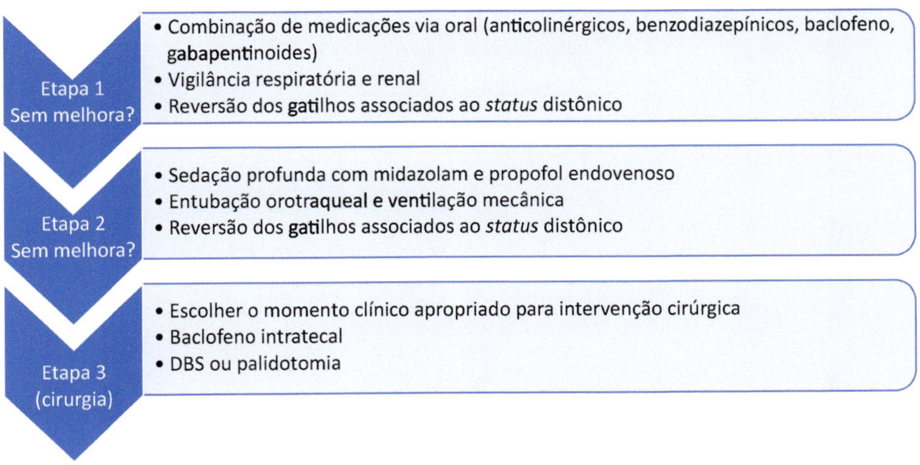

Fig. 36-1. Esquema simplificado do fluxo terapêutico no *status* distônico.

contexto de síndromes paraneoplásicas, principalmente nas neoplasias malignas de mama, tumores mediastinais, carcinoma pulmonar de pequenas células e linfomas.[15]

A maioria dos pacientes apresenta-se com a doença entre a segunda e quinta décadas de vida, sendo as mulheres mais afetadas que os homens. O diagnóstico leva em consideração as características do quadro clínico, com rigidez progressiva dos músculos paraverterbrais, levando a hiperlordose e outras deformidades de coluna; além da presença de espasmos intermitentes tanto no tronco quanto na raiz de membros, desencadeados por movimento, barulho ou até estresse emocional.[16] Disfunções autonômicas como hiperpirexia, diaforese, taquipneia, taquicardia e hipertensão arterial podem ocorrer de forma transitória, com risco de morte súbita por apneia respiratória.[15] Até 1/3 dos pacientes pode apresentar níveis séricos elevados de anticorpo Anti-GAD.[16]

Benzodiazepínicos são a primeira opção no tratamento sintomático da SPS (Fig. 36-2). Doses podem variar de 20 a 100 mg/dia de diazepam divididos em 3 a 4 tomadas/dia, ou clonazepam de 4 a 24 mg/dia também divididos em até 4 tomadas/dia. As doses devem ser aumentadas gradualmente conforme tolerância.[15] Baclofeno pode ser usado em associação para pacientes pouco responsivos aos benzodiazepínicos. Nos casos graves e refratários à primeira linha terapêutica, sugere-se iniciar terapia imunomoduladora com infusões de imunoglobulina, ou ainda rituximabe.[17,18]

EMERGÊNCIAS NA DOENÇA DE HUNTINGTON (DH)

A doença de Huntington é uma doença genética degenerativa autossômica dominante, causada pela expansão anormal de trinucleotídeos codificando o gene da huntingtina. A proteína anômala é responsável por diversas disfunções neuronais que levam a morte celular e consequente atrofia de diversas regiões cerebrais, principalmente no núcleo caudado.[19] Clinicamente a DH manifesta-se com movimentos hipercinéticos do tipo coreia e atetose. Os sintomas motores agravam-se com

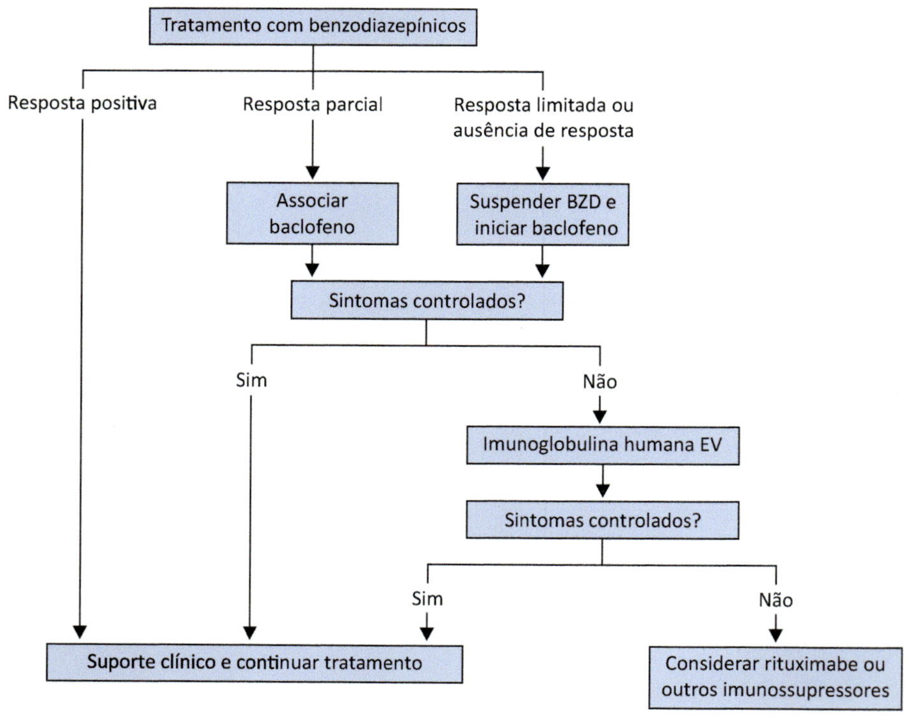

Fig. 36-2. Algoritmo de tratamento para a síndrome de Stiff Person.

o avanço da doença, causando disfagia, disfonia, anormalidades posturais e incoordenação motora, até atingir um estado rígido-acinético.[20] Frequentemente os pacientes acabam desenvolvendo sintomas demenciais e psiquiátricos, como depressão, apatia, ansiedade, irritabilidade e psicose.[21] A prevalência de DH varia nas diferentes populações mundiais e o início dos sintomas costuma aparecer entre a terceira e quinta décadas de vida.

São poucos os estudos que avaliaram as emergências clínicas nos pacientes com DH. Em um deles, com 3612 hospitalizações, cerca de 22% foram admitidos com problemas respiratórios, 21% com problemas psiquiátricos, 10% com infecção de trato urinário e sepse, outros 6% com trauma.[22] As principais causas de óbito nessa população incluem pneumonia e insuficiência respiratória, carência nutricional e suicídio.[23,24]

Tendo em vista a alta taxa de suicídio em pacientes com DH, a abordagem multidisciplinar com acompanhamento psicológico e tratamento medicamentos dos transtornos de humor são de extrema importância logo no início do planejamento terapêutico. Os sintomas psicóticos também podem ser bastante graves nos pacientes com DH.[22] As mesmas medicações antipsicóticas utilizadas para controle motor da doença podem ajudar a controlar a psicose, por exemplo, halolperidol, risperidona e olanzapina.

Quedas são bastante frequentes nos pacientes com DH, sendo que até 75% dos pacientes já apresentaram alguma queda ao solo com traumatismo corporal. A frequência de quedas aumenta consideravelmente com o avanço da doença.[25] As principais complicações são hematomas subdurais, fraturas femorais e de bacia.[22] Reabilitação fisioterápica e terapia ocupacional são estratégias para auxiliar na marcha e diminuir a frequência de quedas. Medidas restritivas e uso de capacete para proteção cefálica podem ser usadas para casos mais drásticos.

Episódios de broncoaspiração levam ao risco aumentado de pneumonia nos pacientes com DH e hospitalização para antibioticoterapia. A taxa de mortalidade hospitalar por doença respiratória nesses pacientes chega a 7%, entretanto, mais da metade dos pacientes que melhoram da pneumonia acabam necessitando de hospitalização domiciliar pelas sequelas clínicas.[22] Consultas periódicas com profissionais de fonoaudiologia são importantes para melhor avaliação da disfagia e adaptação de dieta via oral. Recomenda-se a utilização de vias alternativas de suporte nutricional (de preferência gastrostomia) para pacientes com perda ponderal acentuada (mais de 10%) em 30 dias, desidratação grave, necessidade constante de aspiração de vias aéreas e disfagia severa tanto para sólidos e líquidos.[26]

HEMIBALISMO/HEMICOREIA E OUTRAS COREIAS DE INÍCIO AGUDO

Hemibalismo é um distúrbio de movimento raro caracterizado por movimentos irregulares e de grande amplitude, frequentemente descritos como "violentos", de um lado do corpo, com envolvimento maior da porção proximal de braços e pernas. Os movimentos podem ter caráter rotatório ou balístico. Por seu início agudo os pacientes costumam procurar os serviços de urgência/emergência local.[27] A hemicoreia apresenta o mesmo padrão de movimentos hipercinéticos, porém em menor amplitude e com predomínio mais distal.

Classicamente, as lesões que proporcionam hemibalismo e hemicoreia são de natureza vascular, em decorrência de acidentes vasculares cerebrais isquêmicos ou hemorrágicos. Os principais alvos envolvidos são o núcleo subtalâmico, núcleo caudado e putâmen contralaterais ao lado dos sintomas.[28] Outra causa associada é o estado hiperosmolar glicêmico não cetótico, ou também chamada estriatopatia diabética. Essa situação ocorre comumente em mulheres idosas, etnia asiática e com diagnóstico de *diabetes mellitus* tipo 2 sem controle adequado da glicemia por longos períodos.[29] Outras causas de coreia de início agudo são descritas no Quadro 36-1.

A prioridade na abordagem do paciente com hemicoreia/hemibalismo, ou outras coreias de início agudo, é procurar por causas reversíveis e tratá-las o quanto antes. Causas vasculares, hiperglicemia, neuroinfecções e lesões neoplásicas devem ser prontamente investigadas. Se o AVC for a causa principal, e o local de atendimento dispor de estudos de imagem perfusional, o paciente poderá ser trombolisado, caso haja critérios para tal.[30] Em situações de hiperglicemia, a correção de glicose com insulinoterapia tende a resolver a maioria dos casos num prazo de semanas a meses, porém 20% dos pacientes ainda podem apresentar coreia residual.[29] O próximo passo do manejo terapêutico é determinar a gravidade do hemibalismo/hemicoreia e utilizar medicações para atenuá-la. Depletores dopaminérgicos como tetrabenazina e deutetrabenazina se mostraram úteis na redução dos sintomas, porém sua disponibilidade ainda é escassa, de forma que ainda utilizamos neurolépticos como haloperidol e risperidona no tratamento. Se efetivo, o tratamento deve permanecer por cerca de 3 meses e, após esse período, deve ser feita uma reavaliação para redução gradual da dose. Para casos refratários recomenda-se avaliação cirúrgica, com possibilidade de talamotomia, palidotomia ou implantação de DBS.[31]

Quadro 36-1. Causas de coreia/balismo de início agudo

Acidente vascular cerebral
Hiperglicemia não cetótica
Toxoplasmose
Neoplasias cerebrais
Coreia de Sydenham
Esclerose múltipla
LES e SAAF (sd. anticorpo antifosfolípide)
Encefalites autoimunes
Policitemia vera

EMERGÊNCIAS NA SÍNDROME DE TOURETTE

A síndrome de Tourette é uma condição bastante associada a presença de tiques, tanto motores quanto vocais, prevalentes sobretudo em crianças e adolescentes. Frequentemente esses tiques podem-se tornar complexos, com presença de gestos obscenos ou provocativos, ecolalia e coprolalia.

Fatores que influenciam na gravidade dos tiques podem ser divididos em fatores internos e externos. Fatores internos incluem fadiga, níveis hormonais, nível de estresse e insônia.[32] Fatores externos estão associados a medicamentos, alimentação e infecções concomitantes. Medicamentos utilizados para tratamento de TDAH são os mais associados à piora dos tiques.[33]

Em raras circunstâncias, os tiques podem ser tão graves a ponto de causar uma emergência neurológica; isso pode ocorrer por própria exacerbação dos tiques (situação conhecida como *status* de tique), ou como comprometimento neurológico novo secundário a determinado movimento realizado no tique. Na situação de *status,* os tiques tendem a se repetir de forma contínua (minutos a horas), perderem capacidade de supressão e causar comprometimento cardiorrespiratório, disautonomia e até rabdomiólise.[34] Tiques violentos podem levar a sequelas neurológicas, sobretudo neuropatia ou compressão medular. Casos já foram descritos de ciatalgia compressiva após tiques motores com envolvimento de quadril;[35] e mielopatia cervical por movimentos bruscos de pescoço.[36]

O tratamento das exacerbações dos tiques segue a linha do tratamento da síndrome Tourette, sendo necessário o aumento de dose dos medicamentos já em uso pelo paciente (Quadro 36-2). Esses medicamentos incluem neurolépticos de primeira geração (haloperidol), ou segunda geração (risperidona e aripriprazol). Associação com clonidina, alfa-agonista adrenérgico, pode ser interessante para auxiliar no controle das crises. Injeções com toxina botulínica são úteis para determinados tiques motores em região facial e cervical, assim como tiques vocais (quando aplicados na musculatura laríngea), mas necessitam de reaplicações constantes.[37,38] No *status* de tique, medidas emergenciais devem ser tomadas para manutenção respiratória e hemodinâmica, assemelhando-se ao tratamento de *status* distônico, com sedação profunda (propofol e midazolam). Associação com benzodiazepínicos e otimização das medicações neurolépticas deve ser realizada antes do desmame de sedação.[34]

Quadro 36-2. Medicações para tratamento da síndrome Tourette

Medicação	Dose inicial	Dose máxima
Haloperidol	0,25 mg a noite	20 mg
Aripiprazol	5 mg/dia	20 mg
Risperidona	0,25 mg a noite	4 mg
Clonidina	0,05 mg a noite	0,8 mg

EMERGÊNCIAS NA DOENÇA DE WILSON (DW)

A doença de Wilson é uma doença genética autossômica recessiva associada a mutações no gene *ATP7B* que decodifica uma proteína transmembrana associada ao metabolismo do cobre. O aumento de cobre livre sérico leva ao seu depósito em órgãos como fígado, cérebro, rins e córnea (anéis de Kayser-Flescher).[39] Os efeitos citotóxicos do cobre resultam em sintomas hepáticos, neurológicos e psiquiátricos, que tendem a se apresentar até a quarta década de vida. Pacientes com doença de Wilson podem procurar o serviço de emergência hospitalar principalmente em duas situações: 1) sintomas neurológicos e hepáticos no atraso do diagnóstico e tratamento adequados; 2) deterioração paradoxal com o início do tratamento com quelantes.

A manifestação hepática da DW pode variar de casos assintomáticos com elevação de transaminases, até mimetizar hepatites virais e autoimunes.[40] Porém, a maioria dos casos tende a desenvolver hepatopatia crônica com cirrose e hipertensão portal. Cerca de 40-50% dos pacientes com DW apresentam sintomas neurológicos.[41] As manifestações neurológicas são diversas, compreendendo a grande maioria dos distúrbios de movimento.[42] Tremor e ataxia são os sintomas mais comuns (40-60%), seguido de disartria (40-58%), distonia (15-42%), alterações de marcha (38%), parkinsonismo (11-60%) e coreia (15%).[43-45] Quase todos os pacientes com sintomas neurológicos apresentam o sinal de Kayser-Flescher na oftalmoscopia com lâmpada de fenda, outro importante dado diagnóstico. Em situações graves, os pacientes recorrem ao serviço de urgência por complicações de distonias generalizadas, disfagia grave com broncoaspirações, ou alterações comportamentais graves e psicose pelo comprometimento psiquiátrico.

Os principais exames laboratoriais a serem solicitados para investigação incluem: dosagem de ceruloplasmina sérica, cobre urinário e cobre sérico livre. Recomenda-se a triagem desses exames em todos os pacientes jovens com algum sintoma típico de distúrbio de movimento. Exames de imagem com ressonância magnética também podem auxiliar no diagnóstico, porém um exame inalterado não exclui a possibilidade de DW.

O tratamento da DW envolve quelantes de cobre e sais de zinco em duas fases: aguda e manutenção. Os quelantes se ligam ao cobre sérico livre e promovem a excreção urinária, regularizando seus níveis e reduzindo sua impregnação nos tecidos.[40,46] A D-penicilamina é a medicação mais utilizada para tratamento da DW no mundo; recomenda-se seu uso inicial nas doses de 250-500 mg/dia com aumento de 250 mg por semana até dose total de 1500 mg/dia em 3-4 tomadas longe das refeições. O objetivo é aumentar a excreção urinária e consequentemente reduzir o seu nível sérico. Após 2 a 6 meses de tratamento, com o paciente estável sem disfunção hepática e renal, recomenda-se transicionar para a terapia de manutenção. A dose de D-penicilamina é reajustada para 750-1000 mg/dia e se introduz os sais de zinco para diminuir a absorção de cobre na dieta.[47,48] Não raramente, a D-penicilamina produz efeitos colaterais que podem dificultar a adesão ao tratamento, dentre eles: febre, linfadenomegalia, erupções cutâneas, nefropatia, neutropenia e trombocitopenia.[40] Recomenda-se também a administração de piridoxina (vitamina B6) durante o tratamento.[49] A trientina é outra opção de quelante de cobre, recomendada para casos de não tolerância com D-penicilamina pelo seu menor perfil de efeitos colaterais. A dose administrada tanto na fase aguda quanto na manutenção é semelhante a D-penicilamina.[40]

Especialistas devem estar atentos ao risco de piora dos sintomas neurológicos durante as primeiras semanas de tratamento com quelantes de cobre, especialmente a D-penicilamina.[50] Recomenda-se evitar aumentos abruptos da dose dos quelantes e reduzir gradativamente a dose diária enquanto mantém o monitoramento do cobre sérico livre. Trocar a D-penicilamina por trientina pode ser uma opção quando disponível. Em último caso, a monoterapia com sais de zinco também pode ser adotada, porém com maior dificuldade de controle da doença. A dose sugerida é de 150 mg/dia em 3 tomadas diárias.

SÍNDROME DE LANCE ADAMS

Pacientes que sobreviveram longos períodos de reanimação cardiopulmonar podem apresentar sintomas de mioclonias focais ou generalizadas em decorrência da encefalopatia pós-anóxica. Essa condição denomina-se síndrome de Lance Adams, e pode ocorrer horas, dias ou semanas após o evento hipóxico-isquêmico. As descargas epileptiformes geram as mioclonias positivas que podem estar ausentes no repouso, e piorar com ativação muscular. Cerca de 37% dos pacientes podem também desenvolver estado de mal epiléptico secundário, fator de mal prognóstico clínico.[51] Para o tratamento da síndrome Lance Adams são necessárias doses altas de medicações anticonvulsivantes, ou até mesmo a combinação deles. Pode-se utilizar levetiracetam (1000 mg a 3000 mg/dia), clonazepam (4-8 mg/dia) ou valproato de sódio (1200-2000 mg/dia).[52]

REFERÊNCIAS BIBLIOGRÁFICAS

1. Manji H, Howard RS, Miller DH, Hirsch NP, Carr L, Bhatia K, et al. Status dystonicus: the syndrome and its management. Brain. 1998;121(Pt 2):243-52
2. Ruiz-Lopez M, Fasano A. Rethinking status dystonicus. Mov Disord. 2017;32(12):1667-76.
3. Lumsden DE, Allen NM. Rethinking status dystonicus: a welcome start to a challenging problem. Mov Disord. 2018;33(2):344.
4. Garone G, Graziola F, Nicita F, Frascarelli F, Randi F, Zazza M, et al. Prestatus and status dystonicus in children and adolescents. Dev Med Child Neurol. 2020;62(6):742-9.
5. Balint B, Bhatia KP. Isolated and combined dystonia syndromes – an update on new genes and their phenotypes. Eur J Neurol. 2015;22(4):610-7.
6. Lohmann K, Klein C. Update on the genetics of dystonia. Curr Neurol Neurosci Rep. 2017;17(3):26.
7. Albanese A, Bhatia K, Bressman SB, Delong MR, Fahn S, Fung VS, et al. Phenomenology and classifcation of dystonia: a consensus update. Mov Disord. 2013;28(7):863-73.
8. Nerrant E, Gonzalez V, Milesi C, Vasques X, Ruge D, Roujeau T, et al. Deep brain stimulation treated dystonia-trajectory via status dystonicus. Mov Disord. 2018;33(7):1168-73.
9. Fasano A, Ricciardi L, Bentivoglio AR, Canavese C, Zorzi G, Petrovic I, et al. Status dystonicus: predictors of outcome and progression patterns of underlying disease. Mov Disord. 2012;27(6):783-8.
10. Sobstyl M, Zabek M, Kmiec T, Slawek J, Budohoski KP. Status dystonicus due to internal pulse generator depletion in a patient with primary generalized dystonia. Mov Disord. 2014;29(2):188-9.
11. Marsden CD, Marion MH, Quinn N. The treatment of severe dystonia in children and adults. J Neurol Neurosurg Psychiatry. 1984;47(11):1166-73.
12. Termsarasab P, Frucht SJ. Dystonic storm: a practical clinical and video review. J Clin Mov Disord. 2017;4:10
13. Shaw PJ. Stiff-man syndrome and its variants. Lancet 1999;353:86.
14. Baizabal-Carvallo JF, Jankovic J. Stiff-person syndrome: insights into a complex autoimmune disorder. J Neurol Neurosurg Psychiatry 2015;86:840.
15. Espay AJ, Chen R. Rigidity and spasms from autoimmune encephalomyelopathies: stiff-person syndrome. Muscle Nerve 2006;34:677-690.
16. Solimena M, Folli F, Denis-Donini S, et al. Autoantibodies to glutamic acid decarboxylase in a patient with stiff-man syndrome, epilepsy, and type I diabetes mellitus. N Engl J Med 1988;318:1012.

17. Dalakas MC, Fujii M, Li M, et al. High-dose intravenous immune globulin for stiff-person syndrome. N Engl J Med 2001;345:1870.
18. Baker MR, Das M, Isaacs J, et al. Treatment of stiff person syndrome with rituximab. J Neurol Neurosurg Psychiatry 2005;76:999.
19. McColgan P, Tabrizi SJ. Huntington's disease: a clinical review. Eur J Neurol. 2018;25:24-34.
20. Penney JB Jr, Young AB, Shoulson I, Starosta-Rubenstein S, Snodgrass SR, Sanchez-Ramos J, et al. Huntington's disease in Venezuela: 7 years of follow-up on symptomatic and asymptomatic individuals. Mov Disord. 1990;5(2):93-9.
21. Anderson KE, Marshall FJ. Behavioral symptoms associated with Huntington's disease. Adv Neurol. 2005;96:197-208.
22. Dubinsky RM. No going home for hospitalized Huntington's disease patients. Mov Disord. 2005;20:1316-22.
23. Sorensen SA, Fenger K. Causes of death in patients with Huntington's disease and in unaffected frst-degree relatives. J Med Genet. 1992;29:911-4.
24. Rodrigues FB, Abreu D, Damásio J, Goncalves N, Correia--Guedes L, Coelho M, Ferreira JJ, REGISTRY Investigators of the European Huntington's Disease Network. Survival, mortality, causes and places of death in a European Huntington's disease prospective cohort. Mov Disord Clin Pract. 2017;4(5):737-42.
25. Vuong K, Canning CG, Menant JC, Loy CT. Gait, balance, and falls in Huntington disease. Handb Clin Neurol. 2018;159:251-60.
26. Moskowitz CB, Marder K. Palliative care for people with late-stage Huntington's disease. Neurol Clin. 2001;19:849-65.
27. Shannon KM. Ballism. In: Jankovic J, Tolosa E (Eds). Parkinson's disease and movement disorders. 3 ed., Baltimore: Williams and Wilkins; 1998:365-375.
28. Laganiere S, Boes AD, Fox MD. Network localization of hemichorea-hemiballismus. Neurology. 2016;86(23):2187-95.
29. Oh SH, Lee KY, Im JH, Lee MS. Chorea associated with non-ketotic hyperglycemia and hyperintensity basal ganglia lesion on T1-weighted brain MRI study: a meta-analysis of 53 cases including four present cases. J Neurol Sci. 2002;200(1-2):57-62. Epub 2002/07/20.
30. Bembenek JP, Bilik M, Członkowska A. Successful treatment with intravenous recombinant tissue plasminogen activator in an acute stroke patient presenting with hemiballism. Funct Neurol. 2015;30:71-72.
31. Krauss JK, Pohle T, Borremans JJ. Hemichorea and hemiballism associated with contralateral hemiparesis and ipsilateral basal ganglia lesions. Mov Disord. 1999;14(3):497-501. Epub 1999/05/29.
32. Rothenberger A, Kostanecka T, Kinkelbur J, Cohrs S, Woerner W, Hajak G. Sleep and Tourette syndrome. Adv Neurol. 2001;85:245-59
33. Erenberg G, Cruse RP, Rothner AD. Gilles de la Tourette's syndrome: effect of stimulant drugs. Neurology. 1985;35:1346-8.
34. Kovacs, N., Herold, R., Janszky, J. et al. Tics status: a movement disorder emergency. J Neurol. 2011;258,143-145.
35. Goetz CG, Klawans HL. Gilles de la Tourette syndrome and compressive neuropathies. Ann Neurol. 1980;8:453.
36. Krauss JK, Jankovic J. Severe motor tics causing cervical myelopathy in Tourette's syndrome. Mov Disord. 1996;11:563-6.
37. Scott BL, Jankovic J, Donovan DT. Botulinum toxin injection into vocal cord in the treatment of malignant coprolalia associated with Tourette's syndrome. Mov Disord. 1996;11:431-3.
38. Salloway S, Stewart CF, Israeli L, Morales X, Rasmussen S, Blitzer A, et al. Botulinum toxin for refractory vocal tics. Mov Disord. 1996;11:746-8.
39. Tanzi RE, Petrukhin K, Chernov I, Pellequer JL, Wasco W, Ross B, et al. The Wilson disease gene is a copper transporting ATPase with homology to the Menkes disease gene. Nat Genet. 1993;5(4):344-50
40. Roberts EA, Schilsky ML. American Association for Study of Liver Diseases (AASLD). Diagnosis and treatment of Wilson's disease: an update. Hepatology. 2008;47:2089-111
41. Merle U, Schaefer M, Ferenci P, Stremmel W. Clinical presentation, diagnosis and long-term outcome of Wilson's disease: a cohort study. Gut. 2007;56:115–20.
42. Hedera P. Wilson's disease: a master of disguise. Parkinsonism Relat Disorder. 2019;59:140–5.
43. Oder W, Grimm G, Kollegger H, Ferenci P, Schneider B, Deecke L. Neurological and neuropsychiatric spectrum of Wilson's disease: a prospective study of 45 cases. J Neurol. 1991;238:281-7.
44. Machado A, Chien HF, Deguti MM, Cançado E, Azevedo RS, Scaff M, et al. Neurological manifestations in Wilson's disease: report of 119 cases. Mov Disord. 2006;21(12):2192-6.
45. Członkowska A, Litwin T, Dzieżyc K, Karliński M, Bring J, Bjartmar C. Characteristics of a newly diagnosed Polish cohort of patients with neurologic manifestations of Wilson disease evaluated with the Unifed Wilson's Disease Rating Scale. BMC Neurol. 2018;18:34.
46. Hedera P. Update on the clinical management of Wilson's disease. Appl Clin Genet. 2017;10:9-19.
47. Walshe JM, Yealland M. Chelation treatment of neurological Wilson's disease. Q J Med. 1993;86:197-204.
48. Appenzeller-Herzog C, Mathes T, Heeres MLS. Comparative effectiveness of common therapies for Wilson disease: a systematic review and meta-analysis of controlled studies. Liver Int. 2019;39:2136-52.
49. Jaffe IA, Altman K, Merryman P. The antipyridoxine effect of penicillamine in Man. J Clin Invest. 1964;43:1869-73.
50. Weiss KH, Askari FK, Czlonkowska A, Ferenci P, Bronstein JM, Bega D, et al. Bis-choline tetrathiomolybdate in patients with Wilson's disease: an open-label, multicentre, phase 2 study. Lancet Gastroenterol Hepatol. 2017;2(12):869-76.
51. Wijdicks EF, Parisi JE, Sharbrough FW. Prognostic value of myoclonus status in comatose survivors of cardiac arrest. Ann Neuro.l 1994;35:239-43.
52. Dijk JM, Tijssen MAJ. Management of patients with myoclonus: available therapies and the need for an evidencebased approach. Lancet Neurol. 2010;9:1028-36.

Parte 9

Emergências nas Doenças Sistêmicas

Capítulo 37

Manifestações neurológicas nas doenças sistêmicas

Francisco Tomaz Meneses de Oliveira

INFLAMAÇÃO

A inflamação é uma resposta biológica complexa fundamental para a forma como o corpo lida com uma lesão e a infecção (eliminar a causa inicial da lesão celular e reparar o efeito).[1]

A resposta inflamatória pode ser aguda (segundos a horas) ou ter a duração mais longa referida como inflamação crônica. A primeira é geralmente benéfica, enquanto a última pode resultar em destruição tecidual quando os mecanismos reguladores do processo inflamatório geram respostas que são defeituosas ou, quando há uma resposta imune com consequente prolongamento e danos inflamatórios.[1] A inflamação não resolvida, sem dúvida, contribui para as doenças neurológicas e hoje é vista como uma nova fronteira terapêutica.[2]

A neuroinflamação aguda ou crônica envolve a ativação sustentada da glia e gera o recrutamento de elementos imunológicos que podem lesar tanto o sistema nervoso periférico quanto o central, de maneira aguda ou crônica. Neste contexto é importante entendermos o papel das células imunes e dos mediadores pró-inflamatórios desempenhando um papel fundamental, regulando as respostas do hospedeiro à infecção, inflamação e reações ao estresse ou trauma. A microglia, os mastócitos, os astrócitos, e possivelmente até mesmo os oligodendrócitos, são importantes fontes da manutenção deste estado pró-inflamatório e autoimune das doenças que acometem o sistema nervoso, provocando a neuroinflamação crônica e doenças imunomediadas.[3]

O sistema nervoso periférico frequentemente é acometido pelo estado inflamatório crônico, como nas polineuropatias, na dor neuropática e, alguns estudos sustentam também na fisiopatologia da fibromialgia, ou dores difusas crônicas. A dor aguda e crônica são características cardinais da inflamação, embora entidades clínicas diferentes. A aguda é provocada por uma doença ou lesão específica, serve a um propósito biológico útil e é autolimitada. A dor crônica, por outro lado, pode ser considerada um estado de doença que supera o tempo normal de cura e acredita-se que resulte de alterações na plasticidade das células neuronais. Tais alterações incluem sensibilização de nociceptores periféricos na raiz dorsal e nos gânglios do trigêmeo e neurônios nociceptivos centrais na medula espinhal, núcleo do nervo trigêmeo, tronco cerebral e córtex. Juntos, a sensibilização periférica e a sensibilização central traduzem-se em uma percepção aumentada da dor e permeiam frequentemente as síndromes neurológicas inflamatórias agudas e crônicas.[4,5]

No sistema nervoso central, podemos citar a resposta inflamatória crônica presente nas vasculopatias inflamatórias, encefalites, doença de Alzheimer, doença de Parkinson, esclerose múltipla, além das menos comentadas, porém com componente inflamatório importante, doença do neurônio motor, isquemia cerebral, lesão cerebral traumática, depressão e transtorno do espectro autista. É importante lembrar que todo esse grupo de doenças permeiam esse contexto de inflamação crônica, pois as manifestações sindrômicas podem corresponder muitas vezes a uma atividade de doença ou a uma sobreposição de sinais e sintomas crônicos, e esta diferenciação é bastante desafiadora na prática clínica, e pode implicar em possibilidades terapêuticas diferentes dependendo do contexto apresentado e interpretado.[3]

DOENÇAS INFLAMATÓRIAS SISTÊMICAS

A inflamação local ou sistêmica foi projetada pela natureza para proteger o corpo em resposta a uma agressão, porém se desregulada promove um processo patológico que pode ter consequências profundas para o sistema nervoso. A ativação aberrante do sistema imune inato, em particular no ambiente neurológico, envolvendo as células mastocitárias e da microglia, pode ocorrer em um contexto específico de neuroinflamação prolongada.

Se a homeostase sistêmica passa a ser quebrada pelo processo inflamatório e ocorre o acometimento cerebral, localmente como consequência da ativação das células neuronais e entrada de células estranhas àquele ambiente no parênquima cerebral e células neuronais, podemos dizer que há a possibilidade de termos manifestações neurológicas pelas doenças inflamatórias sistêmicas.[3]

Passamos a perceber que existe uma interação complexa entre células da periferia com as células do sistema nervoso, principalmente com micróglia, astrócitos, mastócitos e oligodendrócitos. Os comportamentos celulares a partir desta interação podem representar um desafio, quando desejamos projetar estratégias para lidar com a resolução de distúrbios neurológicos associados à inflamação.

Este cenário assume um maior desafio com o conhecimento de que mastócitos e micróglia e suas reatividades ou responsividades mudam com o envelhecimento. Os estados inflamatórios agudos e crônicos podem alterar a permeabilidade da barreira hematoencefálica e, em última análise, levar a doenças com acometimento primário ou secundário do sistema nervoso, além de distúrbios que aceleram o processo fisiológico do envelhecimento ou disfunção cognitiva.

A correta interpretação do processo neuropatológico que está ocorrendo naquele momento, com aquele paciente, com as comorbidades presentes, e com a propedêutica que dispomos é fundamental para proporcionarmos a melhor abordagem terapêutica. Esse processo é desafiador e complexo e, muitas vezes, necessita de uma abordagem multidisciplinar e interdisciplinar, e dependendo do modo de instalação da patologia, necessita da discussão fundamental inicial ágil entre uma abordagem terapêutica escalonada (ou mais conservadora) ou de uma abordagem mais agressiva ou de indução. Não podemos esquecer que no seguimento destes pacientes ainda há a possibilidade da abordagem terapêutica de várias formas: imunoestimulação, imunomodulação, imunossupressão contínua, terapia de reconstituição imune seletiva ou menos seletiva, alvo molecular direcionada.[3]

Por todo esse contexto apresentado é importante que saibamos identificar as verdadeiras doenças de base quando estamos diante de um quadro neuroinflamatório, que pode decorrer de quadros vasculares, infecciosos, tóxicos, imunomediados, medicamentosos, genéticos, neoplásicos, dentre outros. Destacaremos entre as causas de processos que levam ao acometimento neurológico secundário, pela frequência com que acometem o sistema, as doenças reumatológicas, hematológicas, oncológicas e síndromes autoinflamatórias, focando nas suas manifestações que podem apresentar-se como verdadeiras urgências e/ou emergências médicas (Quadro 37-1).

Quadro 37-1. Manifestações neurológicas do sistema nervoso central e periférico nas doenças sistêmicas

Reumatológicas	
Sjogren	**SNC:** EM-like, MTLE, NMOSD, neuropatia craniana. Encefalite límbica, meningite asséptica **SNP:** poliganglionopatia, neuropatia sensitivo-motora
Lúpus sistêmico	**SNC:** sintomas neuropsiquiátricos, lesões desmielinizantes, encefalite imunomediada, AVC associado a síndrome antifosfolípides **SNP:** mononeuropatia múltipla
Artrite reumatoide	**SNC:** paquimeningite hipertrófica, vasculite reumatoide, meningite asséptica. Mielopatia compressiva **SNP:** mononeuropatia múltipla, neuropatia sensitivo-motora progressiva
Behçet	**SNC:** meningoencefalite, trombose venosa cerebral **SNP:** polineuropatia sensitiva
Neurossarcoidose	**SNC:** neuropatia craniana, infiltração leptomeníngea, mielopatia, convulsões **SNP:** polineuropatia sensitiva
Doença relacionada IgG4	**SNC:** neuropatia óptica, paquimeningite hipertrófica, lesão em massa parenquimatosa cerebral **SNP:** radiculopatia
Vasculite ANCA mediada	**SNC:** paquimeningite hipertrófica, hipofisite, PRES, lesão em massa parenquimatosa cerebral. AVC isquêmico ou hemorrágico **SNP:** mononeuropatia múltipla
Oncológicas	
Doenças linfoproliferativas	**SNC:** paquimeningite, hipofisite, lesão em massa parenquimatosa cerebral **SNP:** polineurite craniana
Paraneoplásica	**SNC:** neuropatia óptica, paquimeningite, lesão desmielinizante em massa parenquimatosa cerebral **SNP:** PDIC, SGB
Terapêutica medicamentosa	
Inibidores do *checkpoint* imunológico	**SNC:** encefalite autoimune, meningite asséptica, PRES, lesões desmielinizantes, sarcoidose **SNP:** polineuropatia motora, PDIC, SGB, *miastenia gravis*
Inibidores TNF-alfa	**SNC:** mielite, lesões desmielinizantes encefálicas EM-like, sarcoidose. **SNP:** PDIC
Pós-infeccioso	
ADEM	Encefalomielite disseminada aguda
Pós-Covid-19	**SNC:** encefalite autoimune, meningite asséptica, PRES, lesões desmielinizantes, mielite **SNP:** polineuropatia motora, PDIC, SGB e variantes, *miastenia gravis*
Síndromes autoinflamatórias	
Deficiência ADA2	**SNC:** AVC isquêmico e/ou hemorrágico com síndrome febril, *rash*, hipogamaglobulinemia e achados de poliarterite nodosa **SNP:** polineurite craniana, dor neuropática
Deficiência imune comum variável	**SNC:** manifestações granulomatosas com hiperatividade do sistema imune resultando em síndromes autoimunes Radiologicamente pode simular neurossarcoidose associado a hipogamaglobulinemia e infecções recorrentes **SNP:** neuropatia compressiva ou sensitiva distal
CHAI	**SNC:** Infiltração linfocítica provocando doença pulmonar intersticial, associado a infiltrado cerebral (cerebrite), com infiltrações concomitantes no fígado, linfonodos e intestinos (hiperativação das células T) **SNP:** polineuropatia sensitiva distal

SNC: sistema nervoso central; SNP: sistema nervoso periférico; IgG4: subclasse 4 de imunoglobulina G; ANCA: anticorpo anti-citoplasma neutrofílico;TNF: fator de necrose tumoral; ADEM: encefalomielite disseminada aguda; ADA2: proteína adenosina deaminase 2; CHAI: haploinsuficiência de CTLA4 com infiltração autoimune; EM-like: doença desmielinizante com lesões semelhantes às da esclerose múltipla; AVC: acidente vascular cerebral; SGB: síndrome de Guillain Barré; PDIC: polirradiculopatia desmielinizante inflamatória crônica; PRES: síndrome de encefalopatia posterior reversível; MTLE: mielite transversa longitudinalmente extensa; NMOSD: doença do espectro da neuromielite óptica.

REFERÊNCIAS BIBLIOGRÁFICAS

1. Castellheim A, Brekke OL, Espevik T, Harboe M, Mollnes TE. Innate immune responses to danger signals in systemic inflammatory response syndrome and sepsis. Scand J Immunol. 2009;69:479-491.
2. Fullerton JN, Gilroy DW. Resolution of inflammation: a new therapeutic frontier. Nat Rev Drug Discov. 2016;15,551:567.
3. Basbaum AI, Bautista DM, Scherrer G, Julius D. Cellular and molecular mechanisms of pain. Cell. 2009;139:267-284.
4. Ossipov MH, Dussor GO, Porreca F. Central modulation of pain. J Clin Invest. 2010;120:3779-3787.
5. Lapides DA, McDonald MM. Inflammatory Manifestations of Systemic Diseases in the Central Nervous System. Curr Treat Options Neurol. 2020;22(9):26.

BIBLIOGRAFIA

Facci L, Zusso M,Giusti P. An Inflammation-Centric View of Neurological Disease: Beyond the Neuron. Front Cell Neurosci. 2018;12:72.

Capítulo 38

Complicações neurológicas no lúpus neuropsiquiátrico

Gabriela Araújo Munhoz | Dawton Torigoe

O lúpus eritematoso sistêmico (LES) é uma doença autoimune crônica que afeta vários órgãos e sistemas, caracterizada por surtos de atividade e remissão.[1] O acometimento neuropsiquiátrico no LES (LESNP) ocorre em uma incidência cumulativa que oscila de 12 a 40% e uma prevalência que pode atingir até 75% dos pacientes adultos, independentemente de atividade sistêmica ou sorológica de doença.[2,3] Uma grande proporção (40-50%) de eventos LESNP ocorre ainda no início da doença ou dentro dos primeiros dois anos após o diagnóstico. Já a disfunção cognitiva e a doença cerebrovascular aterosclerótica correlacionam-se com o avanço da idade e tempo de abertura do quadro.[2]

A patogênese do LESNP é multifatorial e pode envolver várias citocinas inflamatórias, autoanticorpos e imunocomplexos causando vasculopatia e lesão citotóxica neuronal mediada por autoanticorpos.[4] Os mecanismos patológicos do LES incluem perda da tolerância imunológica ao antígeno nuclear celular, produção de autoanticorpos e deposição de complexos imunes levando à ativação do complemento, inflamação e apoptose celular. A ativação inadequada de células B e T, eliminação anômala de material apoptótico e ativação do interferon tipo I (IFN) são características proeminentes envolvidas na patogênese.[5]

Dois mecanismos patológicos têm sido propostos de contribuir no LESNP:

1. Via autoimune ou inflamatória: desencadeia manifestações neuropsiquiátricas devido aos mediadores inflamatórios ou autoanticorpos com formação de complexo imune intratecal e ruptura de barreira hematoencefálica (BHE).
2. Via isquêmica ou trombótica: culmina no desenvolvimento de microangiopatia cerebral, oclusão vascular ou hemorragia.

Na maioria dos casos, ambos os mecanismos patológicos coexistem e são responsáveis por manifestar um amplo espectro de sinais e sintomas.[5]

Enquanto a ruptura da barreira hematoencefálica parece desempenhar um papel importante na fisiopatologia do LESNP, existem vários tipos de autoanticorpos que também estão associados à esta manifestação do LES. Os anticorpos antifosfolípides (anticoagulante lúpico, anticardiolipina IgM e IgG e anti beta2-glicoproteina 1), estão presentes em até 40% dos pacientes com LES e estão intimamente associados a eventos trombóticos arteriais e venosos de repetição.[2,3] Títulos de anticorpos anticardiolipina persistentemente elevados estão associados a maior probabilidade de disfunção cognitiva.[4] Os anticorpos antirreceptores de glutamato são observados em 25 a 30% dos pacientes com LES e podem também desempenhar um papel na disfunção cognitiva e na doença psiquiátrica. Esses anticorpos são anti-DNA dupla hélice que reagem de forma cruzada com o receptor de glutamato NR2 (anti-receptor N-metil D Aspartato - Anti-DNA/NMDA), e mediam resposta neuroexcitatória e apoptose neuronal.[6] O anticorpo anti-P ribossomal está associado à psicose e depressão; seus títulos se elevam na atividade da doença.[7]

O acometimento do sistema nervoso no LES se faz dentro de um amplo espectro de manifestações clínicas, causando várias manifestações tanto no sistema nervoso central (SNC), quanto do sistema nervoso periférico (SNP). As manifestações do LESNP variam de localizadas a difusas, periféricas e/ou centrais e de acometimento leve a grave, afetando a qualidade de vida com aumento significativo da morbimortalidade. O diagnóstico de LESNP pode ser um desafio, devido à baixa especificidade e sensibilidade de exames laboratoriais específicos, biomarcadores de líquido cefalorraquidiano (LCR) e alterações de imagem radiológica.[5]

A correlação de manifestações neuropsiquiátricas ao LES frequentemente requer uma abordagem cuidadosa, abrangente e multidisciplinar para primeiramente afastar outros fatores de risco que mimetizam quadros clínicos semelhantes, tais como infecções, distúrbios metabólicos ou malignidade. Deve-se levar em conta a presença de fatores de risco (tipo e momento da manifestação, presença de atividade de doença não neurológica generalizada, neuroimagem anormal, análise de LCR, presença de anticorpos antifosfolípides positivos, bem como fatores de confusão que favorecem diagnósticos alternativos.[8]

Em 1999, o Colégio Americano de Reumatologia (ACR) publicou um conjunto de definições de casos do LESNP, descrevendo 12 síndromes do SNC e 7 síndromes do SNP compatíveis com a doença, permitindo uma nomenclatura padrão e facilitando a comparação dos resultados entre os estudos.[2,3,9] As manifestações do SNC representam cerca de 93% dos casos de LESNP e podem ser categorizadas como manifestações neuropsicológicas difusas (disfunção cognitiva, transtornos de humor e ansiedade, psicose, confusão mental aguda e cefaleia) ou neurológicas focais (doença cerebrovascular, convulsões, mielopatia, meningite asséptica, distúrbio do movimento e síndrome desmielinizante). O acometimento do SNP (7% dos casos de LESNP), engloba manifestações como a neuropatia craniana, polineuropatia, mononeuropatia, polirradiculoneuropatia desmielinizante inflamatória aguda (síndrome de Guillain-Barré), *miastenia gravis*, plexopatia e distúrbios autonômicos (Quadro 38-1).[3]

Quadro 38-1. Classificação ACR das manifestações neuropsiquiátricas no LES

Sistema nervoso central		Sistema nervoso periférico
Manifestações difusas	**Manifestações focais**	
Transtorno de humor	Doença cerebrovascular	Neuropatia craniana
Disfunção cognitiva	Convulsões	Disfunção autonômica
Transtorno de ansiedade	Meningite asséptica	Mononeuropatia
Psicose	Distúrbio de movimento	Polineuropatia
Confusão mental aguda	Síndrome desmielinizante	*Miastenia gravis*
Cefaleia	Mielopatia (mielite transversa)	Polineuropatia aguda inflamatória desmielinizante (síndrome de Guillain-Barré)
		Plexopatia

Os exames complementares são fundamentais no auxílio diagnóstico e devem ser solicitados conforme a suspeita e manifestação clínica do paciente. A ressonância magnética (RM) do crânio é considerada um padrão-ouro na avaliação destes pacientes, no entanto, muitas vezes, existe um paradoxo clínico e radiológico, pois mais de 50% dos indivíduos com diagnóstico clínico de LESNP podem não apresentar anormalidades na ressonância magnética, ainda mais se tratando de manifestações difusas.[5]

Os exames de imagem podem localizar as lesões no LESNP. Embora os sintomas neurológicos focais de LESNP correlacionam-se com anormalidades na ressonância magnética estrutural convencional, anormalidades refletindo perfusão alterada ou mudanças na LESNP podem ser demonstradas por técnicas funcionais de imagem, mesmo na ausência de lesões morfológicas detectáveis pela RM convencional. Atrofia cortical, dilatação ventricular, alterações da substância branca difusa e infartos são comuns. Atrofia do hipocampo se correlaciona com a duração da doença, dose de corticosteroide e eventos repetidos do SNC em pacientes com LES.

Exames como tomografia por emissão de pósitrons/PET, espectroscopia MR e cintilografia de perfusão e tomografia computadorizada por emissão de fóton/SPECT podem detectar anormalidades em pacientes que se apresentam exclusivamente com manifestações psiquiátricas, mas, por outro lado, têm ressonância magnética normal. O estudo do LCR nas manifestações difusas, nas crises convulsivas, na meningite e nas síndromes desmielinizantes se faz necessário. Há evidências de elevação dos níveis de interleucina-6 no LCR, com correlação positiva com LESNP difuso, como estado confusional agudo.[5] Eletroencefalograma, eletroneuromiografia também são ferramentas úteis no auxílio diagnóstico de manifestações como convulsões, plexopatia, neuropatia, neuropatia craniana.

Determinadas condições clínicas, laboratoriais e características de neuroimagens são extremamente úteis para auxiliar no diagnóstico diferencial do LESNP de possíveis mimetizadores conforme ilustrado na Figura 38-1.[10]

O tratamento de pacientes com LESNP é multidisciplinar e continua a ser um grande desafio devido ao amplo espectro de manifestações. Deve-se enfatizar o envolvimento de medidas não farmacológicas como proteção solar, cessão de tabagismo e realização de atividade física regular. A psicoterapia tem demonstrado efeitos benéficos no controle da ansiedade, depressão e melhora da qualidade de vida. A disfunção cognitiva no LES deve ser tratada com reabilitação comportamental.[5,10]

A terapia farmacológica não específica para o LES, como o uso de antidepressivos e ansiolíticos, deve ser empregada, pois resulta em efeitos positivos na melhora de funções cognitivas destes pacientes com ansiedade e depressão. Anticonvulsivantes e antipsicóticos têm eficácia favorável para os pacientes com LES que apresentam convulsões e psicose, respectivamente.

O tratamento farmacológico específico do LESNP deve ser direcionado para tratar e prevenir novos insultos inflamatórios e/ou trombóticos. Em pacientes com manifestações de atividade lúpica generalizada ou lesão imunomediada, o uso de corticosteroides (CE), via oral ou em pulsoterapia endovenosa, é justificado sozinho ou em combinação com outra terapia imunossupressora, incluindo azatioprina, ciclofosfamida ou micofenolato de mofetil.[5] Estudos demonstraram resultados superiores do uso de imunossupressores em conjunto com corticosteroides, quando comparado ao CE isoladamente.[11]

A hidroxicloroquina deve ser prescrita desde o diagnóstico independentemente da gravidade da doença. Os benefícios desse agente já foram amplamente demonstrados, como sua ação imunomoduladora, efeito antiplaquetário, hipolipemiante e antitrombótico, além de melhorar fadiga e a disfunção cognitiva.[8]

O LESNP isquêmico deve ser tratado com anticoagulação e terapia antiplaquetária, particularmente se os pacientes tiverem anticorpos antifosfolípides positivos. Na maioria dos casos, eventos inflamatórios e isquêmicos coexistem e a combinação de terapias, incluindo terapia imunossupressora, anticoagulação e antiplaquetária deve ser empregada.[5,8]

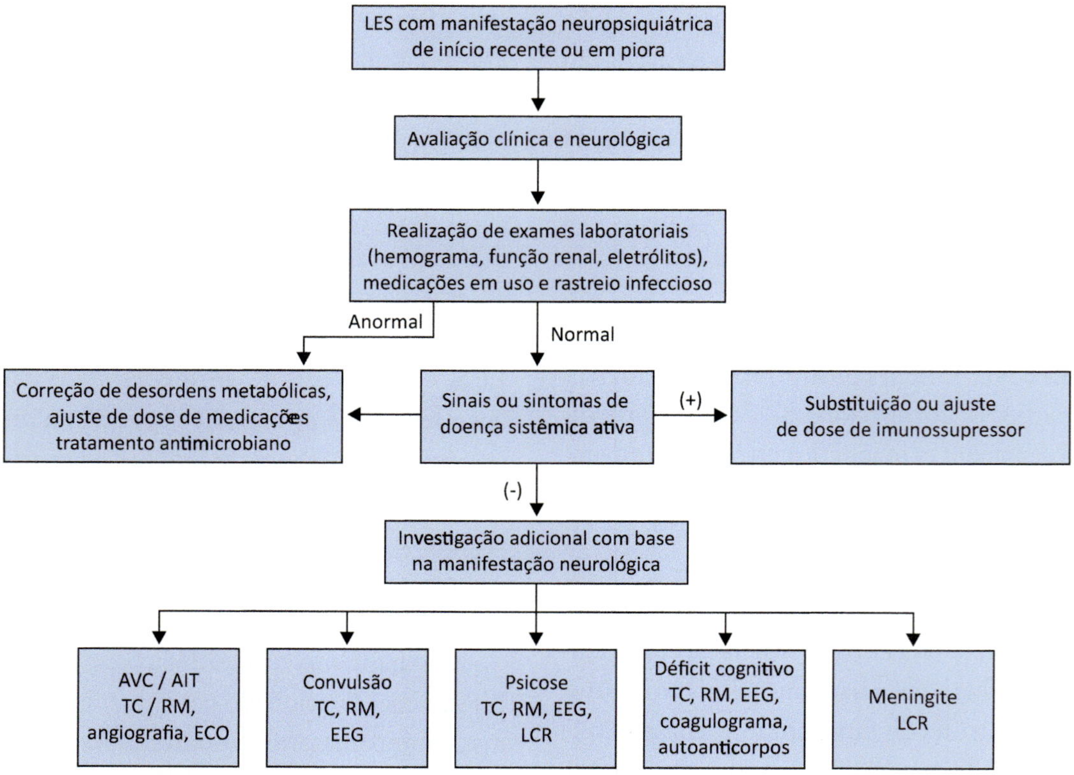

Fig. 38-1. Fluxograma resumindo a abordagem de pacientes com LES que apresentam novos sintomas neuropsiquiátricos ou piora clínica.

REFERÊNCIAS BIBLIOGRÁFICAS

1- Polachek A, Gladman DD, Su J, Urowitz MB. Defining Low Disease Activity in Systemic Lupus Erythematosus. Arthritis Care Res (Hoboken) [Internet]. 2017 Jul 1 [cited 2021 Aug 6];69(7):997-1003.

2- Bertsias GK, Boumpas DT. Pathogenesis, diagnosis and management of neuropsychiatric SLE manifestations. Nat Rev Rheumatol. 2010;6:358.

3- Jeltsch-David H, Muller S. Neuropsychiatric systemic lupus erythematosus: pathogenesis and biomarkers. Nat Rev Neurol. 2014;10:579.

4- Muscal E, Brey RL. Neurologic manifestations of systemic lupus erythematosus in children and adults. Neurol Clin. 2010;28:61.

5- Sarwar S, Mohamed A S, Rogers S, et al. (September 14, 2021) Neuropsychiatric Systemic Lupus Erythematosus: A 2021 Update on Diagnosis. Management, and Current Challenges. Cureus. 13(9):e17969.

6- Jafri K, Patterson SL, Lanata C. Central nervous system manifestations of systemic lupus erythematosus. Rheum Dis Clin. 2017;43:531-545.

7- Pasoto SG, Viana VST, Bonfa E. The clinical utility of anti-ribosomal P autoantibodies in systemic lupus erythematosus. Expert Rev Clin Immunol. 2014;10:1493-1503.

8- Fanouriakis A, Kostopoulou M, Alunno A, Aringer M, Bajema I, Boletis JN, et al. 2019 update of the EULAR recommendations for the management of systemic lupus erythematosus. Ann Rheum Dis [Internet]. 2019 Jun;78(6):736-45.

9- Nived O, Sturfelt G, Liang MH, et al. The ACR nomenclature for CNS lupus revisited. Lupus. 2003;12:872-876.

10- de Amorim JC, Torricelli AK, Frittoli RB, Lapa AT, Dertkigil SSJ, Reis F, et al. Mimickers of neuropsychiatric manifestations in systemic lupus erythematosus. Best Pract Res Clin Rheumatol. 2018 Oct;32(5):623-639.

11- Fernandes Moça Trevisani V, Castro AA, Ferreira Neves Neto J, Atallah AN. Cyclophosphamide versus methylprednisolone for treating neuropsychiatric involvement in systemic lupus erythematosus. Cochrane Database Syst Rev. 2013 Feb 28;(2):CD002265

Capítulo 39

Manifestações neurológicas nas doenças autoinflamatórias

Maria Carolina dos Santos

As doenças autoinflamatórias (DAI) correspondem a um grupo de condições genéticas caracterizadas por episódios recorrentes de inflamação sistêmica decorrentes da desregulação do sistema imune inato, sem o envolvimento de autoanticorpos ou células T autorreativas. Elas podem apresentar diversas manifestações clínicas que incluem alterações cutaneomucosas, musculoesqueléticas, oftalmológicas e neurológicas, de acordo com a síndrome.[1,2]

O diagnóstico destas condições é feito por meio do quadro clínico e de testes genéticos, que nem sempre são definitivos, pois a mutação genética pode não estar presente em uma porcentagem de casos. Os exames laboratoriais podem evidenciar aumento das provas de atividade inflamatória.

Desta forma, é importante que neurologistas pediátricos e adultos consigam associar as manifestações clínicas neurológicas em um contexto de inflamação sistêmica, permitindo a suspeita diagnóstica das DAI e consequente diagnóstico e tratamento precoce.[3]

O sistema imune inato é responsável pela resposta rápida e inespecífica frente a um estímulo. No sistema nervoso, é composto pelos macrófagos meníngeos, perivasculares e plexo coroide e pelos macrófagos parenquimatosos, chamados de micróglia, responsáveis pela homeostase do sistema nervoso por meio do *clearance* dos *debris* de mielina e das células apoptóticas, além do controle da densidade sináptica. Sua função é buscar assinaturas características de patógenos e lesão tecidual, permitindo a liberação de citocinas pró-inflamatórias (interleucina 6 – IL-6, interleucina 1β – IL 1β, interleucina 12 – IL12) pelos receptores *Toll like* (TLR) causando inflamação e neurodegeneração.[3,4]

Várias são as DAI, mas citaremos e descreveremos as mais associadas a manifestações neurológicas.

CRIOPIRINOPATIAS (CAPS)

Grupo de condições com herança autossômica dominante associada a mutações do gene *CIAS1* (NLRP3/NALP3/PYFAF1) localizado na região q44 do cromossomo 1, responsável pela codificação da crioprina que regula a produção de citocinas como a IL 1β por meio dos inflamassomas, que ativam a pró IL 1β em IL 1β que vai atuar na inflamação.[1,4,5]

As CAPS são as mais importantes para os neurologistas e incluem: síndrome inflamatória familiar associada ao frio (FCAS), síndrome Muckle-Wells (SMW) e doença inflamatória multissistêmica de apresentação neonatal ou síndrome cutânea, articular, neurológica crônica infantil (NOMID/CINCA).[2]

As alterações neurológicas, como alterações as cognitivas podem ocorrer associadas a alteração de imagem à ressonância magnética como realce em leptomeninges.[5]

Cefaleia é uma manifestação frequente e pode estar associada a hipertensão intracraniana, demonstrada pela pressão de saída do líquido cefalorraquidiano (LCR) elevada, e apresenta boa resposta a medicações anti-interleucina 1 (IL-1), como o canaquinumabe.[5]

Síndrome Inflamatória Familiar Associada ao Frio (FCAS)

Forma mais leve das CAPS, tem prevalência desconhecida. Manifesta-se por episódios de *rash* urticariforme, febre, artralgia, conjuntivite, desencadeados 1 a 3 horas após exposição ao frio e duração de 24 horas. Em 95%, o primeiro episódio ocorre nos primeiros 6 meses de vida e 60% nos primeiros dias de vida.[6]

As manifestações neurológicas incluem cefaleia intensa e sonolência na crise. Amiloidose é pouco frequente, ocorrendo em menos de 2% dos casos.[1,6]

Síndrome de Muckle-Wells (SMW)

Caracterizada por urticária crônica recorrente, febre e artralgia, com duração de 1 a 3 dias. A maioria dos pacientes torna-se sintomática antes da segunda década de vida.

Durante as crises, as manifestações neurológicas incluem cefaleia intensa associada à presença de aumento de células com predomínio neutrofílico e eosinofílico ao exame do LCR, característicos de meningite asséptica. Pode ocorrer cefaleia subaguda ou crônica na fase adulta.[5]

Em mais de 60% dos casos, pode ocorrer perda auditiva, inicialmente de alta frequência, com perda neurossensorial progressiva evoluindo à surdez, decorrente de inflamação crônica coclear, geralmente na segunda década de vida.[7]

Cerca de 25% dos pacientes podem desenvolver amiloidose evoluindo com síndrome nefrótica e falência renal, com neuropatia periférica.[2]

Doença Inflamatória Multissistêmica de Apresentação Neonatal Ou Síndrome Cutânea, Articular, Neurológica Crônica Infantil (NOMID/CINCA)

Caracteriza-se pelo quadro mais grave das CAPS e, em apenas 60% dos casos apresentam mutação no gene *CIAS1*. Tem início no período neonatal e pode acometer pele, SNC, olhos e articulações.

O quadro cutâneo manifesta-se por *rash* urticariforme não pruriginoso ou placas eritematosas recorrentes. O comprometimento articular pode já estar presente desde o 1º ano de vida, com uma artropatia mais agressiva, levando com aumento articular importante, principalmente em joelhos, às custas da patela, com evolução à disfunção articular. Radiologicamente, observa-se ossificação precoce da epífise e patela com aumento secundário. Podem apresentar bossa frontal, nariz em sela e retardo do crescimento.[2]

Do ponto de vista neurológico, ocorre uma meningite crônica asséptica, com aumento da pressão intracraniana, que pode levar à hidrocefalia, atrofia cerebral e papiledema crônico, e em 83% evolue com alteração do nervo óptico. Clinicamente, apresentam irritabilidade, atraso mental, cefaleia, náuseas e vômitos e, raramente, crises convulsivas.[2,3,8] Por vezes, o quadro neurológico pode preceder as manifestações cutâneas e articulares.[8]

O exame do LCR mostra pleocitose com predomínio de neutrófilos e eosinófilos e aumento da pressão de saída. O eletroencefalograma detecta ondas lentas e picos de descarga. A ressonância encefálica evidencia realce de membrana coclear e leptomeníngea.[9]

Comprometimento cognitivo pode ocorrer, sendo descrito em 44% dos pacientes com CINCA entre 4 e 32 anos de idade.[9]

Inflamação coclear crônica com evolução para surdez grave e progressiva pode-se manifestar nos primeiros anos de vida.[3,10] Alteração com hipersinal em região de ouvido interno e coclear é evidenciada à ressonância magnética cerebral.[10]

DEFICIÊNCIA DA ADENOSINE DEAMINASE TIPO 2 (DADA2)

Trata-se de uma desordem autossômica recessiva relacionada a uma vasculopatia inflamatória crônica e recorrente decorrente de mutações do gene *CECR11*, o qual decodifica a deaminase 2.[3] Clinicamente manifesta-se por febre, aumento das provas de atividade inflamatória, alterações cutâneas (livedo, *rash* maculopapular, nódulos dolorosos, úlceras e necrose digital, e a histologia é compatível com poliarterite nodosa (PAN).[11,12]

A maioria dos pacientes apresenta acometimento neurológico grave, tanto de sistema nervoso central, manifestando acidente vascular cerebral (AVC) isquêmico ou hemorrágico, como de sistema nervoso periférico, cuja manifestação é neuropatia periférica como na PAN, desde uma mononeurite transitória até uma polineurite permanente.[13,14]

Os AVCs associados à DADA-2 geralmente são lacunares e podem ser desde silenciosos até quadros com lesões incapacitantes permanentes.[13-15]

FEBRE FAMILIAR DO MEDITERRÂNEO

Doença autossômica recessiva devido à mutação do gene *MEFV*, responsável pela decodificação da proteína pirina/mareno-estrina. Cinquenta por cento dos casos iniciam-se em menores de 10 anos de idade e em 90%, antes dos 20 anos de idade.[1,4]

O quadro clínico é composto por episódios recorrentes e autolimitados de febre (100%), polisserosite manifestada por dor abdominal (peritonite – 96%) e dor torácica (pleurite/pericardite – 25-53%), artrite não erosiva e *rash* erisipeliforme (20%).[4]

O quadro neurológico inclui cefaleia, manifestação mais comum e mais frequente no grupo com mutação genética negativa, crises convulsivas, por vezes resistentes a medicações anticonvulsivante, mas responsivas à colchicina e meningite asséptica.[16-18]

Uma outra manifestação neurológica inclui a mialgia com fraqueza muscular, que pode prolongar-se, definida como mialgia febril prolongada, mas que apresenta enzimas musculares, eletroneuromiografia e biópsia muscular normais, uma das poucas manifestações que pode responder à corticoterapia.[2]

O tratamento consiste no uso de colchicina como profilaxia das crises e prevenção da amiloidose, principal e mais grave complicação.

Em outras DAI, como na deficiência de mevalonato-quinase, conhecida como síndrome da hiperimunoglobulinemia D(SHID) com febre episódica leve ou na síndrome periódica associada ao receptor do fator de necrose tumoral (TRAPS), manifestações neurológicas geralmente incluem cefaleia.[2] Na SHID grave, onde há ausência total da enzima mevalonato quinase, o quadro neurológico é mais grave, com atraso do desenvolvimento de vários graus, associado à alterações hematológicas, aspectos dismórficos e hepatoesplenomegalia.[1,19]

As DAI, apesar de raras, podem levar a alta morbidade se não diagnosticadas e tratadas precocemente. Assim, é importante que os neurologistas pediátricos e de adulto sejam capazes de reconhecer estes quadros, na presença de sintomas neurológicos em um contexto de inflamação sistêmica.

REFERÊNCIAS BIBLIOGRÁFICAS

1. Barron K, Kastner DL. Periodic Fever Syndromes and other inherited autoinflammatory diseases. In: Petty RE, Laxer RM, Lindsley CB, Wedderburn LR, Fuhlbrigge RC, Mellins ED. Textbook of rheumatology pediatric. 8th edition: Philadelfia: Elsevier; 2021. p. 525-543e5.

2. Gina A, Sanchez M, Hashkes PJ. Neurological manifestations of the Mendelian-inherited autoinflammatory syndromes Dev Med Child Neurol. 2009;51(6):420-8. .
3. Uccelli A, Gattorno M. Neurological manifestations in autoinflammatory diseases. Clin Exp Rheumatol. 2018; 6(Suppl. 110):S61-S67.
4. Ben-Chetrit E, Gattorno M, Gul A, Kastner DL, Lachmann HJ, Touitou I, et al. Consensus proposal for taxonomy and definition of the autoinflammatory diseases (AIDs): a Delphi study. Ann Rheum Dis. 2018;77(11):1558-1565.
5. Mamoudjy N, Maurey H, Marie I, Koné-Paut I, Deiva K Neurological outcome of patients with cryopyrin-associated periodic syndrome (CAPS) Orphanet J Rare Dis. 2017;12(1):33.
6. Aringer M. Periodic fever syndromes—a clinical overview. Acta Med Austriaca. 2004;31(1):8-12.
7. Hawkins PN, Lachmann HJ, Aganna E, McDermott MF. Spectrum of clinical features in Muckle-Wells syndrome and response to anakinra. Arthritis Rheum. 2004;50:607-12.
8. 8 Prieur AM. A recently recognized chronic inflammatory disease of early onset characterized by the triad of rash, central nervous system involvement and arthropathy. Clin Exp Rheumatol. 2001;19:103-06.
9. 9 Goldbach-Mansky R, Dailey NJ, Canna SW, et al. Neonatal onset multisystem inflammatory disease responsive to interleukin1 beta inhibition. N Engl J Med. 2006;355:581-92.
10. Ahmadi N, Brewer CC, Zalewski C, King KA, Butman JA, Plass N, et al. Cryopyrin-associated periodic syndromes: otolaryngologic and audiologic manifestations. Otolaryngol Head Neck Surg. 2011;145:295-302.
11. Sharma A, Naidu G, Sharma V Jha S, Dhooria A, Dhir Y, Deficiency of adenosine deaminase 2 (DADA2) in Adults and Children: Experience from India. Arthritis Rheumatol. 2021;73(2):276-285.
12. Wang W, Zhang T, Zheng W, Zhong L, Wang L, Li J, Liu Q, Dong Y, Song. Diagnosis and management of adenosine deaminase 2 deficiency children: the experience from China. H. Pediatr Rheumatol Online J. 2021 Mar 23;19(1):44.
13. Alessia Giossi A, Giliani SC, Gamba M, Toniati P, Magoni M · Pezzini A. Ischemic cerebral small vessel disease caused by adenosine deaminase 2 deficiency (DADA2) syndrome. Eur J Neurol. 2023 Jan 24.
14. Navon Elkan P, Pierce SB, Segel R, Walsh T, Barash J, Padeh S, et al. Mutant adenosine deaminase 2 in a polyarteritis nodosa vasculopathy. N Engl J Med. 2014;370:921-31.
15. Zhou Q, Yang D, Ombrello AK, Zavialov AV, Toro C, Zavialov AV, et al. Early-onset stroke and vasculopathy associated with mutations in ADA2. N Engl J Med. 2014;370:911-20.
16. Gedalia A, Shorer Z. Neurologic manifestations in familial Mediterranean fever. Pediatr Neurol. 1993;9:301-02.
17. Ozdogan H, Hatemi G, Kasapcopur O, Akcam Y, Ugurlu S, Celik S. Features related to other autoinflammatory diseases are frequent among FMF patients. Clin Exp Rheumatol. 2008;26:193.
18. Salehzadeh F Azami A, Motezarre M, Haghi RN, Ahmadabadi F Neurological Manifestations in Familial Mediterranean Fever: a Genotype-Phenotype Correlation Study Open Access Rheumatol. 2020 Jan 15;12:15-19.
19. Houten SM, Kuis W, Duran M, et al. Mutations in MVK, encoding mevalonate kinase, cause hyperimmunoglobulinaemia D and periodic fever syndrome. Nat Genet. 1999;22(2):175-177.

BIBLIOGRAFIA

Goglin S, Chung AS. New developments in treatments for systemic vasculitis. Curr Opin Pharmacol. 2022;66:102270.

Capítulo 40

Complicações neurológicas na gestação e o puerpério

Amanda dos Santos Cintra | Francisco Tomaz Meneses de Oliveira

INTRODUÇÃO

As queixas neurológicas no pronto-socorro obstétrico, ainda que não muito frequentes, são motivo de preocupação por parte da paciente, e devem ser valorizadas e investigadas de maneira minuciosa pelo médico assistente. Neste contexto, temos de nos atentar para dois grupos de pacientes, sejam elas gestantes ou puérperas (define-se puerpério o período pós-parto imediato até 40 dias após): aquelas que desenvolvem complicações neurológicas relacionadas ao processo do gestar, e as pacientes que possuem doenças neurológicas preexistentes cujo curso da doença muda por conta da gestação. Como sabemos, este período é marcado por mudanças hormonais francas, que estão associadas a alterações dos mecanismos de coagulação e hemodinâmicos, além de disfunções endoteliais e alterações no metabolismo de algumas drogas.

Os sintomas mais comumente referidos pelas pacientes incluem a cefaleia, crise epiléptica, déficits focais, rebaixamento de nível de consciência e alterações visuais. Discorreremos as principais causas para estes sintomas, e quando elas devem ser investigadas de maneira mais categórica, uma vez que elas podem significar verdadeiras urgências e emergências neurológicas, com impacto direto na morbimortalidade do binômio materno-fetal.

DOENÇAS CEREBROVASCULARES

As doenças cerebrovasculares têm um claro aumento de incidência no período de gestação e puerpério, se compararmos à população feminina da mesma faixa etária, e acomete aproximadamente 34 a cada 100.000 gestantes. Já foi observado que as complicações cerebrovasculares são mais frequentes no último trimestre da gestação e nas primeiras semanas após o parto.[1] Dentre elas, destacamos o próprio acidente vascular cerebral isquêmico e hemorrágico, a trombose venosa cerebral, a síndrome da vasoconstricção cerebral reversível (SVCR) e a encefalopatia posterior reversível (PRES).

O acidente vascular cerebral, por exemplo, é uma possibilidade diagnóstica nas pacientes que se apresentam com déficit neurológico focal súbito. Sabe-se que a incidência tanto do AVC isquêmico, quanto do AVC hemorrágico é aumentada,[1,2] sendo que as hemorragias são proporcionalmente mais frequentes que na população não gestante, e explicam até 50% dos casos de acidente vascular cerebral.

O AVC isquêmico geralmente está associado às doenças hipertensivas da gestação ou outras comorbidades, sejam elas desenvolvidas durante a gestação ou não, como dislipidemia e *diabetes mellitus*.[3,4] Todavia, há de se destacar causas que são observadas unicamente na população gestante e puérpera, como cardiomiopatia periparto, coriocarcinoma e embolia do líquido amniótico.[1,5]

Já no AVC hemorrágico, as etiologias incluem as desordens hipertensivas da gestação e as coagulopatias, além das causas convencionais observadas na população não gestante, como aneurismas e más formações arteriovenosas (MAVs).[6]

A trombose venosa cerebral, por sua vez, geralmente é aventada nos pacientes com quadro de cefaleia nova, de caráter progressivo, podendo estar associada a comemorativos como crise epiléptica, diplopia, e até mesmo sintomas focais e rebaixamento de nível de consciência nos quadros mais graves. Trata-se também de uma condição mais frequente no terceiro trimestre e puerpério, sendo que mais de 70% dos casos ocorrerão de 10-20 dias após o parto. Um dos fatores precipitantes que merece destaque neste caso é a via de parto cesárea.[7,8]

Já a síndrome da vasoconstrição cerebral reversível, também chamada de angiopatia cerebral pós-parto, geralmente é manifesta por cefaleia *thunderclap* e pode resultar também em déficits neurológicos focais. Não se notou aumento de incidência nas gestações de alto risco em relação as não complicadas.[9]

Por fim, a encefalopatia posterior reversível trata-se de uma complicação vascular que resulta da perda da capacidade do sistema nervoso em autorregular-se associado a disfunção endotelial. Usualmente, a paciente comparece com queixa de cefaleia de caráter insidioso, alterações visuais, alteração de nível de consciência ou crises epilépticas. É uma complicação usualmente observada em pacientes com eclâmpsia: há um estudo que demonstrou que 97,9% das pacientes com eclâmpsia tinham diagnóstico radiológico confirmado de PRES.[9,10]

É notável que os sintomas das complicações mencionadas se confundem, e, portanto, uma anamnese detalhada, com atenção a forma como se introduziram os sintomas e as comorbidades da gestação são de extrema valia. Mas nestes casos, é indiscutível a importância dos exames de imagem complementares, como a tomografia de crânio, ou até mesmo a ressonância magnética. Vale lembrar da possibilidade de realizar a angiorresonância, seja de vasos intracranianos ou cervicais, sem o uso de contraste. As modalidades sem contraste geralmente são preferidas no contexto das pacientes gestantes, mas em certas hipóteses como AVC com suspeita de oclusão de grande vaso, o benefício de usar o contraste certamente supera o risco de complicações materno-fetais (Quadros 40-1 e 40-2).

Pré-Eclâmpsia e Eclâmpsia

As doenças hipertensivas da gestação, como a pré-eclâmpsia e a eclâmpsia apresenta-se com alteração nos níveis pressóricos (> 140/90 mmHg), podendo cursar com sintomas neurológicos (o que neste contexto demonstra sinais de gravidade pelo acometimento de órgão-alvo).[11] Na pré-eclâmpsia, o relato de cefaleia recorrente com melhora frustra com analgésicos, além de sintomas visuais, é frequente. Já na eclâmpsia, o sintoma neurológico clássico é a crise epiléptica. Este grupo de pacientes merece uma cautela adicional, pois as próprias doenças hipertensivas da gestação podem justificar os sintomas mencionados, mas por outro lado também aumentam o risco de doenças cerebrovasculares. As principais causas de mortalidade materna relacionada à eclâmpsia são as isquemias e as hemorragias.[12,13] Sendo assim, caso a paciente tenha algum sinal de alarme, como um déficit focal associado, a complementação com exame de imagem é fundamental para o diagnóstico assertivo.

Quadro 40-1. Principais achados de imagem nas complicações cerebrovasculares da gestação e puerpério

	AVC Isquêmico – fase aguda	AVC hemorrágico – fase aguda	Trombose Venosa Cerebral (TVC)	Encefalopatia Posterior Reversível (PRES)	Síndrome da vasoconstricção cerebral reversível (RCVS)	Doenças hipertensivas da gestação
ACHADOS DE IMAGEM	• TC crânio: ausência de achados ou hipodensidade (isquemia) • RM de crânio: hipersinal em T2/FLAIR; se evento recente, alteração pode ser evidente apenas na sequência difusão/DWI. Angiotomografia ou angioressonância: auxilia a identificar o local da obstrução vascular	• TC crânio: hiperdensidade espontânea (sangramento) • RM de crânio: alteração nas sequências ponderadas em T2* (SWI e gradiente eco) – presença de perda de sinal = sangramentos. Angiotomografia ou angiorressonância: auxilia a identificar a presença de aneurismas, MAVs.	• TC de crânio com contraste: sinal do delta vazio .RM de crânio: pode mostrar as complicações da trombose, como sangramentos e isquemias. Padrão ouro: RM de crânio + angioressonância cerebral fase venosa = trombo na luz do vaso	• RM de crânio: hipersinal em T2/FLAIR, em topografia de substância branca, predileção por região parieto-occipital, mas pode envolver outras localidades	• RM de crânio: pode evidenciar áreas de HSA cortical, sangramentos intraparenquimatosos. Angioressonância: estenose segmentar das artérias cerebrais (sinal do colar de contas)	• Não há achados específicos nos casos de pré-eclâmpsia e eclampsia, porém as desordens hipertensivas da gestação aumentam a chance de complicações cerebrovasculares; neste contexto, podemos ver sinais de PRES,RCVS, isquemias, sangramentos, e outros.

No caso da pré-eclâmpsia, o tratamento anti-hipertensivo é fundamental para controle da doença de base e da complicação neurológica. Para o controle da cefaleia, pode ser necessário o uso de analgésicos, que deve respeitar as restrições da gestação. Na eclâmpsia, por sua vez, o tratamento é realizado com o sulfato de magnésio (com cautela na utilização em relação ao risco de acometimento da transmissão neuromuscular com depressão dos reflexos), e com a interrupção da gestação, que geralmente é a condição primordial para resolução da doença.

Síndrome de Sheehan

Também chamada de necrose pituitária pós-parto, trata-se de uma complicação muito rara. Pode ocorrer em mulheres com partos complicados, com hemorragias volumosas; e os sintomas mais comuns são de hipopituitarismo que pode estar acompanhado de cefaleia, de caráter novo e instalação insidiosa, ainda que não seja um sintoma frequentemente relatado.[14]

Cefaleia Pós-Punção Dural

A cefaleia postural é o sintoma principal neste caso,[15] mas outros sintomas podem ocorrer: *tinnitus*, rigidez de nuca, náusea, fotofobia, hipoacusia e parestesia no escalpe.[16] Os distúrbios visuais e paralisia dos nervos cranianos, embora raros, também já foram descritos. A cronologia é fundamental para o diagnóstico, sendo assim, atribui-se a cefaleia como consequência da punção lombar realizada para fins de raquianestesia, nos casos em que se optou por via de parto cesárea. Vale frisar, que a cefaleia deve ocorrer nos primeiros cinco dias após a punção, sendo que em até 90% dos casos, ocorre nas primeiras 72 horas.[17]

Quadro 40-2. Aspectos clínicos e de imagem nas complicações da gestação e puerpério

	Cardiomiopatia periparto	Coriocarcinoma	Embolia de líquido amniótico	Síndrome de Sheehan
ASPECTOS CLÍNICOS E DE IMAGEM	**Quadro clínico:** mulheres com descendência africana, multíparas, acima de 30 anos, com insuficiência cardíaca no último mês de gestação ou até 5 meses após o parto. **Imagem:** Ecocardiograma transtorácico com disfunção ventricular (Fração de ejeção < 45%, encurtamento percentual menor que 30% e diâmetro diastólico final do ventrículo esquerdo maior que 2,7cm/m^2) mesmo em pacientes sem cardiopatia prévia e sem os tradicionais fatores de risco ateroscleróticos. **Cuidados:** Em 50% dos casos a normalização da função cardíaca ocorre em até seis meses depois do início do quadro, porém nas afrodescendentes, a presença de disfunção miocárdica pode persistir. Importante seguimento pelo risco de AVC cardioembólico.	**Quadro clínico:** mulheres com útero aumentado, cujo sangramento vaginal persiste e os níveis de hCG não negativam. Passam a evoluir com sinais sugestivos de metástase como: hemorragia intra-abdominal, dor pleurítica e insuficiência respiratória nos casos de comprometimento pulmonar; hematêmese e melena e sinais de envolvimento cerebral. **Imagem:** ultrassonografia abdominal para guiar o exame anatomopatológico. **Cuidados:** O crescimento primário no útero pode não estar presente, existir sob formas incomuns ou ter involuído espontaneamente após metastatizar-se, por isso, muitas vezes, o diagnóstico é feito tardiamente. .	**Quadro clínico:** mulheres com exposição a antígenos fetais durante o parto ativam mediadores que desencadeiam uma resposta inflamatória intensa e liberam substâncias vasoativas provocando danos aos órgãos, resultando na tríade: coagulação intravascular disseminada (CIVD), hipoxia e hipotensão materna. **Imagem:** ultrassonografia abdominal para guiar avaliação dos fatores de risco (descolamento prematuro de placenta, placenta prévia, ruptura uterina). O diagnóstico da entidade é clínico. **Cuidados:** a suspeita diagnóstica ágil pode auxiliar na indicação de um parto cirúrgico imediato e assim poder melhorar o desfecho materno e pode ser crucial para a sobrevivência do feto em uma idade gestacional viável.	**Quadro clínico:** mulheres com quadro de amenorreia e agalactia com história de hemorragia pós-parto. Instalação súbita ou crônica, causada por isquemia dos vasos hipofisários levando a necrose da hipófise e hipopituitarismo. Psicose, fraqueza global, cefaleia, hiponatremia, ICC. **Imagem:** RM de sela túrcica: hipófise com dimensões aumentadas com aumento da intensidade de sinal periférica em forma de anel, e região central irregular e hipointensa em T1 e hiperintensa em T2 (infarto central não hemorrágico). Semanas depois, a hipófise volta a diminuir de volume. Nos meses e anos seguintes, devido à atrofia progressiva das células glandulares, o achado imaginológico final da síndrome é a sela turca vazia (70% dos pacientes) ou parcialmente vazia (30%) dos pacientes. **Cuidados:** realizar avaliação endócrina e investigação de diagnósticos diferenciais que podem apresentar aspectos de neuroimagem semelhantes: tumores hipofisários, apoplexia de adenoma hipofisário no pós-parto, hipofisite linfocítica.

Doenças Preexistentes

A gestação, além de cursar com complicações como as citadas anteriormente, pode mudar a evolução natural de algumas doenças. Então, pacientes portadoras de algumas síndromes neurológicas, como as doenças neuromusculares, desmielinizantes, e até mesmo a epilepsia, se beneficiam muito de um planejamento gestacional.

No caso da esclerose múltipla, por exemplo, geralmente ocorre um período de remissão da doença durante a gestação,[18] porém o planejamento é de suma importância, tendo em vista que há limitação quanto as drogas imunossupressoras consideradas mais seguras para o período, e também devido ao aumento da probabilidade de surtos no puerpério. Observa-se na esclerose múltipla a tendência a entrar em remissão durante a gestação, e isto ocorre por uma diminuição da resposta imune, no intuito de permitir que o feto coexista no organismo materno.

Na *miastenia gravis*, o planejamento gestacional inclui a provável necessidade de ajuste das drogas imunossupressoras, que têm potencial teratogênico. O curso da doença durante a gestação é imprevisível e não está relacionado com o controle clínico da doença no início da gravidez. A piora dos sintomas ocorre em cerca de um terço dos casos de mulheres grávidas, principalmente durante o primeiro trimestre e o primeiro mês após o parto. Nos outros dois terços dos casos, o curso da doença permanece sem mudanças. A melhora dos sintomas no segundo e terceiro trimestres coincide com a imunossupressão, que habitualmente ocorre nesse período da gravidez.[19] Os anticorpos anti-AChR são da classe IgG, que podem cruzar a placenta e causar a miastenia neonatal transitória em 10-20% dos filhos de gestantes portadoras de miastenia, podendo chegar até 30%. Geralmente, a doença tem evolução benigna. Se tratada adequadamente, desaparece entre três semanas e quatro meses.[20]

Na epilepsia, por sua vez, é indicado levar em consideração o próprio fato de a mulher estar em idade fértil na escolha da terapia anticrise já no início do tratamento, independente de planejamentos breves para gestar. Sabe-se que muitas drogas estão relacionadas a risco de teratogenicidade acima da frequência populacional habitual, destacando-se neste contexto o ácido valproico, ofenobarbital e a fenitoína, além da politerapia ser mais arriscada e prejudicial que a monoterapia.[21]

Na população gestante e epiléptica, é frequentemente necessária a otimização das doses dos fármacos anticrises, devido à própria modificação fisiológica da volemia materna (o que deve chamar a atenção da oscilação dos níveis séricos das medicações, algumas em especial como, por exemplo, da lamotrigina), além da necessidade de suplementação de ácido fólico ser feita em doses suprausuais.[21]

CONCLUSÃO

Certamente a gestação tem inúmeras interfaces com a neurologia, e os sintomas neurológicos devem ser avaliados de maneira minuciosa, a fim de identificarmos sinais de alarme e possíveis urgências e emergências neurológicas. Na suspeição destas, não há dúvidas de que o exame complementar é indispensável. A tomografia e a ressonância de crânio são opções a serem consideradas, de acordo com a disponibilidade no serviço e a principal hipótese diagnóstica. As modalidades sem contraste são as opções geralmente escolhidas, porém a depender da hipótese aventada, deve-se avaliar o benefício do contraste. O diagnóstico preciso, neste caso, tem impacto direto na vida materna e do feto. É importante salientarmos que algumas modalidades de tratamento devem ser ponderadas durante a gestação pela falta de evidência científica robusta, mas é sempre válido avaliar a morbimortalidade, tanto para o feto, quanto para a mãe.

REFERÊNCIAS BILIOGRÁFICAS

1. Swartz RH, Cayley ML, Foley N, Ladhani NNN, Leffert L, Bushnell C, et al. The incidence of pregnancy-related stroke: A systematic review and meta-analysis. International J Stroke. 2017;12(7):687-97.
2. Kleindorfer DO, Towfighi A, Chaturvedi S, Cockroft KM, Gutierrez J, Lombardi-Hill D, et al. 2021 Guideline for the Prevention of Stroke in Patients With Stroke and Transient Ischemic Attack: A Guideline From the American Heart Association/American Stroke Association. Stroke. 2021;52(7):e364-e467.
3. Ladhani NNN, Swartz RH, Foley N, Nerenberg K, Smith EE, Gubitz G, et al. Canadian stroke best practice consensus statement: acute stroke management during pregnancy. Int J Stroke. 2018;13(7):743-758.
4. Elgendy IY, Gad MM, Mahmoud AN, Keeley EC, Pepine CJ. Acute Stroke During Pregnancy and Puerperium. J Am Coll Cardiol. 2020 Jan 21;75(2):180-190.
5. Del Zotto E, Giossi A, Volonghi I, Costa P, Padovani A, Pezzini A. Ischemic Stroke during Pregnancy and Puerperium. Stroke Res Treat. 2011;1:1-13.
6. Miller EC, Leffert L. Stroke in Pregnancy: A Focused Update. Anesthesia and Analgesia [Internet]. 2020 Apr 1 [cited 2021 May 18];130(4):1085-96. Available from: https://pubmed.ncbi.nlm.nih.gov/31124843
7. Roeder HJ, Lopez JR, Miller EC. Chapter 1 – Ischemic stroke and cerebral venous thrombosis in pregnancy. Steegers EAP, Copolla MJ, Miller EC, editors. Vol. 172, ScienceDirect. Elsevier; 2020.
8. Aguiar de Sousa D, Canhão P, Ferro JM. Safety of Pregnancy After Cerebral Venous Thrombosis: A Systematic Review. Stroke. 2016 Mar;47(3):713-8.
9. Slinghal AB. Posterior Reversible Encephalopathy Syndrome and Reversible Cerebral Vasoconstriction Syncrome as Syndromes of Cerebrovascular Dysregulation. CONTINUUM: Life Learn Neurology. 2021;27(5):1301-20.
10. Gewirtz AN, Gao V, Parauda SC, Robbins MS. Posterior Reversible Encephalopathy Syndrome. Current Pain Headache Repor. 2021;25(3).
11. Phipps EA, Thadhani R, Benzing T, Karumanchi SA. Pre-eclampsia: pathogenesis, novel diagnostics and therapies. Nat Rev Neph. 2019;15(5):275-89.
12. Mahendra V, Clark SL, Suresh MS. Neuropathophysiology of preeclampsia and eclampsia: A review of cerebral hemodynamic principles in hypertensive disorders of pregnancy. Pregnancy Hypertens. 2021 Mar;23:104-111.
13. Miller EC. Preeclampsia and Cerebrovascular Disease. Hypertension. 2019 Jul;74(1):5-13.
14. Karaca Z, Laway BA, Dokmetas HS, Atmaca H, Kelestimur F. Sheehan syndrome. Nat Rev Dis Primers. 2016 Dec 22;2:16092.
15. Headache Classification Committee of the International Headache Society (IHS). The International Classification of Headache Disorders, 3rd edition (beta version). Cephalalgia. 2013 Jul;33(9):629-808.
16. Gaiser R. Postdural puncture headache. Curr Opin Anaesthesiol. 2006;19(3):249-253.
17. Wright BLC, Lai JTF, Sinclair AJ. Cerebrospinal fluid and lumbar puncture: a practical review. J Neurology. 2012;259(8):1530-1545.
18. Varytė G, Arlauskienė A, Ramašauskaitė D. Pregnancy and multiple sclerosis: an update. Cur Opin Obst Gynec. 2021;33(5):378-83.
19.. Batocchi AP, Majolini L, Evoli A, Lino MM, Minisci C, Tonali P. Course and treatment of myasthenia gravis during pregnancy. Neurology. 1999;52:447-52.
20. Iijima S. Clinical and pathophysiologic relevance of autoantibodies in neonatal myasthenia gravis. Pediatr Neonatol. 2021;62: 581-90.
21. Dupont S, Vercueil L. Epilepsy and pregnancy: What should the neurologists do? Revue Neurologique. 2021;177(3):168-79

Capítulo 41

Outras imunossupressões – transplantes

João Victor Luisi de Moura

Dentre os avanços mais marcantes da Medicina, após a descoberta da penicilina por Alexander Fleming em cerca de 1930 (que levou a significativas reduções na morbimortalidade por doenças infecciosas, até então a principal causa de óbito mundial), os transplantes merecem atenção especial dentre as intervenções médicas. Doenças cuja história natural levam a disfunções orgânicas severas e limitação funcional, refratárias a tratamentos clínicos, passaram a ter possibilidade de controle, aumento da sobrevida e melhora da qualidade de vida. Os transplantes de órgãos sólidos (TOS) e o transplante de células-tronco hematopoiéticas (TCTH) são procedimentos envoltos em alta complexidade, seja pela doença de base, seja pelo ato em si, seja pelas complicações relacionadas. [1-3,5-7]

Diversas especialidades entram em contato com tais complicações e, na neurologia, não é diferente. Disfunções do encéfalo, da medula espinal e nervos periféricos apresentam uma incidência considerável e merecem atenção. Deve-se organizar as alterações entre focais e difusas, pelo tempo de instalação e evolução.[1,3,4] Um desafio é a diferenciação entre quadros clínicos causados pela doença de base, pelo transplante e por medicamentos utilizados na manutenção. Por isso a abordagem sindrômica tem papel fundamental na condução destes pacientes.[8]

Tanto com relação a TOS como TCTH deve-se levar em consideração, principalmente, qual a patologia de base, sua etiologia e em qual fase encontra-se. No TCTH é importante saber qual o tipo (alogênico ou autólogo), como foi a terapia de condicionamento (quais medicamentos, se uso de radiação ionizante e dose), se existe a possibilidade de recidiva da doença de base e se há doença do enxerto *vs.* hospedeiro; nos órgãos sólidos, a preocupação principal é com relação à rejeição, marcada por disfunção orgânica aguda. Ainda, tanto em TOS como TCHT, há a possibilidade de doenças proliferativas se desenvolverem, como Post-*Tranplant Lymphoproliferative Disorder* (PTLD) uma linhagem de células B CD 20+ que se acumula no sistema nervoso central como consequência da imunossupressão de TOS, e neoplasias *de novo* em TCHT. Ou seja, a avaliação clínica multissistêmica é fundamental para obter informações que orientarão o raciocínio. A partir daí pode-se avaliar a probabilidade de determinada complicação ocorrer e indicar corretamente o tratamento minimizando iatrogenias. Inclusive as complicações em pacientes transplantados são, em sua maioria, consequência do tratamento. Existem estratégias para minimizá-las, porém não podemos eliminá-las, e sempre deve-se levar em conta o risco de descompensação de doença de base e de disfunção do enxerto.[1,7,8]

Nem toda alteração neurológica nestes pacientes é infeciosa, a toxicidade medicamentosa tem papel importante e quadros associados incluem distúrbios de movimento, neuropatias periféricas e disfunções cognitivas. Os regimes de tratamento intensivo para neoplasias promoveram um aumento da sobrevida livre de doença, com também um aumento de efeitos adversos neurológicos. O diagnóstico diferencial de complicações neurológicas em pacientes oncológicos inclui a infiltração do SNC pela neoplasia, síndrome paraneoplásica, infecção e distúrbios toxicometabólicos. Muitas doenças hematológicas cursam com paraproteínemia, como mieloma múltiplo e amioloidose, que por si só podem causar neuropatia.[1,3]

Na fase aguda do TCTH (100 primeiros dias após o transplante) é a que oferece maior risco de infecções oportunistas. Ainda está em curso a recuperação da medula óssea, com recuperação lenta de linfócitos T; nesta fase, o paciente conta basicamente com a resposta imunológica inata. Os linfócitos B só irão se recuperar dentro de pelo menos 1 ano (por isso a importância da vacinação após o transplante). Ainda, pacientes com linfoma difuso de grandes células B, leucemia linfoblástica aguda e mieloma múltiplo com recidiva após o transplante podem ser submetidos a infusão de células CAR-T (*chimeric antigen receptor modified),* onde células T do paciente são modificadas em laboratório para expressar um receptor contra células neoplásicas. Tal terapia apresenta um risco considerável de complicações neurológicas, a partir de uma síndrome de liberação de citocinas, com edema cerebral, disfunção cognitiva, distúrbios de movimento e crises epilépticas (inclusive estado de mal) (Quadro 41-1).[1,3]

Quadro 41-1. **Lista dos principais agentes utilizados para controle de rejeição nos transplantes de órgãos sólidos**[7]

Principais drogas imunossupressoras	Exemplos
Inibidores da calcineurina	*Tacrolimus*, ciclosporina
Inibidores da mTOR	*Sirolimus, everolimus*
Glicocorticoides	Dexametasona, prednisona
Anticorpos monoclonais	OKT3
Antimetabólicos	Azatioprina, Micofenolato mofetil

São 3 as fases de risco de complicação infecciosa nos transplantes de órgãos sólidos: perioperatória, precoce e tardia. Na perioperatória (30 dias iniciais) as comorbidades, o ato operatório e as medicações imunossupressoras indutoras têm um papel causal fundamental e as infecções associadas são as nosocomiais sistêmicas como em qualquer paciente de terapia intensiva. Raramente ocorrem infecções decorrentes do enxerto e quando isso ocorre, geralmente é por rastreio inadequado ou insuficiente do doador. A segunda fase, precoce (duração de 1 a 6 meses), apresenta maior risco de infecções pois a imunossupressão é mais intensa, dado o maior risco de rejeição, além do paciente estar mais exposto aos agentes da comunidade e as profilaxias contra doenças infecciosas oportunistas devem ser observadas de forma rigorosa. Na terceira fase, tardia (após 6 meses) os pacientes são mais expostos a agentes da comunidade, porém a imunossupressão tende a ser mais branda; caso haja algum sinal de disfunção do enxerto, há uma intensificação nas doses de imunossupressores e o risco de infecção aumenta. O *status* imunológico do paciente é uma função cujas variáveis envolvem o risco de rejeição contra o risco de infeção e estabelecer um equilíbrio não é simples. No entanto, quanto mais tempo este equilíbrio ocorre há uma tendencia menor de complicações; risco de rejeição tende a ser menor, com uma necessidade menor de imunossupressores e menor risco de infeções. Os pacientes submetidos a transplantes têm maior risco de infecção por agentes etiológicos cujo controle de virulência é dependente de função adequada da imunidade celular.

Os Quadros 41-2 a 41-4 listam algumas das patologias neurológicas mais relevantes em um contexto de pacientes submetidos a transplantes.[8]

Quadro 41-2. Diagnóstico diferencial das alterações encefálicas

Encéfalo	
Síndrome deficitária Focal	Vasculite, abscesso, granuloma, desmielinização, inflamação
Etiologia	Varicela-zóster, tuberculose, fungos filamentosos (*Aspergillus*, Histoplasma, *Mucorales) Listeria, Nocardia,* vírus JC (LEMP), Epstein- Barr (PTLD); toxoplasmose
Alteração Difusa	Alteração sistêmica (sepse, distúrbio metabólico), meningoencefalite por bactérias encapsuladas, complicações perioperatórias; *Posterior Reversible Encephalopathy Syndrome*
Etiologia	Bactérias hospitalares, herpes 1 e 2, citomegalovírus, leveduras *(Candida e Criptococcus*); imunossupressores

Quadro 41-3. Diagnóstico diferencial de alterações medulares

Medula espinal	Etiologia
Mielite/ mielopatia	Tuberculose, citomegalovírus, *West Nile*, sífilis; medicamentosa (metotrexate, citarabina); deficiência de vitaminas; abscesso piogênico
Polirradiculoneurite	Citomegalovírus, *West Nile*

Quadro 41-4. Diagnóstico diferencial de alterações periféricas

Polineuropatia	Etiologia
	Medicamentoso (quimioterapia antineoplásica); deficiência vitamina; citomeglovirus; *West Nile Virus*
Miopatia	Doença Enxerto *vs.* hospedeiro; terapia antineoplásica

REFERÊNCIAS BIBLIOGRÁFICAS

1. Denier C, Bourhis JH, Lacroix C, Koscielny S, Bosq J, Sigal R, Said G, Adams D. Spectrum and prognosis of neurologic complications after hematopoietic transplantation. Neurology. 2006 Dec 12;67(11):1990-7.
2. Feltracco P, Barbieri S, Furnari M, Milevoj M, Rizzi S, Galligioni H, Salvaterra F, Zanus G, Cillo U, Ori C. Central nervous system infectious complications early after liver transplantation. Transplant Proc. 2010 May;42(4):1216-22.
3. Hamadani M, Gopal AK, Pasquini M, Kim S, Qiu X, Ahmed S, et al. Allogeneic transplant and CAR-T therapy after autologous transplant failure in DLBCL: a noncomparative cohort analysis. Blood Adv. 2022 Jan 25;6(2):486-494.
4. McCarthy M, Rosengart A, Schuetz AN, Kontoyiannis DP, Walsh TJ. Mold infections of the central nervous system. N Engl J Med. 2014 Jul 10;371(2):150-60.
5. Rodriguez TE. Neurologic complications of bone marrow transplantation. Handb Clin Neurol. 2014;121:1295-304.
6. Selva-O'Callaghan A, Trallero-Araguás E, Milisenda JC, Grau--Junyent JM. Differential diagnosis of necrotizing myopathy. Curr Opin Rheumatol. 2021 Nov 1;33(6):544-553.
7. Wright AJ, Fishman JA. Central nervous system syndromes in solid organ transplant recipients. Clin Infect Dis. 2014 Oct;59(7):1001-11.
8. Zivković SA, Abdel-Hamid H. Neurologic manifestations of transplant complications. Neurol Clin. 2010 Feb;28(1):235-51.

Capítulo 42

Mielopatia no pronto-socorro

Aline de Moura Brasil Matos | Camila Malta Romano | Augusto César Penalva de Oliveira

ABORDAGEM INICIAL

Na avaliação de pacientes com acometimento sensitivo e/ou motor agudo ou subagudo/crônico no pronto-corro ou atendimento de pacientes sob internação hospitalar é importante sempre lembrarmos da possibilidade de estarmos diante de um quadro de mielopatia. Diante da suspeita clínica, o primeiro passo é excluir causas de mielopatias compressivas com possível necessidade de tratamento cirúrgico de urgência, e de mielopatias inflamatórias (que podem ser causadas por um processo infeccioso direto ou ainda ser parainfeccioso, pós-infeccioso, ou devido a um processo imunomediado primário) que podem-se beneficiar de um tratamento específico de urgência e, deste modo, reduzir as sequelas funcionais.[1]

Em relação à investigação inicial, pode ser importante a realização de tomografias de colunas cervical, torácica e lombar, pois devido à sua rápida disponibilidade de realização na maioria dos serviços, podemos identificar, em várias situações, causas de lesão óssea provocando quadros compressivos, ou ainda encontrar sinais indiretos de acometimento secundário por neoplasias, infecções ou alterações discais importantes que possam dar indícios de doenças como espondilodiscites, osteomielites, abscessos espinhais epidurais. Na ausência de sinais sugestivos ou inequívocos da causa base que justifique as alterações ao exame neurológico é importante prosseguir com a investigação com exames como a RM de coluna e o estudo do líquido cefalorraquidiano por punção lombar (quando não houver contraindicação do ponto de vista clínico relacionada às comorbidades e segurança do paciente).

É importante lembrar, que mesmo com toda investigação de neuroimagem, a disfunção ou lesão da medula espinhal pode ocorrer na ausência de alterações estruturais macroscópicas e estar oculta ou não visível de maneira inequívoca em exames de ressonância magnética, com os protocolos padronizados disponível nas rotinas dos serviços, portanto o clínico deve confiar na avaliação realizada com a anamnese e exame físico geral e neurológico, assim como no conhecimento das síndromes de acometimento específico da medula espinhal e, lembrar de possíveis processos de doença com imagem negativa na fase aguda ou inicial e que merecem ser considerados e tratados na urgência, como descreveremos a seguir.

Observados todos estes aspectos citados, podemos estabelecer alguns pontos e abordagens importantes a serem realizadas no pronto atendimento, que seriam: identificar as causas de mielopatias pelo tempo de evolução (aguda/subaguda *versus* crônica), identificar de causas infecciosas e não infecciosas de acordo com os aspectos de neuroimagem e de acordo com a síndrome neurológica medular na apresentação inicial.

Após realizada esta abordagem, é possível estreitarmos as possibilidades etiológicas (de acordo com a correta abordagem sindrômica e topográfica) e, assim, definirmos a melhor estratégia em relação à solicitação dos exames complementares mais urgentes e pertinentes, assim como já iniciarmos as terapias mais adequadas, muitas vezes até de modo empírico devido à gravidade do caso. O Quadro 42-1 poderemos visualizar algumas etiologias bem presentes na rotina de pronto-socorro (os) e a abordagem básica inicial para auxiliar na condução dos casos.[1-5]

DIAGNÓSTICO ETIOLÓGIO E TRATAMENTO (QUADRO 42-1)

Quadro 42-1. Causas de mielopatias não compressivas, abordagem em relação aos aspectos temporais de evolução, neuroimagem e aspectos clínicos[1-5]

Evolução aguda/ subaguda	Exames complementares	Pistas diagnósticas	Tratamento
Esclerose múltipla	Liquor com pesquisa de bandas oligoclonais	Surtos de neurite óptica, e mielite com acometimento medular curto e periférico	Corticoterapia na fase aguda e posteriormente introdução de medicação imunomoduladora
Neuromielite óptica	Anticorpo anti-aquaporina 4 IgG sérico	Surtos de neurite óptica grave, síndrome de tronco encefálico (área postrema) e mielite com acometimento medular extenso e lesão centro medular	Corticoterapia na fase aguda, com ou sem plasmaférese, e posteriormente introdução de medicação imunomoduladora/ imunossupressora.
MOGAD	Anticorpo anti-MOG IgG sérico	Mielites curtas ou longas, geralmente com boa resposta a corticoterapia e RM evidenciando achados com aparência linear ("linha sagital ventral"), predominantemente acometendo o H medular (substância cinzenta central), pode ter realce leptomeníngeo e não possuir lesões parenquimatosas encefálicas. Cone medular frequentemente envolvido.	Corticoterapia na fase aguda, com ou sem plasmaférese e/ou imunoglobulina endovenosa, e posteriormente avaliar introdução de medicação imunomoduladora/imunossupressora (avaliação entre quadro monofásico e recorrente pode ter auxílio com a dosagem seriada do anticorpo)
Anti-GFAP	anticorpo anti-GFAP no LCR (a valorização dos achados séricos deve ser utilizada ainda com cautela)	Mielite longa, centromedular, com acometimento encefalítico, lesões parenquimatosas cerebrais puntiformes, multifocais Meningoencefalite ou mielomeningoencefalite, associada a GFAP-IgG LCR positivo	Fase aguda: corticosteroides endovenosos em altas doses, imunoglobulina intravenosa, plasmaférese. Manutenção: esteroides orais e imunossupressores

Evolução aguda/ subaguda	Exames complementares	Pistas diagnósticas	Tratamento
Paraneoplásica	Diagnóstico de exclusão	Anticorpo onconeural positivo frequentemente antianfifisina ou proteína mediadora de resposta à colapsina-5 (CRMP-5), malignidade conhecida, mas pode preceder a detecção, ressonância magnética com lesão simétrica longitudinal, mas pode ser normal. RM medular sagital com lesão de aparência linear e no axial com acometimento periférico, longa cérvico-torácica (trato-específico)	Importante o tratamento da doença de base concomitante ao tratamento imunomodulador (corticoterapia e avaliar necessidade de imunoglobulina, plasmaférese, imunossupressora via oral de acordo com a evolução do caso, ponderando a análise evolutiva entre atividade de doença e quadro sequelar, assim como doença monofásica *versus* doença recorrente)
Sarcoidose	Biópsia SNC (diagnóstico confirmado) ou extra-SNC (diagnóstico provável).	Mielite com acometimento central com edema e acometimento de substância branca e cinzenta, com realce subpial dorsal, com "sinal do tridente" Neuropatia craniana concomitante ou prévia, meningite asséptica, realce persistente ao longo de 2 meses, linfadenopatia hilar muitas vezes visível apenas na TC ou tomografia por emissão de pósitrons (PET)/TC	Corticoterapia e avaliar necessidade de imunoglobulina, plasmaférese, imunossupressores via oral de acordo com a evolução do caso. Casos refratários podem-se beneficiar do uso de terapia anti-TNF-alfa, porém mesmo após o tratamento na fase aguda a imagem pode levar mais de 6 meses para apresentar aspecto de melhora, por isso é importante ir ponderando na análise evolutiva se há atividade de doença e/ou quadro sequelar, assim como doença monofásica *versus* doença recorrente)
Doenças reumatológicas	Lúpus, síndrome de Sjögren, doença de Behçet	Abordar a síndrome de acometimento medular com investigação para atividade da doença de base, associação de doenças (frequente com anti-aqp4 e anti-mog), ou ainda acometimento vascular (p. ex., pacientes com SAAF secundária)	Corticoterapia na fase aguda e posteriormente introdução de medicação imunomoduladora. Muitos pacientes podem-se beneficiar na fase aguda do uso de ciclofosfamida, rituximabe, plasmaférese e/ou anticoagulação plena

Evolução aguda/ subaguda	Exames complementares	Pistas diagnósticas	Tratamento
Infarto medular	Síndrome medular anterior ou posterior (respeitando território de irrigação arterial), com acometimento de neuroimagem sugestivo e fator de risco identificável	História de cirurgia aórtica, hipotensão grave ou fatores de risco vascular/ateroscleróticos, hiperlipidemia, tabagismo e *diabetes melitus*; na RM, ponderada em difusão, a imagem pode mostrar difusividade restrita e infartos subagudos podem mostrar realce ao gadolínio (vasculite isolada da medula espinhal é muito rara). Infarto de corpo vertebral reforça o diagnóstico, mas pode ocorrer em apenas 10% dos casos. No acometimento da artéria vertebral pode ser visível "sinal do olho de cobra" ou "sinal do H", ou uma faixa de realce linear anterior após uso de contraste	Avaliar a importância do uso de antiagregação, anticoagulação, terapia para lípides e medidas de neurorreabilitação funcional
Déficits nutricionais	Deficiência de B12, ácido fólico, vitamina E, cobre.	- Deficiência de vitamina B12: síndrome posterolateral, anemia macrocítica, baixo nível sérico de vitamina B12, homocisteína e ácido metilmalônico elevados - Deficiência de cobre: síndrome posterolateral, exposição ao excesso de zinco, neuropatia periférica, níveis baixos de cobre sérico - Deficiência de vitamina E: síndrome espinocerebelar, retinopatia, baixos níveis séricos de α-tocoferol	Reposição vitamínica, avaliar necessidade de reposição intramuscular ou endovenosa conforme as comorbidades apresentadas e relação com distúrbios de absorção

Evolução aguda/ subaguda	Exames complementares	Pistas diagnósticas	Tratamento
Doenças tóxicas no tratamento relacionado a neoplasias	História de quimioterapia (QT) e radioterapia (RT)	- QT: exposição a IV ou intratecal metotrexato (produz síndrome posterolateral), citarabina e outras possíveis associações quimioterápicas, incluindo cisplatina e cladribina - RT: mielopatia pela radiação tardia. História de mais de 45 Gy de radiação particularmente com quimioterapia combinada, início meses a anos após a radiação; paraparesia com envolvimento sensorial - RM em fase inicial com hiperintensidade em T2, inchaço da medula e realce variável	Evitar reexposição aos agentes tóxicos, medidas de neurorreabilitação intensiva e atentar ao fato que o acometimento actínico pode ocorrer de maneira bem lenta, apresentando-se de maneira bem tardia como até 10 anos após a exposição e sem alterações evidentes em exames de neuroimagem
Doenças genéticas	- Paraplegia espástica hereditária: sequenciamento genético Adrenoleucodistrofia/ Adrenomieloneuropatia: níveis elevados de ácidos graxos de cadeia muito longa, análise de mutação no gene *ABCD1* Ataxia de Friedreich: teste genético	- Paraplegia espástica hereditária: grupo em expansão de distúrbios que causam paraparesia espástica geralmente com envolvimento da coluna dorsal, presença de história familiar - Adrenoleucodistrofia: paraparesia espástica progressiva com perda sensorial, insuficiência adrenal pode não ser evidente, níveis elevados de ácidos graxos de cadeia muito longa, análise de mutação *ABCD1* - Ataxia de Friedreich: ataxia sensitiva precoce proeminente com fraqueza progressiva por acometimento do trato corticoespinhal e sinais cerebelares, associados a cardiomiopatia e *diabetes mellitus*, distúrbio autossômico recessivo com perda da função da proteína frataxina - Ataxia espinocerebelar: distúrbio autossômico dominante com ataxia como característica central com outros sinais e sintomas neurológicos, incluindo mielopatia	Medidas de neurorreabilitação, acompanhamento em centros terciários para avaliação de seguimento com equipe multidisciplinar que podem acrescentar terapias direcionadas e auxiliar no aconselhamento genético (nutrição, fisiatria, neurologia, genética médica)

Evolução aguda/ subaguda	Exames complementares	Pistas diagnósticas	Tratamento
Doenças infecciosas	Avaliar a necessidade de sorologias e testes moleculares direcionados a pesquisa em sangue e/ou liquor conforme o direcionamento da evolução clínica, neuroimagem e exame neurológico	Considerar o tropismo dos agentes infecciosos: -Mielite transversa longitudinalmente extensa: bactéria piogênica, sífilis, família herpes vírus, vírus oeste do Nilo enteroviroses, HIV, HTLV, vírus da raiva, varicela-zóster vírus - Abscesso epidural: bactéria piogênica, tuberculose. - Meningite e aracnoidite: bactéria piogênica, borreliose, sífilis, tuberculose, enterovírus, Herpes 1, HIV, Criptococo. - Coluna dorsal: sífilis, HIV - Gânglio da raiz dorsal: família herpes vírus; - Cone medular e cauda equina: HSV2, VZV, esquistossomose. - Espondilodiscite: *S. aureus, Brucella*, tuberculose - Coluna dorso lateral e trato corticoespinhal (TCE): HTLV, HIV - Corno anterior: enterovírus, oeste do Nilo, - |Medular anterior e TCE: vasculopatia pelo varicela-zòster. - Intramedular central: bactéria piogênica, fungo e parasitário. - Raízes nervosas: família herpes vírus; neuroborreliose, zika vírus	Tratamento direcionado ao agente infeccioso suspeito ou identificado, no paciente HIV-positivo, analisar as possibilidades conforme dosagem de linfócitos TCD4+ e uso de TARV, e sempre lembrar de toxoplasmose e citomegalovírus, além dos agentes já citados

REFERÊNCIAS BIBLIOGRÁFICAS

1. Cho TA, Bhattacharyya S. Approach to Myelopathy. Continuum (Minneap Minn). 2018 Apr;24(2, Spinal Cord Disorders):386-406.
2. Cacciaguerra L, Sechi E, Rocca MA, Filippi M, Pittock SJ and Flanagan EP (2022) Neuroimaging features in inflammatory myelopathies: A review. Front. Neurol. 13:993645.
3. Bhattacharyya S, Bradshaw MJ. Infections of the Spine and Spinal Cord. Continuum (Minneap Minn). 2021 Aug 1;27(4):887-920.
4. Shan F, Long Y, Qiu W. Autoimmune Glial Fibrillary Acidic Protein Astrocytopathy: A Review of the Literature. Front Immunol. 2018 Dec 5;9:2802.
5. Stern BJ, Royal W 3rd, Gelfand JM, Clifford DB, Tavee J, Pawate S, et al. Definition and Consensus Diagnostic Criteria for Neurosarcoidosis: From the Neurosarcoidosis Consortium Consensus Group. JAMA Neurol. 2018 Dec 1;75(12):1546-1553.

Capítulo 43

O envolvimento do sistema nervoso na doença de Sjögren

Juliana D'Agostino Gennari

A doença de Sjögren (DSj) é uma doença sistêmica, autoimune, inflamatória e crônica, manifestada principalmente pelos sintomas de síndrome *sicca,* decorrentes do processo inflamatório linfocítico nas glândulas salivares e lacrimais, levando a danos nas glândulas e diminuição da produção de lágrima e saliva (xeroftalmia e xerostomia).[1] Outra característica marcante da DSj é a produção de vários autoanticorpos, especialmente os anticorpos anti-RO/SS-A e anti-La/SS-B.[2]

Além da secura, as manifestações extraglandulares da DSj podem ser bastante variadas, incluindo sintomas constitucionais, artralgia/artrite, fenômeno de Raynaud, vasculite, acometimento cutâneo, acometimento pulmonar e renal, diferentes manifestações do sistema nervoso periférico (SNP) e central (SNC) (Quadro 44-1); além da evolução para o linfoma.[3]

Estudos mostram que as manifestações neurológicas na DSj possuem uma prevalência bem-variada, em torno de 8 a 70%, sendo mais frequente o acometimento do SNP.[4,5] É provável que a verdadeira prevalência dessas manifestações esteja na faixa intermediária dessas estimativas, já que muitos estudos sugerem em torno de 20%.[4,5] Vale ressaltar que os sintomas neurológicos podem preceder os sintomas de secura em 25 a 60% dos casos.[6]

A ampla variação da prevalência dos acometimentos neurológicos na DSj provavelmente ocorre pela discrepância entre os estudos com relação aos critérios de classificação dessa doença; pelo fato das manifestações neurológicas serem clinicamente aparentes ou assintomáticas (detectadas apenas por exames de imagem); pela diversidade das manifestações; e pela seleção de pacientes com base em um diagnóstico neurológico primário.[7-16]

As formas de acometimento do SNP na DSj são variadas e classificadas como: polineuropatias axonais sensitiva e sensitiva-motora; neuropatia de fibras finas; polineuropatia desmielinizante inflamatória crônica; mononeuropatia múltipla; neuropatia sensitiva atáxica (também conhecida como ganglionopatia sensitiva); neuropatias dos nervos cranianos e neuropatias autonômicas (Quadro 44-1).[17,5,18,19,20]

Apesar de não estarem totalmente esclarecidos, os possíveis mecanismos envolvidos na fisiopatologia do acometimento do SNP na DSj seriam: a vasculite de pequenos vasos; a infiltração de linfócitos nos gânglios da raiz dorsal e a ação de autoanticorpos.[21]

A polineuropatia axonal sensitiva acomete as fibras grossas, sendo a manifestação do SNP mais frequente na DSj.[17-19] Essa neuropatia é caracterizada por um curso crônico, progressão lenta dos sintomas e por um acometimento mais exuberante nos membros inferiores.[22] Os sintomas incluem: parestesias simétricas, distúrbios sensoriais nas partes distais dos membros e possibilidade de dor tipo queimação nos pés.[22] Os membros superiores estão envolvidos em apenas 20% dos casos.[17-19] O exame físico mostra perda de sensibilidade em um padrão de "bota e luva" e reflexos tendinosos profundos reduzidos ou ausentes.[19-19] A eletroneuromiografia indica um envolvimento de padrão axonal simétrico da fibra sensorial.[5] Já a biópsia do nervo exibe degeneração axonal com remielinização, sem características de inflamação vascular crônica.[23]

Alguns pacientes com polineuropatia sensorial axonal distal também podem evoluir com sintomas relacionados as fibras nervosas motoras.[5] À medida que a doença progride, o enfraquecimento dos músculos distais dos membros, inicialmente dos extensores dos pés, é observado.[5] O exame de eletroneuromiografia revela perda sensitiva e motora axonal com predominância das fibras sensitivas.[5]

A neuropatia de fibras finas ocorre devido a danos nas fibras A-δ mielinizadas e/ou nas fibras C amielínicas (responsáveis pela condução de dor e temperatura), sendo uma das mais comuns da DSj (ocorre em 5 a 10% dos pacientes).[20] Essa neuropatia manifesta-se clinicamente por parestesias, sensação de queimação, alodinia e dor (simétricas e principalmente em regiões distais do corpo).[17,24] No exame físico neurológico é verificado a redução das sensibilidades térmica e tátil, com a manutenção da propriocepção, dos reflexos profundos e da força muscular.[17,24] A eletroneuromiografia é normal, sendo possível realizar o diagnóstico por meio da histologia da pele que mostra uma redução na densidade das fibras nervosas intraepidérmicas.[17,24,25]

Com relação a neuropatia atáxica sensitiva, ou ganglionopatia sensitiva, é um tipo raro e grave de acometimento neurológico na Dsj que ocorre por dano nos gânglios da raiz dorsal.[17,26] O principal sintoma dos pacientes com essa condição é a marcha instável, ampla base de apoio e quedas, que pode levar a imobilidade desses pacientes.[17,26] Outras características dessa neuropatia são a disfunção intensificada do sensor de vibração/saturação; reflexos tendinosos profundos ausentes e força muscular preservada.[26,27] Em alguns casos, atetose irregular e movimentos involuntários são observados, sugerindo sintomas extrapiramidais.[27] A eltroneuromiografia mostra redução ou ausência de potenciais de ação do nervo sensorial.[27]

Já a mononeuropatia múltipla também é uma manifestação grave neurológica que acomete ao menos dois nervos (sensitivos e motores) agudamente, simultânea ou consecutivamente, podendo ser de forma assimétrica e levando à hiperalgesia e disfunções sensitivomotoras.[17,20] A principal causa desse tipo de neuropatia é o processo inflamatório no *vasa nervorum.*[17,20] Manifestações como "pé e/ou punho caídos" com alterações sensitivas assimétricas, podem ser verificadas nos pacientes com essa condição.[17,20] Os nervos mais longos geralmente são primeiramente afetados, mais especificamente os nervos radial, ulnar, tibial e fibular.[17,20] A eletroneuromiografia revela uma neuropatia de padrão periférico e assimétrico acometendo de dois a mais nervos sensitivos ou motores.[17,20] Na histopatologia do nervo sural, são encontrados sinais de vasculite pela presença de isquemia da parede do *vasa nervorum*, com infiltração concomitante de células T e macrófagos.[17,28] É importante ressaltar que a vasculite não estará limitada apenas ao *vasa nervorum*, mas também pode envolver outros tecidos, promover outros sintomas e associar-se com a crioglobulinemia.[17,28]

Os pacientes com DSj também podem apresentar neuropatias cranianas periféricas.[5,18] Os estudos sugerem que o nervo trigêmeo (V par craniano) é o mais frequentemente acometido, principalmente o ramo médio unilateral (nervo maxilar).[5,18] O quadro clínico da neuropatia do V par é caracterizado por uma dor intensa na face, de curta duração, espontânea ou deflagrada pelo toque, mastigação, fala ou escovação dos dentes.[5,18] Outros nervos cranianos que também podem ser afetados são: o VII par (paralisia de Bell), o VIII par (resultando em surdez neural e disfunção vestibular), e III, IV, ou VI pares cranianos (resultando em diplopia).[5,18,20] A audição também pode ser afetada em uma proporção significativa dos pacientes, embora muitos casos sejam subclínicos.[5,18,20]

O envolvimento do SNC é bem menos comum do que o acometimento do SNP, com estudos mostrando uma prevalência que varia de 2 a 25% dos pacientes e, muitas vezes, podendo preceder o diagnóstico da DSj.[29,30]

Os pacientes com DSj e acometimento do SNC podem apresentar quadros de distúrbio cognitivo, meningite asséptica, epilepsias, cefaleia, distúrbios psiquiátricos, mielite transversa, neurite óptica, encefalopatia disseminada e esclerose múltipla-símile (EM-símile) (Quadro 44-1).[4,17,31,32] Casos de acidente vascular encefálico isquêmico, sem os fatores de risco cardiovasculares tradicionais, raramente são descritos em pacientes com DSj.[21]

Quadro 44.1. Manifestações neurológicas na SSp

Sistema nervoso periférico (SNP)	Sistema nervoso central (SNC)
Polineuropatias axonais sensitiva Polineuropatias axonais sensitiva-motora Neuropatia de fibras finas Polineuropatia desmielinizante inflamatória crônica Mononeurite múltipla Neuropatia sensitiva atáxica (ganglionopatia sensitiva) Neuropatias de nervos cranianos Neuropatias autonômicas	Distúrbios cognitivos Meningite asséptica Meningoencefelite asséptica Epilepsias Cefaleia Transtornos afetivos Mielite transversa Neurite óptica Encefalopatia disseminada Acidente vascular cerebral Esclerose múltipla-símile Transtorno do espectro da neuromielite óptica Disautonomia

Com relação a fisiopatologia do acometimento do SNC, estudos mostram que parece estar envolvida uma vasculopatia imunomediada de pequenos vasos.[33] As evidências que reforçam essa hipótese, incluem: a presença de alterações no líquido cefalorraquidiano (LCQ) com linfocitose e níveis de imunoglobulinas aumentados; o nível elevado de proteína e de bandas oligoclonais na eletroforese de proteínas no LCQ; a evidência de ativação intratecal da via terminal do complemento na análise do LCQ; a histopatologia do tecido cerebral demonstrando depósito linfocítico, vasculopatia inflamatória e isquêmica; além de sinais de vasculite que são encontrados em uma proporção significativa de pacientes que são submetidos à angiografia cerebral.[5,32-35] Nesses pacientes, houve forte correlação entre os achados angiográficos anormais e a positividade do anticorpo anti-SS-A/Ro.[5,32-5]

Na DSj a neurite óptica pode surgir de forma isolada, compondo o quadro de EM ou associar-se às doenças do espectro de neuromielite óptica (NMOSD). Assim, para auxiliar no diagnóstico entre a DSj e a EM primária existem dados da história clínica, dos exames laboratoriais e de imagem que ajudam a diferenciar essas duas condições, como: os anticorpos anti-Ro/SS-A e anti-La/SS-B que podem estar positivos em muitos pacientes com DSj e negativos na maioria dos casos de EM; o anticorpo anti-aquaporina-4 que pode ser positivo ou negativo na EM e negativo na maioria dos pacientes com DSj; e a presença de bandas oligoclonais no líquido cefalorraquidiano que estão presentes em mais de 90% dos casos de EM e em apenas 20% na DSj.[36]

Com relação às diferenças nos exames de imagem, especialmente na ressonância magnética (RM), é possível visualizar a presença de áreas hiperintensas na substância branca subcortical e periventricular encefálica mais acentuadas na EM e que se estendem para o córtex, os gânglios basais e o corpo caloso; além das lesões ovoides hipointensas justacorticais e periventriculares características. Já as lesões na medula espinal frequentemente se restringem a dois ou menos segmentos vertebrais e com acometimento transversal parcial da medula, no caso da EM.[36,21]

Em contrapartida, no caso da neurite óptica decorrente da DSj, esperamos encontrar múltiplas lesões difusas subcorticais e periventriculares da substância branca na RNM de crânio; e a análise do LCQ com pleocitose, linfocitose e detecção de bandas oligoclonais.[37]

Com relação a meningite asséptica (MA) e a meningoencefalite asséptica (MEA) na DSj, se manifestarão com um quadro clínico típico de meningite; podendo ser autolimitadas, agudas, recorrentes e muito raramente crônicas.[38,39] A análise do LCR pode ser normal, ou mostrar elevação de proteínas e leve aumento da celularidade com predomínio de linfócitos. Os exames de imagem de crânio variam de exames normais, realce leptomeníngeo e subaracnóideo inespecíficos na tomografia, até áreas hiperintensas na substância branca/córtex cerebral, paquimeningite ou vasculite verificadas na RM.[38,39]

Vale ressaltar que as queixas de dificuldades na memória, atenção e concentração ("*brain fog*" ou "fadiga mental"), são comuns nos pacientes com DSj.[17,20,40] A fisiopatologia dessa disfunção cognitiva não está totalmente compreendida, mas sabe-se que pode ser idiopática ou decorrente de várias causas, como atuação de mecanismos imunomediados, depressão/ansiedade, distúrbios do sono, dor, disfunção tireoidiana, deficiência de algumas vitaminas ou por consequente reação adversa à algumas medicações.[17,20,40] A RM cerebral dos pacientes com distúrbio cognitivo pode não apresentar alterações ou mostrar achados de atrofia cerebral e até áreas hiperintensas na substância branca cerebral.[17,20,41] A evolução do distúrbio cognitivo para demência é incomum na DSj.[17,20,40]

Com relação a frequência do quadro de disautonomia, geralmente manifestada por sintomas de taquicardia, hipotensão ortostática, alteração da motilidade gastrintestinal, disfunção vesical e hipoidrose/anidrose, é altamente variável entre os estudos (de 2 a 50%).[17,18,41] A possível fisiopatologia dessa condição estaria associada ao comprometimento da neurotransmissão colinérgica pela ação de autoanticorpos dirigidos aos receptores muscarínicos e pela infiltração com lesão nervosa.[17,20]

O tratamento das manifestações neurológicas da DSj é baseado em recomendações com evidências científicas limitadas, sendo na prática, muitas vezes oriundas de trabalhos e conhecimento de outras doenças autoimunes.[39]

Com relação as manifestações neurológicas graves, muitas vezes são utilizados glicocorticoides, imunoglobulinas e/ou agentes imunossupressores.[42-45] A heterogeneidade das manifestações neurológicas na DSj, podem dificultar a abordagem da melhor estratégia terapêutica nessa condição.[46]

Vale lembrar que a terapia sintomática para as neuropatias periféricas com antidepressivos tricíclicos é geralmente evitada, já que essa classe de medicamentos possui uma ação anticolinérgica que pode acentuar os sintomas de secura.[46] Assim, é dado preferência aos anticonvulsivantes como a gabapentina e a pregabalina.[46]

Já o tratamento do acometimento de SNC permanece em grande parte empírico, também baseado na experiência do tratamento das manifestações neurológicas de outras doenças autoimunes, como o lúpus eritematoso sistêmico.[43] São utilizadas medicações como glicocorticoides, ciclofosfamida, rituximabe, imunoglobulinas, azatioprina e metotrexate, mas também com evidências limitadas.[46]

O envolvimento do sistema nervoso na DSj é associado a um fator prognóstico negativo e geralmente está relacionado com a gravidade da doença de base.[6] Assim, o diagnóstico neurológico preciso somado a terapêutica adequada é recomendado na prática clínica dos profissionais que acompanham pacientes com essa doença.[6]

REFERÊNCIAS BIBLIOGRÁFICAS

1. Negrini S, Emmi G, Greco M, Borro M, Sardanelli F, Murdaca G, Indiveri F, Puppo F. Sjögren's syndrome: a systemic autoimmune disease. Clin Exp Med. 2021 Jun 7.

2. Mavragani CP, Moutsopoulos HM. Sjögren's syndrome. Annu Rev Pathol. 2014a;9:273-85.
3. Mariette X, Criswell LA. Primary Sjögren's Syndrome. N Engl J Med. 2018;378(10):931-9.
4. Moutsopoulos HM, Sarmas JH, Talal N. Is central nervous system involvement a systemic manifestation of primary Sjogren's syndrome? Rheum Dis Clin North Am1993;19(4):909-12.
5. Delalande S, de Seze J, Fauchais AL, et al. Neurologic manifestations in primarySjogren syndrome: a study of 82 patients. Medicine (Baltimore) 2004;83(5):280-91.
6. Perzyńska-Mazan J, Maślińska M, Gasik R. Neurological manifestations of primary Sjögren's syndrome. Reumatologia. 2018;56(2):99-105.
7. Vitali C, Bombardieri S, Moutsopoulos HM, et al. Assessment of the European classification criteria for Sjogren's syndrome in a series of clinically defined cases: results of a prospective multicentre study. The European Study Groupon Diagnostic Criteria for Sjogren's syndrome. Ann Rheum Dis. 1996;55(2):116-21.
8. Vitali C, Bombardieri S, Jonsson R, et al. Classification criteria for Sjogren's syndrome: a revised version of the European criteria proposed by the American European Consensus Group. Ann Rheum Dis. 2002;61(6):554-8.
9. Barendregt PJ, van den Bent MJ, van Raaij-van den Aarssen VJ, et al. Involvement of the peripheral nervous system in primary Sjogren's syndrome. Dis 2001;60(9):876-81.
10. Ioannidis JP, Moutsopoulos HM. Sjogren's syndrome: too many associations, too limited evidence. The enigmatic example of CNS involvement. Semin Arthritis Rheum. 1999;29(1):1-3.
11. Miro J, Pena-Sagredo JL, Berciano J, et al. Prevalence of primary Sjogren's syndrome in patients with multiple sclerosis. Ann Neurol 1990;27(5):582–4.
12. Alexander EL, Provost TT, Stevens MB, et al. Neurologic complications of primary Sjogren's syndrome. Medicine (Baltimore). 1982;61(4):247-57.
13. Shen CC, Yang AC, Kuo BI, et al. Risk of psychiatric disorders following primary Sjogren syndrome: a nationwide population-based retrospective cohort study.J Rheumatol. 2015;42(7):1203-8.15.
14. Harboe E, Tjensvoll AB, Maroni S, et al. Neuropsychiatric syndromes in patients with systemic lupus erythematosus and primary Sjogren syndrome: a comparative population--based study. Ann Rheum Dis. 2009;68(10):1541-6.16.
15. Segal BM, Pogatchnik B, Holker E, et al. Primary Sjogren's syndrome: cognitive symptoms, mood, and cognitive performance. Acta Neurol Scand. 2012;125(4):272-8.17.
16. Westhoff G, Dorner T, Zink A. Fatigue and depression predict physician visits and work disability in women with primary Sjogren's syndrome: results from a cohort study. Rheumatology (Oxford). 2012;51(2):262-9.
17. Alunno A, Carubbi F, Bartoloni E, Cipriani P, Giacomelli R, Gerli R. The kaleidoscope of neurological manifestations in primary Sjögren's syndrome. Clin Exp Rheumatol. 2019;37 Suppl 118(3):192-8.
18. Mori K, Iijima M, Koike H, Hattori N, Tanaka F, Watanabe H, et al. The wide spectrum of clinical manifestations in Sjögren's syndrome-associated neuropathy. Brain. 2005;128(Pt 11):2518-34.
19. Sène D, Jallouli M, Lefaucheur JP, Saadoun D, Costedoat--Chalumeau N, Maisonobe T, et al. Peripheral neuropathies associated with primary Sjögren syndrome: immunologic profiles of nonataxic sensory neuropathy and sensorimotor neuropathy. Medicine (Baltimore). 2011;90(2):133-8.
20. Vivino FB, Bunya VY, Massaro-Giordano G, Johr CR, Giattino SL, Schorpion A, et al. Sjogren's syndrome: an update on disease pathogenesis, clinical manifestations and treatment. Clin Immunol. 2019;203:81-21.
21. Pasoto SG, Bocate TS. Involvement of the central nervous system in Sjögren's syndrome. In: Hernandez EM. Sjögren's syndrome symptoms, treatment options and potential health complications. New York: Nova Science Publishers Inc., 2014. p. 103-24.
22. Mochizuki H, Kamakura K, Masaki T, et al. Motor dominant neuropathy in Sjögren's syndrome: report of two cases. InternMed. 2002; 41:142-146.
23. Fauchais AL, Magy L, Vidal E. Central and peripheral neurological complications of primary Sjögren's syndrome. Presse Med. 2012;41:485-493.
24. Sène D, Cacoub P, Authier FJ, Haroche J, Créange A, Saadoun D, Amoura Z, Guillausseau PJ, Lefaucheur JP. Sjögren syndrome-associated small fiber neuropathy: characterization from a prospective series of 40 cases. Medicine (Baltimore). 2013;92(5):e10-8.
25. Birnbaum J, Lalji A, Saed A, Baer AN. Biopsy-proven small-fiber neuropathy in primary Sjögren's syndrome: neuropathic pain characteristics, autoantibody findings, and histopathologic features. Arthritis Care Res (Hoboken). 2019;71(7):936-948. E
26. Pereira PR, Viala K, Maisonobe T, Haroche J, Mathian A, Hié M, Amoura Z, Cohen Aubart F. Sjögren sensory neuronopathy (Sjögren ganglionopathy): long-term outcome and treatment response in a series of 13 cases. Medicine (Baltimore). 2016;95(19):e3632.
27. Dalakas MC. Chronic idiopathic ataxic neuropathy. Ann Neurol 1986;19:545-554.
28. England JD, Gronseth GS, Franklin G, et al. Evaluation of distal symmetric polyneuropathy: the role of autonomic testing, nerve biopsy, and skin biopsy (an evidence-based review). Muscle Nerve. 2009;39:106-115.
29. Moutsopoulos HN, Sarmas JH, Talal N. Is central nervous system involvement a systemic manifestation of primary Sjögren syndrome? Rheum Dis Clin North Am. 1993;19:909-912.
30. Andonopoulos AP Lagos G, Drosos AA, et al. The spectrum of neurological involvement in Sjögren syndrome. Br J Rheumatol. 1990;29:21-23.

31. Moreira I, Teixeira F, Martins Silva A, Vasconcelos C, Farinha F, Santos E. Frequent involvement of central nervous system in primary Sjögren syndrome. Rheumatol Int. 2015;35(2):289-94.
32. Alexander EL. Neurologic disease in Sjogren's syndrome: mononuclear inflammatory vasculopathy affecting central/ peripheral nervous system and muscle.A clinical review and update of immunopathogenesis. Rheum Dis Clin NorthAm. 1993;19(4):869-908.
33. Alexander EL. Immunopathologic mechanisms of inflammatory vascular diseasein primary Sjogren's syndrome–a model. Scand J Rheumatol Suppl. 1986;61:280–5.
34. Alexander EL, Lijewski JE, Jerdan MS, et al. Evidence of an immunopathogenicbasis for central nervous system disease in primary Sjogren's syndrome. Arthritis Rheum. 1986;29(10):1223-31.
35. Alexander EL, Ranzenbach MR, Kumar AJ, et al. Anti--Ro(SS-A) autoantibodies incentral nervous system disease associated with Sjogren's syndrome (CNS-SS):clinical, neuroimaging, and angiographic correlates. Neurology. 1994;44(5):899-908.
36. Tobón GJ, Pers JO, Devauchelle-Pensec V, Youinou P. Neurological disorders in primary Sjögren's syndrome. Autoimmune Dis. 2012;2012:645967.
37. Massara A, Bonazza S, Castellino G, et al. Central nervous system involvementin Sjogren's syndrome: unusual, but not unremarkable–clinical, serologicalcharacteristics and outcomes in a large cohort of Italian patients. Rheumatology(Oxford). 2010;49(8):1540-9.
38. Akiyama T, Oiwa H, Hayashi M, Sugimoto T, Nomura E, Yamawki T. Aseptic meningitis as an initial presentation of Sjögren syndrome: a report of two cases and literature review. Nagoya J Med Sci. 2020;82(3):595-602.
39. Alexander EL, Alexander GE. Aseptic meningoencephalitis in primary Sjögren's syndrome. Neurology. 1983;33(5):593-8.
40. Blanc F, Longato N, Jung B, Kleitz C, Di Bitonto L, Cretin B, et al. Cognitive dysfunction and dementia in primary Sjögren's syndrome. ISRN Neurol. 2013;2013:501327.
41. Imrich R, Alevizos I, Bebris L, Goldstein DS, Holmes CS, Illei GG, Nikolov NP. Predominant glandular cholinergic dysautonomia in patients with primary Sjögren's syndrome. Arthritis Rheumatol. 2015;67(5):1345-52.
42. Ramos-Casals M, Garcia-Hernandez FJ, de Ramon E, et al. Off-label use of rituximab in 196 patients with severe, refractory systemic autoimmune diseases. Clin Exp Rheumatol. 2010;28(4):468-76.
43. de Seze J, Delalande S, Fauchais AL, et al. Myelopathies secondary to Sjogren's syndrome: treatment with monthly intravenous cyclophosphamide associated with corticosteroids. J Rheumatol. 2006;33(4):709-11.
44. Takahashi Y, Takata T, Hoshino M, et al. Benefit of IVIG for long-standing ataxic sensory neuronopathy with Sjogren's syndrome. IV immunoglobulin. Neurology. 2003;60(3): 503-5.
45. Levy Y, Uziel Y, Zandman GG, et al. Intravenous immunoglobulins in peripheral neuropathy associated with vasculitis. Ann Rheum Dis. 2003;62(12):1221-3.
46. Margaretten M. Neurologic Manifestations of Primary Sjögren Syndrome. Rheum Dis Clin North Am. 2017 Nov;43(4):519-529.

Parte 10

Miscelânea

Capítulo 44

Delirium na emergência

Diogo Haddad Santos | Yngrid Dieguez Ferreira |
Davi Bravo Huguinim Légora | Matheus Gonçalves Maia

INTRODUÇÃO

O termo "*delirium*" é derivado do Latim, e significa sair do prumo, ou seja, desviar-se de uma linha reta.

Por definição do Manual Diagnóstico e Estatístico de Transtornos Mentais, 5ª edição (DSM-5), o *delirium* é uma síndrome neuropsiquiátrica grave, caracterizada pelo início agudo de alteração mental e sendo notada por uma combinação de características definidas por sistemas diagnósticos-padrão. Essa variabilidade permite que os pacientes tenham clinicamente dois padrões:

- Hipoativo com capacidade de resposta reduzida, sonolência, torpor e podendo chegar em um nível próximo ao coma.
- Hiperativo com hipervigilância e agitação intensa. Neste caso não é incomum existirem também sintomas psicóticos, com alucinações e humor alterado.

Estas características do *delirium* tendem a variar em presença e gravidade.

O *delirium* é desencadeado por diversas causas, as principais são: infecções, dor aguda, causas metabólicas, uso ou abstinência de drogas, traumas ou cirurgias. Percentualmente, a maioria das causas tendem a não ser primariamente neurológicas, todavia, o *delirium* com causas neurológicas primárias, como acidente vascular cerebral, também é reconhecido. Em sua maioria a resolução se dá, mesmo que com flutuações em alguns dias, podem permanecer por semanas ou meses a depender da causa.

No departamento de emergência o *delirium* é bastante prevalente entre pacientes com mais de 65 anos, e uma média de 10% destes, quando se apresentam ao pronto-socorro (PS), atendem aos critérios diagnósticos para *delirium*. Importante frisar que a maioria dos profissionais de saúde que estão próximos a esses pacientes neste momento não diagnosticam *delirium*. Este fato se torna ainda, mais importante uma vez que o *delirium* na emergência está comprovadamente associado a:

- Aumento de morbidade e mortalidade e de tempo de internação.
- Aumento das complicações durante a internação como quedas e lesões por pressão.
- Declínio cognitivo acelerado.
- Perda de funcionalidade.
- Desestruturação familiar e de rede de cuidados.

- Aumento das taxas de institucionalização dos idosos.

Por este motivo faz-se necessário, dentro de um manual prático como este, um capítulo voltado a esta entidade, pois intervenções farmacológicas e não farmacológicas aplicadas por médicos, equipe de enfermagem, técnicos, fisioterapeutas, farmacêuticos e outros profissionais podem ter um papel na redução da incidência, gravidade e duração do *delirium* e de seus desdobramentos, e muitas vezes é o primeiro local de encontro do paciente com esses profissionais (Quadro 44-1).

AVALIAÇÃO E RECONHECIMENTO DO *DELIRIUM*

Diferentes ferramentas foram desenvolvidas para a avaliação do *delirium* por profissionais de saúde. Poucas foram testadas com validade dentro de departamentos de emergência.

A escala mais utilizada mundialmente é o CAM (*Confusion Assessment Method*), sendo a versão em língua portuguesa validada por Renato Moraes Alves Fabbri, para avaliação do paciente à beira do leito. Com sensibilidade de 94 a 100% e especificidade de 90 a 95% ela avalia os seguintes elementos cognitivos (Quadro 44-2):

- Início agudo e curso flutuante.
- Distúrbio da atenção
- Pensamento desorganizado.
- Alteração do nível de consciência.
- Desorientação.
- Distúrbio (prejuízo) da memória.
- Distúrbios da percepção.
- Agitação psicomotora/retardo psicomotor.
- Alteração do ciclo sono-vigília.

Para ser diagnosticado com *delirium*, um paciente deve demonstrar:

Quadro 44-1. Critérios, subtipos e condição específica do *delirium* (DSM-V)

Critério DSM-V	Subtipo	Condição
A. Perturbação da atenção (capacidade reduzida de direcionar, focalizar, manter e mudar a atenção) e da consciência (menor orientação para o ambiente)	Intoxicação por substâncias	Aguda (poucas horas ou dias)
B. A perturbação se desenvolve em um breve período de tempo (horas a poucos dias), representa uma mudança de atenção e de consciência basais e tende a oscilar quanto à gravidade ao longo de um dia	Abstinência de substâncias	Persistente (semanas ou meses)
C. Perturbação adicional na cognição (déficit de memória, desorientação, linguagem, capacidade visuoespacial ou percepção)	Induzido por medicamentos	Hiperativo
D. As perturbações dos critérios A e C não são mais bem explicadas por outro transtorno neurocognitivo preexistente, estabelecido ou em desenvolvimento e não ocorrem no contexto de um nível gravemente diminuído de estimulação, como no coma	Outra condição médica	Hipoativo
E. Há evidências a partir da história, do exame físico ou de achados laboratoriais de que a perturbação é uma consequência fisiológica direta de outra condição médica, intoxicação ou abstinência de substância (devido a uma droga de abuso ou a um medicamento), de exposição a uma toxina ou de que ela se deva a múltiplas etiologias	Múltiplas etiologias	Nível misto (hiper/hipo) de atividade

Fonte: Quinta edição do Manual Diagnóstico e Estatístico (DSM-V) da American Psychiatry Association, 2014.

Quadro 44-2. Versão em língua portuguesa do *Confusion Assesment Method*

1. Início agudo: há evidência de uma mudança aguda do estado mental de base do paciente?

2. Distúrbio da atenção:

A) O paciente teve dificuldade em focalizar sua atenção, por exemplo, distraiu-se facilmente ou teve dificuldade em acompanhar o que estava sendo dito?

- Ausente em todo o momento da entrevista ( )
- Presente em algum momento da entrevista, porém de forma leve ( )
- Presente em algum momento da entrevista, de forma marcante ( )
- Incerto

B) Se presente ou anormal, este comportamento variou durante a entrevista, isto é, tendeu a surgir e desaparecer ou aumentar e diminuir de gravidade?

- Sim
- Não
- Incerto
- Não aplicável

C) Se presente ou anormal, descreva o comportamento:

3. Pensamento desorganizado

O pensamento do paciente era desorganizado ou incoerente, com a conversação dispersiva ou irrelevante, fluxo de ideias pouco claro ou ilógico, ou mudança imprevisível de assunto?

4) Alteração do nível de consciência

Em geral, como você classificaria o nível de consciência do paciente?

- Alerta (normal).
- Vigilante (hiperalerta, hipersensível a estímulos ambientais, assustando-se facilmente).
- Letárgico (sonolento, podendo ser facilmente acordado).
- Estupor (dificuldade para despertar).
- Coma.
- Incerto.

5) Desorientação

O paciente ficou desorientado durante a entrevista, por exemplo, pensando que estava em outro lugar que não o hospital, que estava no leito errado, ou tendo noção errada da hora do dia?

6) Distúrbio (prejuízo) da memória

O paciente apresentou problemas de memória durante a entrevista, tais como incapacidade de se lembrar de eventos do hospital, ou dificuldade para se lembrar de instruções?

7) Distúrbios de percepção

O paciente apresentou sinais de distúrbios de percepção, como por exemplo alucinações, ilusões ou interpretações errôneas (pensando que algum objeto fixo se movimentava)?

8) Agitação psicomotora

Parte 1 – durante a entrevista, o paciente apresentou aumento anormal da atividade motora, tais como agitação, beliscar de cobertas, tamborilar com os dedos ou mudança súbita e frequente de posição?

Retardo psicomotor

Parte 2 – durante a entrevista, o paciente apresentou diminuição anormal da atividade motora, como letargia, olhar fixo no vazio, permanência na mesma posição por longo tempo, ou lentidão exagerada de movimentos?

9) Alteração do ciclo sono-vigília

O paciente apresentou sinais de alteração do ciclo sono-vigília, como sonolência diurna excessiva e insônia noturna?

Fonte: Fabbri et al., 2001.

- Critérios 1 **e** 2.
- Critério 3 **ou** 4.

Devido a sua versatilidade e facilidade de aplicação, a escala CAM foi adaptada para diversos outros cenários:

- CAM-ICU: avaliação de *delirium* em pacientes não verbais em UTI.
- 3 D-CAM: avaliação rápida (≤ 3 min).
- B-CAM: avaliação de *delirium* em unidades de emergência.
- NH-CAM: avaliação de *delirium* em unidades de longas permanências.
- FAM-CAM: reconhecimento do *delirium* pelo cuidador.
- CAM-S: avaliação diagnóstica e gravidade.

DELIRIUM EM IDOSOS NOS SERVIÇOS DE EMERGÊNCIA

Os pacientes mais idosos constituem o grupo populacional mais comumente visto no PS, respondendo no Brasil, por cerca de 50% de todas as atividades de atendimento nesses departamentos. Idosos apresentam mais doenças crônicas e normalmente carregam suas complicações sendo dificilmente avaliados de maneira integral.

Isso faz com que o *delirium* no pronto-socorro geralmente passe despercebido pelos profissionais de saúde. Com base na literatura apenas 16-35% de todos os casos de *delirium* são identificados. Este fato ainda é agravado pelo equívoco de que o *delirium* é uma condição benigna e parte do processo de envelhecimento. A equipe dos Departamentos de Emergência, portanto, devem se esforçar para realizar uma triagem sistemática com o objetivo de detectar o *delirium* precocemente.

Outro fator importante é o tempo de permanência deste paciente no PS, seja aguardando atendimento, seja aguardando resultados de exames. Uma permanência superior a 12 horas por si só já é um fator de risco independente para o desenvolvimento de *delirium*. E alguns dados corroboram a preocupação:

- Permanência no PS por mais de 10 horas foi associada a um aumento de mais de duas vezes no risco de desenvolver *delirium* nas 72 horas seguintes.
- O início do episódio de *delirium* no PS está associado ao aumento na duração da internação (21 dias *versus* 9 dias).
- Risco no desenvolvimento de demências aumenta dentro de 48 meses.
- Risco de mortalidade aumenta em 62%. Além de perda de função e aumento da dependência.

TRATAMENTO

O primeiro passo para tratar adequadamente o *delirium* é identificar o fator causal ou série de fatores, eliminar a causa, se possível, e/ou gerenciar os outros fatores de risco associados. O tratamento não farmacológico é SEMPRE a melhor opção para o manejo do *delirium*, quando possível.

Inicialmente deve-se eliminar possíveis fatores predisponentes e desencadeantes. Esta divisão pode-se dar por meio de:

- Fatores não modificáveis, como idade ou sexo.
- Fatores de difícil controle como depressão ou demência.
- Fatores gerenciáveis, como hidratação inadequada ou reposição eletrolítica.

A família deve sempre estar envolvida no tratamento, pois os cuidadores principais são aqueles que conhecem o idoso e sabem acalmar o medo, à dor, ou mesmo transmitir carinho e confiança.

Contenções físicas devem ser evitadas e deve-se favorecer um ambiente tranquilo com pouca luz, sem barulhos estridentes como TVs ligadas e, evitando visitas de estranhos sucessivamente. É recomendado que os profissionais de saúde diretamente ligados, como técnicos de enfermagem, não se revezem em curtos períodos, se mantendo os mesmos durante o atendimento.

Se as medidas não farmacológicas não obtiverem sucesso, é necessário o uso do tratamento farmacológico. O tratamento farmacológico visa reduzir a sintomatologia exacerbada que geralmente apresenta-se no *delirium* hiperativo.

Antipsicóticos e neurolépticos são as classes de medicação mais prescritas para tal controle do *delirium* hiperativo ou misto, porém literatura de qualidade sobre o real benefício dessas medicações segue escassa. Trabalhos de acompanhamento de longo prazo de pacientes pós-*delirium* sugerem inclusive aumento de mortalidade no uso de tais medicações.

Benzodiazepínicos devem sempre ser evitados, e vale ressaltar que a retirada brusca dos mesmos pode ser fator desencadeante.

Tratamento na Emergência

Por muitas vezes dentro da emergência o paciente em *delirium* é "*persona non grata*", não pela condição em si, mas pelo que carrega consigo em um ambiente que tende a ser de sentimentos mais aflorados. Por isso, é sempre importante reforçar que o início do tratamento na emergência se faz com o acolhimento correto aos familiares.

Na sequência, todas as medidas de ação não farmacológicas devem ser postas em prática como tentativa de estabilização em local tranquilo, ambiente com menor barulho possível e a manutenção de pessoas conhecidas. Essas condutas, claro, devem ser priorizadas quando há estabilidade clínica do paciente.

Porém em sua maioria, dentro de um caráter emergencial, em algum momento, se renunciará ao tratamento farmacológico.

Com base em diversos estudos, o agente de escolha ainda é o haloperidol, velho conhecido antipsicótico típico. A dose inicial deve ser de 0,5 a 1 mg, via oral (VO), titulando até sedação leve e com pico de ação de 4 a 6 horas. Em casos de pacientes com agitação grave, deve-se optar pela realização intramuscular (IM), que tem um pico de ação entre 20 e 40 minutos. Um ponto de destaque é que na forma IM a absorção errática pode causar sonolência tardia e, além disso, antipsicóticos típicos podem apresentar efeitos extrapiramidais, prolongamento do intervalo QT e risco de síndrome neuroléptica.

Quando não é possível fazer uso deste medicamento, pode-se optar por antipsicóticos atípicos, tais como a quetiapina, risperidona ou olanzapina. Estas drogas apresentam menos efeitos extrapiramidais, porém também estão relacionadas com prolongamento do intervalo QT. Deve-se incialmente começar com menor dose e avaliar resposta a cada 20 minutos, a depender do grau de agitação do paciente.

Os benzodiazepínicos devem ser sempre evitados no tratamento do *delirium*, pois podem piorar ou prolongar os sintomas do paciente. São reservadas para síndromes de abstinência alcoólica ou síndromes neurolépticas.

O uso das medicações não abstém a necessidade da investigação da causa base do desencadear do *delirium*. Por muitas vezes, pacientes idosos devem ser investigados enquanto recebem tais medicações. É mandatório que o seguimento básico do paciente, a depender do protocolo, não seja atrasado em função do tratamento do *delirium*, principalmente quando dentro de protocolos como sepse, dor torácica ou AVC. O rápido reconhecimento de causas-base simples como desidratação ou constipação diminui expressivamente tempo de internação e mortalidade (Fig. 44-1).

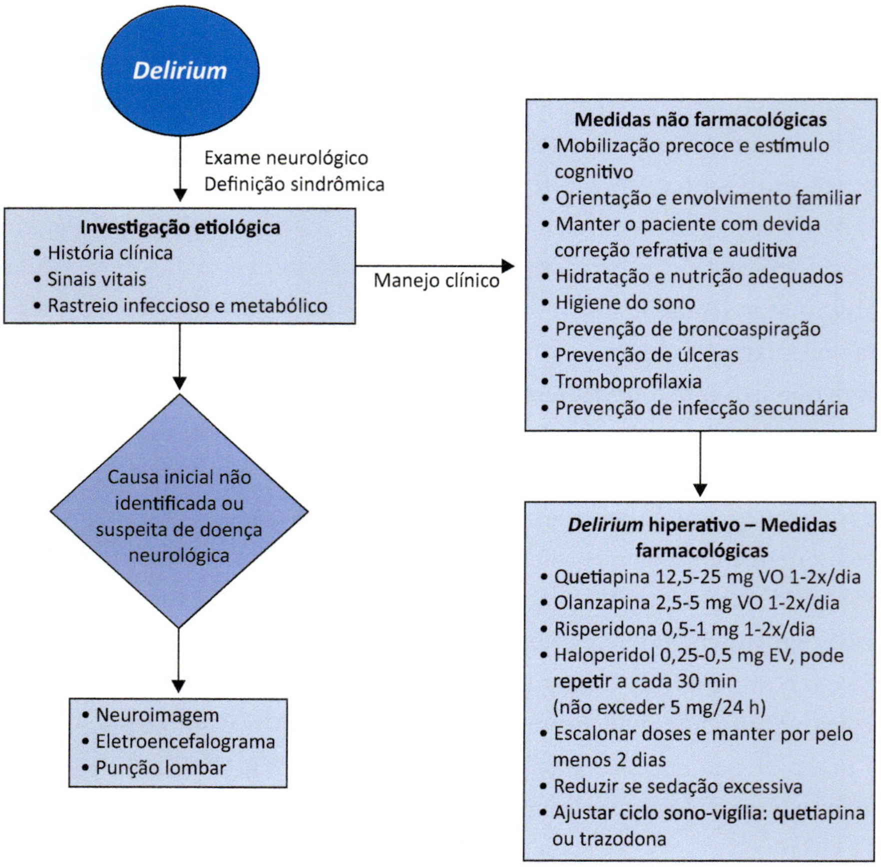

Fig. 44-1. Fluxograma de abordagem ao *delirium*.

CONCLUSÃO

O manejo adequado do *delirium* na emergência é um desafio. Seja pelo ambiente hostil seja pela necessidade de maior reconhecimento dos profissionais de saúde. Cabe a todos que trabalham em ambientes de urgência fazer dessa demanda não atendida algo a ser mais estudado e organizado.

Deve-se sempre reiterar que o *delirium* é uma condição que permeia a história natural da doença, sendo indicadora de internação, de morbimortalidade e de acometimento clássico na população mais vulnerável, os idosos.

REFERÊNCIAS BIBLIOGRÁFICAS

1. Young J, Inouye SK. Delirium in older people. BMJ. 2007;334:842-846.
2. Krewulak KD, Stelfox HT, Leigh JP, Ely EW, Fiest KM. Incidence and Prevalence of Delirium Subtypes in an Adult ICU: A Systematic Review and Meta-Analysis. Crit Care Med. 2018.
3. Ellis G, Marshall T, Ritchie C. Comprehensive geriatric assessment in the emergency department. Clin. Interv Aging. 2014;9:2033-2043.
4. Fong TG, Tulebaev SR, Inouye S.K. Delirium in elderly adults: Diagnosis, prevention and treatment. Nat Rev Neurol. 2009;5:210-220.
5. Inouye SK, van Dyck CH, Alessi CA, Balkin S, Siegal AP, Horwitz RI. Clarifying confusion: The confusion assessment method. A new method for detection of delirium. Ann Intern Med. 1990;113:941-948.
6. American Psychiatric Association. Manual diagnóstico e estatístico de transtornos mentais: DSM-5. 5ª edição. Porto Alegre, RS: Artmed; 2014.
7. Shenvi C, Wilson MP, Aldai A, Pepper D, Gerardi M. A Research Agenda for the Assessment and Management of Acute Behavioral Changes in Elderly Emergency Department Patients. West J Emerg Med. 2019 Mar;20(2):393-402.
8. Fabbri RM, Moreira MA, Garrido R, Almeida OP. Validity and reliability of the Portuguese version of the Confusion Assessment Method (CAM) for the detection of delirium in the elderly. Arq Neuropsiquiatr. 2001 Jun;59(2-A):175-9.

Capítulo 45

Amnésia global transitória

Keila Narimatsu | Cássio Batista Lacerda

INTRODUÇÃO

A amnésia global transitória (AGT) é uma síndrome clínica caracterizada pelo início súbito de amnésia anterógrada (incapacidade de codificar novas memórias), acompanhada de questionamentos repetitivos, recuperação espontânea com duração de até 24 horas e sem comprometimento de outras funções neurológicas.[1-6]

A AGT foi inicialmente descrita em 1956 por Bender e, ao mesmo tempo, mas de forma independente, por Courjon e Guyotat, como uma síndrome caracterizada por perda de memória súbita e temporária.[1,2] Inicialmente referida como uma síndrome clínica heterogênea, a abordagem da condição foi refinada pelos critérios diagnósticos propostos por Caplan e consolidado por Hodges e Warlow em 1990.[3,4] Desde a sua primeira descrição, muito tem sido publicado sobre suas características clínicas e várias hipóteses sobre sua patogênese têm sido propostas. No entanto, a causa e os mecanismos da AGT permanecem incertos.[1-6]

A AGT é uma condição que pode ser encontrada por internos, médicos do departamento de emergência, médicos de medicina familiar e neurologistas. Seu diagnóstico correto depende do reconhecimento da doença, o que pode evitar testes desnecessários. Nosso objetivo é sintetizar o conhecimento atual e propor uma abordagem prática para essa condição que possa ser útil para a prática diária.

CONCEITOS SOBRE MEMÓRIA E ANATOMIA

A memória é a função cerebral que nos permite codificar, armazenar e recuperar informações. Pode ser dividido em 3 tipos diferentes: memória imediata ou de trabalho, memória de curto prazo e memória de longo prazo.[6]

A memória de curto prazo (também chamada de memória episódica) implica a capacidade de codificar, armazenar e recuperar informações após minutos ou horas. Este é o tipo de memória que requer o funcionamento normal do hipocampo e das áreas para-hipocampais localizadas no lobo temporal medial.

Na AGT, os sintomas clínicos sugerem que o local primário de envolvimento neurológico é exatamente o lobo temporal mediobasal e o hipocampo.[6]

Um circuito de memória simplificado inclui o hipocampo de cada lado projetando-se para as áreas septais através do fórnix, depois para os corpos mamilares e, posteriormente, para o núcleo anterior do tálamo; a partir daí, projeta-se para o giro cingulado do lobo frontal e de volta para o hipocampo, completando assim o circuito de Papez, crucial para a memória de curto prazo (Fig. 45-1)[6].

EPIDEMIOLOGIA

- Incidência: na população em geral, a incidência da AGT foi estimada em 5,2 a 10 por 100.000 por ano. É incomum em indivíduos com menos de 50 anos de idade e naqueles com 50 anos ou mais, a incidência aumenta de 23,5 a 32 por 100.000 por ano. É mais comum em indivíduos com enxaqueca.[7]
- Fatores de risco: AGT ocorre principalmente em adultos mais velhos; a maioria dos episódios ocorre em indivíduos entre 50 e 80 anos, com idade média de início entre 60 e 65 anos. A incidência de AGT não difere de acordo com o sexo.7 Embora a isquemia cerebral seja uma das causas postuladas para AGT, é controverso se os fatores de risco cerebrovasculares aumentam o risco de AGT.[6]

MECANISMOS FISIOPATOLÓGICOS

O debate sobre a patogênese da AGT tem se concentrado principalmente em 3 mecanismos distintos: vascular (devido a distúrbios do fluxo venoso ou isquemia arterial focal), epiléptico e relacionado à enxaqueca. Entretanto, até o momento não é possível definir um mecanismo fisiopatológico único e preciso.[3-6]

APRESENTAÇÃO CLÍNICA E CRITÉRIOS DIAGNÓSTICOS (QUADRO 45-1)

Sinais e Sintomas

A característica clínica definidora de AGT é amnésia anterógrada com incapacidade de codificar novas memórias e relembrar o passado recente.

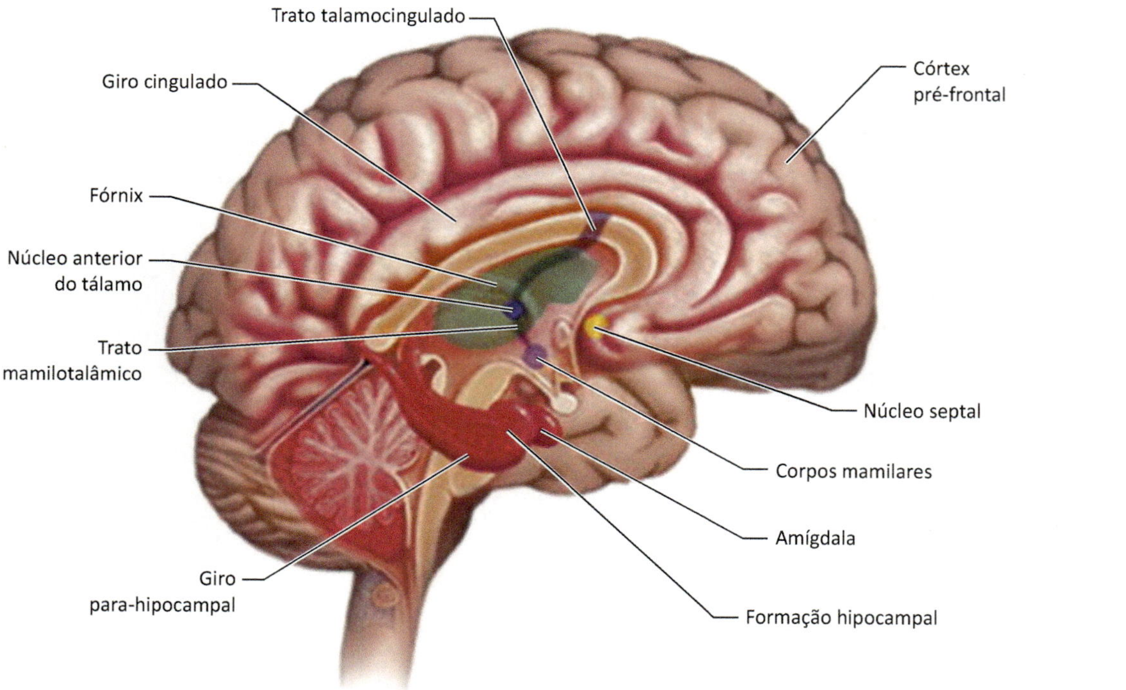

Fig. 45-1. Circuito de Papez da memória de curto prazo. O hipocampo de cada ladoprojeta-se para as áreas septais através do fórnix, depois para os corpos mamilares, o núcleo anterior do tálamo, o giro cingulado do lobo frontal e de volta ao hipocampo. Na AGT, o hipocampo é o principal local de acometimento.

Os pacientes podem parecer estar confusos e desorientados no tempo e espaço com repetição de perguntas sobre a data e sua localização (fenômeno do "disco quebrado"), e podem ser confundidos com *delirium* ou confusão aguda.[8] Entretanto, são capazes de realizar tarefas complexas e previamente aprendidas, como dirigir, cozinhar, dar palestras e tocar um instrumento musical que não requerem novo aprendizado.[6,8]

No caso de *delirium* ou rebaixamento do nível de consciência, está descartado a possibilidade de AGT.[6,8]

Sintomas associados podem ser relatados como: dor de cabeça, náusea, tontura, inquietude, ansiedade, parestesia e outros sintomas inespecíficos.[9]

O exame físico neurológico é normal, sem sinais ou sintomas focais, exceto pelo comprometimento da memória de curto prazo (Quadro 45-1).

Quadro 45-1. Critérios diagnósticos para amnésia global transitória[4,6]

O quadro deve ser testemunhado e as informações disponíveis por um observador que esteve presente durante a maior parte da amnésia
Amnésia anterógrada durante o quadro clínico
Comprometimento cognitivo limitado à amnésia, sem turvação da consciência ou perda de identidade pessoal
Nenhum sintoma neurológico focal durante a amnésia e nenhum sinal neurológico significativo após
Ausência de características epilépticas
Resolução do quadro amnéstico dentro de 24 horas
Pacientes com traumatismo cranioencefálico recente ou epilepsia ativa são excluídos

Duração

A duração média dos episódios é de aproximadamente seis horas. A maioria dos sintomas clínicos duram algumas horas e, por definição, desaparece em até 24 horas. Os sintomas desaparecem gradualmente e ocorre uma lacuna amnésica para o episódio, pois muitas pessoas não conseguem se lembrar do ocorrido.[7]

Fatores Desencadeantes

Eventos antecedentes, presumivelmente desencadeantes, ocorrem em 30 a 90% dos pacientes. Os gatilhos envolvem eventos emocionais agudos e crônicos, atividade física (p. ex., exercício extenuante e relação sexual), manobra de valsalva, dor intensa, alterações posturais, procedimentos médicos, altitude elevada, contato com água quente ou fria e alterações na temperatura.[6,7]

Diagnóstico

O diagnóstico da AGT é clínico e os exames complementares excluem diagnósticos diferenciais e suportam a hipótese de AGT[6] (**Fig. 45-2**).

Exames Complementares

Na suspeita de AGT, deve-se realizar um exame de imagem para excluir os diagnósticos diferenciais.

- *Tomografia computadorizada de crânio (TC):* é frequentemente realizada no serviço de urgência e é normal nos casos de AGT.[4]
- *Ressonância magnética de crânio (RM):* pode ser normal ou mostrar apenas achados incidentais, especialmente nas primeiras horas.[9,10] Várias séries de casos relatam o achado de uma ou mais lesões puntiformes (tamanho médio da lesão de 4 mm) no hipocampo na RM ponderada em difusão (DWI-RM), com uma incidência que varia de 57 a 88% (**Fig. 45-3**). Essas lesões no hipocampo são mais frequentemente unilaterais e do lado esquerdo, entretanto, lesões do lado direito e bilaterais também são relatadas. O momento da RM de crânio e da técnica de imagem pode afetar a probabilidade de demonstrar essas lesões; são menos comuns na fase hiperaguda e

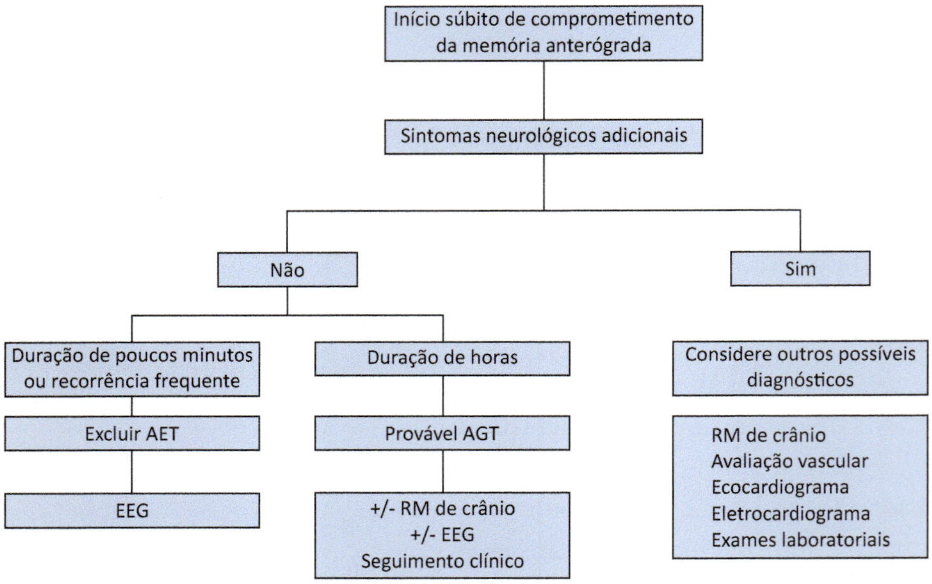

Fig. 45-2. Algoritmo de diagnóstico para um paciente com amnésia anterógrada de início súbito. ECG: eletrocardiografia; EEG: eletroencefalografia; RM: ressonância magnética; AET: amnésia epiléptica transitória; AGT: amnésia global transitória.

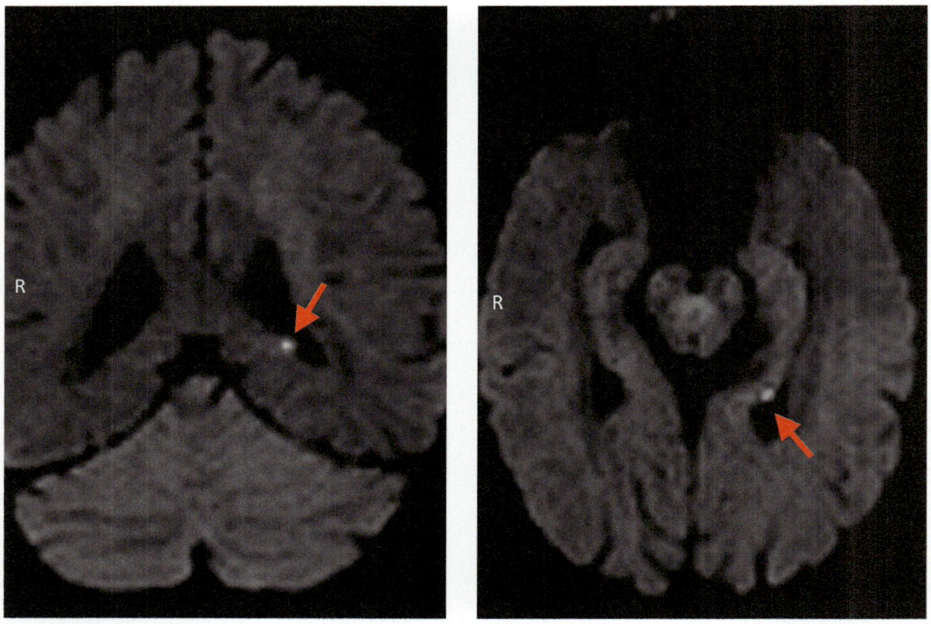

Fig. 45-3. Ressonância magnética de crânio com foco de restrição à difusão na cauda da formação hipocampal esquerda.

tornam-se mais prevalentes após 12 horas, com pico de incidência entre 12 e 72 horas (**Fig. 45-4**). Essas lesões geralmente persistem por 7 a 10 dias e desaparecem em exames de imagem de acompanhamento realizados um a seis meses após o evento.[9,10]

- *Eletroencefalograma (EEG):* deve ser realizado para diagnóstico diferencial de AGT quando os sintomas são sugestivos de crise epiléptica, ou os episódios são recorrentes ou há um lapso de consciência, no início não pode ser descartado com segurança pela história.[6,8]

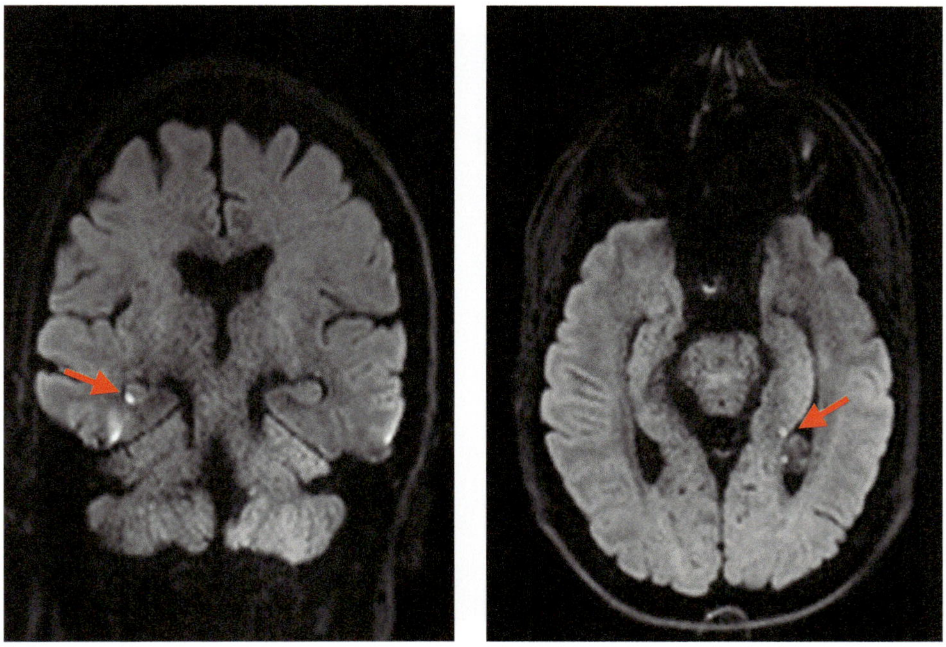

Fig. 45-4. Ressonância magnética de crânio com focos de restrição à difusão em hipocampos bilaterais.

Diagnósticos Diferenciais

Geralmente é possível distinguir a AGT, com seu déficit isolado de amnésia das deficiências mais globais observadas em pacientes com *delirium*. No entanto, em alguns pacientes, pode ser difícil diferenciar AGT de um estado confusional agudo. Nesses casos, é importante descartar possíveis causas de *delirium*, incluindo distúrbios eletrolíticos, desidratação, infecções, hipoxia, encefalopatia metabólica, intoxicação, síndromes de abstinência, encefalite ou outras causas neurológicas ou sistêmicas.

Para outros pacientes com sintomas mais típicos de AGT, acidente vascular cerebral, amnésia epiléptica e transtorno dissociativo devem ser considerados como diagnósticos diferenciais da AGT:

- *AIT ou AVC:* amnésia isolada sem outros déficits neurológicos focais é uma manifestação rara de AIT ou AVC, estimada entre 0,2 e 1,2% em diferentes séries de casos.[11] A presença de fatores de risco vascular deve suscitar preocupação para este diagnóstico.[8,11] A realização de exames de neuroimagem facilita a diferenciação entre AGT e quadro vascular cerebral.
- *Convulsão, amnésia epiléptica*: as características que sugerem este diagnóstico são de curta duração (menos de uma hora, geralmente alguns minutos), ocorrência ao despertar do sono e ataques múltiplos no momento da apresentação.[4,8,12]
- *Amnésia psicogênica (dissociativa):* a amnésia dissociativa não deve ser confundida com AGT. A amnésia psicogênica é caracterizada por amnésia autobiográfica retrógrada proeminente, às vezes até mesmo para o próprio nome, e é frequentemente associada a um estado de fuga, características que são atípicas para AGT.[13]

TRATAMENTO

Não existe um tratamento específico para a AGT. Os episódios são autolimitados e a melhora é observada dentro de 24 horas sem qualquer intervenção.

Quando há suspeita de diagnósticos alternativos (p. ex., convulsões ou acidente vascular cerebral/ataque isquêmico transitório), investigações focadas devem ser realizadas para determinar se o tratamento agudo ou a profilaxia secundária para esses distúrbios podem ser indicados.

RESULTADO A LONGO PRAZO EM PACIENTES COM AGT

A AGT é considerada uma condição benigna. No entanto, existem poucos estudos sobre o resultado a longo prazo de pacientes que experimentaram AGT em relação ao risco de recorrência e à incidência de declínio cognitivo, acidente vascular cerebral e convulsões ao longo do tempo. As taxas de recidiva relatadas variam consideravelmente (entre 2,9 e 23,8%) entre os diferentes estudos, mas a consideração de taxas de 8 a 18% ao longo de 6 a 7 anos podem ser razoáveis para os pacientes com recorrência do quadro.[6-8,14]

CONCLUSÃO

A AGT não é uma condição rara. Apresenta-se tipicamente em pacientes com idade entre 50 e 70 anos, sendo frequentemente precedida por uma manobra de valsalva. O diagnóstico é clínico, e sua marca semiológica é a incapacidade de formar novas memórias, embora alguma amnésia retrógrada possa ocasionalmente estar presente. As funções não cognitivas são sempre preservadas, e a presença de afasia, hemiparesia, perda sensorial ou incoordenação indica um diagnóstico diferente e requer avaliação adicional.

Pacientes com AGT devem ser observados até a resolução do episódio. Nesse período, investigações no ambiente hospitalar devem incluir testes laboratoriais para excluir intoxicação, infecção e distúrbios metabólicos.

Quando os pacientes são submetidos a RM cerebral dentro de 2 dias após o episódio, pode-se encontrar lesão restrita na sequência de difusão em um ou ambos os hipocampos. Essas alterações são temporárias e desaparecem após alguns dias de quadro clínico de AGT, confirmando o seu diagnóstico.

O curso clínico é autolimitado e o prognóstico a curto prazo é favorável.

REFERÊNCIAS BIBLIOGRÁFICAS

1. Bender MB. Single episode of confusion with amnesia. Bull N Y Acad Med. 1960;36:197-207.
2. Courjon J, Guyotat J. [Amnesic strokes]. J Med Lyon. 1956;37:697-701.
3. Caplan L. Transient global amnesia. In: Handbook of Clinical Neurology. Holanda: Elsevier; 1985, pp. 205-218.
4. Hodges JR, Warlow CP. Syndromes of transient amnesia: towards a classification. A study of 153 cases. J Neurol Neurosurg Psychiatry. 1990;53:834-843.
5. Hodges JR, Warlow CP. The aetiology of transient global amnesia. A case-control study of 114 cases with prospective follow-up. Brain. 1990;113:639-57.
6. Arena JE, Rabinstein AA. Transient global amnesia. Mayo Clinic Proceedings 2015; 90: 264-272.
7. Quinette P, Guillery-Girard B, Dayan J, de la Sayette V, Marquis S, Viader F, et al. What does transient global amnesia really mean? Review of the literature and thorough study of 142 cases. Brain. 2006;129:1640-1658.
8. Sander K, Sander D. New insights into transient global amnesia: recent imaging and clinical findings. Lancet Neurol. 2005;4:437-44.
9. Sedlaczek O, Hirsch JG, Grips E, Peters CN, Gass A, Wöhrle J, et al. Detection of delayed focal MR changes in the lateral hippocampus in transient global amnesia. Neurology. 2004;62:2165-70.
10. Weon YC, Kim JH, Lee JS, Kim SY. Optimal diffusion-weighted imaging protocol for lesion detection in transient global amnesia. AJNR Am J Neuroradiol. 2008 Aug;29(7):1324-8.
11. Michel P, Beaud V, Eskandari A, Maeder P, Demonet JF, Eskioglou E. Ischemic Amnesia: Causes and Outcome. Stroke. 2017 Aug;48(8):2270-2273.
12. Bartsch T, Butler C. Transient amnesic syndromes. Nat Rev Neurol. 2013;9:86-97.
13. Harrison NA, Johnston K, Corno F, Casey SJ, Friedner K, Humphreys K, Jaldow EJ, Pitkanen M, Kopelman MD. Psychogenic amnesia: syndromes, outcome, and patterns of retrograde amnesia. Brain. 2017 Sep 1;140(9):2498-2510.
14. Pantoni L, Bertini E, Lamassa M, Pracucci G, Inzitari D. Clinical features, risk factors, and prognosis in transient global amnesia: a follow-up study. Eur J Neurol. 2005 May;12(5):350-6.

Capítulo 46

Síndromes carenciais e emergências neurológicas

Ligia Maria Sotero Machado

SÍNDROME DE WERNICKE-KORSAKOFF

Introdução

O termo "síndrome Wernicke-Korsakoff" é usado para denotar a evolução de duas diferentes síndromes neurológicas que podem ocorrer em sequência, como decorrência do déficit de tiamina (vitamina B1).[1]

Inicialmente descrita em 1881 por Carl Wernicke, a encefalopatia de Wernicke (EW) é um quadro neuropsiquiátrico de evolução aguda caracterizada pela tríade clínica de encefalopatia, alterações de motricidade ocular e ataxia. Eventos não tratados ou não reconhecidos da síndrome de Wernicke podem evoluir para um quadro amnésico crônico, conhecido como síndrome de Korsakoff (SK).[1,2]

O déficit de vitamina B1, apesar de comumente descrito em paciente etilistas, pode estar relacionado a diversas condições como hiperêmese gravídica, pós-cirurgia bariátrica, anorexia nervosa e doenças inflamatórias intestinais (p. ex., doença de Crohn; retocolite ulcerativa).[2]

O reconhecimento, diagnóstico e tratamento precoce da síndrome de Wernicke são fundamentais para uma evolução favorável do quadro e prevenção de danos cerebrais permanentes associados a síndrome de Korsakoff.[3]

Epidemiologia

Existe uma discrepância importante entre dados de prevalência da EW em estudos clínicos e estudos de autópsia demostrando que essa é uma patologia subdiagnosticada. Na população adulta, estudos com base em autópsia demostraram uma prevalência de lesões típicas de encefalopatia de Wernicke de 0,8-2,8%, uma prevalência mais elevada que em estudos clínicos os quais estimavam a prevalência entre 0,04-0,13%.[3,4] No Brasil, a prevalência estimada por meio de estudo de autópsia é de 2,2%.[5,6]

A encefalopatia de Wernicke é mais comum em homens do que mulheres em uma razão de 1,7:1.[7] Sua incidência também é aumentada em populações específicas como etilistas e pacientes HIV-positivos.

Aproximadamente 80% dos pacientes com EW não tratados desenvolvem danos cerebrais permanente, e a mortalidade da doença é estimada em 20%.

Fisiopatologia

A tiamina é um importante cofator para enzimas do ciclo de Krebs e na via da pentose-fosfato, enzimas fundamentais no metabolismo energético.[7]

No nosso organismo a tiamina é absorvida no duodeno por mecanismo de transporte ativo mediado por carreadores e, na barreira hematoencefálica, o transporte acontece por meio de mecanismos ativos e passivos.[4,8] Os estoques de tiamina no organismo duram aproximadamente de 2 a 3 semanas e em situações de privação de tiamina, após esse período, uma queda acentuada nos níveis plasmáticos e estoques no fígado e músculos são detectados e acompanhados por uma redução na atividade de enzimas como α-cetoglutarato-desidrogenase, piruvato-desidrogenase e transcetolase.[4,8] No paciente etilista, uma combinação de fatores como ingesta inadequada, absorção intestinal reduzida e armazenamento hepático inadequado estão relacionados a uma maior predisposição ao desenvolvimento da encefalopatia de Wernicke.

O déficit de tiamina leva a alterações na síntese de neurotransmissores, ácidos nucleicos, ácidos graxos e síntese de esteroides. Tanto células neuronais quanto gliais são afetadas pelo déficit de tiamina e estão correlacionadas com o desenvolvimento da EW.[7] Os danos cerebrais acontecem em regiões específicas e vulneráveis com alto gasto energético e consequentemente com alto *turnover* de tiamina envolvendo substância cinzenta periaquedutal, corpos mamilares e região medial do tálamo.

Quadro Clínico

Os sintomas iniciais do déficit de tiamina costumam ser inespecíficos e de difícil reconhecimento, sendo os principais: cefaleia, fadiga, irritabilidade e desconforto abdominal.[4] Já os sintomas característicos da síndrome de Wernicke consistem em uma tríade clássica caracterizada por alteração da motricidade ocular, ataxia e confusão mental, entretanto os três componentes da síndrome raramente estão presentes inicialmente ou mesmo ao longo do curso da doença.[4]

O sintoma confusional é o mais frequente, presente em 82% dos casos, e está relacionado principalmente pelo acometimento de regiões talâmicas e dos corpos mamilares.[4] O grau de alteração do estado mental pode variar desde apatia e alteração confusional leve até coma. Alguns pacientes podem apresentar-se com agitação, alucinações e distúrbios comportamentais, sintomas que se confundem com outros diagnósticos diferenciais como abstinência alcoólica e psicose aguda.[4,7]

Alterações da motricidade ocular estão presentes em 29% dos casos e são os achados mais característicos da síndrome. Elas resultam do acometimento do tegmento pontino e lesões nos núcleos dos nervos oculomotor e abducente. O nistagmo horizontal é o achado mais frequente. Paralisia unilateral ou bilateral do músculo reto lateral, paralisia do olhar conjugado, anisocoria, alentecimento do reflexo fotomotor e edema do disco óptico, também podem ser encontrados.[4,7]

Ataxia e alteração de marcha afetam cerca de 23% dos pacientes e correlacionam-se com lesões do verme cerebelar e núcleo vestibular. A ataxia pode não ser apenas um sintoma exclusivo do acometimento cerebelar, mas também uma combinação com acometimento de nervos periféricos (polineuropatia) comumente presente no déficit de tiamina.[4,6,7]

Caine *et al.* propuseram a aplicação de critérios operacionais para melhor identificação de paciente etilistas com EW. Foram propostos quatro critérios clínicos que consistem em:

1. Presença de deficiência nutricional;
2. Alterações da motricidade ocular;
3. Disfunção cerebelar;
4. Alteração do estado mental ou alteração de memória.

Os autores encontram um aumento significativo na sensibilidade e especificidade do diagnóstico em pacientes que apresentam dois dos quatro critérios diagnósticos, sendo a aplicação destes atualmente recomentada.[9,10]

Os critérios da síndrome de Korsakoff estão definidos pelo DSM-5 como parte dos transtornos neuro cognitivos maiores do tipo amnésico. A síndrome é caracterizada por uma grave amnésia anterógrada e em menor grau por uma amnésia retrógrada. A confabulação é um achado característico, especialmente na fase inicial da doença. Disfunções executivas marcadas por dificuldade de iniciar, planejar e organizar tarefas também fazem parte do quadro. Apesar dos mecanismos da disfunção cognitiva da SK ainda não estarem totalmente elucidados, sabemos que alterações no circuito de Papez e nas conexões frontocerebelares, ambas incluindo partes do tálamo, estão relacionadas com alterações de memória e funções executivas características da síndrome. A SK também é comumente acompanhada de polineuropatia periférica (Quadro 46-1).[2]

Quadro 46-1. Sintomas clínicos da encefalopatia de Wernicke

Sintomas iniciais frequentes
Alterações da motricidade ocular
Alteração do nível de consciência
Alteração de marcha ou ataxia axial
Sintomas iniciais infrequentes
Estupor
Hipotensão e taquicardia
Hipotermia
Alterações visuais bilaterais e papiledema
Crises convulsivas
Alterações auditivas
Alucinações e alterações comportamentais
Sintomas tardios
Hipertermia
Hipertonia e espasticidade
Coma

Exames Diagnósticos

A apresentação clínica inespecífica e sobreposição de sintomas com intoxicação e abstinência alcoólica dificultam o diagnóstico clínico da EW[7]. Dentre os exames para auxílio diagnóstico, a ressonância magnética (RM) de crânio é considerada o melhor método, porém apresenta uma baixa sensibilidade (53%), apesar da alta especificidade (93%).[4,11]

Os achados típicos da RM são caracterizados pela alteração de sinal em T2 bilateral e simétrica acometendo especialmente as regiões periventriculares do tálamo, o hipotálamo, corpos mamilares, região periaquedutal, assoalho do quarto ventrículo e região medial do cerebelo. Alterações de sinal e realce ao contraste nos corpos mamilares são vistos de forma mais significativa em pacientes não estilistas, e em alguns casos o realce ao contraste nos corpos mamilares podem ser a única alteração de imagem.[11,12] Outras lesões em localizações atípicas como núcleos de nervos cranianos, núcleo rubro, núcleo caudado, esplênio caloso e córtex cerebral também já foram descritas e são mais frequentes e pacientes sem histórico de etilismo (Fig. 46-1).[9]

Exames como eletroencefalograma e líquor geralmente são inespecíficos e não auxiliam no diagnóstico, porém podem ser úteis para afastar outros diagnósticos diferenciais.

A dosagem sérica de tiamina não exclui a doença. O teste laboratorial de preferência é a dosagem eritrocitária de tiamina que traz uma informação mais confiável do déficit dessa vitamina.[1]

Tratamento

A encefalopatia de Wernicke é considerada uma emergência neurológica. Portanto, pacientes com suspeita da doença devem ser tratados com administração imediata de tiamina via endovenosa ou intramuscular para garantir absorção adequada.[4,7] Nos pacientes que necessitam de administração de glicose, essa sempre deverá ser administrada após ou em conjunto com a administração da tiamina. A administração de glicose sem a tiamina pode agravar os sintomas de EW.[7]

Apesar de terapia com reposição de tiamina ser considerada eficaz, há pouca evidência em li-

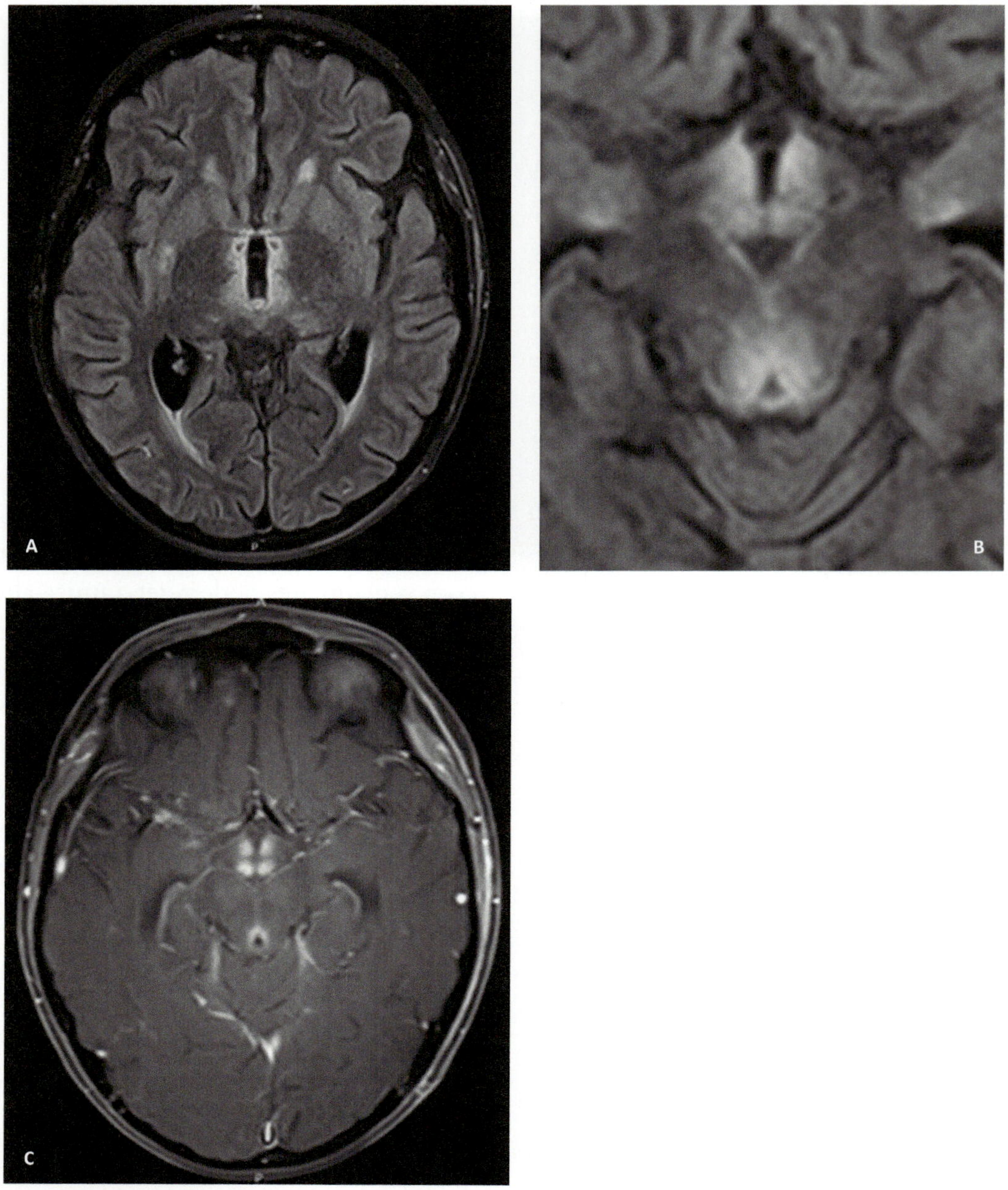

Fig. 45-1. Alterações de imagens típicas da encefalopatia de Wernicke, demostrando hipersinal nos tálamos mediais **(A)**, hipersinal periaquedutal **(B)** e alteração de sinal com realce ao contraste nos corpos mamilares **(C)**. (Créditos: imagens cedidas pelo Dr. Robson Tagawa Roque – Hospital das Clínicas de Bauru, SP).

teratura sobre dosagem adequada e tempo ideal de tratamento. De acordo com várias séries de casos, em pacientes não etilistas, a dosagem de tiamina entre 100 e 200 mg mostrou-se eficaz no tratamento. Por conta da meia-vida da tiamina livre no organismo é racional a administração da dose 3 vezes por dia.[9,13]

Em pacientes etilistas a utilização de dosagens maiores é recomendada com administração de 500 mg de tiamina 3 vezes ao dia por 2 a 3 dias. Se não houver resposta clínica o tratamento pode ser descontinuado. Caso ocorra resposta clínica adequada, recomenda-se dose de manutenção de 250 mg por dia por três a cinco dias. Idealmente, o tratamento deve continuar com a administração de 100 mg de tiamina oral até que sejam revertidos riscos nutricionais que possam causar recorrência de déficit vitamínico.[7,9,14]

Um tratamento profilático com administração intramuscular de tiamina na dose de 100-300 mg é recomendado para todos os pacientes em risco nutricional, incluindo pacientes etilistas com sinais de desnutrição, pacientes com antecedentes de cirurgia bariátrica ou em nutrição parenteral.

A correção de outros distúrbios hidroeletrolíticos como hipocalemia e hipomagnesemia também são importantes, visto que esses eletrólitos também atuam como cofatores de diversas enzimas. Pacientes etilistas muitas vezes apresentam alterações eletrolíticas e de outras vitaminas, e a correção adequada faz parte de uma estratégia para evitar falha terapêutica.[7]

Em pacientes com síndrome de Korsakoff a reposição de tiamina não traz benefícios para melhora cognitiva, porém há descrição de melhora de alguns sintomas como a confabulação. Há relatos de melhora na atenção com uso de inibidores da acetilcolinesterase, porém não há estudos controlados comprovando o benefício dessa terapia na síndrome de Korsakoff (Quadro 46-2).[15]

Quadro 46-2. Dosagens de medicamento para tratamento

Dose para tratamento da encefalopatia de Wernicke
Etilista 500 mg de tiamina EV diluído em 100 mL de soro fisiológico, 3 vezes por dia por 2 dias, após 250 mg EV ou IM 1 vez por dia por 5 dias, após 100 mg VO 1 vez por dia
Não etilistas 200 mg de tiamina EV por 3 dias
Dose para profilaxia de déficit de B1 em pacientes de risco
100-300 mg VO, EV ou IM por 3-5 dias

REFERÊNCIAS BIBLIOGRÁFICAS

1. Diesing TS. Neurologic Manifestations of Gastrointestinal and Nutritional Disorders. Continuum (Minneap Minn). 2023 Jun 1;29(3):708-733.
2. Wijnia JW. A Clinician's View of Wernicke-Korsakoff Syndrome. J Clin Med. 2022 Nov 15;11(22):6755.
3. Harper C. The incidence of Wernicke's encephalopathy in Australia- A neuropathological study of 131 cases. J Neurol Neurosurg Psychiatry. 1983;46(7):593-8.
4. Sechi G, Serra A. Wernicke's encephalopathy: new clinical settings and recent advances in diagnosis and management [Internet]. 2007. Available from: http://neurology.thelancet.comVol
5. Lana-peixoto MA, Santos EC, Pittella JE. Coma And Death In Unrecognized Wernicke's Encephalopathy An Autopsy Study [Internet]. 1992 [cited 2023 Oct 21]. Available from: https://doi.org/10.1590/S0004-282X1992000300012
6. Zubaran C, Fernandes J, Martins F, Souza J, Machado R, Cadore M. Aspectos clínicos e neuropatológicos da síndrome de Wernicke-Korsakoff. Rev Saude Pública. 1995;30(6).
7. Chandrakumar A, Bhardwaj A, T'Jong GW. Review of thiamine deficiency disorders: Wernicke encephalopathy and Korsakoff psychosis. J Basic Clin Physiol Pharmacol. 2019;30:153-62.
8. Thomson AD, Marshall EJ. The natural history and pathophysiology of Wernicke's encephalopathy and Korsakoff's psychosis. Vol. 41, Alcohol and Alcoholism. Oxford University Press; 2006. p. 151-8.
9. Galvin R, Bråthen G, Ivashynka A, Hillbom M, Tanasescu R, Leone MA. EFNS guidelines for diagnosis, therapy and prevention of Wernicke encephalopathy. Eur J Neurol. 2010 Dec;17(12):1408-18.
10. Caine D, Halliday GM, Kril JJ, Harper CG. Operational criteria for the classification of chronic alcoholics: Identification of Wernicke's encephalopathy. J Neurol Neurosurg Psychiatry. 1997;62(1):51-60.
11. Sullivan E V., Pfefferbaum A. Neuroimaging of the Wernicke-Korsakoff syndrome. Alcohol and Alcoholism. 2009;44(2):155-65.
12. Zuccoli G, Pipitone N. Neuroimaging findings in acute Wernicke's encephalopathy: Review of the literature. Am J Roentgenol. 2009;192:501-8.
13. Novo-Veleiro I, Mateos-Díaz AM, Rosón-Hernández B, Medina-Garciaía JA, Muga R, Fernández-Solá J, et al. Treatment Variability and its Relationships to Outcomes Among Patients with Wernicke's Encephalopathy: A Multicenter Retrospective Study. Drug Alcohol Depend. 2023 Nov;110961.
14. Donnino MW, Vega J, Miller J, Walsh M. Myths and Misconceptions of Wernicke's Encephalopathy: What Every Emergency Physician Should Know. Ann Emergency Med. 2007;50:15-21.
15. Pedroso JL, Barsottini OGP. Complicações Neurológicas do álcool. In: Pedroso JL, Barsottini OGP, editors. Complicações neurológicas das doenças sistêmicas. 1. ed. São Paulo: Atheneu; 2016. p. 247–57.

Capítulo 47

Abordagem das síndromes vestibulares agudas no pronto-socorro

Mônica Alcantara de Oliveira Santos

INTRODUÇÃO

Os quadros vestibulares podem ser classificados em agudos, episódicos e crônicos. As síndromes vestibulares agudas compreendem doenças ou distúrbios que geralmente se manifestam em um único episódio súbito de sinais e sintomas vestibulares,[1] sendo as principais etiologias a neurite vestibular, os acidentes vasculares cerebrais (AVCs) e, mais raramente, labirintites, traumas e quadros secundários a ototoxicidade e tumores de sistema nervoso central.[2]

Considerando que os principais diagnósticos diferenciais (neurite vestibular e AVC) podem-se manifestar de forma similar – crise aguda com tontura intensa, rotatória, sem fator desencadeante, que pode durar de horas a dias, acompanhada de náuseas e vômito, sem sintomas auditivos associados, como zumbido ou perda auditiva – é muito importante identificar esses casos, para instituir o tratamento adequado.

Nesse capítulo abordaremos, de forma prática, a avaliação inicial em pronto-socorro do paciente com síndrome vestibular aguda, incluindo dados de história e exame físico que vão nortear o diagnóstico diferencial de quadros periféricos e centrais.

ANAMNESE

Na anamnese das síndromes vestibulares agudas, alguns pontos devem estar presentes:

- **Caracterização da tontura:**
  - O termo TiTrATE[3] foi proposto para reforçar aspectos importantes da abordagem do paciente com tontura, nos quais:
    - Ti – *TIming* – tempo: questionar sobre o tempo da tontura, sua duração e frequência. Lembrando que é importante definir a duração do quadro agudo, já que a instabilidade pode seguir por horas após o episódio inicial. A frequência avalia se estamos realmente diante de um quadro agudo e não de um quadro episódico, como a migrânea vestibular e a doença de Ménière.
    - Tr - *TRiggers* – desencadeantes: as neurites e o AVC não costumam ter fatores desencadeantes, mas eventualmente são relatadas infecções de vias aéreas superiores e episódios de estresse.

  - ATE – *And Targeted Exams* – e exames direcionados, que falaremos a seguir.
- **Sintomas associados:**
  - o Náuseas, vômito e sudorese, são sintomas que costumam ser intensos, mas que não são exclusivos dos casos periféricos ou centrais. É mais importante questionar sobre perda da consciência e cefaleias que não sejam habituais ou que se apresentem em intensidade muito aumentada. Esses achados sugerem acometimento central.[4]

EXAME FÍSICO

Geral

Avaliação de pressão arterial, temperatura, pulso e glicemia.

Específico

Otoscopia

Os quadros de labirintite são secundários a infecções de orelha média ou meníngeas. Esse diagnóstico etiológico é raro, mas facilmente diagnosticado quando há presença de otite média à otoscopia.

Nistagmo

- *Espontâneos:* geralmente estão presentes no quadro agudo. Em casos periféricos, espera-se que sejam unidirecionais, geralmente horizonto-rotatórios, acompanhados de tontura e, à observação com óculos de *Frenzel* mostra aumento da intensidade do nistagmo. Nistagmos verticais ou multidirecionais são indicativos de comprometimento central e nem sempre aumentam de intensidade quando realizada privação visual.
- *Semiespontâneos:* quadros periféricos tem nistagmos que obedecem à lei de Alexander, ou seja, aumentam de intensidade quando os olhos se voltam para o lado do componente rápido do nistagmo. Nistagmos verticais ou alternados (que mudam de direção na avaliação do semiespontâneo para direita e para esquerda) são indicativos de comprometimento central.
- *Evocados:* realiza-se testes de evocação do nistagmo quando esses não estão presentes nem na avaliação do espontâneo nem do semiespontâneo. Na manobra de *head-shaking*, a cabeça é movida rapidamente para os lados, permitindo a observação de eventual nistagmo latente.

Testes Posturais

- *Romberg:* no quadro periférico, observa-se que o indivíduo apresenta queda para o lado hipofuncionante. Quadros centrais podem ter quedas para ambos os lados ou para frente e para trás.
- *Unterberger-Fukuda:* pede-se para o paciente marchar sem sair do lugar de olhos fechados. Em quadros periféricos, observa-se a rotação para o lado com menor função. Quadros centrais costumam ter respostas mais anárquicas.

Marcha

A observação da marcha é de grande valia desde a chegada do paciente, mas pode-se solicitar que ele ande em linha reta de olhos abertos e fechados. Nas neurites, o indivíduo desvia a marcha para o lado acometido. A presença de marcha atáxica e base alargada são sugestivos de acometimento central.

Testes Cerebelares

O achado de algum teste cerebelar alterado indica acometimento central.

- Índex-nariz: braços estendidos, alternadamente, encosta-se as pontas dos dedos na ponta do nariz.
- Diadococinesia: movimentos repetitivos, como bater as mãos com a palma para cima e para baixo, alternadamente.
- *Pares cranianos e força muscular:* acometimento de pares cranianos e/ou alteração de força muscular sugerem etiologia central. Lembrar de perguntar sobre perda auditiva aguda, e sua presença sugere AVC em região de cerebelar.
- *HINTS:* é um acrônimo de três *bedside tests* utilizados em síndromes vestibulares agudas, com o objetivo de diferenciar quadros vestibulares periféricos de centrais: *Head Impulse*, Nistagmo, *Test of Skew.*[5]

Os sinais de alerta para casos centrais podem ser lembrados usando o acrônimo *INFARCT*:

- N - *Impulse Normal*: teste do *head impulse* sem alterações.
- FA - *Fast-phase Alternating*: nistagmo alternado (mudança de direção).
- RCT - *Refixation on Cover Test*: refixação vertical do olhar no *cover test* ou *test of skew.*

A realização destes três testes na fase aguda da doença mostrou-se mais sensível que a ressonância magnética em diagnosticar casos centrais.[6]

HINTS Plus

No HINTS plus é incluída a avaliação de perda auditiva por meio da fricção dos dedos próximos às orelhas do paciente. A presença de perda auditiva súbita associada ao quadro vestibular agudo alerta para a possibilidade de infarto no território da artéria cerebelar anterior inferior (AICA).[7]

EXAMES COMPLEMENTARES

O vídeo *head impulse test* (vHIT) é um exame que avalia a função vestibular por meio da análise do reflexo vestíbulo ocular. Assim como o teste *head impulse* clínico, alterações nesse exame são indicativas de hipofunção vestibular apontando para um acometimento vestibular periférico.

É importante lembrar que a alteração no vHIT não exclui completamente quadros centrais, pois podemos estar diante de síndromes vestibulares mistas (acometimento periférico e central).

O vHIT pode ser realizado na fase aguda da doença e tem a vantagem de possibilitar a avaliação dos seis canais semicirculares. Além disso, é bem tolerado na crise e até mesmo por crianças.[8]

TRATAMENTO

O tratamento pode ser dividido em duas partes: sintomático e etiológico.

Sintomático

Para melhora dos sintomas usa-se sedativos vestibulares, sendo o dimenidrinato o mais utilizado. É uma droga anti-histamínica em receptor H1, que além da função supressora vestibular, ajuda no controle de náuseas e vômito.[9]

Essa droga pode ser associada a outras medicações para potencializar o efeito, quando necessário. É o caso dos benzodiazepínicos – que devem ser usados com cuidado pela possibilidade de dependência – e dos antagonistas de canal de cálcio[2] (flunarizina e cinarizina), cujos possíveis efeitos colaterais são sonolência, depressão, ganho de peso e *parkinsonismo.*[10]

Etiológico

A abordagem de qualquer quadro de tontura tem a primazia de tratar a causa do sintoma.

Nos quadros de labirintite, por exemplo, cumpre tratar o processo infeccioso/inflamatório meníngeo ou de orelha média que causou o acometimento da orelha interna. Lembrando que, nas complicações de otite, deve-se realizar exame de imagem para afastar outras complicações concomitantes.[11]

O diagnóstico do AVC deve ser feito de forma rápida para possibilitar o melhor tratamento, e sua abordagem se dará com mais detalhes em outro capítulo.

Nos casos de neurite vestibular, o tratamento é com base em sedativos vestibulares, corticoide e reabilitação, tanto em adultos,[12] como em crianças.[13]

A reabilitação vestibular, utilizada como tratamento de diversos casos de tontura e desequilíbrio, pode ser instituída de forma precoce nos casos de síndromes vestibulares agudas. Seu objetivo é facilitar a compensação labiríntica por meio da estimulação dos sistemas vestibulares e não vestibulares que atuam no equilíbrio corporal – labirinto, visão, propriocepção – e de vias do sistema nervoso central.[14]

CONSIDERAÇÕES FINAIS

Conhecer a abordagem da síndrome vestibular aguda no pronto socorro é de grande importância, pois diferenciar casos centrais de periféricos implica não apenas em realizar um diagnostico etiológico, mas em definir precocemente um tratamento evitando sequelas e até mortes.

REFERÊNCIAS BIBLIOGRÁFICAS

1. Bisdorff A, von Brevern M, Lempert T, Newman-Toker DE. Classification of vestibular symptoms: towards an international classification of vestibular disorders. J Vestib Res. 2009;19(1-2):1-13.
2. Salmito MC, Maia FCZ, Gretes ME, Venosa A, Ganança FF, Ganança MM, et al. Neurotology: definitions and evidence-based therapies - results of the I Brazilian Forum of Neurotology. Braz J Otorhinolaryngol. 2020;86(2):139-48.
3. Newman-Toker DE, Edlow JA. TiTrATE: A novel, evidence-based approach to diagnosing acute dizziness and vertigo. Neurol Clin. 2015;33(3):577-99.
4. Dolci JEL, Santos MAO. Labirintopatias: como diagnosticar e tratar. Rev Bras Med. 2013;70:59-65.
5. Newman-Toker DE, Kerber KA, Hsieh YH, Rothman RE, Zee DS. HINTS outperforms ABCD2 to screen for stroke in acute continuous vertigo and dizziness. Acad Emerg Med. 2013;20(10):987-96.
6. Kattah JC, Talkad AV, Wang DZ, Hsieh YH, Newman-Toker DE. HINTS to diagnose stroke in the acute vestibular syndrome: three-step bedside oculomotor examination more sensitive than early MRI diffusion-weighted imaging. Stroke. 2009;40(11):3504-10.
7. Carmona S, Martínez C, Zalazar G, Moro M, Batuecas-Caletrio Á, Luis L. The diagnostic accuracy of HINTS plus to identify central causes of vertigo in the emergency department: Systematic review and meta-analysis. Eur J Neurol. 2022;29(3):759-69.
8. Hamilton SS, Zhou G, Brodsky JR. Video head impulse testing (vHIT) in the pediatric population. Int J Pediatr Otorhinolaryngol. 2015;79(8):1283-7.
9. Dogan NÖ, Varoglu AO, Dogan T. Comparison of the therapeutic efficacy of intravenous dimenhydrinate and intravenous piracetam in patients with vertigo: a randomized clinical trial. Emerg Med J. 2015;32(7):520-4.
10. Fabiani G, Pastro PC, Froehner C. Parkinsonism and other movement disorders in outpatients in chronic use of cinnarizine and flunarizine. Arq Neuropsiquiatr. 2004;62(3B):784-8.
11. Gersdorff MC, Garin P, Decat M, Verougstraete S, Avilla G. Labyrinthine fistula after cholesteatomatous chronic otitis media. Am J Otol. 2000;21(1):32-5.
12. Strupp M, Zingler VC, Arbusow V, Dieterich M, Brandt T, Murofushi T. Methylprednisolone, valacyclovir, or the combination for vestibular neuritis. N Engl J Med. 2004;351(4):354-61.
13. Brodsky JR, Cusick BA, Zhou G. Vestibular neuritis in children and adolescents: clinical features and recovery. Int J Pediatr Otorhinolaryngol. 2016;83:104-8.
14. Bittar RSM, Pedalini MEB, Formigoni LG. Reabilitação vestibular na criança: estudo preliminar. Rev Bras Otorrinolaringol. 2002;68(4):496-9.

Capítulo 48

Traumatismos cranioencefálicos

José Carlos Esteves Veiga

INTRODUÇÃO

Os traumatismos cranioencefálicos (TCE) representam a causa mais frequente de atendimento neurocirúrgico de emergência, acometendo preferencialmente a população jovem, economicamente ativa e constituindo-se em problema social importante pelos seus altos índices de morbidade e mortalidade, apesar dos recursos e avanços tecnológicos na área de neurotraumatologia.[1,2]

O TCE grave permanece a principal causa de morte em pacientes com menos de 40 anos de idade. Os acidentes de trânsito contribuem com alta taxa de mortalidade, oscilando entre 11 e 16 em cada 100.000 habitantes/ano nas regiões ibero-americanas.[1] O sexo masculino apresenta maior incidência na proporção de 3:1 a 5:1. A mortalidade chega a 30% mesmo em grandes centros urbanos, apesar do atendimento em hospitais de referência em trauma. Em países em desenvolvimento o número de lesões traumáticas encefálicas cresce exponencialmente.[3]

Embora tenham ocorrido avanços no estudo dos mecanismos biológicos cerebrais ocasionados pelo trauma e nos fenômenos bioquímicos envolvidos na lesão celular, certos procedimentos no tratamento como a administração de fluidos hiperosmolares e a craniectomia descompressiva mantiveram-se inalterados por décadas. Apesar disso, a taxa de mortalidade tem diminído em paises desenvolvidos em parte em decorrência da melhora no atendimento pré-hospitalar e das unidades de cuidados intensivos no trauma.[2,3]

O objetivo deste capítulo é o de fornecer informacões gerais abrangentes e atualizadas para aplicação na avaliação, no diagnóstico das lesões e nas bases do tratamento inicial do TCE em todo o espectro, desde a concussão até o coma. Os pormenores de tratamento neurocirúrgico dos diferentes tipos de lesões não serão aqui considerados.

No momento, constatamos aumento na frequência dos ferimentos pentrantes em crânio causados por projéteis de arma de fogo (PAF) e por arma branca, normalmente em centros urbanos. O Brasil é um dos países com a maior taxa de homicídios por projéteis de arma de fogo na vida civil no mundo. Em 2016, foram registrados 62.517 homicídios, equivalente a 30,3 mortes por 100.000 habitantes, 71,1% causados por projéteis de arma de fogo.[2,4] Entretanto, por apresentarem aspectos biomecânicos e de mecanismos de lesão distintos, neste capítulo discorreremos a respeito dos TCE não penetrantes.

De modo geral, as primeiras 48 a 72 horas são muito importantes na observação e manejo dos pacientes com TCE. Cerca de 2/3 dos casos deterioram nesse período.

CONCEITO

Consideramos TCE qualquer agressão à região cefálica do indivíduo, acarretando lesão anatômica ou comprometimento funcional isoladamente, ou em conjunto dos seguintes elementos: couro cabeludo, ossos cranianos (neurocrânio), meninges, encéfalo e/ou nervos cranianos.

BIOMECÂNICA DO TRAUMA

O TCE resulta de um impacto direto contra o segmento cefálico ou da ação de forças inerciais e de aceleração/desaceleração que agem sobre o mesmo, ou do somatório desses mecanismos.

De modo geral as forças decorrentes do impacto direto são as responsáveis pelas fraturas e lesões encefálicas focais, enquanto que as forças inerciais ou devidas à aceleração/desaceleração são as grandes responsáveis pelas lesões difusas.[7]

A geração de movimentos de aceleração-desaceleração, produzida classicamente por forças tangenciais sobre o cérebro, produz velocidade rotacional diferente entre as substâncias branca e cinzenta, que têm densidades distintas, acarretando a lesão axonial difusa (LAD), que se manifesta por perda imediata da consciência com pronta recuperação ou por coma profundo com posturas motoras anormais de descerebração ou decorticação. Além da LAD as forças de aceleração e desaceleração também podem ocasionar contusões e lacerações sobre o tecido cerebral. O maior grau de lesão axonial, geralmente, se produz na substância branca dos hemisférios cerebrais e no corpo caloso. A extensão e a gravidade das lesões na LAD determinarão a duração e a profundidade do estado de inconsciência e da amnésia pós-traumática.[2,3,5]

Ainda, as forças de impacto quando acompanhadas à aceleração/desaceleração propiciam deslocamentos do encéfalo dentro da caixa craniana, levando ao choque e afastamento da superfície óssea, irregular, interna da base do crânio ipso e contralateral ao impacto (contragolpe), podendo assim causar contusões e hematoma subdural agudo.[5]

Quando ocorre hipertensão intracraniana aguda, esta deve ser imediatamente tratada, constituindo-se na principal causa de morte no TCE.[4,6] A morbidade e mortalidade relacionadas aos traumatismos cranioencefálicos podem ser reduzidas após manobras efetivas de reanimação e controle precoce da hipertensão intracraniana. Além disso, é fundamental a manutenção da pressão de perfusão cerebral (PPC). A inadequada perfusão cerebral na fase inicial pós-insulto determinará a injúria secundária por efeitos isquêmicos, contribuindo para o aumento da morbidade. A PPC é obtida pela diferença entre a pressão arterial média (PAM) e a pressão intracraniana (PPC = PAM – PIC), e deve ser mantida em torno de 70 mmHg. Os fenômenos isquêmicos ocorrem com PPC prolongada abaixo de 60 mmHg.[6]

CLASSIFICAÇÃO GERAL DAS LESÕES TRAUMÁTICAS CRANIOENCEFÁLICAS E SUAS COMPLICAÇÕES

As lesões decorrentes do TCE manifestam-se de imediato ou podem surgir tardiamente.[8] A seguir, apresentamos os principais tipos de lesões.

Principais Lesões Traumáticas

1. **Ferimentos de couro cabeludo** com ou sem solução de continuidade.
2. **Lesões ósseas** correspondem às fraturas do neurocrânio, as quais podem ser: lineares, múltiplas ou cominutivas, fraturas com afundamento, fratura diastática (afastamento > 3 mm da linha de fratura), fraturas de base de crânio (em 7 a 14% dos

TCE. Podem ocorrer em fossas: anterior, média ou posterior) e disjunção traumática de sutura.

A presença de fratura no TCE significa que o doente deve ser admitido no hospital pela possibilidade de apresentar ou desenvolver hematoma intracraniano. Tem indicação absoluta de realização de tomografia computadorizada. Entretanto, as fraturas cranianas nem sempre estão presentes nos TCE graves. O diagnóstico de lesão encefálica não depende apenas da constatação de fratura.

Entretanto, Miller *et al.*[5] estudaram a relação entre a presença de fratura associada à hematoma intracraniano em pacientes com diagnósticos de TCE leve, moderado ou grave em série de 3802 casos. Encontraram hematomas intracranianos em 44% dos TCE graves; 29% dos TCE moderados; e 10% dos traumas considerados leves. Daí a necessidade de observação clínica e de solicitação de TC em todo caso de constatação de fratura craniana.

As fraturas que cruzam impressões vasculares, principalmente o sulco da artéria meníngea média, na região temporal, requerem observação clínica rigorosa, em torno de 48 a 72 h, realização de tomografia computadorizada, pelo risco de formação de hematoma extradural agudo, o qual pode apresentar **"intervalo lúcido".**

3) **Lesões meníngeas** podem ocorrer da dura-máter e da leptomeninge
   - Fístulas liquóricas: geralmente associadas às fraturas de base de crânio.
   - Hemorragia subaracnóidea pós-traumática: causa mais comum de hemorragia subaracnóidea em geral.
   - Pneumocrânio e pneumoencéfalo.

4. **Lesões encefálicas** podem ser focais ou difusas.[5,7]
   - Lesões focais: na dependência da natureza, direção e intensidade do impacto traumático são produzidas várias lesões dentre elas a hemorragia, cuja localização pode ser epidural (extradural), subdural ou intraparenquimatosa. Estas lesões podem surgir isoladas ou virem associadas a lesões do tipo difusas.

As lesões focais correspondem às contusões cerebrais e aos hematomas intracranianos, assim distribuídos:

a) Contusão cerebral:
   - Imediata;
   - Tardia.
b) Hematomas intracranianos:
   - Agudos: aparecimento dos sintomas até 72 horas após o traumatismo.
   - Subagudos: manifestam-se entre o 4º dia e a 3ª semana.
   - Crônicos: produzem sinais e sintomas após a 3ª semana de traumatismo.
c) Localização:
   - Supratentorial.
   - Infratentorial.
   - Supra e infratentorial.
d) Tipos de hematomas:
   - Epidural ou extradural: agudo ou subagudo.
   - Subdural: agudo, subagudo ou crônico (após 3 semanas)
   - Intraparenquimatoso:agudo, precoce ou tardio.
e) Agudo ou precoce
   - Tardio.

5. **Lesões difusas** podem determinar desde disfunção neurológica breve e temporária (confusão, desorientação e amnésia retrógada pós-traumática), geralmente completamente reversível, até o estado de coma prolongado, conforme a seguir relacionadas:

   - Concussão leve: forma mais comum de TCE).

- Concussão cerebral clássica: apresenta amnésia pós-traumática).
- Lesão axonial difusa: formas leve, moderada e grave.
- Tumefação cerebral ou inchaço cerebral.
- Lesões concomitantes (Injúria Secundária)

a) Hipoxêmicas/isquêmicas: **primárias ou secundárias**

6) Lesões de nervos cranianos

- Principais: olfatório, oculomotor, facial/vestíbulococlear e óptico. Lembrando que todos os nervos cranianos são passíveis de lesões traumáticas.

7) Complicações traumáticas tardias

- Infecções:meningites, empiemas ou abscessos cerebrais.
- Fístula liquórica: rinoliquorreia; otoliquorreia.
- Pneumocrânio ou pneumoencéfalo hipertensivo.
- Hidrocefalia.
- Fístula carotidocavernosa.
- Higromas e coleções subdurais.
- Cisto leptomeníngeo pós-traumático.
- Aneurisma traumático (pseudoaneurisma cerebral).
- Hipertermia maligna.
- Síndrome de secreção inapropriada de hormônio antidiurético.
- Síndrome perdedora de sal.
- Diabete insípido.
- Embolia gordurosa: associada à fratura de ossos longos em paciente politraumatizados com TCE.

AVALIAÇÃO DO PACIENTE COM DIAGNÓSTICO DE TCE

A avaliação e o tratamento devem começar na cena do traumatismo por meio da equipe pré-hospitalar e continuar na sala de emergência. Consistem em promover a permeabilidade das vias aéreas, a normoventilação, na ausência de sinais clínicos de hérnia cerebral interna (p. ex., hérnia de *uncus*) e a normotensão arterial (ABC do ATLS), instalando prontamente medidas de reanimação em caso de instabilidade. Segue-se rápida avaliação dos diferentes segmentos corporais em busca de outras lesões, estabilizando-as dentro do possível, se encontradas. Em seguida, avaliar o estado neurológico iniciando-se pelo nível de consciência, segundo a escala de coma de Glasgow (ECGl),[8] a fotorreatividade e simetria pupilar e a presença ou não de déficit motor em hemicorpo (item D do ATLS). A hipoxemia e a hipotensão arterial (PA sistólica < 90 mmHg), o uso de sedativos e relaxantes musculares, a hipoglicemia, a intoxicação exógena, os distúrbios hidroeletrolíticos, a anemia aguda e a hipotermia, podem alterar drasticamente o estado neurológico, devendo ser prontamente corrigidos para que a avaliação da ECG possa se manter fidedigna. A avaliação do estado de coma de acordo com a escala de Glasgow em pacientes com hipoxemia, hipotensão, hipotermia e sedação não deverá ser utilizada no intuito de se tomar condutas ou julgar o prognóstico neurológico, porque, não raro, os casos de pacientes em coma profundo, Glasgow = 3 com midríase paralítica, frente à hipóxia e ou à hipotensão, transformam-se em Glasgow 6 com anisocoria, após a correção destes distúrbios. A hipóxia e a hipotensão têm um potencial efeito devastador sobre o prognóstico e a evolução do paciente, sendo suas correções obrigatórias.

MEDIDAS INICIAIS FUNDAMENTAIS

- Jamais protele medidas gerais aguardando especialistas.
- Manter colar cervical até excluir possível lesão.
- Posicionamento do segmento cefálico em posição neutra e decúbito elevado a 30 graus, facilitando o retorno venoso cerebral pelas veias jugulares internas.

Ventilação adequada:

- Se necessária intubação oro ou nasotraqueal, proteja sempre a coluna cervical. Cerca de 8 a 10% dos TCE, principalmente em coma, têm trauma raquimedular associado (a maioria em região cervical).
- Estabelecer via aérea definitiva sempre que Glasgow menor ou igual a 8.
- Em suspeita de fratura de base de crânio (sinal de guaxinim ou sinal de Battle, rinorragia, otorragia ou hemotímpano) é contraindicada a intubação nasotraqueal (Fig. 48-1).
- Considerar cricotireoidostomia se necessário.

Suporte hemodinâmico:

- Corrigir hipotensão e investigar causa.
- A hipoxemia por alterações respiratórias e/ou hemodinâmicas leva à injúria secundária (fenômenos isquêmicos cerebrais graves).

De modo geral, num politraumatizado, a primeira causa de alteração do nível de consciência é por hipoxemia.

ANAMNESE

Enquanto as medidas iniciais estão sendo providenciadas, outro médico socorrista já estará obtendo dados objetivos de anamnese:

- Tipo e natureza do agente traumático. Mecanismo do Trauma.
- Tempo decorrido entre o trauma e o atendimento na sala de emergência.
- Houve perda de consciência imediata após o trauma? (Tempo estimado de perda de consciência. Caracterize se houve intervalo lúcido?).
- Cefaleia, vômitos e sonolência.
- Crises epiléticas.
- Alterações motoras.

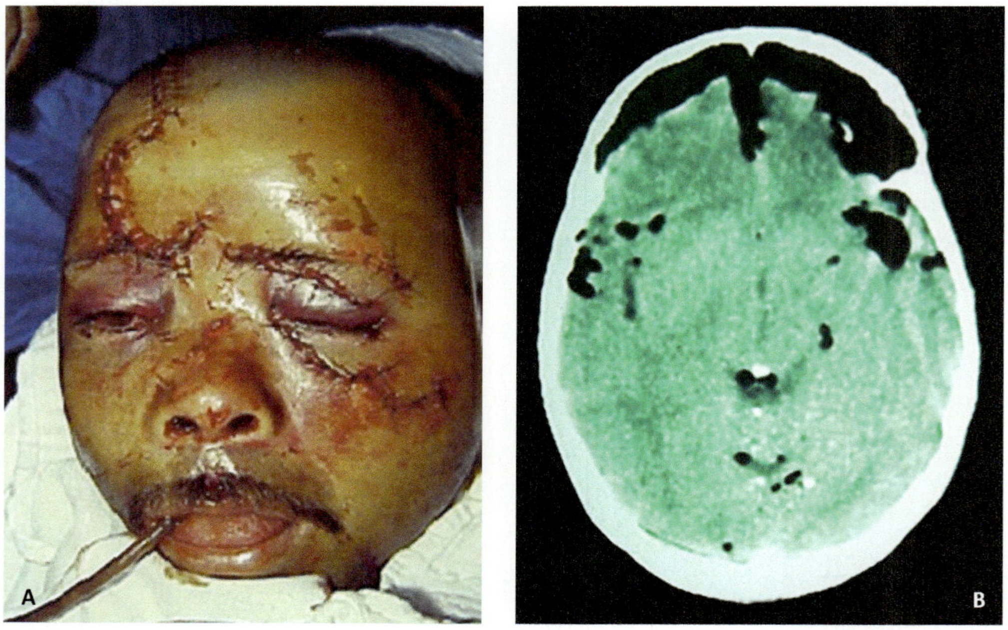

Fig. 48-1. (A) Paciente vítima de TCE grave com sinal do guaxinim sugestivo de fratura de crânio. Presença de rinoliquorreia e do sinal do alvo no lençol. Observa-se sondagem orogástrica. **(B)** TC de crânio corte axial com presença de extenso pneumocrânio. (Fonte: Arquivo da Disciplina de Neurocirurgia da ISCMSP.)

- Ingestão de bebida alcoólica ou droga ilícita.
- Uso de medicamentos (principalmente antiagregantes plaquetários e anticoagulantes).
- Doenças sistêmicas preexistentes.

EXAME FÍSICO GERAL

- Dados vitais*:* P, PA e padrão respiratório: a hipertensão arterial que cursa com bradicardia e irregularidades do padrão respiratório em paciente comatoso pela hipertensão intracraniana aguda, em decorrência do TCE.
- Exame do tórax, abdome, membros. e não se esquecer de examinar o dorso do paciente mediante manobra do rolamento.
- Segmento cefálico:
  - Explorar ferimentos abertos no couro cabeludo (afundamento, fratura, presença de liquor ou perda de massa encefálica). Cuidadosamente, com luva estéril e irrigação com soro fisiológico.
  - Localização de hematoma subcutâneo ou subgaleal (palpe cuidadosamente todo o couro cabeludo).
  - Equimoses/hematomas de regiões mastoidea (sinal de Battle) ou periorbitária bilateral (sinal do Guaxinim") sugerem fratura de base de crânio.
  - Sangramento nasal ou otológico associado à saída de liquor costuma ocasionar o **"sinal do alvo"** evidenciando presença de fístula liquórica. Em geral os sangramentos nasais provocam vômitos por sangue deglutido. Previna a broncoaspiração.
  - Observação: a sondagem para esvaziamento gástrico deve ser *orogástrica* nos casos de fratura de base de crânio (nas fossas cranianas: anterior e média).
- Coluna vertebral:
  - Investigar evidências de trauma: hematomas, gibosidades, crepitações e palpar apófises espinhosas de todas as vértebras cervicais, torácicas e lombares. O paciente consciente pode acusar dor. Utilizar a manobra do rolamento para o exame da coluna vertebral.
- Observação*:* "a **hipotensão persistente pós-traumática**, em adultos, é quase sempre de causa extracraniana. A hipotensão neurogênica pelo TCE é um evento pré-terminal e não ocorre até o desaparecimento dos reflexos de tronco encefálico e da ventilação espontânea".

O **choque neurogênico** (caracterizado por hipotensão arterial, não responsivo à reposição rápida de volume, e bradicardia) pode ocorrer se houver lesão da medula cervical ou torácica alta.

EXAME NEUROLÓGICO SUCINTO E OBJETIVO

Visa estabelecer prioridades para tomada de conduta com rapidez.

- Avaliar o **nível de consciência** pela escala de coma de Glasgow (ECG), estabelecida por Jennett e Teasdale,[8] em 1974. Objetiva avaliar e quantificar o nível de consciência além de acompanhar evolutivamente a condição neurológica do paciente e estabelecer conduta. Considera-se coma quando ECG < 9 pontos. Deve-se atentar para situações em que a avaliação inicial pode estar prejudicada, tais como: sedação, intoxicação exógena, intubação naso ou orotraqueal, hematoma periorbitário bilateral, prótese ocular, hipotensão/hipoxemia e estados após crises epilépticas.
- Diâmetro das pupilas (expresso em mm) e reatividade à luz (reflexo fotomotor).
  - As alterações pupilares mostram não somente deterioração do estado neuro-

lógico do doente, mas também podem localizar o sítio da lesão.
  - O diâmetro das pupilas em um indivíduo normal varia de 2 a 5 mm.
  - A **anisocoria** (diâmetro desigual das pupilas) em geral é um sinal localizatório importante e representa o estágio inicial de hérnia cerebral interna transtentorial lateral da porção anterior do hipocampo no lobo temporal (*uncus*). **A pupila dilatada maior é sempre homolateral à lesão.**
- Avaliação da força motora (déficit de força muscular) e do tipo de resposta motora.
  - **A *rigidez de decorticação*** caracteriza-se por flexão dos braços, dos punhos e dedos com adução dos membros superiores e extensão, rotação interna e flexão plantar dos membros inferiores. Significa lesão cerebral grave localizada em várias regiões encefálicas. Pode comprometer a substância branca de ambos os hemisférios cerebrais, diencéfalo ou lesões acima do núcleo rubro no mesencéfalo.
  - **A *rigidez de descerebração*** consiste em opistótono com os dentes cerrados, os braços estendidos e rígidos, aduzidos e hiperpronados e os membros inferiores estendidos, rígidos e com os pés em flexão plantar. Significado: deterioração rostrocaudal, lesão destrutiva grave comprometendo tronco encefálico, em nível do núcleo vestibular lateral de Deiters na protuberância (ponte). Em geral, a lesão situa-se entre o núcleo rubro e o núcleo vestibular.
- Sinal de Babinski: quando presente traduz sempre lesão da via piramidal.
- Nível sensitivo: quando a pesquisa for possível, no paciente consciente, e havendo suspeita de lesão medular. Testar sensibilidade dolorosa mediante agulha estéril com ponta romba.

ESCALA DE GRAVIDADE DO TCE

A escala de gravidade do TCE é realizada segundo a pontuação obtida na avaliação do nível de consciência pela escala de coma de Glasgow.[8] De acordo com Stein,[7] em 1996, classificamos o TCE em:

- TCE mínimo:15 pontos, sem perda de consciência ou amnésia.
- TCE leve: 14 -15 pontos, breve perda de consciência e com amnésai.
- TCE moderado: 9 a 13 pontos, perda de consciência > 5 min ou déficit neurológico focal.
- TCE grave: 5 a 8 pontos.
- TCE crítico: 4 a 3 pontos

A escala de gravidade do trauma também pode ser avaliada em relação à duração da amnésia pós-traumática. Em geral, consideram-se traumas **leves** quando a duração da amnésia pós-traumática é menor do que 5 minutos, **moderados** quando persiste até 24 horas e **graves** se perdurar de 1 a vários dias.

AVALIAÇÃO POR NEUROIMAGEM

- Radiografias simples de crânio nas incidências: F + P + Towne (em traumas posteriores)

As indicações são restritas e, não havendo disponibilidade de tomografia computadorizada.

  - É útil na identificação de fraturas e em suspeita ou em evidência de lesão penetrante (projétil de arma de fogo ou arma branca). Auxilia na interpretação do trajeto do projétil.
  - Solicitar radiografias simples da coluna cervical, particularmente em perfil identificando-se as 7 vértebras cervicais, da tran-

sição craniocervical até o platô superior de 1ª vértebra torácica.

- Tomografia computadorizada cranioencefálica (TC) convencional sem contraste e com janela óssea. É o exame complementar considerado padrão-ouro no TCE (Fig. 48-2).

INDICAÇÕES DE TOMOGRAFIA NO TCE

Em geral, seguimos os critérios Canadenses[9,10] e do *American College of Emergency Physicians.*[3]

- Todo TCE com Glasgow menor ou igual a 14 pontos.
- Em paciente com Glasgow 15 se: fratura craniana; crise convulsiva; amnésia pós-traumática > 10 min.; cefaleia e vômitos persistentes; coagulopatia; uso de antiagregantes ou anticoagulantes; idade > 60 anos; sinais de fístula liquórica; lesões penetrantes em crânio, e mecanismo de trauma (principalmente com vítimas fatais na cena do acidente).
- Repetir tomografia toda vez que na evolução clínica o paciente apresentar queda de 2 pontos na ECG, sem evidência de hipoxemia hipoxêmica ou hipovolêmica ou de alguma outra causa sistêmica aparente.

Obs.: A *Classificação de Marshall*[11] dos achados de TC é a mais utilizada na prática. Baseia-se na análise do *Traumatic Coma Data Bank* e são divididas em seis categorias levando-se em conta o tipo e a gravidade das alterações, lesões com efeito expansivo ou difusas, e em sinais de hipertensão intracraniana representados por: não permeabilidade das cisternas basais e desvio das estruturas da linha mediana (Fig. 48-3).

Doppler Transcraniano

É bastante útil na determinação da presença de vasoespasmo pós-traumático e como prova documental na constatação de morte encefálica.

Ultrassonografia da Bainha do Nervo Óptico

É método não invasivo, passível de ser realizado á beira do leito, da medida da pressão intracraniana (PIC), porém é examinador-dependente. Estabelece relação direta entre a medida da espessura da bainha do nervo óptico, sendo maior que 5,6 mm, com a presença de hipertensão intracraniana com medidas equivalentes superiores a 20 mmHg.[6]

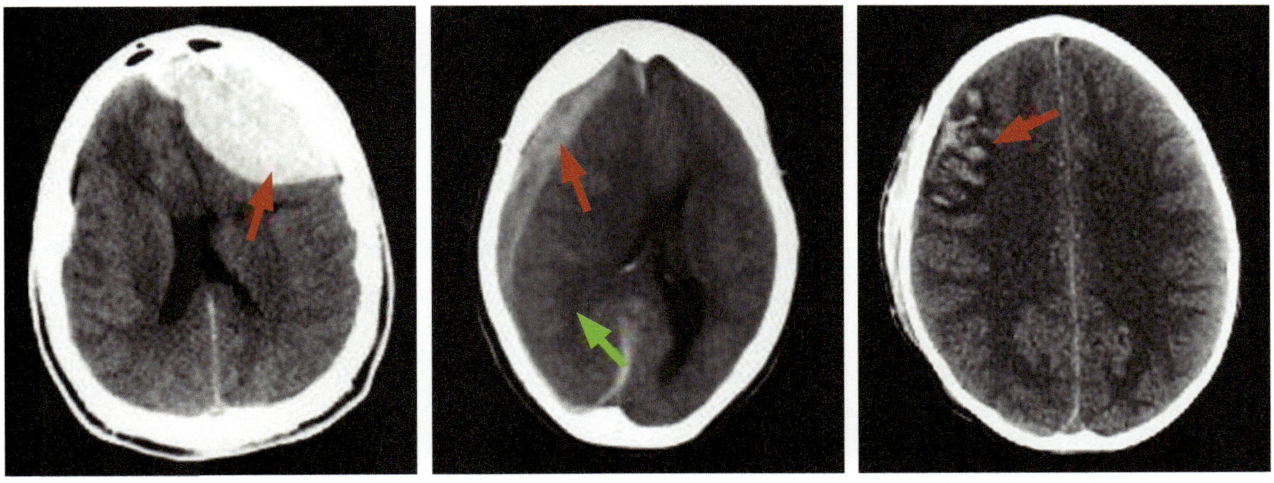

Fig. 48-2. Cortes axiais de TC de crânio mostrando as principais lesões encefálicas focais. **(A)** Hematoma extradural agudo com imagem em lente biconvexa. **(B)** Hematoma subdural agudo. **(C)** Contusão cerebral. (Fonte: Arquivo da Disciplina de Neurocirurgia da ISCMSP.)

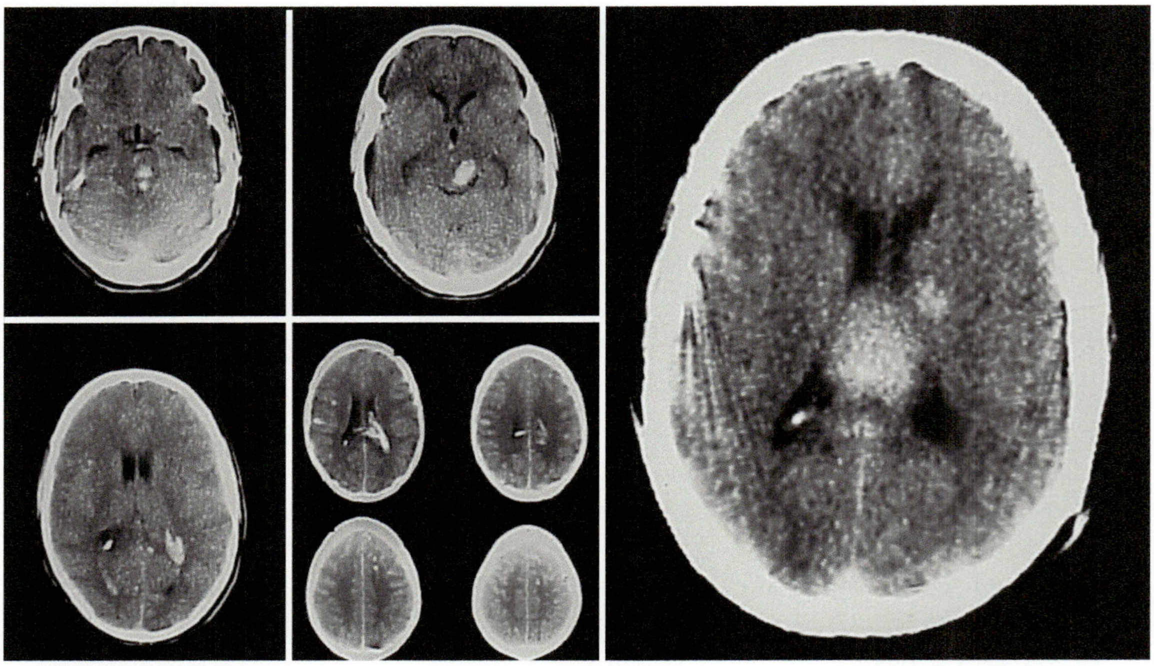

Fig. 48-3. Cortes axiais de TC de crânio em caso de TCE em estado de coma apresentando lesão axonial difusa (LAD) grave com focos hemorrágicos em substância branca dos hemisférios cerebrais e no corpo caloso e em tronco encefálico. (Fonte: Arquivo da Disciplina de Neurocirurgia da ISCMSP.)

- Outros exames de imagem, tais como: angiotomografia, ressonância magnética e SPECT cerebral, são utilizados em situações especiais a critério do médico especialista.

INDICAÇÕES DE MONITORAÇÃO DA PIC EM TCE

A monitoração da pressão intracraniana (PIC) é parte de uma série de técnicas empregadas em unidades de neurointensivismo que se complementam e otimizam o emprego de medidas terapêuticas.[6]

Indica-se monitoração da PIC a fim de se identificar hipertensão intracraniana e baixa da pressão da perfusão cerebral (PPC).

As principais indicações em pacientes com TCE são:

1. Em adultos com TCE e ECGl < 9 em presença de TC normal e dois dos seguintes fatores: idade > 40 anos; PA sistólica < 90 mmHg; e postura motora em decorticação ou descerebração.
2. Em TCE grave para controle dos níveis de PPC.
3. Após tratamento cirúrgico em pacientes com sinais e sintomas de hipertensão intracraniana aguda.
4. Em pacientes com lesões vasculares cervicocranianas e TC alterada.
5. Lesões encefálicas difusas ou focais em pacientes em coma.
6. Pacientes em coma com exame de Doppler transcraniano alterado.

Os critérios de exclusão para monitoração da PIC são:

1. ECGl = 15, sem sinais ou sintomas mesmo com TC alterada.
2. Presença de fístula liquórica com débito ou presença de pneumocrânio na TC.
3. Lesões intracranianas com indicação de tratamento cirúrgico imediato.

4. Processo infeccioso em sistema nervoso central ou sistêmico, exceto ventriculite com hidrocefalia.
5. Distúrbios de coagulação ou plaquetopenia.

TRATAMENTO DA TUMEFAÇÃO CEREBRAL ("*SWELLING*" OU INCHAÇO)

Pode surgir associado ao TCE tanto em lesões focais quanto em difusas.

Princípios Gerais de Tratamento

De acordo com as recomendações da Brain Trauma Foundation:[2]

- Monitoração da pressão intracraniana (PIC) em doentes com Glasgow < 8.
- Retirada de liquor dos ventrículos laterais (quando é possível cateterizar os ventrículos cerebrais).
- Hiperventilação intermitente (efetiva, porém efêmera quando PIC elevada).
- Diurético osmótico (manitol) ou solução salina hipertônica.
- Controle em regime de terapia intensiva ou semi-intensiva.
- Controle do hemometabolismo cerebral com monitoração da pressão de perfusão cerebral.
- Avaliação vasomotora cerebral por meio de exames de Doppler transcraniano seriados.
- Sedação e indução de coma.
- Tratar e evitar hipertermia e hiperglicemia.
- Hipotermia (reservada a centros especializados e com experiência neste tipo de tratamento).
- Craniectomia descompressiva em casos de HIC refratária.

TCE GRAVE– PACIENTE EM COMA – TOMOGRAFIA INICIAL NORMAL

As principais causas são:

1. Lesões vasculares cervicocranianas fechadas: os pacientes com evoluem com eventos neurológicos isquêmicos e podem apresentar, com tratamento adequado, evolução neurológica favorável. Se não reconhecidas e tratadas, as lesões carotídeas têm um índice de acidente vascular cerebral de 50%, dependendo do grau da lesão, e as lesões vertebrais, de 25%.[3]
2. Lesão axonial difusa (LAD) tipo 1 de marshall: visível nas imagens por ressonância magnética.
3. Hipoxemia ou isquemia: decorrente de má ventilação e má oxigenação e/ou hipotensão prolongada ou choque hemorrágico em paciente politraumatizado.
4. Concussão cerebral clássica com duração do estado de coma até 6 horas.
5. Hemorragia subaracnóidea Fisher 1: pelo Doppler transcraniano podemos diagnosticar e a evolução com vasoespasmo ou estado de hyperemia.
6. Embolia gordurosa: associada à fratura de osso longos ou bacia. Presença de petéquias subconjutivais e dérmicas na porção superior do tórax. Insuficiência respiratória em 75% dos casos.

SÍNDROME "*TALK AND DIE*"

Em geral, o nível de consciência do paciente após TCE determina o prognóstico.[12] Esta síndrome caracteriza-se por pacientes que após TCE aparentemente leve, vão apresentar-se em estado de conversação e deambulando, considerados, em consenso, com bom prognóstico, e após 6 a 24 horas deterioram subitamente e morrem.[12]

Os principais fatores de risco para o desenvolvimento desta entidade são: idosos em uso de antiagregantes ou anticoagulantes; fratura craniana e traumas decorrentes de prática de esportes (futebol, ciclismo, esqui, automobilismo e motociclismo). Os **traumas leves** que ocorrem nessas condições são considerados **de alto risco.**[3,12]

As principais causas são: hematomas extradurais, por frequentemente apresentarem intervalo

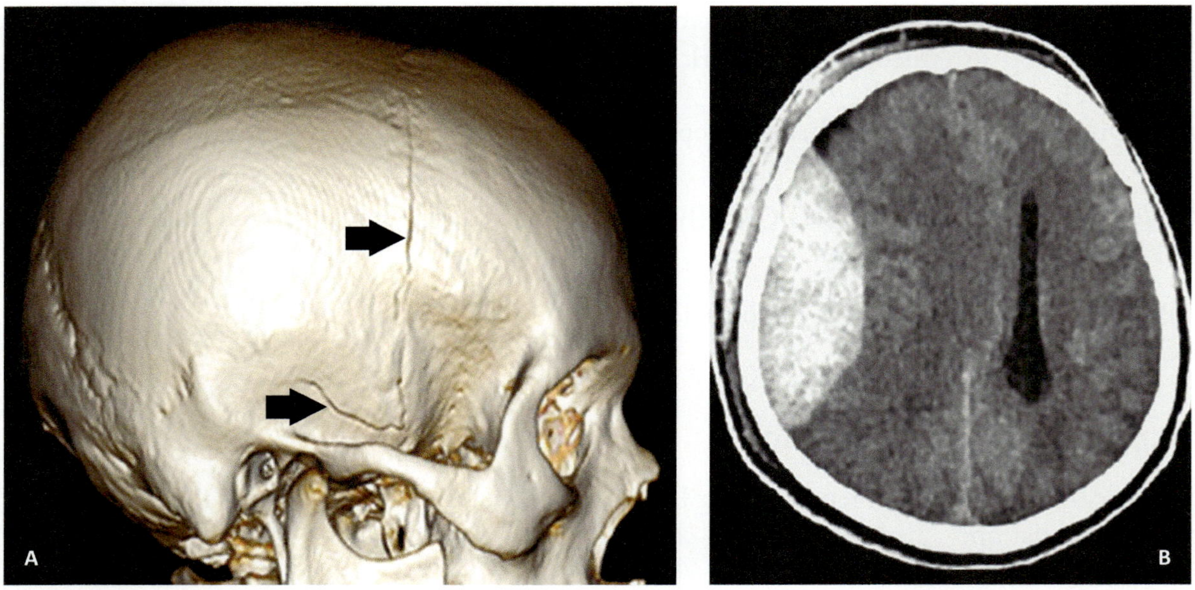

Fig. 48-4. (**A**)TC de crânio com janela óssea. As setas apontam para o traço de fratura na região temporal direita. (**B**) Corte axial de TC do mesmo caso mostrando extenso hematoma extradural agudo com efeito hipertensivo. (Fonte: Arquivo da Disciplina de Neurocirurgia da ISCMSP.)

lúcido (Fig. 48-4); hematomas subdurais subagudos que aumentam progressivamente de volume; contusões cerebrais que coalescem e se aglutinam com formação de hematoma intraparenquimatoso e edema perilesional; e o desenvolvimento de inchaço cerebral associado à lesão axonial difusa.

A observação clínica rigorosa e o diagnóstico precoce são as bases para o sucesso do tratamento.

REFERÊNCIAS BIBLIOGRÁFICAS

1. Below C, Brianti IC, Parreira JG, Lucarelli-Antunes PS, Saade N, Golin M, et al. Investigação da presença de lesões traumáticas em segmento cefálico em motociclistas vítimas de acidentes de tráfego: Estudo observacional prospectivo. Rev Col Bras Cir. 2022; 49(1):e20223340.
2. Brain Trauma Foundation, American Association of Neurological Surgeons, Congress of Neurological Surgeons, Joint Section on Neurotrauma Critical Care-AANS CNS,Bratton SL, Chestnut RM, Ghajar J, McConnell Hammond FF, Harris OA, Hartl R,Manley GT, Nemecek A, Newell DW, Rosenthal G, Schouten J, Shutter L, Timmons SD, Ullman JS, Videtta W, Wilberger J E, Wright DW. Guidelines for the management of severe traumatic brain injury. J Neurotrauma. 2007;24 Suppl 1:S1-106.
3. Winn HR, (ed). Youmans Neurological Surgery. Philadelphia: Elsevier Saunders. 7. ed, vol 4 (Section 11); 2017, p. 2743-2909.
4. Carney N, Totten AM, O'Reilly C. Guidelines for the management of severe traumatic brain injury. Neurosurgery 2016;80(1):6-15.
5. Miller J, Piper I, Jones P. Pathophysiology of head injury. In: Narayan RK, Wilberger JE, Povlishock JT, eds. Neurotrauma. New York: McGraw-Hill; 1996:61-9.
6. Stocchetti N, Maas AI. Traumatic intracranial hypertension. N Engl J Med 2014; 371(10):972.
7. Stein S. Classification of head injury. In: narayan RK, Wilberger JE, Povlishock JT, eds. Neurotrauma. New York:MsGraw-Hill;1996:31-41.
8. Teasdale G, Jennett B. Assessment of coma and impaired conscionsness. A pratical scale. Lancet. 1974;2:81-4.
9. Lamba I, Luthra A, Shinde V, Daniel SS. Using Canadian CT head rule in a developing nation: Validation and comparing utilisation by emergency physicians and neurosurgeons. Am J Emerg Med. 2021;45:112-116.
10. Stiell IG, Lesiuk H, Wells GA, McKnight RD, Brison R, Clement C, et al. The Canadian CT Head Rule Study for patients with minor head injury: rationale, objectives, and methodology for phase I (derivation). Ann Emerg Med. 2001;38(2):160-9.
11. Marshall LF, Marshall SB, Klauber MR, Clark M van B, Eisenberg HM, Jane JA, et al. A new classification of head injury based on computerized tomography. Journal of Neurosurgery.1991;75(Supplement):S14-S2.
12. Chacón-Aponte AA, Durán-Vargas ÉA, Arévalo-Carrillo JA, Agrawal A, Lozada-Martinez ID, Janjua T, et al. Talk and Die Syndrome: A Narrative Review. Panam J Trauma Crit Care Emerg Surg. 2021;10(2):78-81.

Capítulo 49

Síndromes do cone medular e cauda equina

Jeferson Santiago

INTRODUÇÃO

A medula espinhal, continuação descendente do tronco cerebral que se inicia logo abaixo do forame magno, serve como uma ligação para os tratos de fibras ascendentes e descendentes que conectam os nervos periféricos e espinhais ao cérebro. A medula espinhal projeta 31 pares de nervos espinhais para ambos os lados (8 cervicais, 12 torácicos, 5 lombares, 5 sacrais, 1 coccígeo) que estão conectados aos nervos periféricos (Fig. 49-1).

Durante o desenvolvimento, a coluna vertebral cresce mais rapidamente do que a medula espinhal. Os nervos espinhais saem da coluna vertebral em ângulos progressivamente mais oblíquos devido à crescente distância entre os segmentos da medula espinhal e as vértebras correspondentes. Os nervos lombares e sacrais viajam quase verticalmente pelo canal espinhal para alcançar o forame de saída.

A medula espinhal termina entre a primeira e a segunda vértebras lombares como uma estrutura cônica chamada cone medular. A borda superior do cone medular muitas vezes não é bem-definida. A extensão fibrosa do cordão, o *filum terminale*, é um elemento não neural que se estende até o cóccix.

A cauda equina (CE) é um feixe de raízes nervosas intradurais no final da medula espinhal, no espaço subaracnóideo distal ao cone medular. A CE fornece inervação sensorial para a área da sela, inervação motora para os esfíncteres e inervação parassimpática para a bexiga e intestino inferior (ou seja, da flexura esplênica esquerda para o reto) (Fig. 49-2).

Os nervos na região da CE incluem as raízes da porção lombar inferior e todas as raízes nervosas sacrais. Os nervos esplâncnicos pélvicos transportam fibras parassimpáticas pré-ganglionares de S2-S4 para inervar o músculo detrusor da bexiga urinária. Por outro lado, os neurônios motores inferiores somáticos de S2-S4 inervam os músculos voluntários do esfíncter anal externo e do esfíncter uretral pelos ramos retal inferior e perineal do nervo pudendo, respectivamente.

Assim, as raízes nervosas na região da CE transportam a sensibilidade dos membros inferiores, dos dermátomos perineais e das fibras motoras para os miótomos dos membros inferiores.

O cone medular obtém seu suprimento sanguíneo principalmente de 3 vasos arteriais espinhais – tronco arterial longitudinal mediano anterior e 2 troncos posterolaterais. Fontes menos proemi-

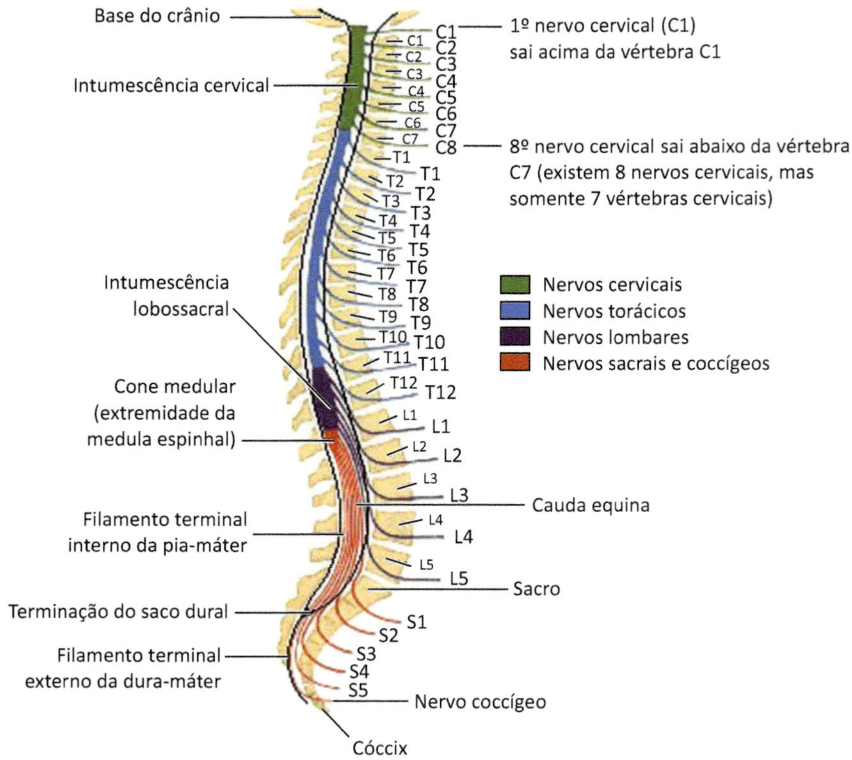

Fig. 49-1. Relação das raízes dos nervos espinais com as vértebras. (Reproduzido de NETTER, Frank H. Atlas de Anatomia Humana.)

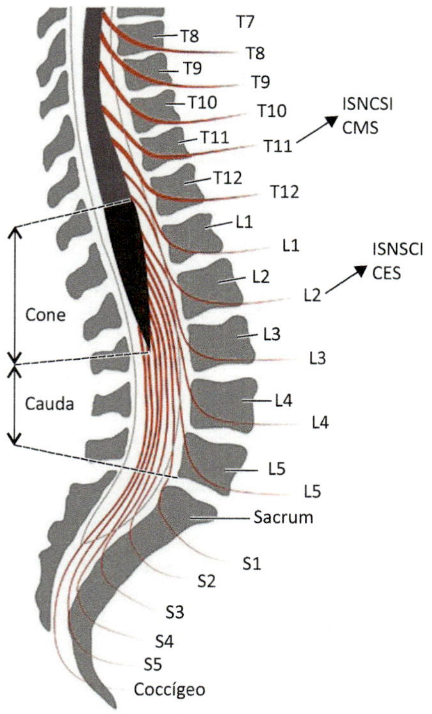

Fig. 49-2. Representação esquemática do cone medular e cauda equina. (Reproduzido de Brouwers E, van de Meent H, Curt A. et al. Definitions of traumatic conus medullaris and cauda equina syndrome: a systematic literature review. Spinal Cord. 2017;55:886-890.)

nentes de suprimento sanguíneo incluem ramos arteriais radiculares da aorta, artérias sacrais laterais e as artérias quinta lombar, iliolombares e sacrais médias. Esta última contribui mais para o suprimento vascular da cauda equina, embora não de forma segmentar, ao contrário do suprimento sanguíneo para os nervos periféricos.

As raízes nervosas também podem ser supridas por difusão do LCR circundante. Além disso, uma área proximal das raízes nervosas pode ter uma zona de hipovascularização relativa.

As síndromes da cauda equina e do cone medular têm sobreposição na anatomia e na apresentação clínica. O cone medular é a extremidade terminal da medula espinhal, que normalmente ocorre no nível vertebral L1 no adulto médio.[1] A síndrome do cone medular (SCM) resulta quando há danos à medula espinhal entre T12 e L2.[1]

A cauda equina é um grupo de nervos e raízes nervosas provenientes da extremidade distal da medula espinhal, tipicamente nos níveis de L1 a

L5 e contém os axônios de nervos que dão inervação motora e sensitiva às pernas, bexiga, ânus e períneo.2 A síndrome da cauda equina (SCE) resulta da interrupção da função desses nervos e pode ser inclusiva do cone medular ou distal a ele.1 Ambas as síndromes são emergências neurológicas e/ou neurocirúrgicas e podem-se apresentar com dor nas costas irradiando para as pernas, disfunção motora e sensorial dos membros inferiores, disfunção da bexiga e/ou intestino, disfunção sexual e anestesia em sela.[3] Atrasos no diagnóstico e no gerenciamento de ambos os quadros podem levar a um prejuízo devastador ao longo da vida.

ETIOLOGIA

A causa mais comum é a compressão medular e/ou das raízes nervosas decorrente de hérnia de disco intervertebral lombar (45% dos casos).[3]

Outras causas incluem:

- Neoplasia, incluindo metástases, astrocitoma, neurofibroma e meningioma; 20% de todos os tumores da coluna vertebral afetam esta área.
- Infecção/abscesso da coluna vertebral (p. ex., tuberculose, vírus *herpes simplex*, meningite, sífilis meningovascular, citomegalovírus, esquistossomose).
- Idiopática (p. ex., raquianestesia): essas síndromes podem ocorrer como complicações do procedimento ou do agente anestésico (p. ex., lidocaína hiperbárica, tetracaína).
- Espinha bífida.

Outras causas raras incluem o seguinte:

- Hemorragia espinhal, especialmente hemorragia subdural e peridural causando compressão dentro do canal vertebral.
- Linfoma intravascular.
- Anomalias congênitas da coluna vertebral/*filum terminale*, incluindo síndrome do cordão amarrado.
- Lipomas do cone medular.
- Esclerose múltipla.
- Malformações arteriovenosas espinhais.
- Espondilite anquilosante em estágio avançado.
- Neurossarcoidose.
- Trombose venosa profunda das veias espinhais (propagada).
- Trombose da veia cava inferior.[4]

EPIDEMIOLOGIA

A síndromes da cauda equina e do cone medular são raras, com uma prevalência estimada de 1 em 30.000 a 100.000 pessoas por ano.[5] As estimativas de incidência anual estão entre 1,5 e 3,4 por milhão de pessoas.[5] Ocorre em 3% de todas as hérnias de disco.[5] Ambas as síndromes são mais comuns em homens jovens, possivelmente devido a esse grupo populacional ser mais propenso a sofrer trauma toracolombar compressivo.[5] Um estudo estimou, nos EUA, 1016 novos casos de síndrome da cauda equina e 449 novos casos de cone medular por ano.[5]

HISTÓRIA E EXAME FÍSICO

Uma história completa é necessária, com perguntas detalhadas sobre quedas recentes, trauma ou lesões, uso de anticoagulação oral, antecedente de instrumentação espinhal, uso de drogas intravenosas, história de malignidade, manipulação quiroprática e sintomas constitucionais como febre/calafrios.[3]

Os pacientes podem-se apresentar com:

- Dorsalgia e ciática (observada em até 97% dos pacientes).
- Fraqueza e alterações na sensação nas extremidades inferiores.

- Disfunção da bexiga (a ruptura das fibras autonômicas resulta em retenção ou incontinência em até 92% dos pacientes).
- Disfunção intestinal (retenção ou incontinência em até 72% dos pacientes).
- Anestesia em sela ou diminuição da sensibilidade no períneo (em até 93% dos pacientes).
- Disfunção sexual (impotência em homens).[3]

Os sintomas acima, quando apresentados isoladamente não são específicos, nem sensíveis para SCM e/ou SCE, no entanto, a presença de um conjunto de vários dos sinais e sintomas mencionados anteriormente levanta suspeita clínica das síndromes.[2]

Esses sintomas também carecem de valor preditivo positivo significativo para as síndromes, especialmente no início dos mesmos.[6] Entretanto, a presença de anestesia perineal associada à disfunção da bexiga é típica do início da SCE.[2] É importante notar, também, que a presença de retenção urinária indolor isoladamente tem o maior valor preditivo para o quadro, porém, infelizmente é de ocorrência tardia e, muitas vezes, irreversível.[7]

Uma vez que a suspeita clínica é estabelecida com base na história clínica, um exame neurológico completo é primordial.

Os achados a serem observados incluem:

- Déficits motores ou sensitivos nos membros inferiores – geralmente bilaterais, mas também podem ser unilaterais e assimétricos (particularmente em casos com uma lesão incompleta)
- Sinais do neurônio motor inferior nos membros inferiores – arreflexia, hipotonia, atrofia (em casos de compressão medular crônica resultando em SCE).
- Anestesia em sela.
- Tônus retal ausente ou diminuído.
- Reflexo bulbocavernoso ausente ou diminuído.
- Bexiga palpável indicando retenção urinária.[3]

É importante notar que, no caso da síndrome do cone medular isolada, os déficits dos membros inferiores são mais frequentemente bilaterais e simétricos, enquanto nos casos de síndrome da cauda equina tendem a ser assimétricos. Além disso, na síndrome do cone medular, sinais do neurônio motor superior podem estar presentes, como espasticidade e hiperreflexia.[1]

INVESTIGAÇÃO ETIOLÓGICA

O diagnóstico de SCE/SCM geralmente pode ser feito pela história médica e pelos achados do exame físico. Estudos radiológicos e laboratoriais são usados para confirmar o diagnóstico, localizar a patologia e a causa subjacente.

Mielografia, tomografia computadorizada e ressonância nuclear magnética (RNM) são utilizadas, com alto grau de acurácia, para determinar o nível da lesão e ajudar na determinação da causa.[2] Estudos ósseos (cintilografia, PETscan) podem detectar tumores malignos ou metástases e condições inflamatórias que afetam as vértebras.

Devido à sua capacidade de retratar os tecidos moles, a RNM geralmente tem sido o estudo de imagem favorito para auxiliar o médico no diagnóstico da síndrome da cauda equina,2 sendo recomendada para todos os pacientes que apresentem sintomas urinários de início recente com dor nas costas ou ciática associada.

A depender dos achados da história clínica e do exame físico, os estudos laboratoriais podem incluir exames básicos de sangue como hemograma completo, glicemia de jejum, eletrólitos, ureia e creatinina – como parte da investigação para descartar anemia, infecção e disfunção renal associadas; taxa de sedimentação, PCR, sorologias incluindo sífilis e doença de Lyme. O exame do líquido cefalorraquidiano (LCR) também deve ser incluído se houver sinais/suspeita de meningite.

A alteração da função vesical pode ser avaliada empiricamente pela obtenção de urina via cateterismo. Um volume significativo com pouco ou nenhum desejo de esvaziar, ou um resíduo pós-miccional, pode indicar disfunção da bexiga. A ultrassonografia à beira do leito pode ser usada para estimar ou medir o volume residual da bexiga pós-miccional.[2]

TRATAMENTO

O tratamento é direcionado para a causa primária. Os objetivos gerais do tratamento são minimizar a extensão de uma lesão e tratar as complicações gerais que se seguem. (retirei uma frase). Agentes anti-inflamatórios e esteroides podem ser eficazes em pacientes com processos inflamatórios. Pacientes com SCM/SCE secundária a causas infecciosas devem receber antimicrobianos apropriados. Pacientes com neoplasias da coluna vertebral devem ser avaliados quanto à adequação da quimioterapia e radioterapia. A intervenção neurocirúrgica e/ou ortopédica imediata nos casos de síndromes de cauda equina e cone medular de origem compressiva, pois o tratamento é a descompressão cirúrgica via laminectomia com ou sem discectomia subsequente.[2]

PROGNÓSTICO

A morbidade e, especialmente, as taxas de mortalidade, são determinadas pela etiologia subjacente. Múltiplas condições podem resultar em síndrome da cauda equina ou do cone medular. O prognóstico melhora se uma causa definitiva for identificada e o tratamento adequado ocorrer no início do curso. A descompressão cirúrgica pode ser realizada de forma emergencial ou, em alguns pacientes, tardia, dependendo da etiologia.[6] Fraqueza residual, incontinência, impotência e/ou anormalidades sensoriais são problemas potenciais se a terapia for atrasada.[2]

A extensão do déficit sensitivo perineal ou em sela tem sido relatada como o preditor mais importante de recuperação. Pacientes com déficits unilaterais têm melhor prognóstico do que pacientes com déficits bilaterais.[3] Sexo feminino e pacientes com disfunção intestinal foram relatados como tendo os piores resultados no pós-operatório.[2]

O prognóstico pode ser previsto com o uso da escala da Associação Americana de Lesão Espinhal — segundo sua sigla em inglês American Spinal Injury Association (ASIA), da seguinte forma (Fig. 49-3):

1. *ASIA A:* 90% dos pacientes permanecem incapazes de deambulação funcional (marcha equivalente 200 pés ou mais).
2. *ASIA B:* 72% dos pacientes são incapazes de atingir a deambulação funcional.
3. *ASIA C/D:* 13% são incapazes de atingir a deambulação funcional 1 ano após a lesão.

Obs.: a versão completa da Escala ASIA em português (e as instruções para a sua aplicação) está disponível em https://asia-spinalinjury.org/wp-content/uploads/2024/08/Portugese-ASIA-portugues-ISNCSCI-final.pdf

ORIENTAÇÕES AO PACIENTE

As orientações ao paciente variam de acordo com o tipo e a gravidade dos déficits e podem incluir:

- Treinamento em autocateterismo se necessário.
- Uso de medidas para prevenir úlceras por pressão, como inspeção/cuidado da pele, posicionamento, técnicas de transferência, uso de protetores cutâneos ou superfícies de suporte redutoras de pressão.

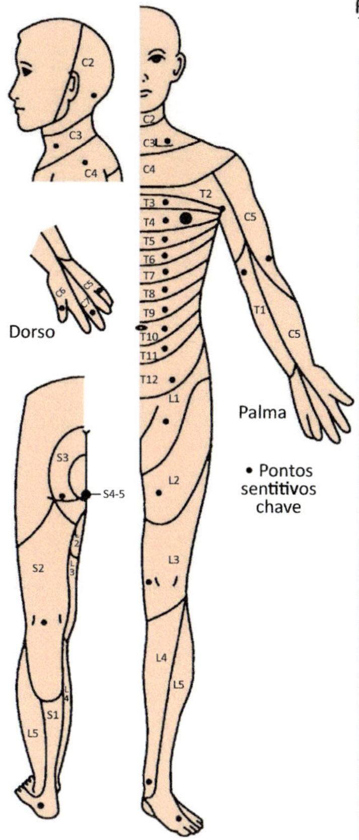

ASIA — American Spinal Injury Association

NORMAS INTERNACIONAIS PARA CLASSIFICAÇÃO NEUROLÓGICA DE LESÃO DA MEDULA ESPINHAL (ISNCSCI)

ISCoS — International Spinal Cord Society

Paciente: ____ Data/Hora do exame: ____

Examinador: ____ Assinatura: ____

DIREITO

MOTOR Músculo-chave | SENSITIVO Pontos-chave sensitivos: Toque leve (TL), Estímulo com agulha (EA)

C2, C3, C4

ESD (extremidade superior direita): Flexor do cotovelo C5; Extensor do punho C6; Extensores do cotovelo C7; Flexores dos dedos C8; Abdutores dos dedos T1

T2, T3, T4, T5, T6, T7, T8, T9, T10, T11, T12, L1

Comentários (Ausência de músculo-chave? Razão para NT? Dor? Condição não lesão medular?):

EID (extremidade inferior direita): Flexor do quadril L2; Extensor do joelho L3; Dorsiflexores do tornozelo L4; Extensores do hálux L5; Flexores plantares do tornozelo S1

S2, S3, S4-5

(CAV) Contração anal voluntária? (sim/não)

TOTAL DIREITO (MÁXIMO) (50) (56) (56)

ESQUERDO

SENSITIVO Pontos-chave sensitivos: Toque leve (TL), Estímulo com agulha (EA) | MOTOR Músculo-chave

C2, C3, C4

ESD (extremidade superior esquerda): C5 Flexor do cotovelo; C6 Extensor do punho; C7 Extensores do cotovelo; C8 Flexores dos dedos; T1 Abdutores dos dedos

T2, T3, T4, T5, T6, T7, T8, T9, T10, T11, T12, L1

MOTOR (ESCORE NO VERSO)

0 = Paralisia total
1 = Contração palpável ou visível
2 = Movimento ativo, não vence a gravidade
3 = Movimento ativo contra a gravidade
4 = Movimento ativo, contra alguma resistência
5 = Movimento ativo, contra resistência completa
NT = Não testável
0*, 1*, 2*, 38, 4*, NT* = condição não lesão medular presente.

SENSITIVO (ESCORE NO VERSO)

0 = Ausente; 1 = Alterado; 2 = Normal
NT = Não testável
0*, 1*, NT* = condição não lesão medular presente.

EIE (extremidade inferior direita): L2 Flexor do quadril; L3 Extensor do joelho; L4 Dorsiflexores do tornozelo; L5 Extensores do hálux; S1 Flexores plantares do tornozel

S2, S3, S4-5

(PAP) Pressão anal voluntária? (sim/não)

TOTAL ESQUERDO (MÁXIMO) (56) (56) (50)

ESCORE MOTOR

ESD ☐ +ESE ☐ = ESMS TOTAL ☐ — MAX (25) (25) (50)

EID ☐ + EIE ☐ = EIMS TOTAL ☐ — MAX (25) (25) (50)

TLD ☐ + TLE ☐ = TL TOTAL ☐ — MAX (56) (56) (112)

EAD ☐ + EAE ☐ = EA TOTAL ☐ — MAX (56) (56) (112)

NÍVEIS NEUROLÓGICOS — Passos de 1-6 para classificação no verso

	D	E
1. SENSITIVO		
2. MOTOR		

3. NÍVEL NEUROLÓGICO DA LESÃO (NNL) ☐

4. COMPLETA OU INCOMPLETA ☐ — incompleta = alguma função sensitiva ou motora em S4-5

5. ESCALA DE DEFICIÊNCIA ASIA (AIS) ☐

6. ZONA DE PRESERVAÇÃO PARCIAL (Apenas para lesões com ausência de função sensitiva ou motora em S4-5) — Zonas mais caudais com alguma inervação

	D	E
SENSITIVO		
MOTOR		

Esre formulário pode ser copiado gratuitamente mas não deve ser alterado sem permissão da American Injury Association.

Fig. 49-3. Escala da Associação Americana de Lesão Espinhal (ASIA). (Reproduzido de https://asia-spinalinjury.org/wp-content/uploads/2024/08/Portugese-ASIA-portugues-ISNCSCI-final.pdf)

- Manutenção de exercícios de resistência e treinamento de força.
- Acompanhamento regular pelas equipes que realizou o atendimento do paciente no hospital.[8]

REFERÊNCIAS BIBLIOGRÁFICAS

1. Brouwers E, van de Meent H, Curt A, Starremans B, Hosman A, Bartels R. Definitions of traumatic conus medullaris and cauda equina syndrome: a systematic literature review. Spinal Cord. 2017;55(10):886-90.
2. Quaile A. Cauda equina syndrome — the questions. Int Orthop. 2019;43(4):957-61.
3. Korse NS, Pijpers JA, van Zwet E, Elzevier HW, Vleggeert-Lankamp CLA. Cauda Equina Syndrome: presentation, outcome, and predictors with focus on micturition, defecation, and sexual dysfunction. Eur Spine J. 2017;26(3):894-904.
4. Lavy C, James A, Wilson-MacDonald J, Fairbank J. Cauda equina syndrome. BMJ. 2009;338:b936-b936.
5. Podnar S. Epidemiology of cauda equina and conus medullaris lesions. Muscle Nerve. 2007;35(4):529-31.
6. Thakur JD, Storey C, Kalakoti P, Ahmed O, Dossani RH, Menger RP, et al. Early intervention in cauda equina syndrome associated with better outcomes: a myth or reality? Insights from the Nationwide Inpatient Sample database (2005-2011). Spine J. 2017;17(10):1435-48.
7. Todd N. Guidelines for cauda equina syndrome. Red flags and white flags. Systematic review and implications for triage. Br J Neurosurg. 2017;31(3):336-9.
8. Daniels EW, Gordon Z, French K, Ahn UM, Ahn NU. Review of Medicolegal Cases for Cauda Equina Syndrome: What Factors Lead to an Adverse Outcome for the Provider? Orthopedics. 2012;35(3).

Capítulo 50

Síndrome da abstinência alcoólica

Fernanda Romano | Patrícia Motta Carvalho

INTRODUÇÃO

Os transtornos por uso de substâncias são prevalentes em serviços de emergência gerais, dentre eles os mais frequentes são os transtornos por uso de álcool.

No Brasil, segundo dados do IBGE, 6% da população (11 milhões de pessoas) apresenta transtornos por uso de substâncias considerados graves.[1]

O consumo nocivo do álcool tem relação causal com mais de 200 tipos de doenças e lesões, desde cirrose, neoplasias, hipertensão, acidente vascular cerebral, transtornos mentais e comportamentais até acidentes, traumas, violências e suicídio.[2,3]

Segundo a Organização Mundial da Saúde (OMS), a cada ano, ocorrem 3 milhões de mortes no mundo como consequência do uso nocivo do álcool, o que equivale a 5,3% do total de mortes.[2]

Este capítulo visa abordar as principais condições clínicas relacionadas ao uso do álcool frequentes em serviços de emergência: intoxicação aguda e síndrome de abstinência (incluindo algumas complicações como *delirium tremens*, convulsão e encefalopatia de Wernicke).

INTOXICAÇÃO AGUDA POR ÁLCOOL

A intoxicação aguda caracteriza-se pelo aparecimento de sinais e sintomas específicos relacionados à ingesta recente ou exposição à determinada substância. Frequentemente, existe mais de uma substância envolvida nos quadros de intoxicação aguda.

Conforme as diretrizes da American Psychiatry Association (APA), os objetivos no manejo das intoxicações agudas por substância visam:

- Promover e garantir um ambiente seguro e monitorado para os pacientes gravemente intoxicados, diminuindo os estímulos externos.
- Identificar quais as substâncias foram utilizadas, doses, vias de administração, tempo desde a última dose e, se o nível de intoxicação está aumentando ou diminuindo.
- Remover as substâncias do corpo (caso o tempo de ingesta seja recente e não haja contraindicação, por lavagem gástrica e/ou carvão ativado, ou por aumento da taxa de excreção).
- Reverter os efeitos da substância pela administração de antagonistas, quando houver, visando deslocar os receptores.

- Promover suporte clínico adequado para estabilizar os efeitos físicos da substância (p. ex., usar medicamentos para manter pressão sanguínea em níveis satisfatórios).[4]

Vale ressaltar que a prevenção da reexposição é um fator extremamente importante no manejo das intoxicações e para isso, muitas vezes, torna-se necessário a avaliação psiquiátrica.

A apresentação clínica da intoxicação alcoólica aguda é bastante variada e os seus sintomas estão diretamente relacionados ao nível de álcool no sangue (Quadro 50-1). Outros fatores também podem influenciar no quadro como o nível de tolerância desenvolvido pelo indivíduo previamente, a velocidade de ingesta do álcool, o estado alimentar do paciente e fatores ambientais. Os sintomas podem evoluir de um quadro de leve excitação e euforia, com alterações da atenção e da coordenação para tontura, náuseas e vômitos, ataxia, confusão e amnésia, podendo chegar a graus variados de anestesia, como estupor e coma.

A intoxicação aguda por álcool é autolimitada, pois a taxa de eliminação do álcool pelo organismo gira em torno de 10 a 30 mg% por hora. Desta maneira, o tratamento para intoxicação por álcool está direcionado a preservação da função respiratória e cardiovascular até que os níveis de álcool no sangue diminuam para uma faixa mais segura.[5] Assim, na maioria dos casos assegurar um ambiente tranquilo e livre de estímulos, com monitoramento dos sinais vitais é o suficiente para tratar o quadro de intoxicação.

Um exame físico detalhado deve ser realizado logo na entrada do paciente no serviço de emergência com o intuito de avaliar e identificar sinais de complicações (p. ex., crises hipertensivas, broncoaspiração, traumas cranioencefálicos) e de cronicidade (desnutrição, infecções, hepatomegalia). Nestes casos, exames complementares devem ser solicitados.

Quadro 50-1. Níveis plasmáticos de álcool (mg%) e a fenomenologia associada*

0,03	Euforia/Excitação
	Alterações leves de atenção
0,05	Alterações leves de coordenação
0,1	Ataxia
	Diminuição da reatividade a estímulos
	Incoordenação motora
0,2	Confusão
	Diminuição da concentração
	Náuseas de vômitos
0,3	Hipotermia
	Disartria
	Amnésia
≥ 0,4**	Anestesia
	Coma***
	Morte

* A velocidade da ingesta, ingestão prévia de alimentos, fatores ambientais e o desenvolvimento de tolerância aos efeitos do álcool interferem nessa relação.

** Entre 0,6 a 0,8 mg% a intoxicação alcóolica é frequentemente fatal.

*** Quadro Clínico Habitual: hipotermia, FR superficial, reflexos diminuídos ou aumentados, palidez cutânea, retenção ou incontinência urinária.

Fonte: Ribeiro et al. 2006.

A administração de soro fisiológico intravenoso está indicada quando ocorrer quadro de desidratação e, a de glicose hipertônica só se justifica se o paciente estiver hipoglicêmico.[6] Em casos de reposição de glicose, preceder com a administração de tiamina (300 mg intramuscular ou intravenosa) para prevenir a ocorrência de encefalopatia de Wernicke em pacientes usuários crônicos.[7]

Em casos de agitação psicomotora, dar preferência para administração de antipsicóticos de alta potência como o haloperidol na dose de 5 mg intramuscular, podendo ser repetido em intervalos de 30 minutos, até sedação (não ultrapassar dose máxima de 30 mg). Medicações com efeito sedativo importante como os benzodiazepínicos e anti-histamínicos (prometazina) devem ser evitadas.

SÍNDROME DE ABSTINÊNCIA DO ÁLCOOL

A síndrome de abstinência do álcool (SAA) caracteriza-se por um conjunto de sinais e sintomas que tem início algumas horas (4 a 6 horas) após a diminuição ou interrupção do consumo de álcool, em indivíduos usuários crônicos. É um indicador da dependência alcoólica e seu curso é autolimitado, apresentando duração de 5 a 7 dias.[8,9]

Os sintomas ocorrem devido a um fenômeno de neuroadaptação no sistema nervoso central secundário a exposição crônica ao etanol. Entre as alterações neurofisiológicas presentes estão: hiperatividade noradrenérgica, hipoatividade dopaminérgica, hipoatividade gabaérgica, hiperatividade glutamatérgica e aumento da densidade de canais de cálcio tipo L (Fig. 50-1).[10,11]

O quadro clínico inclui sintomas disautonômicos, psiquiátricos, motores e de hipervigilância. Entre os mais comuns estão: tremores, taquicardia, náusea e vômitos, sudorese, ansiedade, inquietação, agitação psicomotora, insônia, fraqueza e mal-estar, cefaleia, alucinações e convulsões. Também pode ocorrer hipertermia, midríase, diarreia, disartria, hiperreflexia, ataxia, disforia, delírio, desinibição, confusão, desorientação em tempo e espaço (Quadro 50-2).[9,11,12] O tempo de curso da evolução dos sintomas da síndrome de abstinência alcoólica está representado na Figura 50-2.

Quadro 50-2. Sinais e sintomas da SAA

Sinais	Sintomas
Elevação da pressão arterial	Ansiedade
Taquicardia	Insônia
Elevação da temperatura corporal	Ilusões
Sudorese	Alucinações
Tremores de corpo e de extremidades	Ideias paranoides
Pupilas dilatadas	Náusea
Desorientação	Irritabilidade
Hiperexcitação	
Estado de mal epilético	

Fonte: Adaptado de Miller NS, Gold M.1998.

A gravidade dos sintomas e a resposta ao tratamento podem ser mensuradas pela Clinical Institute Withdrawal Assessment for Alcohol, Revised – CIWA-Ar (Anexo 50-1).[14] Escores de 0 a 9 indicam quadro leve, de 10 a 19: moderado e acima de 19: grave.

A avaliação do paciente deve contar com anamnese detalhada, incluindo padrão de consumo recente e investigação de fatores preditores de

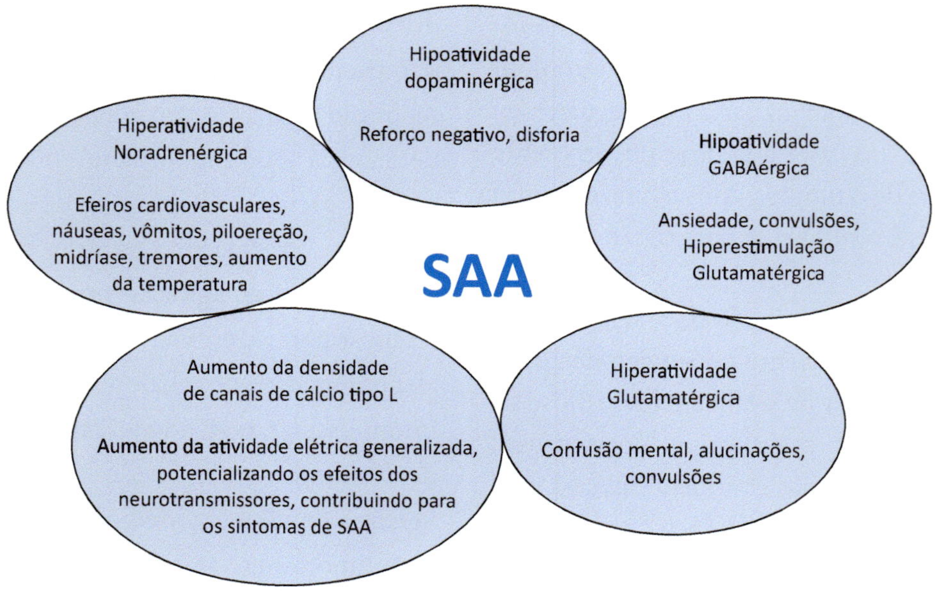
Hipoatividade
dopaminérgica
Reforço negativo, disforia
Hiperatividade
Noradrenérgica
Efeiros cardiovasculares, náuseas, vômitos, piloereção, midríase, tremores, aumento da temperatura
Hipoatividade
GABAérgica
Ansiedade, convulsões, Hiperestimulação Glutamatérgica
SAA
Aumento da densidade de canais de cálcio tipo L
Aumento da atividade elétrica generalizada, potencializando os efeitos dos neurotransmissores, contribuindo para os sintomas de SAA
Hiperatividade
Glutamatérgica
Confusão mental, alucinações, convulsões

Fig. 50-1. Bases biológicas dos sinais e sintomas da SAA. (Fonte: Adaptada de Laranjeira R, et al. 2000.)

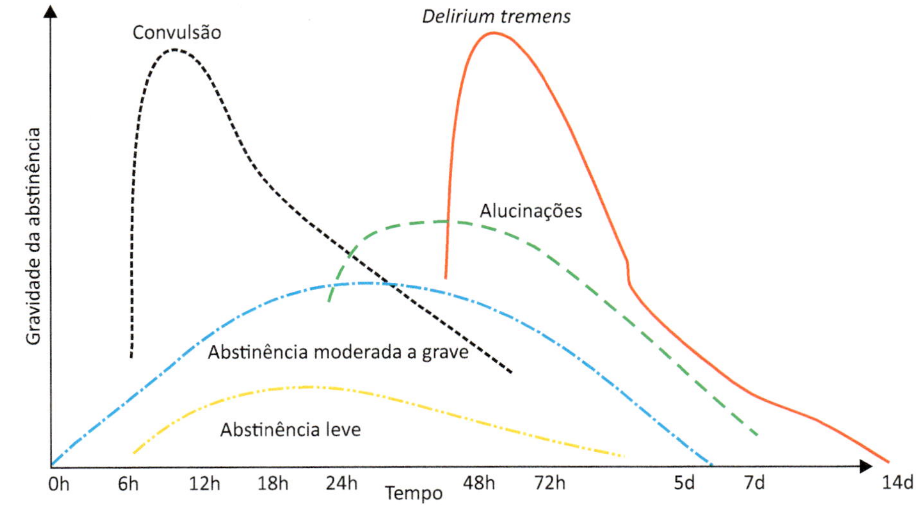

Fig. 50-2. Tempo de duração dos sintomas da SAA.[13] (*Fonte: A*daptada de Haber P, et al. 2009.

gravidade como história pregressa de síndrome de abstinência grave, uso de sedativos, presença de comorbidades e idade avançada. Também se faz necessária a realização de exame físico e exames laboratoriais de rotina (hemograma, Na, K, Ca, Mg, glicemia, ureia, creatinina, transaminase glutâmico-oxalacética, transaminase glutâmico-pirúvica, tempo de protrombina, tempo de tromboblastina parcial ativada, proteínas totais e frações, urina I, Raio X de tórax e eletrocardiograma).

O tratamento ocorrerá de acordo com a gravidade do quadro.

- *Síndrome de abstinência leve/moderada:*
  - o Inquietação, tremores finos de extremidades, sudorese discreta, cefaleia, náusea sem vômitos, ausência de alteração da sensopercepção.
  - o Orientado em tempo-espaço, contato e juízo de realidade preservados, leve ansiedade, sem episódios de heteroagressividade.
  - o Rede social mantida.
  - o Ausência de complicações clínicas.
- *Síndrome de abstinência grave:*
  - o Agitação psicomotora, tremores generalizados, sudorese intensa, cefaleia, náusea e vômitos, quadros epileptiformes agudos ou descritos na história pregressa, sensibilidade visual intensa.
  - o Desorientado em tempo e espaço, contato e juízo de realidade comprometidos, ansiedade intensa, história de auto ou heteroagressividade, presença de delírios e alucinações.
  - o Rede de apoio comprometida ou inexistente, funcionalidade prejudicada.
  - o Presença de comorbidades detectadas no exame.

Todos os pacientes devem receber tiamina 300 mg intramuscular por 7 a 15 dias e, posteriormente, a suplementação deve ser mantida por via oral.

Os quadros de abstinência leve e moderada podem ser tratados de forma ambulatorial ou em regime de internação domiciliar. Intervenções não farmacológicas para o cuidado desses pacientes incluem: dieta leve, hidratação adequada, local calmo, confortável, com poucos estímulos e supervisão familiar. Os pacientes com quadro grave devem ser tratados em regime de internação hospitalar. O paciente deverá permanecer em repouso, em ambiente com poucos estímulos, com dieta leve ou em jejum.[6,15]

O tratamento farmacológico mais amplamente utilizado são os benzodiazepínicos. A sua utilização deve-se basear na necessidade de cada paciente. Pacientes com quadros leves podem não necessitar de medicação. Se os sintomas forem mais intensos, administrar: diazepam 20 mg/dia via oral (VO) ou clordiazepóxido até 100 mg/dia ou lorazepam 2 a 4 mg/dia VO (em caso de hepatopatias graves). A dose deve ser reduzida gradualmente ao longo de uma semana. Ocorrendo evolução desfavorável ou recaída, o tratamento deve ser revisto. Em casos graves, em ambiente hospitalar, o paciente receberá 10 a 20 mg/hora de diazepam VO ou clordiazepóxido 50 a 100 mg/hora VO ou lorazepam 2 a 4 mg/hora VO até sedação leve. Altas doses podem ser necessárias nas primeiras 24 horas. A dose eficaz obtida deve ser dividida em 3 a 4 administrações ao dia e reduzida ao longo de sete dias.[11,16]

COMPLICAÇÕES ASSOCIADAS À SÍNDROME DE ABSTINÊNCIA

Delirium Tremens

Ocorre em aproximadamente 5% dos pacientes e caracteriza-se por forma grave de abstinência. Tem início após cerca de 72 horas do último consumo de álcool e duração de 2 a 3 dias (Quadro 50-3),[17] embora possa persistir por mais tempo em casos mais severos. Os sinais e sintomas incluem: confusão mental, taquicardia, hipertensão, hipertermia, agitação psicomotora, diaforese, alteração de nível de consciência, desorientação temporoespacial, alteração na memória, alucinações, delírios e estreitamento do campo vivencial. A internação hospitalar está sempre indicada. O tratamento medicamentoso consiste no uso de benzodiazepínicos como na síndrome de abstinência grave. Para controle da agitação e dos fenômenos alucinatórios podem ser utilizados o haloperidol 2,5 a 5 mg e a olanzapina 5 a 10 mg via oral ou intramuscular.[18,19]

Convulsões

As convulsões decorrentes da síndrome de abstinência do álcool tipicamente ocorrem de 6 a 48 horas após o último consumo da bebida.[17] São usualmente tônico-clônicas generalizadas. Em casos mais graves podem ocorrer mesmo que o paciente ainda esteja em vigência do efeito da substância. Outras causas de convulsões podem ocorrer nesses pacientes e devem ser investigadas, como infecciosas, traumáticas, metabólicas, neoplásicas e cerebrovasculares. O diagnóstico não deve ser assumido caso o paciente não tenha feito uso recente de álcool ou não tenha outras características de abstinência alcoólica; tenha início da crise focal, duas ou mais crises sucessivas, não tenha história prévia de convulsão, tenha característica ou suspeita de outras causas (TCE, infecção, neoplasia etc.). O tratamento é feito com diazepam 10 a 30 mg via oral ou diazepam 10 mg endovenoso durante a crise.[8,19] O uso da fenitoína para controle de crises convulsivas da SAA não está indicado.[5,11,20]

Quadro 50-3. Tempo para aparecimento dos sintomas da SAA[22]

Sintomas	Tempo de aparecimento após cessar o uso do àlcool
Abstinência leve: insônia, tremor, leve ansiedade, sintomas gastrointestinais, cefaleia, diaforese, taquicardia, anorexia	6 a 36 horas
Convulsão: convulsão tônico-clônica generalizada	6 a 48 horas
Alucinose alcoólica: visual, auditiva ou tátil	12 a 48 horas
Delirium tremens: alucinações (predominantemente visuais), desorientação, taquicardia, hipertensão, febre, sudorese, agitação	48 a 96 horas

Fonte: Adaptado de Hoffman RS, Weinhouse GL. 2022.

Encefalopatia de Wernicke (EW)

Condição neurológica progressiva causada por deficiência de tiamina (vitamina B1). Pode ocorrer em qualquer condição de carência nutricional, como ocorre em pacientes com uso crônico de álcool.

A tríade clássica inclui oftalmoplegia/nistagmo, ataxia e confusão mental, mas está presente em cerca de um terço dos pacientes apenas.[7] EW tem uma mortalidade associada de 20%, com 75% desenvolvendo uma síndrome amnésica grave permanente (encefalopatia de Korsokoff).[21] Pacientes com suspeita de EW requerem administração parenteral imediata de tiamina. Recomenda-se a dose de 500 mg de tiamina IV infundido durante 30 minutos, três vezes ao dia, por dois dias consecutivos e, havendo melhora, a dose deve ser reajustada para 250 mg IV ou IM uma vez diariamente por mais cinco dias.[22]

REFERÊNCIAS BIBLIOGRÁFICAS

1. IBGE – INSTITUTO Brasileiro de Geografia e Estatística. Censo populacional 2004 [citado 22 jun 2010]. Disponível em: http://www.ibge.gov.br/.
2. World Health Organization. Global status report on alcohol and health 2014 [Internet]. Geneva: World Health Organization; 2014 [cited 2015 Jan 12]. Available from: http://apps.who.int/iris/bitstream/10665/112736/1/9789240692763_eng.pdf?ua=1
3. Rehm J. The risks associated with alcohol use and alcoholim. Alcohol Res Health. 2011;34(2):135-43.
4. American Psychiatric Association. Practice guideline for the treatment of patients with substance use disorders, 2nd edition. In American Psychiatric Association Practice Guidelines for the Treatment of Psychiatric Disorders: Compendium 2006. Arlington, VA: American Psychiatric Association; 2006. [cited 2010 apr 28]. Available from: http://www.psych.org/psych_pract/treatg/pg/SUD2ePG_04-28-06.pdf
5. Souza DN, Ratto LRC. Álcool e drogas: intoxicações agudas e abstinência. In: Golin V, Sprovieri SRS. Condutas em urgência e emergências para o clínico. 2 ed. São Paulo: Atheneu; 2012. p. 483-89.
6. Aoki OS. Emergências relacionadas ao álcool. In: Cordeiro DC, Baldaçara L. Emergências psiquiátricas. São Paulo: Roca; 2007. p. 137-53.
7. Chamorro AJ, Rosón-hernández B, Medina-García JÁ, et al.Differences Between Alcoholic and Nonalcoholic Patients With Wernicke Encephalopathy: A Multicenter Observation Study. Mayo Clin Proc 2017; 92:899.
8. Neury José Botega. Prática psiquiátrica no hospital geral interconsulta e emergência. Porto Alegre: Artmed; 2007.
9. American Psychiatric Association. Manual diagnóstico e estatístico de transtornos mentais: DSM-5. 5 ed. Porto Alegre: Artmed; 2014.
10. Airagnes G, Ducoutumany G, Laffy-Beaufils B, Le Faou A-L, Limosin F. Alcohol withdrawal syndrome management: Is there anything new? La Revue de Médecine Interne. 2019 Jun;40(6):373-9.
11 Laranjeira R, Nicastri S, Jerônimo C, Marques AC, et al. Consenso sobre síndrome de abstinência do álcool (SAA) e seu tratamento. Ver Bras Psiquiatr. 2000;22(2):62-71.
12. Miller NS, Gold MS. Management of withdrawal syndromes and relapse prevention in drug and alcohol dependence. Am Fam Physician. 1998;58:139-46.
13. Haber NL, Proude E, Lopatko O. Guidelines for the Treatment of Alcohol Problems. Ch. 5. Sydney, NSW: Ageing DoHa; 2009. Alcohol withdrawal management.
14. Sullivan JT, Sykora K, Schneiderman J, Naranjo CA, Sellers EM. Assessment of alcohol withdrawal: The revised clinical institute withdrawal assessment for alcohol scale (CIWA-Ar). Br J Addict. 1989;84:1353-7.
15. Diehl A, Cordeiro DC, Laranjeira R. Tratamentos farmacológicos para dependência química – da evidência científica à prática clínica. São Paulo: Artmed; 2010.
16. Mirijello A, D'Angelo C, Ferrulli A, Vassallo G, Antonelli M, Caputo F, et al. Identification and Management of Alcohol Withdrawal Syndrome. Drugs. 2015 Feb 10;75(4):353–65.
17. Hoffman RS, Weinhouse GL. (2022). Management os moderate and severe alcohol withdrawal syndromes. In S. J Traub (Ed.), UpToDate. Acessado em janeiro 6, 2023, por www.uptodate.com/contents/ management-of-moderate-and-severe-alcohol-withdrawal-syndromes/print?
18. Connor JP, Haber PS, Hall WD. Alcohol use disorders. The Lancet. 2016 Mar;387(10022):988-98.
19. Haber P, Australia. Department Of Health And Ageing. Guidelines for the treatment of alcohol problems. Canberra: Dept. Of Health And Ageing; 2009.
20. Rathlev NK, D'Onofrio G, Fish SS et al. The lack of efficacy of phenytoin in the prevention of recurrent alcohol-related seizures. Ann Emerg Med. 1994;23:513.
21. Thomson AD, Marshall EJ. The natural history and pathophysiology of Wernicke's Encephalopathy and Korsakoff's Psychosis. Alcohol Alcohol. 2006;41:151-8.
22. Cook CC, Hallwood PM, Thomson AD. B Vitamin deficiency and neuropsychiatric syndromes in alcohol misuse. Alcohol Alcohol. 1998; 33:317-36.

ANEXO

Anexo 50-1. Clinical Institutes Withdrawal Assessment-Alcohol Revised (CIWA-Ar) scale. (Fonte: Adaptado de Sullivan JT, et al.1989.)

Clinical Institute Withdrawal Assessment for Alcohol, Revised (CIWA – Ar)

Nome:	Data:
Pulso ou FC:	Hora:

1- Você sente um mal-estar no estômago (enjoo)? Você tem vomitado? ☐

- 0 Não
- 1 Náusea leve e sem vômito
- 4 Náusea recorrente com ânsia de vômito
- 7 Náusea constante, ânsia de vômito e vômito

2- Tremor com os braços estendidos e os dedos separados: ☐

- 0 Não
- 1 Não visível, mas sente
- 4 Moderado, com os braços estendidos
- 7 Severo, mesmo com os braços estendidos

3- Sudorese: ☐

- 0 Não
- 4 Facial
- 7 Profusa

4- Tem sentido coceiras, sensação de insetos andando no corpo, formigamentos, pinicações? ☐
Código da questão 8

5- Você têm ouvido sons a sua volta? Algo pertubador, sem detectar nada por perto? ☐
Código da questão 8

6- As luzes tem parecido muito brilhantes? De cores diferentes? Incomodam os olhos? Você tem visto algo que tem lhe perturbado? Você tem visto coisas que não estão presentes? ☐

- 0 Não
- 1 Muito leve
- 2 Leve
- 3 Moderado
- 4 Alucinações moderadas
- 5 Alucinações graves
- 6 Extremamente graves
- 7 Contínua

7- Você se sente nervoso(a)? (observação) ☐

- 0 Não
- 1 Muito leve
- 4 Leve
- 7 Ansiedade grave, um estado de pânico, semelhante a um episódio psicótico agudo?

8- Você sente algo na cabeça? Tontura, dor, apagamento? ☐

- 0 Não
- 1 Muito leve
- 2 Leve
- 3 Moderado
- 4 Muito grave
- 5 Grave
- 6 Moderado/grave
- 7 Extremamente grave

9- Agitação: (observação) ☐

- 0 Normal
- 1 Um pouco mais que a atividade normal
- 4 Moderadamente
- 7 Constante

10- Que dia é hoje? Onde você está? Quem sou eu? (observação) ☐

- 0 Orientado
- 1 Incerto sobre a data, não responde seguramente
- 2 Desorientado com a data, mas não mais do que 2 dias
- 3 Desorientado com a data, com mais de 2 dias
- 4 Desorientado com o lugar e pessoa

Escore ☐

Capítulo 51

Intoxicações exógenas

Luísa Carvalho Higa | Ricardo Kazuhiro Aoki

INTRODUÇÃO

A intoxicação em adultos usualmente está relacionada ao uso de medicamentos, seja por *overdose*, uso inadequado ou pelos seus efeitos colaterais. As drogas mais frequentemente envolvidas são analgésicos (15%), antidepressivos (11%) e opioides (10%), sendo esta última substância responsável por 68% dos óbitos causados por intoxicações no ano de 2017 nos EUA.[1] Nos últimos 10 anos os casos de intoxicação por antidepressivos foram os que apresentaram aumento mais expressivo de casos com desfechos mais graves (5,30%/ano).

As intoxicações exógenas, acidentais ou incidentais, são causas importantes de internações nos departamentos de emergência e correspondem à principal causa de morbidade e mortalidade no mundo.[1] No ano de 2021 nos Estados Unidos foram registrados 5,701 casos por dia nos centros de referência.[2] No Brasil, no mesmo ano, foram notificados 148.032 casos, dos quais 7.737 na cidade de São Paulo.[3] Tendo em vista o grande número de episódios e sua gravidade, é de suma importância o conhecimento sobre as principais intoxicações e sua condução na sala de emergência.

MANEJO INICIAL

Pela alta morbidade e mortalidade, todos os pacientes com suspeita de intoxicação exógena devem ser encaminhados à sala de emergência e manejados como graves, ainda que oligossintomáticos.[4]

O atendimento inicial é composto pela obtenção e estabilização de sinais vitais, com realização de exame físico e de história clínica concomitantemente, para rápida formulação de hipóteses diagnósticas e estabelecimento de tratamento adequado. Na história clínica e anamnese, deve-se avaliar as possíveis drogas utilizadas, sua dose, via de administração e tempo entre exposição e entrada no serviço. A obtenção dessas informações pode ser difícil, pois os pacientes muitas vezes apresentam alteração do nível de consciência. Nesses casos, devemos utilizar a história coletada de conhecidos ou familiares presentes, além de quaisquer outros dados presentes no exame físico.[1,4] Ele irá fornecer os dados mais valiosos para criarmos hipóteses sobre quais drogas foram consumidas, podendo dividir as síndromes apresentadas pelos pacientes em três principais grupos: excitatórias (substâncias simpatomiméticas, anticolinérgicas e alucinógenas), inibitórias (colinérgicas, sedativos hipnóticos e opioides) e mistas (tricíclicos e tetracíclicos).[1]

Simultaneamente à obtenção de história clínica e exame físico, a aferição de sinais vitais é essencial para identificar medidas a serem tomadas de forma imediata para estabilização clínica do paciente. A avaliação inicial deve seguir a ordem ABCDE utilizada para pacientes graves, priorizando as condições que podem levar ao óbito.[1,4]

TRATAMENTO E MEDIDAS DE SUPORTE

Inicialmente deve ser assegurada proteção de vias aéreas, com oxigenoterapia suplementar caso haja dessaturação e intubação orotraqueal se risco de broncoaspiração ou insuficiência respiratória. Caso haja sinais de desidratação realizar expansão volêmica, e se hipotensão persistente iniciar drogas vasoativas.[4,5] Glicose a 50% pode ser administrada em casos de hipoglicemia severa com alteração do nível de consciência. Devem ser excluídos e corrigidos distúrbios metabólicos secundários que justifiquem o quadro.[5]

O papel da descontaminação gastrointestinal é incerto, pela mínima evidência de seus benefícios, além do risco de complicações como aspiração, laringoespasmo ou redução da absorção de antídotos administrados via oral. O carvão ativado, com menos de 1 hora de ingestão de droga de abuso, pode ser oferecido se o paciente não apresentar contraindicações. Ambos são contraindicados em pacientes com incapacidade de proteção de vias aéreas ou risco de obstrução intestinal.[1,5]

Caso presentes, as convulsões induzidas por intoxicação devem ser tratadas com benzodiazepínicos endovenosos nas doses usuais. Não há papel na administração de fenitoína no tratamento de crises convulsivas por intoxicação, podendo piorar a toxicidade. A agitação também deve ser controlada com benzodiazepínicos. Agentes antipsicóticos podem ser utilizados como segunda linha com atenção a seus efeitos colaterais como efeitos extrapiramidais.[5] Se hipertermia estiver presente, devem ser realizadas técnicas de resfriamento como soro gelado e colocação de recipientes com gelo em axilas.[1,5]

Em um segundo momento, exames laboratoriais e eletrocardiograma devem ser realizados, além de exames de imagem como radiografia para visualização de cápsulas ou materiais radiodensos. Exame toxicológico de urina pode ser solicitado, especialmente na suspeita de intoxicação por acetaminofeno e salicilato, pois os sintomas e sinais são tardios e os antídotos têm boas evidências de tratamento.[5]

Os casos de intoxicações exógenas são de notificação compulsória e em caso de dúvida com relação ao agente intoxicante e tratamento entrar em contato com o centro de intoxicação da região.[11]

ANTICOLINÉRGICOS

- *Mecanismo de ação:* antagonizam os efeitos da acetilcolina por ligação com receptores muscarínicos presentes no sistema nervoso central, coração, musculatura lisa e glândulas exócrinas.[6] Exemplos: atropina, biperideno, escopolamina e antidepressivos tricíclicos.
- *Quadro clínico*: sintomas neurológicos: sonolência, midríase, confusão mental e alucinações, até convulsões e coma.[6,7]
- *Outros sintomas:* hipertermia, boca seca, taquicardia, retenção urinária e anidrose.[6,7]
- *Tratamento:* medidas de suporte além da fisostigmina, caso estejam presentes sintomas centrais importantes e desde que não haja contraindicações como alterações eletrocardiográficas, crises convulsivas e ingestão de antidepressivos tricíclicos associada. A dose preconizada é de 1 a 2 mg por via IV em 2 a 5 minutos, podendo ser repetida após 40 minutos se necessário. A medicação, entretanto, não está disponível no Brasil.[6,7]

ANTIDEPRESSIVOS TRICÍCLICOS E TETRACÍCLICOS

- *Mecanismo de ação*: atuam em diversos receptores no organismo, gerando antagonismo colinérgico, bloqueio alfa-adrenérgico, inibição da recaptação da noradrenalina, serotonina e dopamina, bloqueio de canais de sódio e potássio e depressão respiratória e do sistema nervoso central (SNC). Assim, na intoxicação o paciente apresentará uma ampla gama de sinais e sintomas.[6] Exemplos: amitriptilina, clomipramina, nortriptilina, imipramina.

- *Quadro clínico:* sintomas neurológicos – sedação e coma pela atividade anticolinérgica, midríase além de ataxia, nistagmo e mioclonias. Frequentemente ocorrem hipertonia e hiperreflexia com Babinski, sendo que em pacientes comatosos reflexos profundos podem estar abolidos.[6,8]
- *Outros sintomas:* taquicardia e hipertensão por ação anticolinérgica e inibição da recaptação de catecolaminas, depressão miocárdica e distúrbios da condução cardíaca por bloqueio dos canais de sódio.[6,8]
- *Exames complementares:* pode ocorrer hipocalemia, acidose metabólica e aumento de creatinoquinase. Alterações eletrocardiográficas incluem prolongamento de intervalo PR, QRS e QT e bloqueio atrioventricular. QRS prolongado é um preditor de crises convulsivas e arritmias ventriculares.[6-8]
- *Tratamento:* além das medidas de suporte, caso haja aumento do intervalo QRS > 100 ms ou arritmias ventriculares, está indicada administração de bicarbonato de sódio. A dose preconizada é de 1-2 mEq/Kg IV em *bolus* e nova dose após 5 minutos se necessário objetivando pH entre 7,45 e 7,55. São contraindicados para arritmias antiarrítmicos das classes IA, IC e III (procainamida, amiodarona).[1,6,8]

SÍNDROME SEROTONINÉRGICA

- *Mecanismo de ação:* inibição da recaptação da serotonina do sistema nervoso central e periférico.[6] Exemplos: fluoxetina, paroxetina, escitalopram, citalopram e sertralina.
- *Quadro clínico:* sintomas neurológicos: pupilas midriáticas, alteração do nível de consciência com agitação, delírio e alucinações além de tremores, mioclonias, hiperreflexia e convulsão.[6,8]
- *Outros sintomas:* sintomas disautonômicos como febre, taquicardia, hipertensão e vômitos.[6,8]
- *Tratamento:* realizar medidas de suporte e descontaminação com carvão ativado e lavagem gástrica. Não existe antídoto até o momento.[6,8]

SÍNDROME SIMPATOLÍTICA

- *Mecanismo de ação:* agem liberando adrenalina, noradrenalina e dopamina no sistema nervoso central e periférico.[6] Exemplos: anfetaminas.
- *Quadro clínico:* sintomas neurológicos – tremor, agitação e midríase. [6,8]
- *Outros sintomas:* taquicardia, hipertensão, dor torácica, hipertemia, sudorese, dor abdominal.[6,8]
- *Tratamento*: realizar medidas de suporte, lavagem gástrica e carvão ativado. Até o momento não existe antidoto.[6,8]

OPIOIDES E OPIÁCEOS

- *Mecanismo de ação:* agem nos diversos receptores opiáceos: Mu1, Mu2, Kappa 1 e Kappa 2 .[6] Exemplos: codeína, oxicodona, morfina, metadona, tramal, fentanil.
- *Quadro clínico:* sintomas neurológicos – sonolência, coma, miose.[6,8]
- *Outros sintomas:* depressão respiratória, bradicardia, hipotensão, dismotilidade intestinal, prurido.[6,8]
- *Tratamento:* realizar medidas de suporte. Utilizado com antídoto a naloxona, in-

dicada em depressão respiratória na dose de 0,4-2 mg com intervalo de 3 minutos, na dose máxima de 10 mg, por via endovenosa, intramuscular, nasal, traqueal ou subcutânea.[6,8,9]

SEDATIVOS HIPNÓTICOS

- *Mecanismo de ação:* agonismo aos receptores GABA provocando hiperpolarização da membrana e diminuindo a hiperexcitabilidade neuronal, resultando em depressão generalizada dos reflexos da medula e do sistema ativador reticular.[6] Exemplos: benzodiazepinicos: diazepam, alprazolam, midazolam e não benzodiazepinicos zolpidem.
- *Quadro clínico*: sintomas neurológicos – sonolência, sedação e coma com depressão respiratória.[6,8]
- *Outros sintomas:* hipotensão e hipotermia.[6,8]
- *Tratamento:* medidas de suporte além da administração de fllumazenil. Indicada principalmente em intoxicações graves com depressão respiratória. A dose inicial é de 0,1 a 0,2 mg IV em 15 a 30 segundos e repetida conforme a necessidade até a quantidade máxima de 1 mg. É contraindicado nas ingestões concomitantes de substâncias que diminuem o limiar para convulsão, como os antidepressivos tricíclicos. Usuários crônicos de benzodiazepínicos podem desenvolver síndrome de abstinência, sendo importante atentar-se a sinais sugestivos.[6,8,10]

REFERÊNCIAS BIBLIOGRÁFICAS

1. Rhyee HS. General approach to drug poisoning in adults. In: Post TW (ed.). UpToDate. Waltham, MA: UpToDate Inc. http://www.uptodate.com. Acesso em: 26 jan 2023.
2. Gummin DD, Mowry JB, Beuhler MC, Spyker DA, Rivers LJ, Feldman R, et al. 2021 Annual Report of the National Poison Data System© (NPDS) from America's Poison Centers: 39th Annual Report. Clinical Toxicology. 2022 Dec 2;60(12):1381-643.
3. Doenças e Agravos de Notificação – 2007 em diante (SINAN) – DATASUS [Internet]. Available from: https://datasus.saude.gov.br/acesso-a-informacao/doencas-e-agravos-de-notificacao-de-2007-em-diante-sinan/
4. Velasco IT, Brandão Neto RA, Souza HP, Marino LO, Marhini JF, Alencar JC (editores). Medicina de emergência: abordagem prática. 13. ed. Barueri: Manole; 2019.
5. Greene, Shaum. General management of poisoned patients. In: Tintinalli JE. Tintinalli emergency medicine.McGraw-Hill; 2016.
6. Hernandez EMM, Rodrigues RMR, Torres TM (orgs.). Manual de toxicologia clinica: orientações para assistência e vigilância das intoxicações agudas. São Paulo:Secretaria Municipal da Saúde; 2017. 465 p.
7. Su MK. Anticholinergic poisoning. In: Post TW (ed.). UpToDate. UpToDate Inc. http://www.uptodate.com. Acesso em: 26 jan 2023.
8. TOXBASE - poisons information database for clinical toxicology advice [Internet]. Toxbase.org. 2020. Available from: https://www.toxbase.org/
9. Stolbach A. Acute opioid intoxication in adults In: Post TW (ed.). UpToDate. UpToDate Inc. http://www.uptodate.com. Acesso em: 26 jan 2023.
10. Greller H. Benzodiazepine poisoning and withdrawal In: Post TW (ed.). UpToDate. UpToDate Inc. http://www.uptodate.com. Acesso em: 26 jan 2023.
11. Brasil. Ministério da Saúde. Secretaria de Vigilância em Saúde. Departamento de Vigilância em Saúde Ambiental e Saúde do Trabalhador. Instruções para preenchimento da Ficha de Investigação de Intoxicação Exógena Sinan – Sistema de Informação de Agravos de Notificação [recurso eletrônico] / Ministério da Saúde, Secretaria de Vigilância em Saúde, Departamento de Vigilância em Saúde Ambiental e Saúde do Trabalhador. – Brasília: Ministério da Saúde, 2018. p. 42.

Capítulo 52

Morte encefálica

Francisco Tomaz Meneses de Oliveira

Protocolo de morte encefálica: abordagem prática dos pontos principais relacionados à abertura do protocolo e preenchimento do termo de declaração de morte encefálica.

PRÉ-REQUISITOS PARA ABERTURA DO PROTOCOLO DE MORTE ENCEFÁLICA

Segundo a resolução 2173, de 2017 do Conselho Federal de Medicina, "os procedimentos para determinação de morte encefálica (ME) devem ser iniciados em todos os pacientes que apresentem coma não perceptivo, ausência de reatividade supraespinhal e apneia persistente, e que atendam a todos os seguintes pré-requisitos (Quadro 52-1):

- Presença de lesão encefálica de causa conhecida, irreversível e capaz de causar morte encefálica.
- Ausência de fatores tratáveis que possam confundir o diagnóstico de morte encefálica.
- Tratamento e observação em hospital pelo período mínimo de seis horas. Quando a causa primária do quadro for encefalopatia hipóxico-isquêmica, esse período de tratamento e observação deverá ser de, no mínimo, 24 horas.
- Temperatura corporal (esofagiana, vesical ou retal) superior a 35°C, saturação arterial de oxigênio acima de 94% e pressão arterial sistólica maior ou igual a 100 mmHg ou pressão arterial média maior ou igual a 65 mmHg para adultos, ou conforme a tabela específica para menores de 16 anos".

TESTES CLÍNICOS E TESTES COM EXAMES COMPLEMENTARES

É obrigatória a realização mínima de:

- Dois exames clínicos que confirmem o coma não perceptivo e ausência de função do tronco encefálico.
- Teste de apneia que confirme ausência de movimentos respiratórios após estimulação máxima dos centros respiratórios
- Exame complementar que comprove ausência de atividade encefálica.

Cada exame clínico deve ser realizado por um médico diferente. Este deve possuir no mínimo um

Quadro 52-1. Análise comparativa das principais modificações entre as duas últimas normativas do Conselho Federal de Medicina referente ao protocolo de morte encefálica (1997 e 2017)

Resolução do Conselho Federal de Medicina número 1.480, de 1997.	Resolução do Conselho Federal de Medicina número 2.173, de 2017.
Parâmetros clínicos exigidos para abertura do protocolo de morte encefálica (1997) Coma aperceptivo com ausência de atividade motora supraespinhal e apneia.	Parâmetros clínicos exigidos para abertura do protocolo de morte encefálica (2017) Coma não perceptivo, ausência de reatividade supraespinhal, apneia persistente, lesão encefálica de causa conhecida, irreversível e capaz de causar a morte encefálica, ausência de fatores tratáveis que possam confundir o diagnóstico de morte encefálica, tratamento e observação em hospital pelo período mínimo de seis horas. Quando a causa primária do quadro for encefalopatia hipóxico isquêmica, esse período de tratamento e observação deverá ser de, no mínimo, 24 horas; temperatura corporal (esofagiana, vesical ou retal) superior a 35°C, saturação arterial de oxigênio acima de 94% e pressão arterial sistólica maior ou igual a 100 mmHg ou pressão arterial média maior ou igual a 65mmHg para adultos, ou conforme a tabela específica para menores de 16 anos.
Tempo de observação intra-hospitalar para que seja iniciado o protocolo de diagnóstico de morte encefálica (1997) Não tinha	Tempo de observação intra-hospitalar para que seja iniciado o protocolo de diagnóstico de morte encefálica (1997) Mínimo de 6 horas; Quando a causa for a encefalopatia hipóxico isquêmica, a observação deve ser de no mínimo 24 horas.
Intervalo mínimo entre os dois testes clínicas do protocolo de ME (1997) De 7 dias a 2 meses incompletos – 48 horas De 2 meses a 1 ano incompleto – 24 horas De 1 ano a 2 anos incompletos – 12 horas Acima de 2 anos – 6 horas	Intervalo mínimo entre os dois testes clínicas do protocolo de ME (2017) De 7 dias a 2 meses incompletos – 24 horas De 2 meses a 24 meses incompletos – 12 horas Acima de 2 anos – 1 hora
Confirmação do diagnóstico de morte encefálica (1997) a) Exames clínicos realizados por médicos diferentes e exames complementares realizados em intervalos de tempos variáveis; b) Os exames complementares devem demonstrar: ausência de atividade elétrica cerebral, ou ausência de atividade metabólica cerebral ou ausência de perfusão sanguínea cerebral.	Confirmação do diagnóstico de morte encefálica (2017) a) Dois exames clínicos, por médicos diferentes, especificamente capacitados para confirmar o coma não perceptivo e a ausência de função do tronco encefálico; b) um teste de apneia; c) um exame complementar que comprove a ausência de atividade encefálica. Este exame deve comprovar: ausência de perfusão sanguínea encefálica, ou ausência de atividade metabólica encefálica ou ausência de atividade elétrica encefálica.
Formação dos médicos realizadores dos testes clínicos do protocolo de ME (1997) a) Decreto 2.268/97 (revogado pelo decreto 9.175/17) estabelecia que um dos dois médicos confirmadores da morte encefálica deveria ser neurologista; b) mesmo decreto estabelecia que nenhum desses médicos poderiam fazer parte da equipe de transplante.	Formação dos médicos realizadores dos testes clínicos do protocolo de ME (2017) a) Será considerado capacitado o médico com um ano de experiência no atendimento de pacientes em coma e que tenha acompanhado ou realizado pelo menos dez determinações de morte encefálica, ou que tenha realizado curso de capacitação para determinação de morte encefálica; b) Um dos médicos capacitado para o diagnóstico de morte encefálica deverá ser especialista em uma das seguintes especialidades: medicina intensiva, medicina intensiva pediátrica, neurologia, neurologia pediátrica, neurocirurgia ou medicina de emergência. c) Nenhum desses médicos poderá fazer parte da equipe de transplante.

ano de experiência no atendimento de pacientes em coma e que tenha acompanhado ou realizado pelo menos dez determinações de ME ou curso de capacitação para determinação em ME. Um dos médicos deve ser especialista em uma das seguintes especialidades: medicina intensiva, medicina intensiva pediátrica, neurologia, neurologia pediátrica, neurocirurgia ou medicina de emergência. Na indisponibilidade de qualquer um dos especialistas anteriormente citados, o procedimento deverá ser concluído por outro médico especificamente capacitado.

Tempo Mínimo entre os Testes Clínicos

- Crianças com menos de 2 anos: dos sete dias completos (recém-nato a termo) até dois meses incompletos será de 24 horas; de dois a 24 meses incompletos será de doze horas.
- Acima de 2 (dois) anos de idade o intervalo mínimo será de 1 (uma) hora.

TÓPICOS IMPORTANTES

Em relação aos aspectos práticos para auxílio às dúvidas do dia a dia levando em conta a sequência de preenchimento do termo de declaração de morte encefálica podemos destacar:

- Identificação e antecedentes pessoais: é frequente a dúvida, na prática clínica, sobre a possibilidade de abertura do protocolo de morte encefálica em pacientes que ainda não possuem a identificação adequada, pacientes com sorologias para HIV e hepatites positivas e pacientes sabidamente não doadores em vida, porém a legislação deixa bem claro que os procedimentos para determinação da ME deverão ser realizados em todos os pacientes em coma não perceptivo e apneia, independentemente da condição de doador ou não de órgãos e tecidos. Diante dessas situações, a rotina mais adequada nas instituições hospitalares consiste geralmente na busca de familiares e identificação, confirmação do *status* sorológico para infecções, concomitante aos cuidados clínicos e realização dos testes para suspeita/confirmação de morte encefálica. Não há nenhuma recomendação específica em acelerar ou retardar o processo que já seria realizado em função da suspeita clínica.
- Em relação à causa do coma, é frequente o questionamento em relação à abertura do protocolo nos casos quando existe uma dúvida da ação de medicações sedativas (geralmente naquelas com tempo de meia-vida prolongado) ou, quando há um relato de parada cardiorrespiratória presenciada, porém o paciente encontra-se em instabilidade clínica para realização de deslocamentos para a realização de testes específicos de neuroimagem. Neste contexto, a legislação é bem específica em afirmar que "nas situações clínicas que cursam com ausência de movimentos respiratórios de causas extracranianas ou farmacológicas é vedada a realização do teste de apneia, até a reversão da situação" e que "um exame complementar compatível com ME realizado na presença de coma não perceptivo, previamente ao exame clínico, e teste de apneia para determinação da ME, poderá ser utilizado como único exame complementar para essa determinação". Portanto, se não há dúvida sobre a causa do coma e o diagnóstico clínico de ME, deve-se seguir normalmente as etapas protocolares relacionadas acimas, porém, se há dúvida clínica em relação a causa-base do possível diagnóstico de morte encefálica, a realização dos exames complementares é essencial para demonstração ou exclusão de lesão estrutural, porém essa interpretação sempre

ocorre de modo individualizado levando-se em consideração a sequência de eventos ocorridos e coletados na anamnese fidedigna, em associação aos achados do exame físico geral e neurológico, analisados com o máximo suporte dos exames complementares essenciais. É importante lembrar que o diagnóstico de morte encefálica com o protocolo nacional utilizado é altamente específico e sensível quando realizado sob todas as condições adequadas, e nosso dever é propiciar as condições ideais para que não existam dúvidas sobre a relação entre a causa do coma e o diagnóstico de certeza dos achados ao exame neurológico, confirmando a morte encefálica.

- Em relação às medicações sedativas quando utilizadas em infusão contínua em pacientes com função renal e hepática normais, e que não foram submetidos à hipotermia terapêutica, nas doses usuais para sedação e analgesia, será necessário aguardar um intervalo mínimo de quatro a cinco meias-vidas após a suspensão dos fármacos, antes de iniciar procedimentos para determinação de ME. Nas situações com disfunção renal e/ou hepáticas, na utilização de hipotermia terapêutica e suspeita de intoxicações com doses maiores que as terapêuticas habituais deverá ser dada preferência à realização de exames complementares que avaliam o fluxo sanguíneo cerebral, pois o EEG sofre significativa influência desses agentes.
- Comunicação com os familiares: o treinamento sobre a comunicação de más notícias é fundamental neste ambiente, pois a sequência correta, o momento ideal de cada conversa, a empatia, e a correta redação em prontuário médico são fatores essenciais a serem seguidos. Conforme a legislação atual, os familiares do paciente ou seu responsável legal deverão ser adequadamente esclarecidos, de forma clara e inequívoca, sobre a situação crítica do paciente, o significado da ME, o modo de determiná-la e sobre os resultados de cada uma das etapas de sua determinação. Esse esclarecimento é de responsabilidade da **equipe médica assistente do paciente** ou, na sua impossibilidade, da **equipe de determinação da ME**. A decisão quanto à doação de órgãos somente deverá ser solicitada aos familiares ou responsáveis legais do paciente **após o diagnóstico da ME e a comunicação da situação a eles**.
- A hipernatremia grave refratária ao tratamento não inviabiliza determinação de ME, exceto quando é a única causa do coma.
- Constatada a ME, o médico tem autoridade ética e legal para suspender procedimentos de suporte terapêutico em uso.
- Todas as instituições de saúde estão sob uma área de atuação de uma específica Organização de procura de órgãos (OPOs). As OPOs são instituições que auxiliam neste processo de integração entre, o desejo das famílias para doação de órgãos e tecidos e a logística de atuação nas captações de órgãos junto às equipes transplantadoras, notificando junto às Centrais Estaduais de Transplantes os possíveis doadores e doadores efetivos. É importante lembrar aos médicos que a notificação da suspeita de morte encefálica é obrigatória e, assim, é importante sempre procurar o auxílio interno na sua instituição junto às CIHDOTs (comissões intra-hospitalares de doação de órgãos e tecidos) ou o representante na instituição mais experiente que tenha contato com as OPOs.

BIBLIOGRAFIA

Conselho Federal de Medicina (Cfm - Brasil). Resolução Nº 2.173, de 23 de Novembro de 2017. Define Os Critérios Do Diagnóstico De Morte Encefálica. Diário Oficial da União de 15 de dezembro de 2017. Seção 1.

ANEXO

Anexo 52-1. Termo de declaração de morte encefálica conforme orientações do Conselho Federal de Medicina.

TERMO DE DECLARAÇÃO DE MORTE ENCEFÁLICA HOSPITAL-REGISTRO HOSPITALAR DO PACIENTE
Nome: .... CNES: ....
Município: ....UF:..........
Prontuário: .... PACIENTE Nome ....
Nascimento: .... Mãe: ....
Sexo: ( ) Masculino ( ) Feminino Identidade: Tipo ....
Nº: .... CAUSA DO COMA Diagnóstico principal: ....
CID: .... Diagnóstico secundário: ....
CID: .... Confirmação: ( ) TC ( ) RM ( )Angiografia ( ) DTC ( )Liquor ( )EEG Outro: ....

PRE-REQUISITOS Presença de lesão encefálica de causa conhecida, irreversível e capaz de causar a morte encefálica? Ausência de causas tratáveis que possam confundir o diagnóstico de morte encefálica? Tratamento e observação hospitalar ≥ 6 horas ou ≥ 24 horas em encefalopatia hipóxico - isquêmica? Temperatura corporal > 35°C + SaO2 > 94% + PAS ≥ 100mmHg ou PA média ≥ 65 mmHg ou pela faixa etária (< 16 anos)? Ausência de hipotermia? Ausência de drogas depressoras do sistema nervoso central ou de bloqueadores neuromusculares? ( ) SIM ( ) SIM ( ) SIM ( ) SIM ( ) SIM ( ) SIM ( ) NÃO ( ) NÃO ( ) NÃO ( ) NÃO ( ) NÃO ( ) NÃO A. CONTROLE DA PRESSÃO ARTERIAL: I D AD E PRESSÃO ARTERIAL (mmHg) Sistólica PAM Até 5 meses incompletos 60 43 De 5 meses a 2 anos incompletos 80 60 De 2 anos a 7 anos incompletos 85 62 De 7 anos a 15 anos 90 65 16 anos em diante 100 65 1° EXAME CLÍNICO B. INTERVALOS ENTRE EXAMES CLÍNICOS: INTERVALOS ENTRE EXAMES CLÍNICOS MÍNIMO 7 dias completos (recém-nato a termo) a 2 meses incompletos 24 horas De 2 meses a 24 meses incompletos 12 horas Mais de 24 meses 1 hora PA (mmHg): ....
TEMP (°C): .... DATA: .... HORA: ....
Coma não perceptivo? ( ) SIM ( ) NÃO
EXAME NEUROLÓGICO (exame dos reflexos):
Direito Esquerdo Pupila fixa e arreativa ( ) SIM ( ) NÃO ( ) NT ( ) SIM ( ) NÃO ( )
NT Ausência de reflexo córneo-palpebral ( ) SIM ( ) NÃO ( ) NT ( ) SIM ( ) NÃO ( )
NT Ausência de reflexo óculo-cefálico ( ) SIM ( ) NÃO ( ) NT ( ) SIM ( ) NÃO ( ) NT
Ausência de reflexo vestíbulo-calórico ( ) SIM ( ) NÃO ( ) NT ( ) SIM ( ) NÃO ( ) NT
Ausência de reflexo da tosse ( ) SIM ( ) NÃO
Justifique o motivo de não ter testado o reflexo:
Obs.: Não testado (NT) Médico: ....
CRM: ....
Assinatura Identificada TERMO DE DECLARAÇÃO DE MORTE ENCEFÁLICA PACIENTE

Nome: ....
2° EXAME CLÍNICO PA (mmHg): .... TEMP (°C): .... DATA: .... HORA: ....
Coma não perceptivo? ( ) SIM ( )
NÃO EXAME NEUROLÓGICO (exame dos reflexos): Direito Esquerdo Pupila fixa e arreativa
( ) SIM ( ) NÃO ( ) NT ( ) SIM ( ) NÃO ( ) NT
Ausência de reflexo córneo-palpebral ( ) SIM ( ) NÃO ( ) NT ( ) SIM ( ) NÃO ( ) NT
Ausência de reflexo óculo-cefálico ( ) SIM ( ) NÃO ( ) NT ( ) SIM ( ) NÃO ( ) NT
Ausência de reflexo vestíbulo-calórico ( ) SIM ( ) NÃO ( ) NT ( ) SIM ( ) NÃO ( ) NT

Ausência de reflexo da tosse (   ) SIM (   ) NÃO
Justifique o motivo de não ter testado o reflexo:
Obs.: Não testado (NT) Médico: ....
CRM: ....
Assinatura Identificada TESTE DE APNÉIA (examinador 1 ou 2) PA (mmHg): ....
TEMP (°C): .... DATA: .... HORA: ....
Inicial Final Inicial Final PaCO2: .... PaO2: ....
Ausência de movimentos respiratórios com PaCO2 > 55 mmHg? (   ) SIM (   ) NÃO
Médico: .... CRM: ....
Assinatura Identificada EXAME COMPLEMENTAR PA (mmHg): .... TEMP (°C): ....
DATA: .... HORA: ....
Tipo: (   ) DTC (   ) EEG (   ) Angiografia (   ) Cintilografia Outro: ....
Ausência de perfusão sanguínea ou de atividade metabólica ou elétrica encefálica? (   ) SIM (   ) NÃO
Médico: ....
CRM: ....

Assinatura Identificada

Capítulo 53

Paralisia facial periférica (paralisia de Bell)

Bruno Cassis Antunes Rodrigues | Eduardo Sousa

INTRODUÇÃO

A paralisia de Bell (PB), nomeada em homenagem ao anatomista escocês *Sir.* Charles Bel,[1] que de 1821 a 1829 descreveu casos de paralisia facial por diversas etiologias.[2] É a condição mais comum envolvendo paresia/paralisia periférica do sétimo nervo craniano de início rápido e unilateral, sendo responsável por cerca de 50-75% dos casos.[3] Atualmente é o termo utilizado para referir-se aos casos de paralisia facial periférica isolada e idiopática.[4]

A paralisia de Bell é um problema de saúde que causa preocupação e tem um efeito extremamente negativo para os pacientes e suas famílias. Portanto, o diagnóstico e a determinação imediata da causa são fundamentais para o tratamento precoce. No entanto, a etiologia da paralisia de Bell não é clara e isso afeta seu tratamento e prognóstico.[5]

A avaliação de paralisia facial periférica é um desafio dentro das urgências neurológicas. O achado pode-se relacionar com etiologias de prognósticos e tratamentos diversos, seja de bom prognóstico, como a própria de paralisia de Bell, com possibilidade de recuperação completa, bem como diferencial com etiologias graves, como a isquemia em região do tronco encefálico.

Embora geralmente se resolva dentro de semanas ou meses, pode levar, em alguns casos, à incapacidade de fechar as pálpebras, resultando em lesões oculares potencialmente permanentes. Em aproximadamente 25% dos pacientes com PB, a assimetria facial moderada a grave pode persistir, frequentemente prejudicando a qualidade de vida dos pacientes.[6]

EPIDEMIOLOGIA

A incidência anual varia de 11,5 a 53,3 por 100.000 pessoas em várias populações.[7,8] Um estudo epidemiológico brasileiro mostra pequeno predomínio do sexo feminino (66,7%) e, em relação à idade, dois picos de incidência, um na terceira e na quarta década, e o outro na sexta década de vida. Em 8,3% houve recidiva da paralisia facial, e em 70,6% as recidivas foram ipsilaterais. Em 22,8% dos pacientes foi identificado algum tipo de sequela, por exemplo: espasmo hemifacial (12,8%) e recuperação parcial do déficit motor (10,6%).[9]

ANATOMIA

Para o diagnóstico diferencial entre paralisia facial periférica e central é importante conhecer os achados clínicos relacionados as especificidades e complexidades das funções do nervo facial. Considerando sua anatomia extensa e complexa, é mais suscetível à paralisia que outros nervos cranianos.[4] Possui fibras motoras para os músculos faciais, parassimpáticas para glândulas lacrimais, salivares submandibulares e sublinguais, bem como fibras aferentes dos receptores gustativos dos dois terços anteriores da língua e, aferências somáticas do conduto auditivo externo e pavilhão auricular.

A origem do nervo é no núcleo facial, na ponte ventrolateral, até chegar aos gânglios autonômicos e as junções neuromusculares da face. É dividido em regiões anatômicas distintas (Fig. 53-1):

- Segmento intracraniano é composto por raiz motora que gira em torno do núcleo do nervo abducente, e raiz mista visceral com componentes sensoriais e parassimpáticos

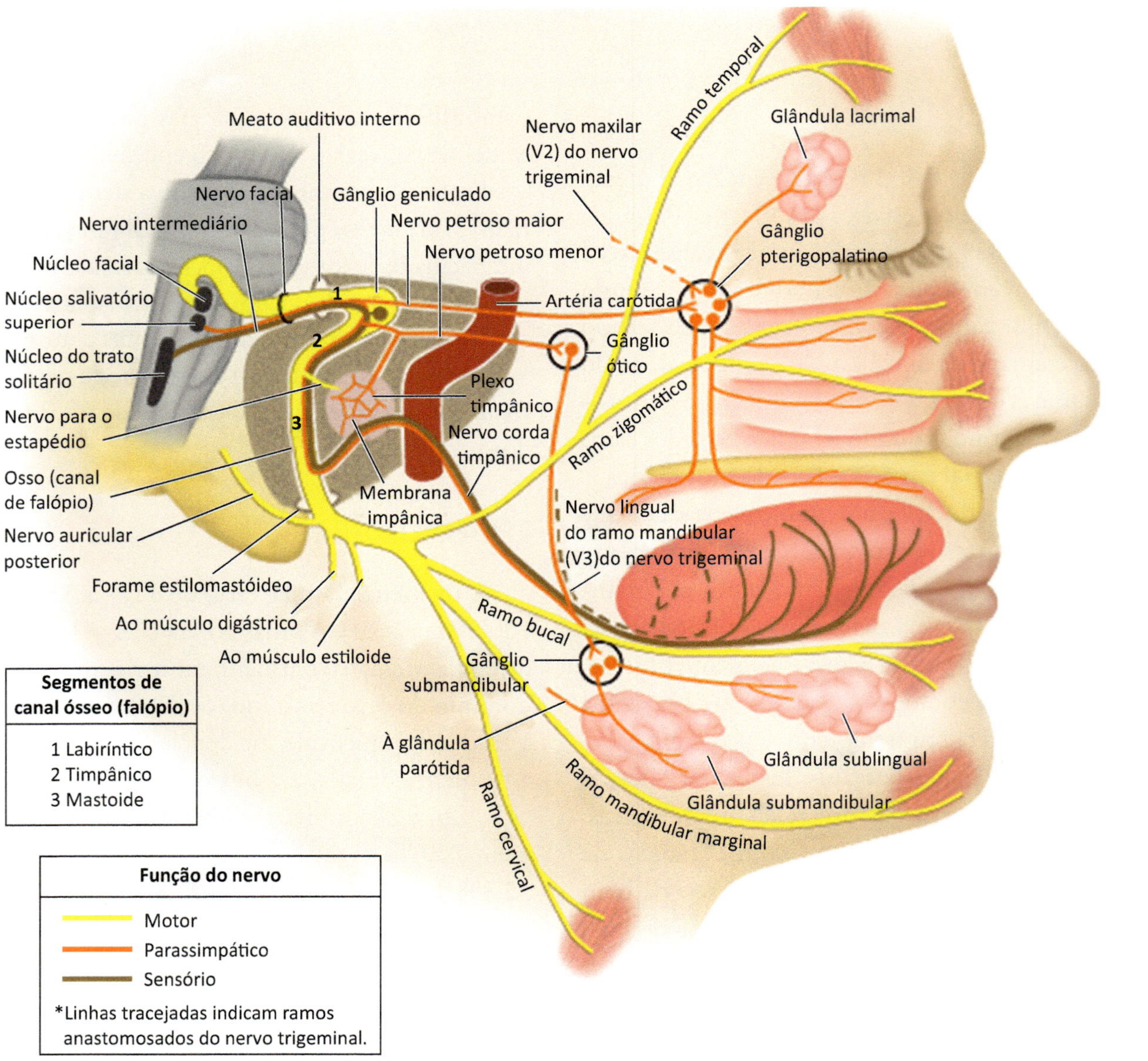

Fig. 53-1.

(nervo intermédio). A saída do tronco encefálico ocorre no ângulo cerebelopontino. Segue por 10 mm desde o tronco encefálico, juntamente com o VIII nervo (vestibulococlear), chegando ao meato acústico interno, envolvido em periósteo e perineuro.

- No ouvido interno, é descrito o segmento petroso, com 33 mm de comprimento, passando pelo canal facial. Este é delimitado pelo meato acústico interno e pelo forame estilomastóideo. É dividido em segmentos labiríntico, timpânico e mastode.[10,11]
- O nervo então se curva posteriormente no gânglio geniculado (segmento mais curto e estreito e é mais propenso a inflamação e isquemia), que contém neurônios sensoriais primários para gustação nos dois terços anteriores da língua, e para a sensação somática geral no meato acústico externo.
- Inferiormente, emerge pelo forame estilomastóideo e passa pela glândula parótida onde divide-se em 5 ramos: temporal, zigomático, bucal, marginal e cervical.[12]

Além do componente motor, é importante destacar os outros componentes do nervo facial:

- Ramos motores branquiais menores inervam o músculo estapédio. Este, em conjunto com músculo tensor do tímpano (inervado pelo V nervo) amortecem movimentos dos ossículos da orelha média, fornecendo modulação de *feedback* da intensidade do sinal acústico.
- Os corpos celulares do nervo petroso maior situam-se no gânglio pterigopalatino na fossa pterigopalatina. As fibras nervosas parassimpáticas ramificam-se para suprir as glândulas lacrimais, palatinas e porções do palato mole.[12]
- O segmento corda do tímpano continua anteriormente para se juntar ao nervo lingual para gustação dos dois terços anteriores da língua e ramos para o gânglio submandibular que suprem as glândulas submandibular e sublingual.[12,13]

ETIOLOGIA

O *Guideline Development Group* (GDG) identificou o diagnóstico de PB como **de exclusão**, exigindo eliminação cuidadosa de outras etiologias potenciais, como trauma, neoplasias, alterações congênitas, pós-cirúrgica.[5] O GDG também reconheceu a natureza aguda da paralisia facial e que a ocorrência de paralisia/paresia geralmente atinge sua gravidade máxima em menos de 72 horas do início. A literatura atual também carece de uma etiologia precisa para o início agudo da paralisia facial.[5]

De forma geral, o quadro ocorre quando a inflamação no nervo facial prejudica a função periférica, o nervo facial torna-se espesso com um perineuro edematoso e infiltrados difusos de pequenas células inflamatórias arredondadas entre os feixes nervosos e ao redor dos vasos sanguíneos intraneurais. As bainhas de mielina sofrem degeneração. Essas alterações podem ser observadas em todo o trajeto ósseo do nervo facial, embora o dano nervoso seja máximo na estreita parte labiríntica do canal facial, onde o edema causa compressão do nervo e o tênue suprimento sanguíneo contribui para o dano.

Várias etiologias foram estudadas, ainda sem evidências suficientes para associar uma única causa, serão abordadas no texto as etiologias infecciosas/reativação viral, isquemia, inflamatória e fatores de risco.

Dentre as possíveis etiologias, estão a infecção por vírus reativados, principalmente o vírus *herpes simplex* tipo 1 (HSV-1),[15] bem como o vírus varicela-zóster (VZV)[14] e vírus herpes humano 6,[16] que fazem parte da família dos herpesvírus *(Herpesviridae)*. São vírus envelopados com DNA linear de fita dupla. As infecções associadas que atingem os neurônios periféricos estão entre as infecções virais mais comuns no mundo e podem persistir ao longo da vida. Tanto o HSV quanto o VZV podem ser reativados na presença de anticorpos circulantes ou em um hospedeiro imunocompetente, enquanto a reativação é mais provável em casos de imunodeficiência.[17]

O HSV-1 é um dos vírus mais bem-estudados. Sua reação no gânglio geniculado foi descrita pela primeira vez por McCormick em 1972,[18] bem como a presença de DNA do HSV-1 em amostras clínicas em pacientes com paralisia de Bell,[19] resultando em ativação de vias apoptóticas e degradação intra-axonal, que são impulsionadas pelas respostas locais indiretas e diretas do axônio aos próprios vírus em fenótipos suscetíveis.[20] Outros vírus também foram considerados, como Epstein-Barr, citomegalovírus, adenovírus, *Influenza*, entre outros.[17]

A hipótese vascular, com isquemia, também é considerada. A isquemia pode ser primária, secundária ou terciária. A neuropatia isquêmica primária é mais propensa a ocorrer em circunstâncias clínicas específicas, como *diabetes mellitus.* Geralmente é induzida por frio ou estresse emocional. Embora o nervo facial tenha boa vascularização e um epineuro resistente, os vasoespasmos podem causar redução do fluxo sanguíneo e inflamação aguda, resultando em neurite isquêmica primária, todavia, sendo uma situação incomum.[21]

Pode ser seguido por isquemia secundária, que agrava ainda mais o dano nervoso, causando aumento da permeabilidade capilar e levando ao acúmulo de líquido e a edema e, portanto, compressão do nervo.[22]

A maioria dos casos de PB remite dentro de 4 a 6 meses e quase sempre se resolve completamente dentro de 1 ano. Entre os casos que não se resolvem, estudos têm implicado isquemia secundária, terciária ou suas sequelas, que podem resultar em espessamento da bainha do nervo facial, formando uma ou mais bandas fibrosas, levando a estrangulamento e compressão do nervo, dificultando a recuperação.

Numerosas linhas de evidência sugeriram que a PB resulta de desmielinização aguda causada por inflamação, apoiada por alterações histológicas no nervo facial, identificadas inicialmente por Liston e Kleid.[23] Como a maioria dos casos de BP não complicada resulta em recuperação total, a lesão principal pode compreender as bainhas de mielina circundantes e suas células nativas, as células de Schwann, e não o próprio nervo. A desmielinização do nervo facial ocorre com autoimunidade, o que foi apoiado por um estudo recente de Greco *et al.*[24]

Existem vários fatores de risco possíveis para PB, como pré-eclâmpsia grave, fatores psicológicos, anormalidades do metabolismo da glicose, exposição à radiação, hipertensão e enxaqueca.[4] Recentemente, estudos epidemiológicos revelaram que a incidência de PB também está relacionada à exposição a temperaturas extremas, usando um sistema de vigilância centralizado contendo consultas médicas e dados demográficos. Os resultados revelaram que tanto a estação quente quanto o clima frio foram preditores independentes de risco.[25]

HISTÓRIA CLÍNICA

Por meio da anamnese, o clínico deve ser capaz de identificar possíveis causas de paresia ou paralisia facial de início agudo. Nas últimas diretrizes, "agudo" é definido como um início em menos de 72 horas. Além disso, para o diagnóstico de paralisia de Bell, nenhuma outra causa identificável deve ser confirmada e os pacientes devem apresentar paresia ou paralisia unilateral de padrão perfiérico.[5]

Considerando a nomenclatura correta, apesar de ser amplamente referida como "paralisia facial", o termo "paralisia" facial deve ser utilizado nos casos de total incapacidade de movimentação da face, já para os casos com capacidade incompleta de movimentação da face, o termo "paresia facial" deve ser utilizado.[26]

Na anamnese, é evidenciada paralisia/paresia facial aguda, com instalação em menos de 72 horas. Início gradual de mais de duas semanas de duração é sugestivo de neoplasia. A histórica clínica deve incluir erupções cutâneas recentes, artralgias, febre; história de paralisia do nervo periférico; exposição à vacina contra *Influenza* ou novos medicamentos.

Outros sintomas incluem hiperacusia causada por alteração do músculo estapédio, alterações no paladar e olhos secos causados pela alteração da via parassimpática. Alguns pacientes relatam parestesia facial, que geralmente são sintomas motores mal interpretados como alteração sensorial e, apresentam perda sensorial ou auditiva.[27]

EXAME FÍSICO

O exame físico deve incluir inspeção do conduto auditivo, da membrana timpânica e da orofaringe, bem como avaliação da função dos nervos cranianos e palpação da glândula parótida.[28] Pode-se suspeitar de herpes-zóster se houver bolhas ou crostas ao redor da orelha conhecidas como síndrome de Ramsay-Hunt, que podem resultar em perda auditiva e, também, em paralisia do nervo facial.[29]

No exame neurológico, o examinador deve observar as expressões faciais e testar os movimentos faciais, como enrugamento da testa, capacidade de fechar os olhos com força, simetria do sorriso, franzir os olhos (ramo zigomático), e enrugar região do nariz.[3]

O acometimento do terço superior da face pode auxiliar a determinar clinicamente se a paralisia do nervo facial é provavelmente devida a causas centrais, como acidente vascular cerebral, ou se é periférica (devendo-se sempre considerar que acometimento de tronco encefálico pode levar a acometimento do terço superior). A parte superior do núcleo do nervo facial, que supre o músculo frontal, recebe fibras de ambos os hemisférios cerebrais. Em contraste, a parte inferior do núcleo que supre a face inferior e média recebe apenas fibras cruzadas de um hemisfério, portanto, se a porção inferior e central da face estiver paralisada, mas a função do terço superior estiver preservada, a lesão provavelmente é supranuclear. Para diferencial de acometimento de tronco encefálico, considerar exame de outros nervos cranianos, força e sensibilidade do corpo.[3]

Pode-se demonstrar o fenômeno de Bell ao tentar abrir as pálpebras do paciente enquanto ele é solicitado a fechá-las firmemente. Os olhos, nesse caso, desviam-se para cima e lateralmente. Este procedimento também pode avaliar a força do músculo orbicular dos olhos (Quadro 53-1).[3]

Vários sistemas de classificação do nervo facial foram propostos, como o sistema de classificação House-Brackmann,[30] o sistema de classificação do nervo facial 2.0, o sistema de classificação Yanagihara, o sistema de classificação facial *Sunnybrook*[31] e o eFACE. Classicamente, é utilizada a classificação de House-Brackmann, mas recentemente, foi observada mudança do sistema convencional de classificação do nervo facial para os sistemas Sunnybrook (Fig. 53-2) e eFACE. O

Quadro 53-1. Graus de disfunção facial e suas características

Nota	Descrição	Características
1	Normal	Função facial normal em todas as áreas
2	Disfunção leve	Leve fraqueza perceptível em inspeção de perto; pode ter sincinesia muito leve
3	Disfunção moderada	Diferença óbvia, mas não desfigurante, entre os dois lados; perceptível, mas não grave, sincinesia, contratura ou espasmo hemifacial; fechamento ocular completo com esforço
4	Disfunção moderadamente grave	Fraqueza óbvia ou assimetria desfigurante; simetria e tônus normais em repouso; fechamento ocular incompleto
5	Disfunção grave	Apenas movimento quase imperceptível; assimetria em repouso
6	Paralisia total	Nenhum movimento

Fonte: Adaptado de House JW, Brackmann DE. Facial nerve grading system. Otolaryngol Head Neck Surg. 1985;93(2):146–7. PubMed PMID: 3921901.

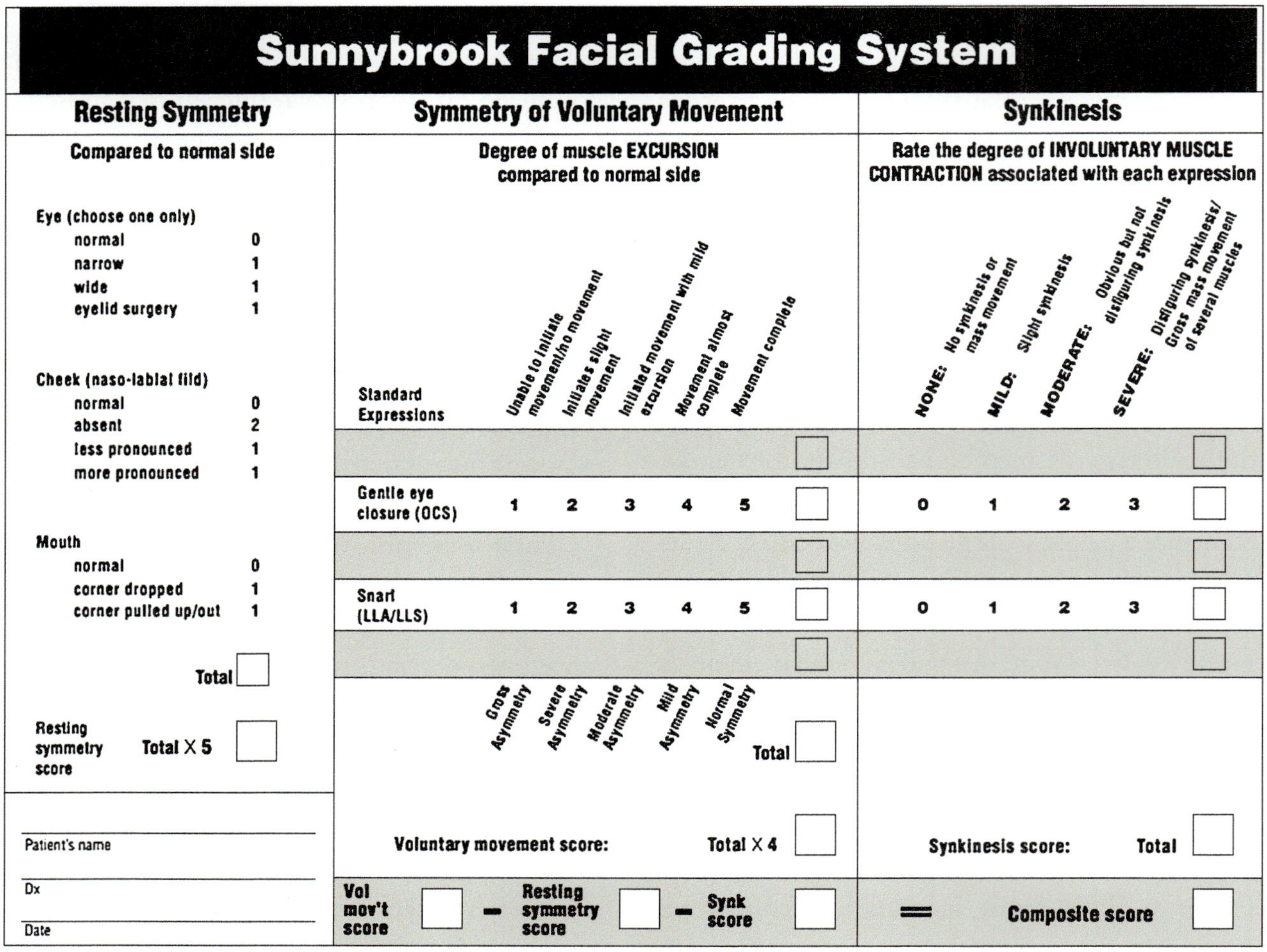

Sunnybrook Facial Grading System

Resting Symmetry

Compared to normal side

Eye (choose one only)
normal 0
narrow 1
wide 1
eyelid surgery 1

Cheek (naso-labial fild)
normal 0
absent 2
less pronounced 1
more pronounced 1

Mouth
normal 0
corner dropped 1
corner pulled up/out 1

Total ☐

Resting symmetry score — Total X 5 ☐

Patient's name
Dx
Date

Symmetry of Voluntary Movement

Degree of muscle EXCURSION compared to normal side

Standard Expressions	Unable to initiate movement/no movement	Initiates slight movement	Initiated movement with mild excursion	Movement almost complete	Movement complete	
						☐
Gentle eye closure (OCS)	1	2	3	4	5	☐
						☐
Snarl (LLA/LLS)	1	2	3	4	5	☐
						☐
	Gross Asymmetry	Severe Asymmetry	Moderate Asymmetry	Mild Asymmetry	Normal Symmetry	Total ☐

Voluntary movement score: Total X 4 ☐

Synkinesis

Rate the degree of INVOLUNTARY MUSCLE CONTRACTION associated with each expression

NONE: No synkinesis or mass movement	MILD: Slight synkinesis	MODERATE: Obvious but not disfiguring synkinesis	SEVERE: Disfiguring synkinesis/ Gross mass movement of several muscles	
				☐
0	1	2	3	☐
				☐
0	1	2	3	☐
				☐

Synkinesis score: Total ☐

Vol mov't score ☐ – Resting symmetry score ☐ – Synk score ☐ = Composite score ☐

Fig. 53-2. Sistema de classificação SunnyBrook. (Adaptada de Ross BG, Fradet G, Nedzelski JM. Development of a sensitive clinical facial grading system. Otolaryngol Head Neck Surg. 1996 Mar;114(3):380-6.)

eFACE tem um tempo de teste mais curto, maior confiabilidade teste-reteste e a capacidade de ser usado como um teste de *smartphone.* No entanto, o sistema de classificação facial Sunnybrook agora é recomendado pela *Sir.* Charles Bell Society.[26]

DIAGNÓSTICO

O diagnóstico da paralisia de Bell é principalmente clínico, e é feito pela exclusão de causas alternativas de paralisia facial unilateral.[3]

Testes laboratoriais para avaliação não tem custo-benefício favorável, devido as baixas taxas de detecção do vírus *herpes simplex,* ou vírus varicela-zóster, mesmo com o uso de reação em cadeia da polimerase.[26]

Diabetes mellitus está presente em mais de 10% dos pacientes com paralisia de Bell, testes de glicemia de jejum ou A1C podem ser realizados em pacientes com fatores de risco adicionais (p. ex.: história familiar, obesidade, idade superior a 30 anos).

Testes eletrodiagnósticos para aqueles que apresentam paralisia incompleta não são recomendados, embora a oferta desses testes nesses casos possa ser justificável.[5]

Enquanto algumas diretrizes, como a Otolaryngol Head Neck Surg (AAO-HNSF) não recomendam o diagnóstico por imagem de rotina,[5] outras, como as diretrizes canadenses defendem fortemente a imagem como a tomografia computadorizada de alta resolução para descartar neoplasia em pacientes sem melhora ou fraqueza progressiva após o tratamento.[32]

TRATAMENTO

A maioria dos pacientes geralmente tem bom prognóstico. De acordo com o The Copenhagen Facial Nerve Study, a maioria há completa recuperação, cerca de 13% permanecem com leve paresia e 4 a 5% mantém disfunção facial significativa.[33] Apesar de controverso, a terapia ajuda a aliviar os sintomas e acelerar a recuperação.

O tratamento da paralisia de Bell visa acelerar a recuperação e reduzir as complicações a longo prazo. A incapacidade de fechar o olho no lado afetado aumenta o risco de complicações na córnea. A proteção ocular é crucial, oclusão e lubrificantes (com colírios, como gotas de hipromelose) são usados para evitar o ressecamento da córnea. Em casos graves, o olho pode ter que ser fechado com fita adesiva.[33]

Terapia Medicamentosa

As medicações mais usadas são corticosteroides orais, como prednisona e prednisolona e, os antivirais (aciclovir e valaciclovir). Apesar do uso frequente, faltam evidências científicas robustas para indicar seu uso, assim, é importante conhecer o estudo destes tratamentos.

Os corticosteroides orais reduzem o edema do nervo e podem acelerar a recuperação. São mais eficazes quando iniciados dentro de 48-72 horas após o início dos sintomas.[34] A dose de prednisona em adultos varia entre 50-60 mg ao dia por 10 dias. A prednisolona tem sido utilizada na dose de 1 mg/kg/dia até o máximo de 80 mg em alguns estudos.[35] Uma metanálise de 2004[36] encontrou pequenas reduções de pacientes com recuperação incompleta após seis meses (risco relativo [RR] = 0,86; intervalo de confiança de 95% [IC], 0,47 a 1,59) e a porcentagem de pacientes com complicações estéticas (RR = 0,86; IC 95%, 0,38 a 1,98).

Considerando estudos mais recentes, uma revisão sistemática de 2016, mostrou que em seis meses 17% dos pacientes tiveram recuperação incompleta em comparação com 28% dos pacientes que não receberam tratamento com corticoterapia. Não houve redução significativa nas sequelas cosmeticamente incapacitantes.[37] Assim, apesar de ainda necessitar de mais estudos clínicos, a corticoterapia é usada frequentemente na dose de 60 mg de prednisona por 10 dias.

Em relação aos antivirais, os medicamentos usados nos ensaios foram aciclovir (400 mg 5 vezes ao dia por 5 dias) ou valaciclovir (1000 mg/dia por 5 dias). Atualmente, não há evidências para apoiar o uso de nenhum dos medicamentos antivirais isoladamente, e há incerteza quanto ao benefício de adicioná-los aos corticosteroides.[38]

Em relação à terapia combinada (corticosteroide e antiviral), um estudo controlado randomizado constatou que, 9 meses após o diagnóstico, a função facial havia se recuperado em 94,4% dos pacientes que tomaram prednisolona isoladamente, 85,4% daqueles que tomaram apenas aciclovir e 92,7% daqueles que receberam ambos. Não houve efeitos adversos graves em nenhum grupo. O estudo concluiu que o tratamento precoce apenas com prednisolona aumenta a probabilidade de recuperação completa e que não houve benefício adicional do tratamento com aciclovir sozinho ou combinado com prednisolona.[35] No entanto, uma revisão sistemática constatou que o uso de medicamento antiviral teve um benefício adicional.[39]

Considerando que o benefício dessas medicações não é claro, é importante conhecer os efeitos colaterais e evitar o uso de acordo com as contraindicações. Corticosteroides podem piorar doença péptica, piorar controle glicêmico e aumentar pressão arterial. Os antivirais podem causar náuseas, vômitos, diarreia, dor abdominal e, mais raramente, hepatite e icterícia.[33]

Outras terapias medicamentosas incluem nimodipina (bloqueador dos canais de cálcio), que tem efeito neuroprotetor via diminuição da apoptose celular após lesão neuronal, além de promover brotamento axonal nos nodos de Ranvier.[40] Uma metanálise recente, publicada em 2019, demons-

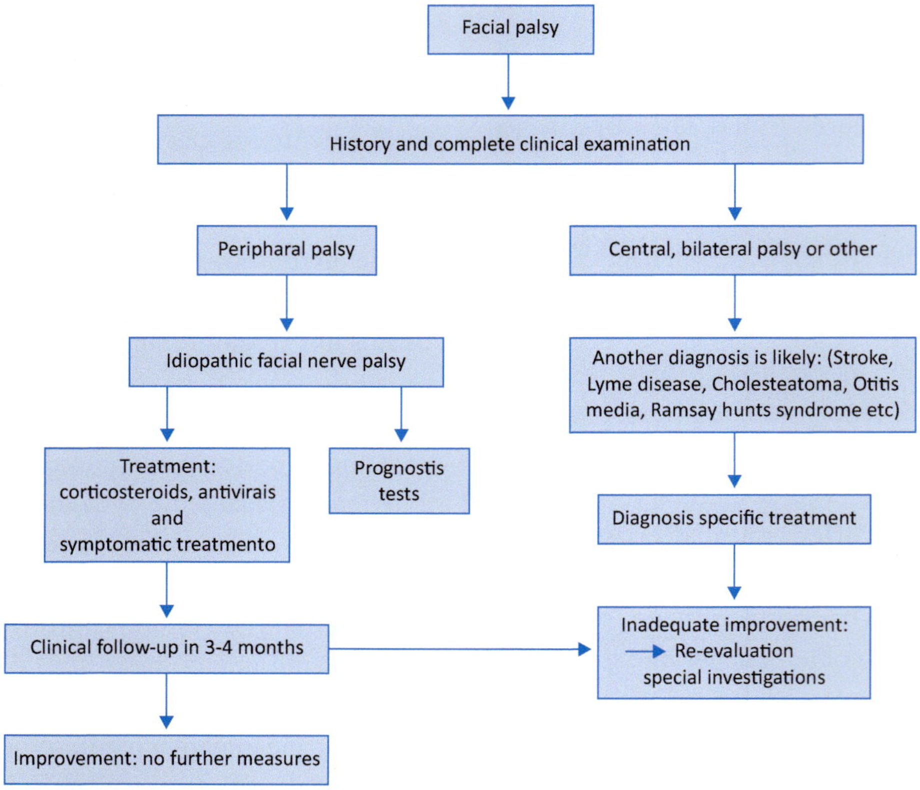

Fig. 53-3. Fluxograma de decisões clínicas e manejo da paralisia facial.

trou que aumentou significativamente a probabilidade de recuperação do movimento facial. No entanto, ainda faltam evidências de alta qualidade que justifiquem o uso.[41]

Terapia Não Medicamentosa

Terapias físicas, incluindo exercícios faciais, acupuntura nos músculos afetados, massagem, termoterapia e estimulação elétrica têm sido usadas para acelerar a recuperação.[42] No entanto, não há evidências de benefício significativo.[43]

Tratamento das Complicações e Sequelas

Fraqueza muscular e assimetria facial podem causar dificuldade para disfagia e disartria. Esses pacientes podem receber terapia ocupacional e fonoaudiológica, o que ajuda a melhorar a clareza da fala, diminuir os problemas associados à disfagia e reduzir o constrangimento social.[3]

O tratamento cirúrgico para liberar o nervo facial pode ser considerado, mas ainda sem evidência robusta.[44] Se a paralisia não melhorar em 6 a 8 semanas, a descompressão do nervo facial pode ser tentada por uma bainha de abertura ou remoção óssea. Em casos graves, para aqueles que não se recuperam, a cirurgia plástica facial funcional pode ser uma opção para corrigir a assimetria facial e auxiliar no fechamento das pálpebras.[3]

COMPLICAÇÕES

Os pacientes com paralisia de Bell podem ser incapazes de fechar o olho no lado afetado, o que pode causar irritação e ulceração da córnea. O olho deve ser lubrificado com lágrimas artificiais até que a paralisia facial seja resolvida. A fraqueza palpebral permanente pode exigir tarsorrafia ou implantação de pesos de ouro na pálpebra superior. Assimetria facial e contraturas musculares podem exigir procedimentos cirúrgicos cosméticos ou injeções de toxina botulínica.[45] Na Figura 53-3 há um fluxograma de conduta na paralisia de Bell.

REFERÊNCIAS BILIOGRÁFICAS

1. Sajadi MM, Sajadi MR, Tabatabaie SM. The history of facial palsy and spasm: Hippocrates to Razi. Neurology. 2011 Jul 12;77(2):174-8.
2. Chern A, Mudry A, Lustig LR. Bell's Palsy and Its Semantic Change over Time. Otol Neurotol. 2023 Jan 1;44(1):90-95.
3. Singh A, Deshmukh P. Bell's Palsy: A Review. Cureus. 2022 Oct 11;14(10):e30186.
4. Zhang W, Xu L, Luo T, Wu F, Zhao B, Li X. A etiologia da paralisia de Bell: uma revisão. J Neurol. 2020;267(7):1896-1905.
5. Baugh RF, Basura GJ, Ishii LE, Schwartz SR, Drumheller CM, Burkholder R, Deckard NA, Dawson C, Driscoll C, Gillespie MB, Gurgel RK, Halperin J, Khalid AN, Kumar KA, Micco A, Munsell D, Rosenbaum S, Vaughan W. Diretriz de prática clínica: paralisia de Bell. Otorrinolaringol Head Neck Surg. 2013 Nov;149(3 Supl):S1-27.
6. Prud'hon S, Kubis N. Paralisia facial periférica em clima frio [paralisia de Bell]. Interno Rev Med. 2019 janeiro;40(1):28-37.
7. Monini S, Lazzarino AI, Iacolucci C, Buffoni A, Barbara M. Epidemiology of Bell's palsy in an Italian Health District: incidence and case–control study. Acta Otorhinolaryngol Ital. 2010;30(4):198.
8. De Diego-Sastre JI, Prim-Espada MP, Fernandez-Garcia F. The epidemiology of Bell's palsy. Rev Neurol. 2005;41:287-290.
9. Valença MM, Valença LP, Lima MC. Paralisia facial periférica idiopática de Bell: a propósito de 180 pacientes [Idiopathic facial paralysis (Bell's palsy): a study of 180 patients]. Arq Neuropsiquiatr. 2001 Sep;59(3-B):733-9.
10. Ho ML, Juliano A, Eisenberg RL, Moonis G. Anatomy and pathology of the facial nerve. AJR Am J Roentgenol. 2015;204:W612-W619.
11. Toulgoat F, Sarrazin JL, Benoudiba F, Pereon Y, Auffray-Calvier E, Daumas-Duport B, Lintia-Gaultier A, Desal HA. Facial nerve: from anatomy to pathology. Diagn Interv Imaging. 2013 Oct;94(10):1033-42.
12. Myckatyn TM, Mackinnon SE. A review of facial nerve anatomy. Semin Plast Surg. 2004 Feb;18(1):5-12.
13. Seneviratne SO, Patel BC. Facial Nerve Anatomy and Clinical Applications. 2023 May 23. In: StatPearls [Internet]. Treasure Island (FL): StatPearls Publishing; 2023 Jan–.
14. Abdel-Aziz M, Azab NA, Khalifa B, Rashed M, Naguib N. The association of Varicella zoster virus reactivation with Bell's palsy in children. Int J Pediatr Otorhinolaryngol. 2015;79:328-331.
15. Zandian A, Osiro S, Hudson R, Ali IM, Matusz P, Tubbs SR, Loukas M. The neurologist's dilemma: a comprehensive clinical review of Bell's palsy, with emphasis on current management trends. Med Sci Monit. 2014;20:83-90.
16. Voss V, Mattox A, Guo M. Concurrent pityriasis rosea and Bell's palsy. BMJ Case Rep. 2017.
17. Kennedy PG, Rovnak J, Badani H, Cohrs RJ. A comparison of herpes simplex virus type 1 and varicella-zoster virus latency and reactivation. J Gen Virol. 2015;96:1581-1602.
18. McCormick DP. Herpes-simplex virus as a cause of Bell's palsy. Lancet. 1972;1:937-939.
19. Murakami S, Mizobuchi M, Nakashiro Y, Doi T, Hato N, Yanagihara N. Bell palsy and herpes simplex virus: identification of viral DNA in endoneurial fluid and muscle. Ann Intern Med. 1996;124:27-30.
20. Papaianni E, El Maadidi S, Schejtman A, Neumann S, Maurer U, Marino-Merlo F, Mastino A, Borner C. Phylogenetically distant viruses use the same BH3-only protein puma to trigger Bax/Bak-dependent apoptosis of infected mouse and human cells. PLoS One. 2015;10:e0126645.
21. Newadkar UR, Chaudhari L, Khalekar YK. Facial Palsy, a Disorder Belonging to Influential Neurological Dynasty: Review of Literature. N Am J Med Sci. 2016 Jul;8(7):263-7.
22. Grewal DS. Bell's Palsy-Tertiary Ischemia: An Etiological Factor in Residual Facial Palsy. Indian J Otolaryngol Head Neck Surg. 2018 Sep;70(3):374-379.
23. Liston SL, Kleid MS. Histopathology of Bell's palsy. Laryngoscope. 1989;99:23-26.
24. Greco A, Gallo A, Fusconi M, Marinelli C, Macri GF, de Vincentiis M. Bell's palsy and autoimmunity. Autoimmun Rev. 2012;12:323-328.
25. Campbell KE, Brundage JF. Effects of climate, latitude, and season on the incidence of Bell's palsy in the US Armed Forces, October 1997 to September 1999. Am J Epidemiol. 2002;156:32-39.
26. Adour K, Wingerd J, Doty HE. Prevalence of concurrent diabetes mellitus and idiopathic facial paralysis (Bell's palsy). Diabetes. 1975;24:449-51.
27. Patel DK, Levin KH. Bell palsy: Clinical examination and management. Cleve Clin J Med. 2015 Jul;82(7):419-26. d
28. Portelinha J, Passarinho MP, Costa JM. Neuro-ophthalmological approach to facial nerve palsy. Saudi J Ophthalmol. 2015 Jan-Mar;29(1):39-47.
29. Sajadi MM, Sajadi MR, Tabatabaie SM. The history of facial palsy and spasm: Hippocrates to Razi. Neurology. 2011 Jul 12;77(2):174-8.
30. House JW, Brackmann DE. Facial nerve grading system. Otolaryngol Head Neck Surg. 1985;93(2):146-7.
31. Ross BG, Fradet G, Nedzelski JM. Development of a sensitive clinical facial grading system. Otolaryngol Head Neck Surg. 1996 Mar;114(3):380-6.

32. Celik O, Eskiizmir G, Pabuscu Y, Ulkumen B, Toker GT. The role of facial canal diameter in the pathogenesis and grade of Bell's palsy: a study by high resolution computed tomography. Braz J Otorhinolaryngol. 2017;83(3):261-268.
33. Somasundara D, Sullivan F. Management of Bell's palsy. Aust Prescr. 2017 Jun;40(3):94-97.
34. Eviston TJ, Croxson GR, Kennedy PG, Hadlock T, Krishnan AV. Bell's palsy: aetiology, clinical features and multidisciplinary care. J Neurol Neurosurg Psychiatry. 2015 Dec;86(12):1356-61.
35. Sullivan FM, Swan IR, Donnan PT, Morrison JM, Smith BH, McKinstry B, et al. Early treatment with prednisolone or acyclovir in Bell's palsy. N Engl J Med 2007;357:1598-607.
36. Salinas RA, Alvarez G, Ferreira J. Corticosteroids for Bell's palsy (idiopathic facial paralysis). Cochrane Database Syst Rev. 2004(4):CD001942.
37. Madhok VB, Gagyor I, Daly F, Somasundara D, Sullivan M, Gammie F, et al. Corticosteroids for Bell's palsy (idiopathic facial paralysis). Cochrane Database Syst Rev 2016;7:CD001942.
38. Hato N, Yamada H, Kohno H, Matsumoto S, Honda N, Gyo K, Fukuda S, Furuta Y, Ohtani F, Aizawa H, Aoyagi M, Inamura H, Nakashima T, Nakata S, Murakami S, Kiguchi J, Yamano K, Takeda T, Hamada M, Yamakawa K. Valacyclovir and prednisolone treatment for Bell's palsy: a multicenter, randomized, placebo-controlled study. Otol Neurotol. 2007 Apr;28(3):408-13.
39. de Almeida JR, Al Khabori M, Guyatt GH, Witterick IJ, Lin VY, Nedzelski JM, Chen JM. Combined corticosteroid and antiviral treatment for Bell palsy: a systematic review and meta-analysis. JAMA. 2009 Sep 2;302(9):985-93.
40. Lin RJ, Klein-Fedyshin M, Rosen CA. Nimodipine improves vocal fold and facial motion recovery after injury: a systematic review and meta-analysis. Laryngoscope. 2019;129(4):943-951.
41. Kim SJ, Lee HY. Acute Peripheral Facial Palsy: Recent Guidelines and a Systematic Review of the Literature. J Korean Med Sci. 2020 Aug 3;35(30):e245. doi: 10.3346/jkms.2020.35.e245.
42. Danette C Taylor. Bell Palsy Treatment & Management: Approach Considerations, Pharmacologic Therapy, Local Treatment. Published Online First: 14 June. [Jul; 2022]. 2021
43. Teixeira LJ, Valbuza JS, Prado GF. Physical therapy for Bell's palsy (idiopathic facial paralysis). Cochrane Database Syst Rev. 2011 Dec 7;(12):CD006283.
44. McAllister K, Walker D, Donnan PT, Swan I. Surgical interventions for the early management of Bell's palsy. Cochrane Database Syst Rev. 2013 Oct 16;(10):CD007468.
45. Holland NJ, Weiner GM. Recent developments in Bell's palsy. BMJ. 2004;329:553.